Staatliche Kunstsammlungen Dresden

Das Kunstgewerbemuseum Dresden

Von der Vorbildersammlung zum Museum 1876–1907

Edition Minerva

Dieses Buch entstand anläßlich einer Ausstellung
des Kunstgewerbemuseums Dresden im Albertinum
vom 13. Dezember 1998 bis 14. März 1999

Autoren:
Dr. phil. Gisela Haase, Kunstgewerbemuseum Dresden – G.H.
Dr. phil. Igor A. Jenzen, Kunstgewerbemuseum Dresden – I.A.J.
Dipl.phil. Rainer Richter, Kunstgewerbemuseum Dresden – R.R.
Dr. phil. Petra Hölscher, Kunstgewerbemuseum Dresden – P.H.
Ulrike Kalteich M.A., Expo 2000 – Projektleitung Stadt Leipzig – U.K.
Dr. phil. Ulrich Pietsch, Porzellansammlung Dresden – U.P.
Dipl.museol. (FH) Thomas Böhme, Kunstgewerbemuseum Dresden – T.B.

Ausstellungsgestaltung
Dipl.-Ing. Arch. Reingard Albert, Staatliche Kunstsammlungen Dresden

Redaktion
Dipl. museol. (FH) Torsten-Pieter Rösler, Kunstgewerbemuseum Dresden
Brita Böhme, Kunstgewerbemuseum Dresden

Mitarbeit
Karin Graf, Kunstgewerbemuseum Dresden
Steffen Strauß, Kunstgewerbemuseum Dresden

Umschlagbild
Eingang zum Kunstgewerbemuseum Dresden, Güntzstraße 34

Umschlaggestaltung
Albert Ehnert, Dresden

Graphische Gestaltung und Satz
Michael Bauer, Weißenfeld

Gesamtherstellung
Druckerei Uhl, Radolfzell

ISBN Museumsausgabe
3-932264-10-X
ISBN Buchhandelsausgabe
3-932353-25-0

Die Deutsche Bibliothek – CIP Einheitsaufnahme

Das Kunstgewerbemuseum Dresden : von der Vorbildersammlung
zum Museum ; 1876–1907 ; [anläßlich einer Ausstellung
des Kunstgewerbemuseums Dresden im Albertinum
vom 13. Dezember 1998 bis 14. März 1999] / Staatliche
Kunstsammlungen Dresden, [Autoren: Gisela Haase …
Red.; Torsten-Pieter Rösler ; Brita Böhme]. –
Eurasburg ; Ed. Minerva, 1998

ISBN 3-932353-25-0

Inhalt

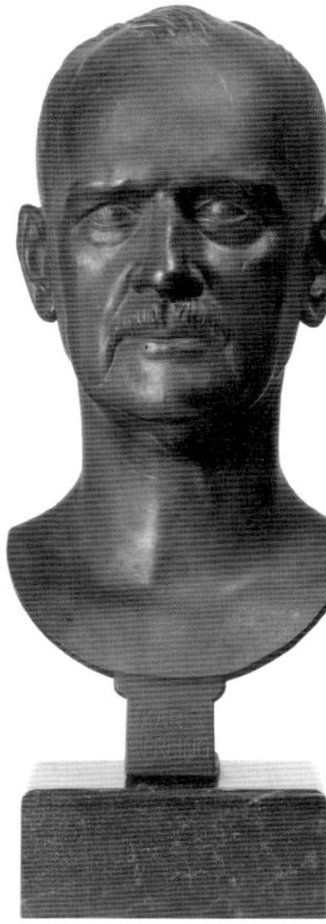

Professor Dr. Karl Berling gewidmet

Bronzebüste von Prof. Selmar Werner
Dresden, 1932,
Geschenk der Tiedge-Stiftung, Dresden, 1932,
Inv.-Nr. 34877

Zum Geleit

Der Schritt von der Vorbildersammlung für die praktische Ausbildung zur wissenschaftlich fundierten, in ihrer Präsentation publikumsfreundlichen Bildungseinrichtung, wie ihn diese Ausstellung für das Kunstgewerbemuseum veranschaulicht, ist von größerer Tragweite, als es heute auf den ersten Blick erscheinen mag. Zum einen bedeutet er, mit der Aufwertung der angewandten Kunst zur eigenwertigen ästhetischen Gestaltung, eine erste Erweiterung des Kunstbegriffs. Für uns, die wir mit einem viel weiter ausgedehnten Kunst- und Kulturbegriff um Rückgewinnung klarer Definitionen kämpfen, erscheint das in bezug auf das Kunstgewerbe selbstverständlich. Vor hundert Jahren war es das nicht. Gerade deshalb – und damit: zum anderen – mußten sich um 1900 »vermischte Museen«, wie es die zahlreiche Materialgattungen umfassenden kunsthandwerklichen Sammlungen waren, publikumsorientierte Präsentationsformen überlegen. Vielerorts traten sie damit an die Spitze der damaligen Ausstellungsdidaktik. Das moderne Konzept hieß damals epochenbezogene Ganzheitlichkeit. Geschmack und Stilgefühl einer breiten Öffentlichkeit sollten durch die Anschauung der Gesamtheit aller künstlerisch geformten Gebrauchsgegenstände einer Region und einer Epoche gebildet werden. Die neue Museumsarchitektur der vergangenen Jahrhundertwende nahm darauf Rücksicht, indem sie Epochenräume – wo irgend möglich, mit originalem Ambiente – bereitstellte. Ganze Raumausstattungen wechselten im Dienste dieser Aufgabe den Ort, sogar von Land zu Land oder von Kontinent zu Kontinent. Im Idealfall entstanden dadurch aus dem Zusammenwirken von sammelnden Museumswissenschaftlern und entwerfenden Architekten neue Gesamtkunstwerke eigenen (kunst-)historischen Rechts: Museen, bei denen Form und Inhalt zusammenfielen. Das »Stammhaus« des modernen Dresdener Kunstgewerbemuseums an der Güntzstraße gehört zu diesen gelungenen, avantgardistischen Symbiosen. In einer Zeit, in der Überlegungen anzustellen sind, wie das Kunstgewerbemuseum der Staatlichen Kunstsammlungen Dresden – eines der reichsten seiner Art – aus einem fast vierzigjährigen Provisorium, das kaum einen schwachen Abglanz seines ästhetischen und bildenden Potentials vermitteln kann, zu befreien sei, ist eine erneute Befragung der glanzvollen Umbruchs- und Gründerzeit geradezu eine Pflicht. Nicht nur für die Dresdener Situation dürfte sich bei dieser fokussierten Betrachtung herausstellen, daß zum einen ein konzeptionell auf seinen Inhalt bezogener Bau als Zeugnis einer historisch bedeutsamen Stufe der Bauaufgabe »Museum« denkmalpflegerischen Respekts auch bezüglich seiner Ausstattung bedarf, zum anderen daß das nach wie vor - oder wieder - bei unserem Publikum verständlicherweise vorherrschende Bedürfnis nach zusammenschauender Erfahrung der Leistungen einer Epoche es nahelegt, die nunmehr zur Kunstgeschichte zählenden kunstgewerblichen Objekte wieder in der für sie geschaffenen Umgebung zur Geltung zu bringen.

Die Kunstgeschichte als Disziplin ebenso wie die Museographie als didaktische Praxis haben am Ende des 20. Jahrhunderts ein Alter erreicht, in dem ihnen als zusätzliche Aufgabe die Reflexion und die Darstellung der eigenen Geschichte zufällt, weil diese in ihren älteren Schichten selbst ein Teil der Kultur- und Geistesgeschichte geworden sind. Da deren Vermittlung zu den originären Museumsaufgaben gehört, führt kein Weg daran vorbei. Soll das Ziel »Vermittlung« sein, kann der Weg dahin freilich nicht »Rekonstruktion«, sondern muß »Vergegenwärtigung« heißen.

Diese Ausstellung will ein erster experimenteller Baustein dazu sein. Dem Kunstgewerbemuseum und seiner Direktorin Gisela Haase gebührt dafür Dank und Glückwunsch.

Sybille Ebert-Schifferer
Generaldirektorin
der Staatlichen Kunstsammlungen
Dresden

Vorwort

Mit der Ausstellung »Das Kunstgewerbemuseum Dresden – Von der Vorbildersammlung zum Museum« wird eine Dresdener Sammlung angewandter Kunst vorgestellt, die im Gegensatz zu dem Grünen Gewölbe, dem Mathematisch-Physikalischen Salon, der Porzellansammlung und der Rüstkammer nicht im Gefolge sächsisch-augusteischer Kunstpolitik im 18. Jahrhundert entstanden ist. Sie stellte auch zu keiner Zeit eine Konkurrenz zu den schon seit dem 18. Jahrhundert in Dresden bestehenden Spezialmuseen dar. Im Gegenteil, das Kunstgewerbemuseum – 1876 nicht, wie in anderen Städten üblich, auf Initiative bürgerlicher Gewerbevereine, sondern auf Weisung des Königlichen Sächsischen Ministeriums des Innern gegründet – orientierte sich zunächst an den Aufgaben der Dresdener Kunstgewerbeschule. Diese war ein Jahr zuvor vom gleichen Ministerium mit Carl Graff als Direktor etabliert worden, der dann auch dem Museum vorstand.

Die mit großzügigen staatlichen Geldmitteln, zahlreichen Schenkungen und Leihgaben in den ersten Jahren zusammengebrachten Museumsbestände sollten vorwiegend praktische Zwecke erfüllen und in jeder Weise »für die heimische Industrie als Vorbild oder Studienmaterial dienen ... Den im Königreich Sachsen vorherrschenden Industrien entsprechend sind es folgende Gebiete, die das Museum vorzugsweise cultiviert:

- Textilindustrie (Stoffe, Tapeten, Spitzen, Posamenten, Stickereien aller Art),
- Keramik (Oefen, Thonwaaren, Porzellan, Glas),
- architektonisches Kunstgewerbe (Tischlerei, Schlosserei),
- Edelmetallbearbeitung, (Giesserei, Buchbinderei),
- Dekorationsmalerei.«

Neben der Präsentation der Sammlungen im Gebäude des ehemaligen Polytechnikums am Antonsplatz konnten außerdem »einzelne unzerbrechliche Gegenstände des Museums...... zuverlässig ... bekannte Gewerbetreibende ausgeliehen werden.« (Jahresbericht 1880, S. 39f.).

Das Weg von der immer größer werdenden Vorbilder- und Lehrmittelsammlung zum kunsthistorisch arbeitenden Kunstgewerbemuseum mit wissenschaftlich konzipierten Ausstellungsräumen dauerte etwa 30 Jahre. Mit der Ausstellungseinrichtung des an der heutigen Güntzstraße gelegenen Museumsneubaus, der am 8. Dezember 1907 feierlich in Anwesenheit des königlichen Hauses eröffnet wurde, war diese wichtige Entwicklungsphase des Dresdener Museums im wesentlichen abgeschlossen.

Diese erste Phase des Kunstgewerbemuseums Dresden stellt die Ausstellung »Von der Vorbildersammlung zum Museum« vor. Dabei ist nicht nur Wert darauf gelegt worden, die Erwerbungsgeschichte der einzelnen Museumsabteilungen zu dokumentieren, sondern auch anhand verschiedener Bestandsabteilungen – wie Textilien und Metalle – den ursprünglichen Ausstellungsprinzipien nachzuspüren. Heute noch erhaltene, von Carl Graff entworfene Vitrinen aus dem alten Gebäude am Antonsplatz und überlieferte Plattenmontierungen mit Metallgegenständen ergaben für die vorliegende Ausstellungsgestaltung unter anderem das gewünschte Ambiente einer Kunstgewerbesammlung im letzten Viertel des 19. Jahrhunderts.

Am Ende der Ausstellung stellt sich das Kunstgewerbemuseum mit prägnanten Beispielen seiner Erwerbungen um 1900 vor, die nicht mehr den Prämissen eines Schulmuseums zu dienen hatten. Mit kunsthistorischen Spitzenstücken aus Vergangenheit und der damaligen Moderne – dem Historismus und dem Jugendstil – hatte sich die Sammlung nunmehr zu einem eigenständigen Museum entwickelt. Durch die seit seiner Gründung bestehende Aufgabe, auch Kunst der Gegenwart zu erwerben und auszustellen, unterscheidet sich das Kunstgewerbemuseum grundsätzlich von den anderen Sammlungen angewandter Kunst in Dresden, die überwiegend einen historisch abgeschlossenen Kunstbestand bewahren. Das Dresdener Kunstgewerbemuseum ist heute – neben dem Museum für sächsische Volkskunst – das einzige Museum angewandter Kunst der Staatlichen Kunstsammlungen Dresden, das seine verschiedenen Sammlungen durch Erwerbungen bis in die Gegenwart weiterführt und

diese mit Ausstellungen dokumentiert.
Der Entwicklungsweg des Dresdener Kunstgewerbemuseums wurde vor allem durch Professor Dr. Karl Berling geprägt, der 1887 als Assistent für die Allgemeine Abteilung eingestellt wurde. Seit 1890 arbeitete er für diese Abteilung als Direktorial-Assistent, und ab dem Jahre 1901 hatte er als Vorstand des Kunstgewerbemuseums sowohl die Leitung der Allgemeinen als auch der Textil-Abteilung inne. Bis zu seiner Pensionierung im Jahre 1923 bestimmte Karl Berling als Wissenschaftler, Ausstellungsgestalter, Pädagoge und Organisator entscheidend das Bild des Dresdener Kunstgewerbemuseums. Karl Berling ist es vor allem zu verdanken, daß das Museum sich von der Aufgabe einer Vorbildersammlung löste und sich in neuer Form in der von ihm gestalteten Ausstellung im Museumsgebäude an der Güntzstraße darbot. Erst mit dem Antritt von Karl Groß im Jahre 1914 als Direktor der Kunstgewerbeschule wurde das Museum von der Schule verwaltungsmäßig getrennt und Karl Berling zum ersten selbständigen Direktor des Kunstgewerbemuseums ernannt.
Ohne die weitreichenden Verdienste Karl Berlings wäre auch die Ausstellung »Das Kunstgewerbemuseum Dresden – Von der Vorbildersammlung zum Museum« nur schwer zu verwirklichen gewesen. Deshalb widmen alle Mitarbeiter des Kunstgewerbemuseums Dresden diese Ausstellung dem ehemaligen hochverdienten Direktor Professor Dr. Karl Berling in Verehrung und Dankbarkeit. Wir hoffen, dadurch auch diese für das Dresdener Kunstgeschehen so wichtige Persönlichkeit wieder in das Bewußtsein einer möglichst breiten Öffentlichkeit zu rufen.
Die Ausstellung und der dazu vorliegende Katalog wurden von den Mitarbeitern der Direktion, der Restauratorenwerkstätten und der Museumstechnik des Kunstgewerbemuseums erarbeitet. Mit einsatzfreudigem Eifer haben sie sich hinter die große Aufgabe gestellt. Nur durch das wirklich gute Zusammenwirken aller war das Gelingen des komplizierten Ausstellungsprojekts möglich. Ich danke deshalb allen meinen Kolleginnen und Kollegen auf das allerherzlichste für ihre Mitarbeit, für die oftmals die normale Arbeitszeit nicht ausreichte.
Die Idee zu dieser Ausstellung, mit der das Kunstgewerbemuseum eine Auswahl seiner besten bis 1907 erworbenen Bestände erstmals wieder nach dem 1962/63 erfolgten Auszug aus seinem Gebäude an der Güntzstraße im Dresdener Stadtzentrum ausstellt, wurde 1996 in Verbindung mit der Vergabe einer Magisterarbeit über die Geschichte des Kunstgewerbemuseums Dresden zwischen 1876 und 1907 an Frau Ulrike Kalteich geboren. Frau Kalteich arbeitete zwischen 1987 und 1989 als Praktikantin in unserem Haus und pflegte auch während ihres Kunstgeschichtsstudiums an der Universität Leipzig immer den Kontakt zum Museum. Wir danken ihr sehr, daß sie mit Akribie viele vergessene Geschehnisse im Kunstgewerbemuseum aus den Archivalien hervorgeholt hat und in diesem Zusammenhang die verdienstvolle Arbeit Karl Berlings in der Museumsgeschichte gebührend würdigte.
Möge die Ausstellung Freude und Interesse an all den künstlerisch gestalteten Gegenständen der menschlichen Umwelt von der Gotik bis zum Jugendstil vermitteln. Möge dadurch auch nicht nur in Dresden die Institution »Kunstgewerbemuseum Dresden« mit ihren vielfältigen Beständen bis hin zur unmittelbaren Gegenwart, bis hin zum Design, mehr als bisher Popularität erhalten.
Möge die Ausstellung ein Fanal dafür sein, daß das Kunstgewerbemuseum Dresden in einigen Jahren wieder in sein altes Museumsgebäude an der Güntzstraße, in dem noch eine Vielzahl von Museumsbeständen eingebaut ist, einziehen darf.

Gisela Haase
Direktorin des
Kunstgewerbemuseums Dresden
Dresden im Dezember 1998

Die Geschichte des Kunstgewerbemuseums von 1876 bis 1907[1]

Ulrike Kalteich

Mitte der 70er Jahre des 19. Jahrhunderts erkannte die sächsische Regierung »die Notwendigkeit an, mehr, als es bisher geschehen war, für die Förderung des Kunstgewerbes hülfreich einzugreifen«.[2] Besonderes Gewicht sollte dabei auf künstlerische Belange gelegt werden, da zu spüren war, daß »die Sächsische Industrie hierin keinesfalls auf derjenigen Höhe stand, die sie in anderer Beziehung erreicht hatte«.[3]

Und obwohl Dresden seither eine stattliche Reihe von Museen aufzuweisen hatte, vor allem die Königlichen Sammlungen sorgten für ein reges Kunstleben, wurde beschlossen, ein neues Museum zu gründen. Dieses jedoch sollte »keineswegs nur den Charakter, wie andere werthvolle Sammlungen, deren Dresden so viele besitzt, erhalten, sondern den speciellen Zweck verfolgen, Industrie und Gewerbe Vorbilder zu bieten...«.[4] Infolge dieses Entschlusses wurde im Jahre 1874 der Wiener Architekt Carl Graff nach Dresden berufen und mit der Errichtung beziehungsweise Leitung einer Kunstgewerbeschule beauftragt.[5] Ihr sollte eine Sammlung angegliedert werden, die sowohl dem allgemeinen Publikum als auch den Schülern am Vorbild aus der Vergangenheit einerseits Formgefühl und Geschmack anerzog, andererseits verlorengegangene Techniken wieder in das Bewußtsein zurückholte. Diese Idee stand in engem Zusammenhang mit den in den 70er und 80er Jahren des 19. Jahrhunderts in Deutschland gegründeten Kunstgewerbemuseen. Sie alle verfolgten das Ziel, im Zuge der zunehmenden Industrialisierung und der Verdrängung der Hand- durch Maschinenarbeit eine intensive Förderung der Industrie und der Gewerbe sowie auch des kaufenden Publikums zu erwirken. Karl Berling, Direktorial-Assistent und späterer Museumsdirektor, faßte den Zweck des Museums in folgenden vier Punkten zusammen:

1. das Sammeln von Vorbildern und Anregungen zu selbständigem Schaffen für Kunstindustrie und Kunsthandwerk, speziell für die in Sachsen vorherrschenden Industriezweige Textil und Keramik,
2. das Sammeln von Unterrichtsmitteln für die angegliederte Kunstgewerbeschule,
3. die Ausbildung des Geschmacks und des Verständnisses für kunstgewerbliche Erzeugnisse beim allgemeinen, vor allem beim kaufkräftigen Besucher und
4. die Mithilfe bei der Erforschung von kunst- und kulturgeschichtlichen Verhältnissen im Kunstgewerbe.[6]

Zur Unterbringung der Sammlung des Kunstgewerbemuseums standen die Erdgeschoßräume des Gebäudes der Kunstgewerbeschule am Antonsplatz 1 zur Verfügung.[7] Bedingt durch die kontinuierliche Zunahme der Schülerzahlen und die ständige Erweiterung der Sammlung war dieses Gebäude im Laufe der Zeit jedoch immer weniger ausreichend, so daß Schule und Museum in den Jahren 1906/1907 in ihr neuerrichtetes Domizil in der Eliasstraße, heute Güntzstraße, umzogen.

Die praktische Leitung des Kunstgewerbemuseums lag in den Händen der beiden Direktorial-Assistenten,

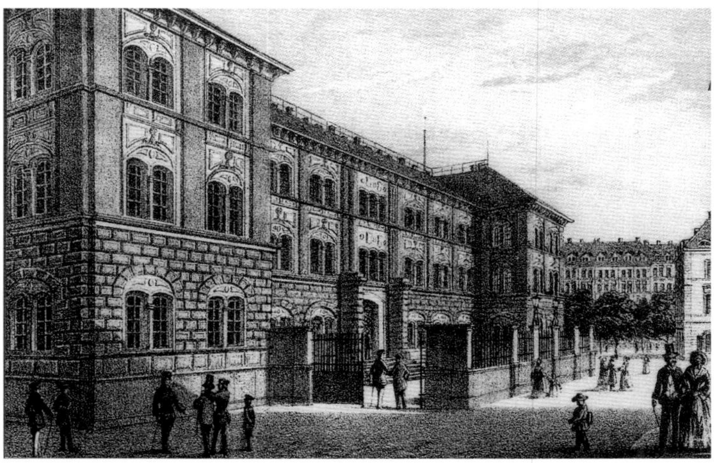

Kunstgewerbeschule und -museum Dresden am Antonsplatz

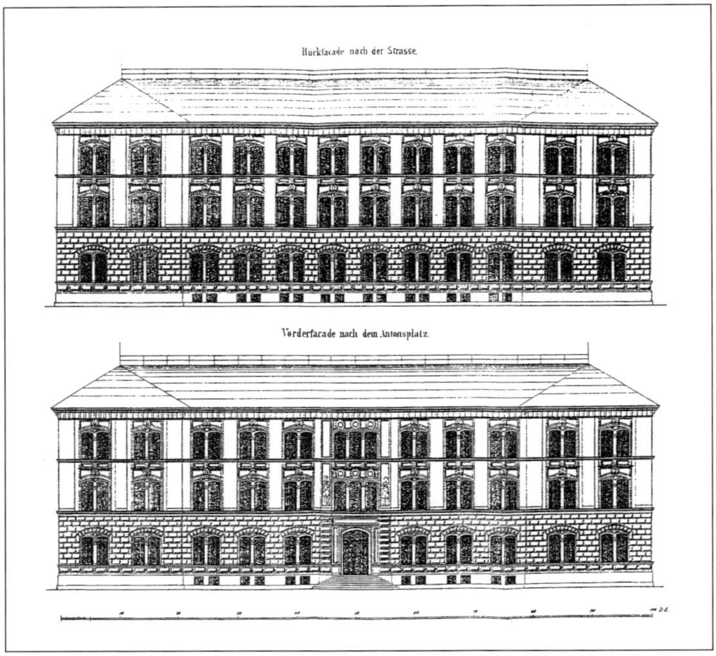

Kunstgewerbeschule und -museum am Antonsplatz

die ab 1903 den Museumsvorstand bildeten. Bis 1914 war das Museum als Teil der Kunstgewerbeschule dieser jedoch voll und ganz unterstellt, so daß eine ständige Abhängigkeit vom Schuldirektor vorlag. Die gesamte Kunstgewerbeschule und mit ihr das Kunstgewerbemuseum wiederum unterstanden der sächsischen Regierung, Ministerium des Innern, Abteilung für Ackerbau, Gewerbe und Handel. Zwar durften die Mitarbeiter des Museums über die wissenschaftlichen Angelegenheiten der Sammlung selbst entscheiden, aber für finanzielle, personelle oder bautechnische Entscheidungen waren Genehmigungen der Regierung nötig.

Neben dem Kunstgewerbemuseum waren der Kunstgewerbeschule weitere unterstützende Lehrmitteleinrichtungen angegliedert, dazu zählten die Bibliothek mit einer Vorbilder- und einer Ornamentstichsammlung, die Sammlung von Gipsabgüssen, die Sammlung von Lehrmitteln und eine Sammlung von Schülerarbeiten. Diese Sammlungen verfolgten die gleichen Absichten wie das Kunstgewerbemuseum, sie sollten dieses durch Zeichnungswerke, technische, kunst- sowie kulturhistorische Bücher, Vorlagenblätter, Ornamentstiche, Graphiken, Fotografien, Gipsabgüsse etc. ergänzen.

Die Sammlung

Die ersten Ankäufe für das Kunstgewerbemuseum fanden bereits 1873 statt, der Grundstock für die Sammlung wurde jedoch erst 1875 auf der im Kurländer Palais in Dresden durchgeführten Ausstellung von kunstgewerblichen Arbeiten des Mittelalters bis zur Mitte des 18. Jahrhunderts erworben. Gekauft wurden Gegenstände verschiedener Gebiete, darunter unter anderem Textilien, Glas, Keramik, Metall und Holz.

Die wichtigste und umfangreichste Abteilung des Kunstgewerbemuseums war von Beginn an die Textilabteilung. Sie gehörte gleichzeitig zu den bedeutendsten ihrer Art in Deutschland. Ein Jahr nach der Gründung der Sammlung vermeldete die Direktion, daß »nun in dem hiesigen Kunstgewerbemuseum, welches in Rücksicht auf die Hauptindustrie des Landes, also die Textilindustrie geschaffen wurde, nur diese eine gut ausgebildete Abtheilung vorhanden«[8] sei.

Gesammelt wurden ›Alte‹ Stoffe (bis 14. Jahrhundert), Samte, Damaste, Halbdamaste, Hohlstoffe, Kettenbroschierungen, lanzierte, broschierte und bedruckte Stoffe. Diese Sortierung erfolgte 1888. Zuvor waren die Objekte rein chronologisch geordnet. Durch das Anwachsen der Sammlung ließ sich dies allerdings nur mit Schwierigkeiten organisieren, weshalb nun elf Unterabteilungen nach technologischen Gesichtspunkten eingerichtet wurden, in denen die Sortierung wiederum chronologisch erfolgte. Ein Teil der Objekte war jeweils ausgestellt, während der Rest in Kästen aufbewahrt wurde und jederzeit zur Besichtigung und zum Studium für Interessierte bereitstand.

Die Allgemeine Abteilung des Kunstgewerbemuseums umfaßte Möbelschnitzereien, Glasmalereien, Fächer, eine keramische Sammlung, Porzellane[9], Edelmetalle, Bronzen, Zinn-, Eisen- und Kupferarbeiten, Gläser, Bucheinbände, Ledertapeten und Buntpapiere sowie, entsprechend des Zeitgeschmacks, orientalische und asiatische Objekte. Diese Sammlungen waren unterschiedlich stark ausgeprägt. Fehlender finanzieller Mittel wegen mußte sich das Kunstgewerbemuseum in gewissen Gebieten Beschränkungen auferlegen. Deshalb konnten nicht in allen Fällen Originale erworben werden und man begnügte sich vor allem bei den Edelmetallen mit Nachbildungen, wie den galvanischen Kopien des Hiddenseeschatzes (Inv.-Nr. 515)

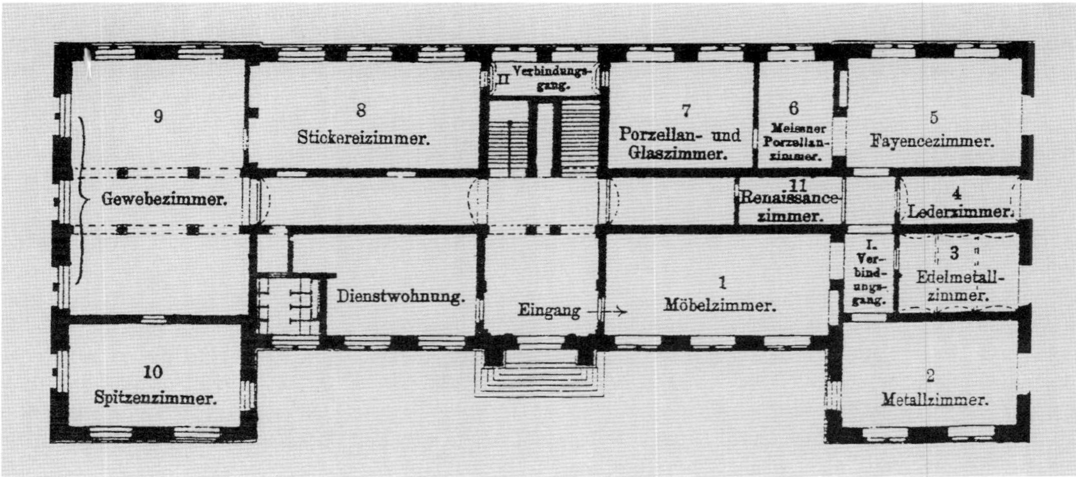

Grundriß der Sammlungsräume des Kunstgewerbemuseums am Antonsplatz

oder der Temperantiakanne (Kat.-Nr. 73).

Da die Textilkunst und die Keramikindustrie innerhalb Sachsens die erste Stelle einnahmen, waren diese Abteilungen im Kunstgewerbemuseum auch am stärksten ausgeprägt. Die Keramikabteilung des Museums zeigte einen groben Querschnitt durch die Keramik aller Zeiten und Länder, wobei auf Vollständigkeit kein Anspruch erhoben wurde. So berichtete die Direktion 1906: »Von antiker Keramik beispielsweise haben wir nur ganz wenig Stücke«, und auch »die orientalische und italienische Fayence ist recht spärlich vorhanden ... Auf den Ankauf der von den meisten Kunstgewerbemuseen so gern gekauften Fayencen der italienischen Renaissance müssen wir gleichfalls Verzicht leisten, da ihre Anschaffungspreise (meist mehrere Tausend Mark) nicht mit dem Nutzen, den sie uns bringen könnten, im Einklange stehen.«[10]

Zum Aufbau der Sammlung des Museums wurde vom Ministerium des Inneren jährlich eine zuvor auf den Ständeversammlungen genehmigte Summe im Jahresetat der Kunstgewerbeschule festgeschrieben. Die Entscheidung über die Verwendung des bewilligten Geldes oblag der Direktion der Kunstgewerbeschule.[11]

Für die Jahre 1878/1879 wurden im Etat zum Ankauf kunstgewerblicher Objekte des Museums insgesamt 53.000 Mark veranschlagt. Dieser Betrag nahm von Jahr zu Jahr ab. Bis 1902/1903 waren die gesamten Mittel für Bibliothek und Sammlungen auf 20.300 Mark geschrumpft. Und dies, obwohl sich schon Ende 1891 die Direktion energisch gegen die Kürzungen gewehrt hatte: »Nach den bisher gemachten Erfahrungen würde eine derartige Beschränkung der Mittel von der einschneidensten Wirkung auf die Weiterentwicklung der kunstgewerblichen Bibliothek und das Kunstgewerbemuseum sein müssen und die Erhaltung dieser beiden Institute auf der gegenwärtigen Höhe jedenfalls in Frage stellen.«[12]

Bei allen Ankäufen für die Sammlung hatte der praktische Zweck des Museums stets im Vordergrund zu stehen, die Erforschung von kunst- und kulturgeschichtlichen Verhältnissen im Kunstgewerbe durfte nicht maßgebend sein. Deshalb wurden bei der Auswahl der anzukaufenden Gegenstände Einschränkungen geltend gemacht, nicht alles sollte seinen Platz im Museum finden, nicht alles besaß ausreichenden Vorbildcharakter für die Kunstgewerbeschule und für die ortsansässigen Gewerbetreibenden.

Neben den Ankäufen wurde eine Reihe von Objekten dem Kunstgewerbemuseum durch Schenkungen und Leihgaben von Privatpersonen zugeführt. Auf diese Weise wurden die verfügbaren finanziellen Mittel des Hauses geschont, gleichzeitig waren der Allgemeinheit, der Industrie wie dem großen Publikum, mustergültige Vorbilder aus Privatbesitz zugänglich und konnten so für die Zwecke des Kunstgewerbemuseums nutzbar gemacht werden. Eine Anzahl weiterer Objekte erhielt das Museum aus öffentlichem Besitz übereignet. So wurde die Direktion vor dem Abbruch von Staatsgebäuden in Kenntnis gesetzt und konnte Geeignetes für die Sammlung ausleihen oder erwerben. Auf diese Weise übernahm das Museum zum Beispiel den Festsaal des 1899 abgebrochenen Brühlschen Palais, der im Neubau als Aula, Fest- und Vortragssaal eine Wiederverwendung fand.

Gelegentlich kam es auch zur Verleihung von Sammlungsgegenständen an andere Museen oder sonstige Einrichtungen. Derartige Vorgänge wurden von der Direktion besonders im

Hinblick auf die Anbahnung eines weiteren gegenseitigen Austausches doppelter Gegenstände zwischen den Museen begrüßt. Dafür geeignet waren jedoch nur Gegenstände, die keinen ausgesprochen kunstgewerblichen Charakter aufwiesen, sowie Doubletten und Tripletten.

Anfang 1888 begann man, auf Anregung des Landtages darüber nachzudenken, ob es nicht sinnvoll sei, einzelne Gegenstände aus dem Kunstgewerbemuseum an Händler oder an andere Museen zu veräußern und von den Erlösen neue Objekte anzuschaffen. Zu verkaufen waren aber nur Dinge, welche wirklich völlig unbedenklich abgegeben werden konnten, wie zum Beispiel Tripletten oder Stücke, die im Museum keinen Platz fanden und auch zu Unterrichtszwecken nicht zu gebrauchen waren.

Der Wunsch nach einer Vergrößerung der Sammlungsbestände war natürlich stets vorhanden, doch wurde dies nicht nur durch fehlende finanzielle Mittel verhindert, sondern auch die extreme Raumknappheit im Gebäude schränkte Zuwächse von vornherein ein.

Die Gegenstände waren in den einzelnen Räumen nach technologischen Gesichtspunkten aufgestellt, das heißt, geordnet nach dem Material, aus dem die Stücke hergestellt waren. Im Ergebnis dieser Trennung entstanden das ›Möbelzimmer‹, das ›Metallzimmer‹, das ›Edelmetallzimmer‹, das ›Lederzimmer‹, das ›Fayencezimmer‹, das ›Meißner Porzellanzimmer‹ und das ›Porzellan- und Glaszimmer‹. Die Gruppierung innerhalb der Textilabteilung ergab das ›Spitzenzimmer‹, das ›Gewebezimmer‹ und das ›Stickereizimmer‹. Die ausgestellten Objekte der Textilabteilung waren nicht ständig zu sehen, da diese Räume häufig für die Durchführung von Sonderausstellungen benötigt wurden.

Die größeren Sammlungsobjekte wurden anfangs in Holzschränken mit Eisenrahmen, entworfen von Carl Graff, später in Eisenschränken mit Glaseinlegeböden präsentiert, die kleineren Gegenstände konnten in Pulten besichtigt werden. Die Stoffe der Textilsammlung wurden fast alle auf Pappe aufgezogen und meist gestapelt aufbewahrt.

Im Zuge der allgemeinen Tendenz Ende des 19. Jahrhunderts, von der technologischen zur kulturhistorischen Aufstellung der Objekte überzugehen, wurde auch in Dresden über eine Veränderung der Präsentation nachgedacht, aber vorerst überwogen die Bedenken. Eine Einschätzung der Situation enthält eine Stellungnahme der Direktion gegenüber dem Ministerium des Innern aus dem Jahre 1898: »Die jetzt gänzlich veraltete Aufstellung unseres Museums wird mit Recht zu tadeln sein«, und würde man das Dresdener Kunstgewerbemuseum neu gruppieren, »so würde man erst die Schätze sehen, die es bereits enthält und die leider bei der jetzigen grundfalschen Aufstellung geradezu unterdrückt werden … aber die ganze Sammlung nach dieser Richtung zu ordnen respektive den Versuch hierin zu machen, wäre sehr verfehlt.«[13] So kam es erst 1907 im Neubau des Kunstgewerbemuseums zu einer teilweise stilgerechten Aufstellung. Mittels eines gemischten Systems wurde dort der Versuch unternommen, »in einzelnen ›Kulturzimmern‹ zu zeigen, wie die kunstgewerblichen Erzeugnisse in ihrer Zeit etwa gewirkt haben mögen.«[14]

Im Jahre 1891 beauftragte das Ministerium des Innern die Direktion des Kunstgewerbemuseums mit der Erstellung eines Museumsführers, um den ausgestellten Gegenständen kurze Erläuterungen beizufügen. Diese hatten in allgemeinverständlicher Art Auskunft über die Herkunft und die Herstellung des Stückes zu geben. Kunstgeschichtliche oder ethnographische Darlegungen sollten nur nebensächlich behandelt werden, da solche Informationen lediglich für Kunstliebhaber und Sammler gut seien, welche aber aufgrund ihrer Vorbildung keinen Führer nötig hätten. Angesprochen werden sollten vielmehr die Kunstgewerbetreibenden und das breite Publikum.

Daraufhin wurden folgende drei Führer herausgegeben: I. Arbeiten in Holz, Elfenbein, Bein, Schildpatt, Horn etc.(1897), II. Metall-Arbeiten (1896) und III. Arbeiten in Thon, Porzellan und Glas (1895). Es sollte auch ein vierter Führer zur Textilsammlung verfaßt werden, doch kam es dazu nicht. Ergänzend zum Text wurden Abbildungen einiger hervorragender Stücke sowie Markentafeln einzelner Abteilungen (Porzellan, Zinn etc.) angefügt. Der Einzelpreis der Hefte betrug 40 Pfennig, drei Stück zusammen waren für 1 Mark zu haben. Zusätzlich zur Herausgabe eines Führers erfolgte in den Räumen des Kunstgewerbemuseums eine Bezettelung der Objekte.

Die Ausstellungen

Ein wichtiges Mittel, das Kunstgewerbe vergangener und gegenwärtiger Zeiten dem Publikum zu präsentieren, waren die regelmäßig in den Räumen des Kunstgewerbemuseums veranstalteten Sonderausstellungen.[15] In den meisten Fällen wurden hierbei neuere Arbeiten vorgeführt, häufig von Dresdener Handwerkern. Die Durchführung historischer Ausstellungen, für die zusätzlich Exponate aus öffentlichem oder privatem Besitz ausgeliehen wurden, stand dabei nicht im Vordergrund.

Diese Ausstellungen ordneten sich dem allgemeinen Zweck des Museums unter, Vorbilder für den Unterricht an der Kunstgewerbeschule zu liefern und das künstlerische Interesse des Publikums zu wecken. Sie sollten »entweder das vorhandene Material für einen bestimmten Ge-

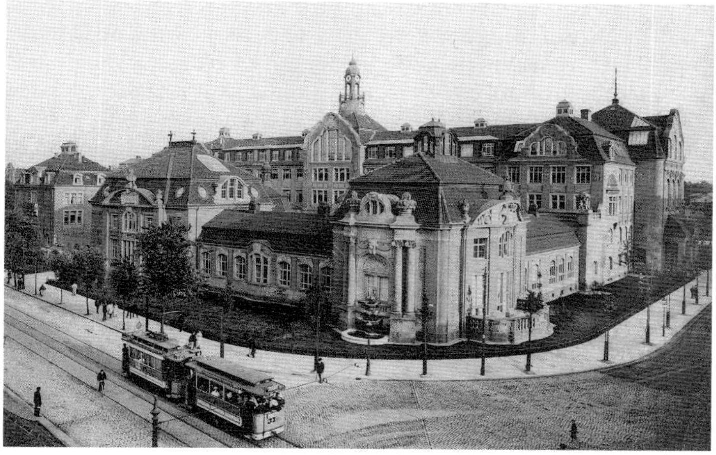

Kunstgewerbemuseum Dresden an der Eliasstraße, später Güntzstraße

sichtspunkt in systematischer Anordnung vorführen, oder die Angehörigen eines bestimmten Zweiges des Kunstgewerbes zu vereinigter Ausstellung veranlassen. Hierdurch soll eine Uebersicht über die Leistungen des betreffenden Faches für das große Publikum und die interessirten Kreise erzielt und eine größere Bekanntschaft zwischen Produzenten und Konsumenten herbeigeführt werden.«[16]

Den größten Teil der Ausstellungen bildeten moderne Arbeiten sowohl Dresdener als auch internationaler Künstler. Hierbei waren alle Richtungen vertreten, angefangen von Studienblättern und Musterzeichnungen über zeitgenössisches Glas und Stikkereien bis hin zu modernen amerikanischen Holzschnitten. Zudem fanden Ausstellungen von Wettbewerbsarbeiten statt (1876–1907 über 40 Stück), und gelegentlich kamen Ornamentstiche, Abbildungen oder Vorlagenwerke zur Präsentation (vgl. Liste der Ausstellungen im Anhang).

Die erfolgreichste aller Sonderausstellungen wurde im Jahr 1892 durchgeführt. Sie zeigte künstlerische Arbeiten in Elfenbein und war unterteilt in eine historische sowie eine moderne Abteilung, welche den Schwerpunkt darstellte und deren Objekte von den beteiligten Kunsthandwerkern zum Verkauf angeboten wurden. Der Besuch dieser Ausstellung war überwältigend. Insgesamt wurde sie von knapp 12.000 Interessierten innerhalb von 8 Wochen gesehen, das waren mehr als die Gesamtsumme der Besucher eines jeden der letzten Jahre.

Neben den Ausstellungen des Museums führte bis 1893 die Kunstgewerbeschule in den Räumen der Sammlung jährlich Präsentationen von Schülerarbeiten durch. Dabei wurden die im jeweils letzten Schuljahr von den Schülern angefertigten Arbeiten gezeigt. In den späteren Jahren fanden diese Ausstellungen nicht mehr regelmäßig statt, da die Schüler die Gelegenheit hatten, ihre Arbeiten auf anderen in Dresden durchgeführten Veranstaltungen vorzustellen, so 1896 auf der Ausstellung für Handwerk und Kunstgewerbe im Zunfthaus »Alt-Dresden« oder 1898 auf der Ausstellung der gewerblichen Unterrichtsanstalten des Königreichs Sachsen. Zusätzlich konnten sich die Schüler an verschiedenen Wettbewerben beteiligen, deren Ergebnisse häufig auch zur Präsentation in den Räumen des Kunstgewerbemuseums kamen. Zu nennen wäre hier zum Beispiel der von der Glashütter Uhrenfabrik Dürrstein & Co. ausgeschriebene Wettbewerb für die Gestaltung einer Taschenuhr 1894.

Eine wichtige Einrichtung des Kunstgewerbemuseums Dresden waren die seit seiner Gründung durchgeführten Wanderausstellungen aus Beständen der Sammlung im sächsischen Raum. Damit erfüllte man den Zweck des Kunstgewerbemuseums, zur Weiterbildung der Industriellen und Handwerker des Umlandes beizutragen. Gleichzeitig vergrößerte das Kunstgewerbemuseum seine Bekanntheit über die Grenzen Dresdens hinaus. An den einzelnen Orten wurden ausschließlich solche Objekte gezeigt, die für die ansässige Industrie tatsächlich von Nutzen waren. Entsprechend der Hauptindustrie Sachsens, der Textilindustrie, deren Bereich auch im Kunstgewerbemuseum am stärksten vertreten war, waren die Wanderausstellungen vorwiegend auf textile Objekte ausgerichtet. Vorbereitet und begleitet wurden die Ausstellungen stets von Emil Kumsch. Von ihm wurden auch, um das Interesse des Publikums und die Wirksamkeit der Ausstellungen zu steigern, Führungen und Vorträge gehalten.

Darüber hinaus kamen die Objekte des Kunstgewerbemuseums nicht nur auf eigenen Ausstellungen zur Präsentation, sondern sie wurden auch als Leihgaben für Ausstellungen anderer Museen und Institutionen zur Verfügung gestellt. So erhielten beispielsweise die Kunstgewerbemuseen in Leipzig, Nürnberg, Berlin oder Karlsruhe gelegentlich Stücke ausgeliehen. Auch auf diese Weise konnte die Bekanntheit des Museums vergrößert werden, lokale Unternehmungen erfuhren entsprechende Unterstützung, die guten Beziehungen der Museen untereinander wurden aufrechterhalten und »im Falle der späteren Veranstaltung von Fachausstellungen im hiesigen Museum (konnte) auf die Betheiligung fremder Museen«[17] gerechnet werden. Jedoch wurde vorausgesetzt, daß dem Museum durch die Verleihungen keine Kosten entstünden und daß alle Objekte auf sichtbaren Etiketten das Kunstgewerbemuseum Dresden als Leihgeber kennzeichneten. Und natürlich konnten nur solche Stücke verliehen werden, durch deren Abwesenheit in Dresden keine Lücken entstanden.

Die Mitarbeiter

Zum Zeitpunkt seiner Gründung waren im Kunstgewerbemuseum Dresden, schließt man den Direktor der Kunstgewerbeschule mit ein, neun Mitarbeiter beschäftigt. Dies waren ein Kustode (gleichzeitig Bibliothekar), ein Assistent, ein Registrator, ein Hausmeister sowie vier Aufseher. Dieser Mitarbeiterstab nahm im Laufe der Jahre stets zu, um den steigenden Arbeitsanforderungen des Museums gerecht zu werden. 1907 zählte das Kunstgewerbemuseum 15 Angestellte.

Die Leitung des Kunstgewerbemuseums oblag dem Direktor der Kunstgewerbeschule, dem Geheimen Hofrat Professor Carl Graff. Nach seinem Ausscheiden aus dem Amt Ende September 1905 wurde die Stelle mit dem Architekten William Lossow besetzt. Als dieser 1914 starb, berief die Regierung den damaligen Lehrer der Kunstgewerbeschule Karl Groß zum neuen Schuldirektor. Im gleichen Jahr wurde das Kunstgewerbemuseum zu einer selbständigen Anstalt ernannt und von der Schule abgetrennt.

Bemerkenswert ist, daß Graff während seiner Abwesenheit auch im musealen Bereich von den Lehrern der Kunstgewerbeschule vertreten wurde. Die wichtigen Geschäfte des Hauses ruhten in diesen Zeiten zum größten Teil, es wurde festgelegt, »daß die Thätigkeit der betreffenden Beamten sich auf reine Verwaltung zu beziehen hätte und etwaige Angebote ohne Nachtheil erst nach Rückkehr des gehorsamst Unterzeichneten erledigt würden.«[18]

Im Zusammenhang mit dem wissenschaftlichen Aufbau der Sammlung trat Carl Graff wenig in Aktion. Es war in seinem Interesse, das Museum als nutzbringende Ergänzung zur Kunstgewerbeschule aufzubauen. Kunsthistorische Details interessierten ihn dabei wenig, war er doch als Architekt auch ein Vertreter der praktischen Zünfte.

Neben seiner Tätigkeit als Schuldirektor und Lehrer war Graff Vorsitzender des Dresdener Kunstgewerbevereins und ließ sich 1883 zum Stadtverordneten wählen, da es ihm am Herzen lag, das Bürgertum zur Mitarbeit an neueren kunstgewerblichen Bestrebungen zu animieren und dem Gewerbe mit Hilfe der Kunstgewerbeschule einen vorteilhaften Einfluß bei der städtischen Verwaltung zu verschaffen.

Als Wissenschaftler des Kunstgewerbemuseums wirkten von 1876 bis 1878 August von Eye, von 1879 bis 1887 Cornelius Gurlitt und von 1887 bis 1923 Karl Berling.

Über August von Eye ist bisher wenig bekannt. Er war als Sammlungsbetreuer und Bibliothekar an der Kunstgewerbeschule beschäftigt. Nach seinem Ausscheiden aus dem Dienst 1878 siedelte August von Eye nach Südamerika aus und ließ sich in Zoinville, Provinz Santa Catharina (Brasilien), nieder. Die Vorlesungen, welche August von Eye an der Kunstgewerbeschule hielt, wurden Richard Steche übertragen. Dieser stand auch als Kandidat für von Eyes Stelle im Kunstgewerbemuseum zur Diskussion, schließlich fiel die Wahl jedoch auf den jungen und aufstrebenden Kunsthistoriker Cornelius Gurlitt, von dem sich die Direktion erhoffte, »daß er bei seiner entschiedenen Begabung und Strebsamkeit bald eine über seine Anfangsstellung sich emporarbeitende Kraft werden wird.«[19]

In der Tat hat sich Gurlitt, der zuvor bei dem Dresdener Architekten Giese beschäftigt war und 1879 in Leipzig promovierte, während seines Wirkens am Kunstgewerbemuseum einen Namen machen können. Dies erreichte er vor allem durch seine in dieser Zeit erschienenen Publikationen, bei deren Erarbeitung er seinen regen wissenschaftlichen Drang unter Beweis stellen konnte. Stellenangebote anderer Museen, zum Beispiel aus Berlin oder Brünn, lehnte er trotz einer erheblich höheren finanziellen Besoldung ab, da er für seine sächsischen Studien unbedingt in Dresden bleiben wollte. Letztlich konnte die Arbeit im Kunstgewerbemuseum seinen Forscherdrang auf dem Gebiet der Architektur nicht befriedigen, so daß er sich schließlich doch veranlaßt sah, Dresden zu verlassen, und 1887 seine Stellung kündigte. In den folgenden Jahren blieb Cornelius Gurlitt (seit 1895 Professor) dem Museum stets verbunden, die Zusammenarbeit zwischen ihm und der Direktion fruchtete in mehreren Ausstellungen, unter anderem 1897 in der Ausstellung kirchlicher Altertümer aus der Amtshauptmannschaft Grimma.

Das Erbe Cornelius Gurlitts trat im Sommer 1887 Dr. Karl Berling an, welcher schon in den Monaten zuvor als Krankenvertretung für Gurlitt im Museum tätig war. Berling, ab 1897 Professor, war in seinen ersten Jahren am Kunstgewerbemuseum für die Allgemeine Abteilung der Sammlung zuständig. Zehn Jahre später übernahm er zusätzlich die Leitung der Lehrmittelsammlung und im Jahre 1903 wurde ihm die komplette Textilsammlung unterstellt, gleichzeitig erhielt er die Ernennung zum ›Vorstand des Kunstgewerbemuseums‹. Diese Tätigkeit übte er bis zur Trennung der Sammlung von der Kunstgewerbeschule im Jahre 1914 aus

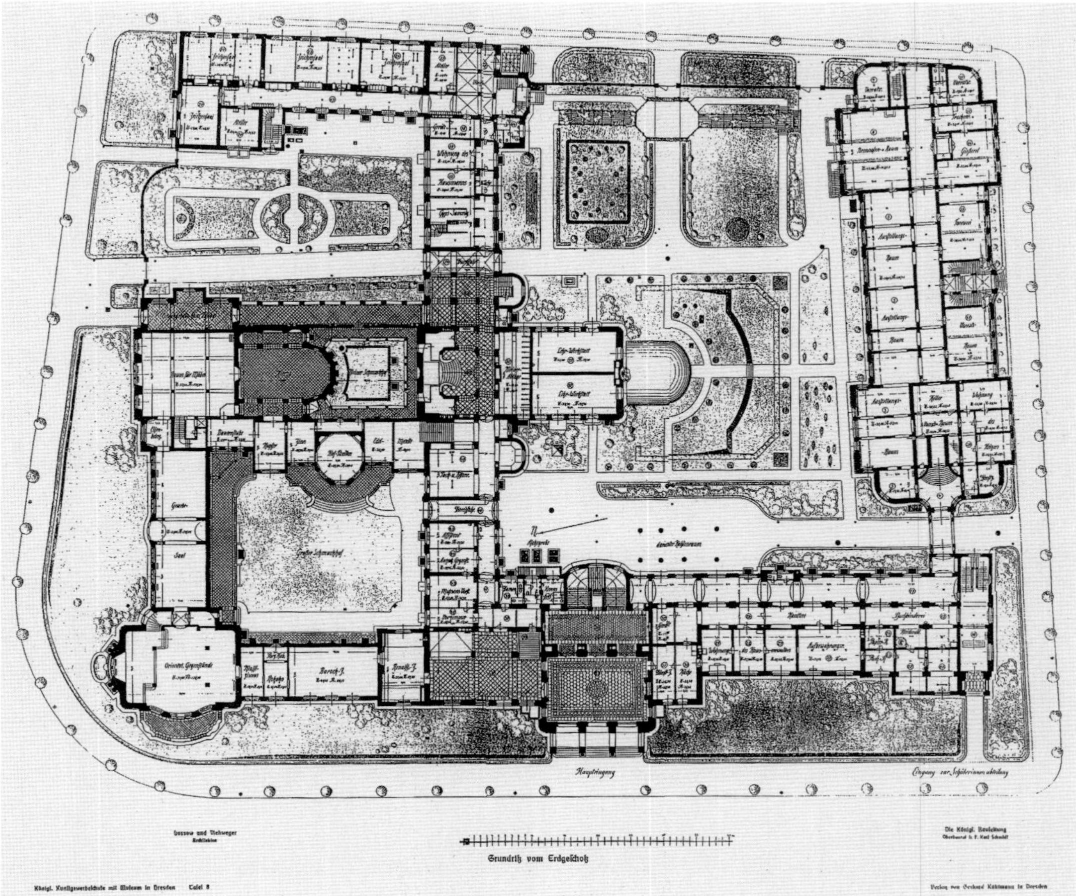

Grundriß von Kunstgewerbeschule und -museum an der Eliasstraße, später Güntzstraße

und war seitdem bis zu seiner Pensionierung 1923 der Direktor des Kunstgewerbemuseums.

Ausgiebige Studienreisen nutzte Berling zum Kennenlernen der namhaftesten Privatsammlungen Europas, als deren Resultat er seine umfangreichen Studien veröffentlichte. Zu seinem Spezialgebiet hatte Berling das Porzellan auserkoren, speziell Meißner Porzellan. Weiterhin widmete er sich mit besonderem Interesse dem Zinn, auch auf diesem Gebiet verfaßte er eine große Zahl wissenschaftlicher Arbeiten. Jedoch als Leiter der Sammlung des Museums fehlte Berling, trotz seines bedeutenden Einflusses auf deren Aufbau und Entwicklung, nicht nur innerhalb des eigenen Hauses die ihm gebührende Wertschätzung, er hatte auch im überregionalen Kollegenkreis Schwierigkeiten, entsprechende offizielle Anerkennung zu erhalten, da Berling nicht als selbständiger Museumsdirektor anerkannt war. So wurde er beispielsweise in den 1898 unter dem Vorsitz von Justus Brinckmann gegründeten internationalen »Verband der Museumsbeamten zur Abwehr von Fälschungen und unlauteren Geschäftsgebaren« nur zögernd und nach Jahren aufgenommen.

Besondere Verdienste in den ersten 30 Jahren des Kunstgewerbemuseums hatte sich auch Emil Kumsch erworben. Ursprünglich als Musterzeichner, Gehilfe des Wissenschaftlers und Bibliothekars angestellt, verwaltete er ab 1878 die Textilabteilung und die Bibliothek. Nachdem im Jahre 1903 die Textilabteilung und die Allgemeine Abteilung des Kunstgewerbemuseums miteinander vereinigt wurden und die Verwaltung beider in die Hände Berlings überging, war Professor Kumsch (seit 1889) als neuernannter ›Vorstand der Bibliothek‹ allein für diese sowie die Vorbilder- und Ornamentstichsammlung verantwortlich.[20]

Ein großes Verdienst von Emil Kumsch war es, den textilen Beständen des Museums eine Reihe umfangreicher Publikationen gewidmet zu haben. Mit seinen Abbildungswerken der verschiedenen Stoffmuster hat er zur Verbreitung der Vorlagen weit über die Grenzen Dresdens hinaus beitrug und eröffnete damit externen Interessierten die Möglichkeit, die Sammlung als praktische Arbeitsgrundlage zu verwenden. Gleichzeitig wurde das Material des Museums in anschaulicher Weise dokumentiert.

Zum Zeitpunkt der Eröffnung des Kunstgewerbemuseums waren vier Aufseher beschäftigt. Diese Zahl wurde, einen Oberaufseher eingerechnet, bis auf acht im Jahre 1907 aufgestockt. Ihre Aufgaben bestanden im wesentlichen in der Beaufsichtigung der Museumsräume und in Hilfeleistungen für die Bibliothek. Durch die Aufseher wurde auch der Verleih von Exponaten aus der Lehrmittelsammlung durchgeführt, zudem waren sie zuständig für Kasse, Garderobe und Reinigung.

Der Publikumsverkehr

Das Kunstgewerbemuseum war seit 1887 an Wochentagen von 9 bis 14 Uhr sowie an Sonn- und Feiertagen von 11 bis 13 Uhr für das allgemeine Publikum geöffnet. Am Montag war das Museum zur Reinigung geschlossen.[21] Für Schüler und Lehrer war das Museum auch außerhalb der regulären Öffnungszeiten zugänglich, um ihnen das Arbeiten mit den Objekten zu ermöglichen. Eine Abendöffnungszeit gab es am Dresdener Kunstgewerbemuseum nicht, nur bei größerem Andrang zu Sonderausstellungen hatte das Haus länger geöffnet.

Einmal jährlich fand die große Hauptreinigung des Museums statt. In dieser Zeit blieb das Haus für ca. drei Wochen geschlossen. Auch während größerer Umbauarbeiten war die Sammlung nicht zugänglich. Im Winter 1900 konnte das Museum für einige Zeit nicht geöffnet werden, da nicht genügend Kohlen zum Beheizen vorhanden waren.

Der Eintritt in das Kunstgewerbemuseum kostete 25 Pfennig, sonntags wurde kein Eintritt erhoben. Darüber hinaus genossen aber viele Interessierte freien Eintritt ins Haus, solche, welche ernsthafte Absichten verfolgten und denen das Studium der Objekte für ihre Tätigkeit von großem Nutzen sein würde. Dazu zählten neben den Schülern der Kunstgewerbeschule zum Beispiel die Polytechniker, die Mitglieder der Kunstakademie Dresden oder umliegender Gewerbevereine.

Von April 1892 an war der Besuch des Kunstgewerbemuseums unentgeltlich. »Nach den gemachten Erfahrungen würde der Besuch des Museums ein weit größerer sein, wenn das, wenn auch geringe Eintrittsgeld in Wegfall kommt, da viele Gewerbetreibende sich durch dasselbe vom Besuch beziehungsweise der Benutzung des Museums abhalten lassen; hierzu ist zu bemerken, daß auch andere Kunstgewerbemuseen, beispielsweise das in Berlin, aus gleichen Gründen das Eintrittsgeld gänzlich abgeschafft haben.«[22]

Öffentliche Führungen wurden im Kunstgewerbemuseum nur selten abgehalten. Das Gebäude am Antonsplatz war dafür nicht besonders gut geeignet, die räumliche Situation zu unpassend und die Gegenstände waren im Gedränge zu sehr gefährdet. Allerdings überlegte man, im neuen Gebäude regelmäßig an einem bestimmten Wochentag dem wenig vorgebildeten Publikum Führungen anzubieten, um dessen Besuche genuß- und erfolgreicher zu gestalten.

Das Kunstgewerbemuseum Dresden verlieh von Beginn an einzelne unzerbrechliche Objekte seiner Sammlung an die Lehrer und Schüler der Kunstgewerbeschule, in besonderen Fällen auch an außenstehende Gewerbetreibende. Darüber hinaus durften im gesamten Museum, mit Ausnahme der modernen Abteilung, alle ausgestellten Exponate gezeichnet werden. Diese Art der Benutzung des Museums wurde von der Direktion besonders begrüßt und unterstützt, »da es sich bei den Ausleihungen um wirkliches Studium, nie um müßige Neugier handeln kann.«[23] Dies verdeutlicht ein weiteres Mal den Sinn und Zweck des Museums. Nicht Schaustücke für Sensationslustige standen im Vordergrund, sondern Lehrmaterial für den Unterricht sowie für interessierte Gewerbetreibende. Entscheidend für das Museum war nicht seine Sammlung an sich, sondern die Wechselbeziehung zum Publikum. Diese ließ sich an den regen Besucherzahlen messen, noch besser an den Entleihungen und an den Studien, welche von Interessierten vor Ort an den Objekten durchgeführt wurden.

Um die Jahrhundertwende wurde die Existenz des Museums als Mustersammlung verschiedentlich in Frage gestellt, da sich der Trend im Kunstgewerbe vom sklavischen Nachahmen alter Vorbilder abwandte und nun mehr die eigene Kreativität der Handwerker gefragt war. Dadurch bekam das Kunstgewerbemuseum eine neue Aufgabe, denn der Gewerbetreibende »darf nicht mehr Gegenstände, die aus ganz anderen Bedürfnissen heraus entstanden sind, möglichst getreu nachahmen, sondern muß sich an ihnen klar zu machen versuchen, welche Verhältnisse daher zusammenwirkten, um sie für ihre Zeit mustergültig erscheinen zu lassen.«[24] Es war nötig, den Gegenstand nicht mehr nur innerhalb seiner Gattung vorzuführen, sondern in seinem allgemeinen kulturhistorischen Zusammenhang. Dem konnte das Kunstgewerbemuseum erst gerecht werden, nachdem es 1907 die neuen Räume des Gebäudes in der Eliasstraße, heute Güntzstraße, bezogen hatte. Dies war auch der Zeitpunkt, von dem an das Museum begann, sich neben den praktischen Aspekten der Sammlung mehr und mehr mit im engeren Sinne kunsthistorischen Fragen zu beschäftigen und damit seinen Anspruch zu ändern. Gleichzeitig löste sich die Sammlung allmählich von der Schule, um sich 1914 zu verselbständigen und seitdem ihren eigenen Weg zu gehen.

1 Der vorliegende Aufsatz entstand auf der Grundlage der von der Autorin im August 1997 an der Universität Leipzig eingereichten Magisterarbeit »Die Anfänge des Kunstgewerbemuseums Dresden«.
2 Landtags-Akten, II. Kammer, 1873/4, S. 539, zit. nach Sächs.HStA, Ministerium für Volksbildung, Nr. 17942, Bl. 9.
3 Ebenda.
4 Sächsische Landtagsakten 1875/6, S. 59ff.; zit. nach Sächs.HStA, Ministerium für Volksbildung, Nr. 17942, Bl. 20.
5 Sie ging hervor aus der dem Polytechnikum angegliederten Abteilung für Modellieren, Ornament- und Musterzeichnen.
6 Vgl. Berling 1926, S. 11.
7 Das Gebäude war zwischen 1844 und 1846 nach Plänen von Gustav Heine als technische Bildungsanstalt errichtet worden. Es wurde bei einem Fliegerangriff im Februar 1945 ausgebombt und nicht wieder aufgebaut.
8 Schreiben der Direktion an das Ministerium des Innern, betr. Stand der beabsichtigten Wanderausstellung in den Provinzialstädten des Königreichs Sachsen, vom 10.10. 1877, Sächs.HStA, Ministerium für Volksbildung, Nr. 17890, Bl. 109, 110.
9 Die Tatsache, daß in Dresden an zwei Stellen, in der Kgl. Porzellansammlung und im Kunstgewerbemuseum, Porzellane gesammelt wurden und damit dem Staat doppelte Ausgaben entstanden, sorgte zeitweise für Diskussionen, deren Wortführer Cornelius Gurlitt und Woldemar von Seidlitz waren. Dagegen wehrte sich die Direktion vehement, weil die Dresdener Kunstgewerbeschule sowohl Porzellanmaler als auch Modellierer für Porzellan ausbildete und die Objekte als Unterrichtsmittel dringend benötigt wurden.
10 Schreiben Berlings an das Ministerium des Innern, v. 13.11.1906, Sächs. HStA, Ministerium für Volksbildung, Nr. 17943, Bl. 77.
11 Demgegenüber standen Einnahmen der Kunstgewerbeschule, zusammengesetzt aus den Schulgeldern, den Eintrittsgeldern des Museums (jährlich zwischen 200 und 300 Mark) sowie aus dem Mietzins der vermieteten Kellerräume.
12 Schreiben der Direktion an das Ministerium des Inneren, betr. Etat für Bibliothek und Sammlungen, 1891, SächsHStA, Ministerium für Volksbildung, Nr. 17909, Bl. 17.
13 Stellungnahme der Direktion gegenüber dem Ministerium des Inneren, vom 27.10.1898, SächsHStA, Ministerium für Volksbildung, Nr. 17941, Bl. 10.
14 Bericht 1903/04 und 1904/05, S. 44.
15 Alle Ausstellungen mußten zuvor vom Innenministerium genehmigt werden und wurden aus dem Etat des Museums finanziert.
16 Bericht 1891/92 und 1892/93, S. 68.
17 Schreiben der Direktion an das Ministerium des Innern, betr. Beteiligung des Museums an einer Schmuckausstellung in Reichenberg, vom 7.11. 1885, Sächs.HStA, Ministerium für Volksbildung, Nr. 17900, Bl. 59.
18 Vgl. Urlaubsanzeige von Graff, Sächs HStA, Ministerium für Volksbildung, Nr. 17894, unpaginiert.
19 Bericht der Direktion der Kunstgewerbeschule und des Kunstgewerbemuseums zu Dresden, betr. Anstellung Dr. Steches und des Architekten Gurlitt, vom 4.12.1878, SächsHStA, Ministerium für Volksbildung, Nr. 17891, unfoliiert.
20 Gleichzeitig unterrichtete Emil Kumsch an der Kunstgewerbeschule die Fächer Zerlegen der Gewebe und Patronieren.
21 In den Jahren zuvor war das Museum wochentags von 10 bis 14 Uhr und sonntags von 11 bis 14 Uhr geöffnet. Nach dem Umzug in den Neubau 1907 verlängerten sich die Öffnungszeiten wochentags (außer montags) von 9 bis 16 Uhr und sonn- und feiertags von 11 bis 16 Uhr. Montag erschien als Reinigungstag am besten geeignet, da am Sonntag die meisten Besucher im Museum waren und dabei auch den meisten Schmutz mitbrachten. Andere Museen, so das Albertinum, das Historische Museum und die Porzellansammlung, hatten samstags zur Reinigung geschlossen.
22 Schreiben der Direktion an das Ministerium des Innern, betr. Etatentwurf für 1892/1893, vom 29.4.1891, Sächs.HStA, Ministerium für Volksbildung, Nr. 17909, Bl. 45.
23 Jahresbericht 1881/82 und 1882/83, S. 38.
24 Schreiben von Berling, die Einordnung des Kunstgewerbemuseums in den Neubau betr., vom 1.3.1901, Sächs.HStA, Ministerium für Volksbildung, Nr. 17942, Bl. 14.

Erwerben und Sammeln
Das Königliche Kunstgewerbemuseum zu Dresden zwischen 1876 und 1907

Gisela Haase

Das Königliche Kunstgewerbemuseum in Dresden wurde am Sonnabend, dem 15. September 1876, im frei gewordenen Gebäude des Polytechnikums am Antonsplatz feierlich eröffnet. »Die ersten Besucher ... waren Ihre Majestäten der König und die Königin (Albert und Carola von Sachsen, G.H.), die auch hier wieder ihr segensreich wirkendes reges Interesse für die Hebung des geistigen und gewerblichen Lebens unseres Volkes bethätigten. Die Allerhöchsten Herrschaften erschienen wie immer pünktlich halb 2 Uhr und wurden an der zum Portal führenden Treppe von Sr. Ex. Minister v. Nostitz-Wallwitz, Geheimrath Schmalz, dem Director der Kunstgewerbe-Schule und des Kunstgewerbe-Museums Prof. Graff und dem Custos des Museums Dr. v. Eye ehrerbietigst empfangen ...«. Von diesem wichtigen Ereignis berichten die »Dresdner Nachrichten« am 16. September 1876 ausführlich auf der ersten Seite. Auch Oberhofmeister von Lüttichau und Generalleutnant Krug von Nidda gehörten zum Gefolge der königlichen Hoheiten. Diese verweilten über eine Stunde im neuen Museum, das »die sämmtlichen Parterrelocalitäten« des Gebäudes einnahm, »... überaus sinnig und geschmackvoll arrangirt (ist); die Zimmer sind entsprechend decorirt. Die letzten beiden Zimmer konnten noch nicht besetzt werden, bleiben auch wohl zunächst für die kommenden Erweiterungen der Sammlungen reservirt«.[1] Das änderte sich bald, denn der Bestand wuchs in der ersten Zeit jährlich um etwa 1000 bis 1500 Stück, und Klagen wegen zu geringer Ausstellungsfläche begannen schnell laut zu werden.

Am Tage der Eröffnung verzeichnet das Inventar des Museums schon 3307 »Erzeugnisse der Kunstindustrie mannigfaltigster Art, wie wir sie in der That nicht erwartet hatten. Ein umfänglicher Complex von Sälen und Hallen zeigt sich erfüllt mit einer ansehnlichen Collection zum Theil musterhafter Arbeiten der Kunsttischlerei, Holz- und Elfenbeinschneiderei, der Kunsttöpferei und Glasbildnerei; ferner von einer reichen Anzahl von Arbeiten in edlen und unedlen Metallen; Webereien vielseitiger Gattung; Buchbinderarbeiten und vielem Anderen mehr. Auch die Aufstellung der Gegenstände erscheint als eine gefällig geordnete, bequem übersichtlich ... Einstweilen sei sie (die Sammlung, G.H.) hiermit einem Allgemeininteresse empfohlen«.[2] Dieser Bericht im »Dresdner Anzeiger« lockte sicherlich viele Neugierige in das neue Museum, das für das Publikum erst am Sonntag, dem 17. September – an diesem Tag bei freiem Eintritt –, geöffnet wurde.[3]

Knapp drei Jahre vor der Museumsöffnung, am 26. November 1873, begannen die Eintragungen in das Museumsinventar mit 31 Glaserzeugnissen: Vasen, Flaschen, Krüge, unterschiedliche Trinkgefäße, Flakons und Teller. Ein »Rheinweinglas mit Goldstreifen« für fast acht Mark erhielt die Inventarnummer »1« (Abb. 1). Wo und von wem die Glasarbeiten für insgesamt 613,62 Mark gekauft wurden, ist nicht angegeben.[4] Vermutlich kann davon ausgegangen werden, daß es sich damals um zeitgenössische Arbeiten handelte, die alle auf der im gleichen Jahr in Wien stattgefundenen Weltausstellung zu sehen waren. Einzelne Beschreibungen – wie »Bergkrystallmuster«, »Emaildekorationen« mit Renaissance- und persischen Ornamenten – verweisen auf den vorherrschenden Geschmack dieser Weltausstellung. Und tatsächlich konnten drei erhaltene Gläser (Inv.-Nr. 8, 9, 28: Kat.-Nr. 201, 202) aus dem Konvolut[5] als Arbeiten der Firma Lobmeyr identifiziert werden, die diese auf der Wiener Weltausstellung zeigte.

Der am Eröffnungstage des Museums ausgestellte Bestand umfaßte fast alle Materialien und Erzeugnisgruppen, die entsprechend den Verwaltungsgrundsätzen des Museums als sammlungswürdig angesehen wurden: Textilien unterschiedlichster Gattungen, Keramik und zu dieser Abteilung gehörend auch Glas, »architektonisches Kunstgewerbe« wie Holzarbeiten, Edelmetalle, Metalle, Buchbinderei und die Dekorationsmalerei. Wichtig für die Erwerbung waren die Bindungen an die in Sachsen vorherrschenden Industriezweige und Handwerksstätten, die »authentische« Vorbildlichkeit für materialgerechte Fertigung, Funktion und Ästhetik im Sinne der Geschmacksbildung für Produzenten und Käufer sowie die Eignung für die Nutzung in der Vorbildersammlung der Kunstgewerbeschule.[6] Im Jahre 1901 formulierte Karl Berling in seinen »Gesichtspunkten, die bei der Einordnung des Dresdner Kunstgewerbemuseums in den Neubau zu beachten sind«, die »Erforschung von kunst- und kulturgeschichtlichen Verhältnissen im Kunstgewerbe« als die vierte und letzte der Museumsaufgaben. Carl Graff merkte damals an, daß diese Aufgabe »sehr in den Hintergrund« zu stellen sei.[7] Deshalb wurde immer wieder in den Jahresberichten und anderen Publikationen betont, daß der Erwerb von Museumsgegenständen aus rein kunstgeschichtlichen und historischen Gründen abgelehnt würde. Solche Raritäten besäßen die Dresdener Spezialmuseen, die ihren Bestand aus den königlich-augusteischen Sammlungen rekrutiert hätten.

Hinzu kam ein weiteres Dresdener Spezifikum. Im Gegensatz zu anderen Kunstgewerbemuseen in deutschen Residenzstädten – beispielsweise in Berlin, München oder auch Wien – in Dresden – sozusagen als Starthilfe – keine Sammlungen aus den königlich-sächsischen Schlössern, sondern der Bestand mußte einzeln und manchmal sehr teuer erworben werden. Erst später kamen einzelne Stükke als Schenkungen des königlichen Hauses oder als Leihgaben der königlichen Museen – wie 1906 verschiedene Marmorbüsten aus der Skulpturensammlung – in das Kunstgewerbemuseum (Kat.-Nr. 102).

Trotzdem gehörten schon frühzeitig kunsthistorisch wertvolle Stücke zur Sammlung. Zum Zwecke des Ankaufs von entsprechenden Gegenständen für ein Museum der Kunstgewerbeschule hatte das sächsische Ministerium des Innern am 26. April 1875 einen Betrag von 16500 Mark bewilligt.[8] Deshalb konnte sich »Die zu gründende K. Kunstgewerbeschule zu Dresden« an der von Juni bis Anfang September 1875 im Kurländer Palais gezeigten Dresdener »Ausstellung kunstgewerblicher Arbeiten vom Mittelalter bis zur Mitte des 18. Jahrhunderts« als Leihgeber beteiligen. Es handelte sich um das große Schweizer Büfett von 1619 (Kat.-Nr. 12), einen süddeutschen Schreibschrank (Kat.-Nr. 20), eine Fayencekanne, zwei Türschlösser und -klopfer sowie zwei Textilien.[9] Eines dieser im Katalog als bemerkenswert bezeichneten Handtücher »mit Filet-, Klöppel-, und Spitzenarbeit« (Inv.-Nr. 96) wurde schon am 19. Oktober 1874 für 10,26 Mark angekauft. Die Inventareintragung der beiden aus dem süddeutschen Kunsthandel stammenden Möbel erfolgte am 29. April und 25. Mai 1875. Auch das Fayencegefäß und die genannten Metallobjekte kamen in diesem Jahr in das Museum.[10]

Daß schon vor der offiziellen Gründung der Kunstgewerbeschule im September 1875 ein dazugehörendes Museum geplant war, für das – wie in anderen Kunstgewerbemuseen üblich – zu Spenden geeigneter Stücke aufgerufen wurde, beweisen unter anderem die »im September 1875« datierten Serienbriefe von Carl Graff an verschiedene Leihgeber der Ausstellung im Kurländer Palais nach deren Beendigung. Es heißt in den Briefen: »das Königliche Ministerium des Innern beabsichtigt ... mit der zu gründenden Kunstgewerbeschule ein Museum zu errichten, welches die Förderung des Kunstgewerbes im Königreich Sachsen zum dauernden Ziele hat. Ein solches Unternehmen ist unter allen Umständen auf die patriotische Betheiligung der Besitzer entsprechender Gegenstände mit angewiesen«. Als Vorbilder für das neue Dresdener Museum werden das »Kensington Museum zu London« (heute Victoria & Albert Museum) und das »Österreichische Museum für Kunst und Industrie« (heute Museum für angewandte Kunst) in Wien angeführt. Die einzelnen Zusagen des Spendenaufrufs, »durch Herleihung von zweckdienlichen Gegenständen an das Museum der Königlichen Kunst-Gewerbe-Schule zu Dresden die Zwecke derselben zu fördern«, sind der in Regel um den 19. September 1875 datiert. Die Bescheinigungen für die zur Verfügung gestellten Leihgaben stellte im Juli 1876 schon das »Königl. Kunst-Gewerbe-Museum in Dresden« selbst aus.[11]

Das Museum gliederte sich zunächst in zwei Abteilungen: Älteres Kunstgewerbe und Textilsammlung. Durch den Erhalt einer größeren Schenkung (s.u.) kam 1885 noch das Kunstgewerbe des Orients hinzu. Innerhalb dieser Abteilungen waren die Bestände – in Anlehnung an das Wiener Museum für Kunst und Industrie und das Berliner Deutsche Gewerbemuseum – nach Materialien geordnet[12], ohne jedoch nach diesem System die Neuzugänge in den Inventaren gesondert einzuschreiben. Nur die umfangreichste Abteilung, die Textilien, wurde 1883 mit der neuen Einteilung nach Techniken in einem speziellen Inventarbuch verzeichnet. Die Inventarisierung erfolgte wie in der »Allgemeinen und Orient-Abteilung« fortlaufend nach Eingang des jeweiligen Gegenstands. Entsprechend der Materialeinteilung publizierte Karl Berling auch die ersten drei Museumsführer, eine höchst progressive und präzise Verbindung von Technik- und Kunstgewerbegeschichte im Sinne moderner museumspädagogischer Auffassung: »Abt. I: Arbeiten in Holz, Elfenbein, Bein, Schildpatt, Horn etc.« 1897, »Abt. II Metall-Arbeiten« 1896 und »Abt. III: Arbeiten in Thon, Porzellan und Glas« 1895. Leider kam es nicht zur angekündigten Veröffentlichung des Führers der Textilabteilung von Emil Kumsch. Die Bestandseinteilung nach Materialien hat sich bis heute erhalten und bestimmt nach wie vor den Verantwortungsradius der im Museum tätigen wissenschaftlichen Mitarbeiter sowie die Ordnung

in den einzelnen Museumsdepots. Nur für die seit einigen Jahren neu aufgebaute Abteilung für Design gilt diese Gliederung nicht mehr.
Von den in der Ausstellung im Kurländer Palais gezeigten Gegenständen wurden noch in späteren Jahren weitere Stücke angekauft.[13] So ließen sich die Erben des Herrn Bouffée aus Körbigsdorf 1877 für die Feldapotheke, die Friedrich der Große wohl 1756 nach der Schlacht bei Hochkirch zurückließ, 600 Mark bezahlen.[14] Aber auch Kunsthändler und Sammler, die auf der Ausstellung als Leihgeber genannt wurden, gehörten oftmals bis in das 20. Jahrhundert hinein zu den wichtigen Belieferern des Kunstgewerbemuseums, wobei diese in regelmäßigen Abständen gleichfalls mit Schenkungen in den Inventaren zu finden sind. Das bezieht sich vor allem auf die Herren Erichsohn (Kat.-Nr. 13, 57), Salomon (Kat.-Nr. 137, 251), von Alvensleben (Kat.-Nr. 117, 188) und Hauschild (Kat.-Nr. 264ff.) aus Dresden und die Kaufleute Zschiesche (Kat-Nr. 6, 123) in Leipzig. Außerdem bedienten das Museum unter anderem Händler aus Nürnberg (z.B. Probst: Kat.-Nr. 12; Rothermundt: Kat-Nr. 9, 150), Frankfurt am Main/Krefeld (Krauth: Kat.-Nr. 106, 109), München (z.B. A.S. Drey: Kat.-Nr. 52, 254), Köln (z.B. Gebr. Bourgeois: Kat.-Nr. 8, 72) und Berlin (z.B. Wagner: Kat-Nr. 136, 214) oder Sammler aus Neu-Ulm (Blasius Thausend: Kat.-Nr. 40-42), Köln (z.B. Domvikar Schnütgen: Inv.-Nr. 10 806-10 842 Glasgemälde) und Aachen (Kanonikus Dr. Bock: Kat.-Nr. 232, 253). Die damals gängige Praxis, aus anderen Museen Gegenstände zu kaufen, zu tauschen oder eigene Bestände zu veräußern, um Geld für Neuerwerbungen zu erwirtschaften, war auch in Dresden üblich. Beispielsweise wurden 1875 vom Kunstgewerbemuseum Leipzig Textilien (Inv.-Nr. 283-309), 1877 vom Germanischen Nationalmuseum Nürnberg Kacheln und Öfen (Kat.-Nr. 107) und 1881 vom Hamburger Museum für Kunst und Gewerbe Fayencen (Kat.-Nr. 128) erworben. Mit dem Berliner Kunstgewerbemuseum tauschte man im Jahre 1884 Doubletten von Stoffmustern. In das Chemnitzer und Magdeburger Museum wurden Textilien (Kat.-Nr. 223, 225, 256) verkauft. Solche Abgaben betrafen später ebenfalls Gläser, Keramiken oder Möbel. Mit den Jahren 1890/91 nahmen diese dann staatlich geforderten Verkäufe größeren Umfang an.[15]
Die Gelder, die das Innenministerium in den ersten Jahren für Museumsankäufe zur Verfügung stellte, waren zeitweise erstaunlich hoch[16], obwohl natürlich niemals die Wünsche mit den finanziellen Gegebenheiten übereinstimmten. Nach den Erwerbungszahlen von zunächst ca. 1 500 bis 2 000, dann abfallend bis auf ca. 500 pro Jahr reduzierten sich die Zahlen drastisch: 1899 auf 148, 1907 auf 298 Neuzugänge pro Jahr.[17] Die Reduzierung der Ankaufszahlen ist natürlich auch im Zusammenhang mit den ständig steigenden Preisen für angewandte Kunst zu erklären.
Überweisungen aus staatlichen Institutionen und Sammlungen – wie aus der Königlichen öffentlichen Bibliothek (Kat.-Nr. 99), der Sammlung des Polytechnikums (1875: Inv.-Nr. 1 492-1 700), vom Ministerium des Innern (1875: z.B. Inv.-Nr. 1 306-1 400) und aus kirchlichem Besitz (Kat.-Nr. 135; ev.luth. Kirche Mittweida Inv.-Nr. 23 913ff.) – oder Donationen und Vermächtnisse galten daher als willkommene Erweiterungen des Sammlungsspektrums. Wegen eines negativen Vorbildcharakters, aus Qualitätsgründen oder wegen ausländischer Herkunft (Kat.-Nr. 213) der gespendeten Gegenstände sind hier auch abschlägige Entscheidungen nachweisbar.[18]
Einzelne Schenkungen von Privatpersonen – etwa 100 Gegenstände pro Jahr – verzeichnet das Museumsinventar seit seiner Gründung.
Zu diesem generösen Personenkreis gehörten hochgestellte Personen (Kammerherr ò Byrn: Inv.-Nr. 13 602; Oberbürgermeister Dr. Stübel: Inv.-Nr. 24 028), wohlhabende Bürger (Frl. von Klengel: Inv.-Nr. 27 211ff.), Wissenschaftler (Emil Riebeck: Inv.-Nr. 17 189), Beamte (Richard Steche: Inv.-Nr. 15 393; Karl Berling: Inv.-Nr. 22 869), Künstler (Carl Graff: Inv.-Nr. 25 882f.; Fritz von Miller: Inv.-Nr. 27 116), Handwerker (Töpfermeister A. Kramer: Inv.-Nr. 26 029) oder Firmen (Kat.-Nr. 210, 213). Umfangreiche Sammlungen erhielt das Museum erst in späteren Jahren geschenkt. Als eine der wichtigsten gilt die Kollektion japanischer Kunst – Porzellane, Keramik, Metalle und Lackarbeiten (Inv.-Nr. 17 189-17 374) – des Hallenser Sammlers Dr. Emil Riebeck[19], der mit Carl Graff befreundet war. Auf Grund der 1885 inventarisierten Schenkung konnte noch im gleichen Jahre eine gesonderte »Abtheilung für orientalisches, vorzugsweise japanisches Kunstgewerbe« installiert werden, in der alle bisherigen Erwerbungen des Nahen und Fernen Ostens (Kat.-Nr. 264ff.) zusammengefaßt wurden. Diese kamen in Raum 10 des Gebäudes am Antonsplatz beziehungsweise in einem großen Saal an der Güntzstraße zur Aufstellung. Damit entsprach auch das Dresdener Kunstgewerbemuseum dem faszinierenden Einfluß, den die ostasiatisch-orientalischen Künste auf die europäische Kultur dieser Zeit ausübten. Diese für das Museum wichtige Abteilung erhielt später weitere Geschenke und langfristige Leihgaben. So kamen 1910 als Leihgabe die Dresdener Sammlung Dr. Stübel und 1911 Porzellane, Netsuke und andere Ostasiatika aus der Hinterlassenschaft des Kommerzienrats Förster durch Vermittlung des Oberbürgermeisters Dr. Beutler in das Museum.[20]

Die Porzellane, Gläser, Miniaturen und Möbel aus der Schenkung des Dresdener Schriftstellers Carl Friedrich Ulrici[21] im Jahre 1896 wurden jedoch – wegen der besseren Eignung – zum größten Teil der Lehrmittelsammlung eingeordnet und bis auf einige Porzellane (Inv.-Nr. 25 893f., 25 712ff.) nicht im Museumsinventar verzeichnet. Im Jahre 1900 bereicherte das Geschenk der Miss Mary Adelaide Yates[22], einer Lehrerin aus London und Besucherin Dresdens und des Kunstgewerbemuseums, die Museumssammlungen außerordentlich (Inv.-Nr. 26 239-26 500, 26 725-26 740, 26 760-26 762; Kat.-Nr. 105, 179, 182). Zur Schenkung gehörten Gemälde, Aquarelle, Druckgraphiken, Skulpturen und angewandte Kunst wie Möbel, Mamorarbeiten, antike, englische und italienische Keramiken, chinesische Arbeiten, Bücher und vieles mehr. Einen Teil der insgesamt 400 Gegenstände erhielten die Gemäldegalerie und das Kupferstich-Kabinett in Dresden.

Porzellan, das besondere Forschungsinteresse Karl Berlings, wurde trotz der unmittelbaren Nähe der Dresdener Porzellansammlung bevorzugt gesammelt (Kat.-Nr. 152f.). Neben der großen Sammlung Margarete von Gersdorfs, die vor ihrem Kauf im Jahre 1896 als Leihgabe im Museum ausgestellt war[23], galten die zehn Porzellanteile aus dem von Kändler zwischen 1737 und 1742 geschaffenen Schwanenservice (Kat.-Nr. 152) als das bedeutsamste dieses Spezialbestands. Diese großzügigen Dauerleihgaben erhielt das Museum im Jahre 1907 vom Gräflich Brühlschen Hausfideikommiß zu Pförten.[24]

Vier Jahre später erbte das Museum die berühmte Zinnsammlung Dr. Hans Demianis. Durch dieses Vermächtnis avancierte die Zinnsammlung des Kunstgewerbemuseums zu einer der bedeutendsten überhaupt (Kat.-Nr. 72).[25]

Ein besonderes Charakteristikum von Kunstgewerbemuseen sind Einbauten historischer Zimmer oder Teile derselben aus nicht mehr bestehenden oder baulich gefährdeten Gebäuden. Durch diese Art spezieller Denkmalpflege erhielten sich in den Kunstgewerbemuseen viele Reste historischer und künstlerisch wertvoller Holzeinbauten, die wegen Feuchtigkeit etc. in den Bauwerken dem Verfall preisgegeben waren.[26] Schon im Gebäude am Antonsplatz war seit 1880 im Vestibül eine hölzerne und bemalte Renaissancedecke aus Schloß Nossen (Inv.-Nr. 36 215) eingebaut, die heute noch im Haus an der Güntzstraße zu sehen ist und die zusammen mit Teilen eines Kachelofens (Inv.-Nr. 9 987-9 990) aus Schloß Mildenstein bei Leisnig im Frühjahr 1879 dem Museum vom sächsischen Finanzministerium übergeben wurde.[27] Auf Initiative des Finanzministeriums kam es sogar 1899 zu einem Schreiben an die königlichen Landbauämter, daß »bei Abbruche eines Staatsgebäudes von kunstgeschichtlicher Bedeutung die Direktion des hiesigen Kunstgewerbemuseums jedesmal rechtzeitig in Kenntnis« zu setzen sei, »damit sie Gelegenheit erhält, das für ihr Museum Geeignete an Innendekoration und sonstigen kunstgeschichtlichen Gegenständen zu erwerben«.[28] In Verbindung mit dieser staatlichen Bitte kamen wohl die verschiedenen Innenarchitekturen, alle eisernen Gitter von Treppen und Balkonen sowie die wertvolle, von Joseph Deibel geschnitzte Eingangstür des Brühlschen Stadtpalais in das Museum, da das Palais wegen des Ständehausneubaus abgerissen wurde. Man plante schon damals, die geretteten Teile aus dem Brühlschen Palais in dem neuen Museumsgebäude einzubauen. Deshalb lagerte die Museumsleitung seit 1899 die Fragmente im Kellergeschoß des Museumsgebäudes am Antonsplatz ein.[29]

Im Jahre 1903 erhielt das Museum aus Staatsbesitz sechs Gobelins des 17. Jahrhunderts mit Darstellungen nach Entwürfen David Teniers d.J. Die ehemals im Kurländer Palais hängenden Gobelins schmückten im Museumsneubau den Barocksaal[30] (Abb. S. 29). Die wertvollen acht Tapetenpilaster (Kat.-Nr. 102) vom Ende des 18. Jahrhunderts aus dem Gartenpavillon des Palais Johann Georgs kamen ebenfalls durch Schenkung in das Museum.[31] Daß solche Schenkungen oftmals nicht im besten Zustand waren und hohe Kosten für die Restaurierung erforderten, wurde bei den Gobelins und bei den Pilastern besonders erwähnt.

Alle Zugänge und vor allem die Ankäufe erforderten die Zustimmung des Direktors Carl Graff. Bei größeren Erwerbungen wurde auch die Billigung der vorgesetzten Behörde im Innenministerium gefordert. Wie das Museumsinventar aussagt, kam ein Großteil der Angebote von Händlern und Sammlern aus Dresden und Umgebung. Obwohl die Wissenschaftler ebenfalls Ankäufe empfahlen – so 1877 Dr. von Eye ein sogenanntes »Bürgermeisterglas« (Inv.-Nr. 6 251b) –, prägte Carl Graff durch seinen Einfluß die wachsende Sammlung. Er unternahm Ankaufsreisen nach Italien, unter anderem im Jahre 1881, um Majolika, Metallgegenstände, Fliesen und Glas aus alter und neuer Zeit anzukaufen (Inv.-Nr. 13 294ff.). Die aus Wien stammenden Zugänge, wie die prächtigen zwei Stühle von Giani (Kat.-Nr. 29), empfahl er sicherlich gleichermaßen wie auch Arbeiten nach seinen Entwürfen (Kat.-Nr. 30, 100), die verschiedentlich von den Herstellerfirmen dem Museum gespendet wurden (z.B. 1877 Tafelwäsche der Dresdener Firma Joseph Meyer, Inv.-Nr. 4 262-4 268). Jedes Jahr vor Weihnachten fuhr Graff nach Berlin, »um Neuheiten und Stilrichtungen im Kunstgewerbe zu beobachten, bezüg-

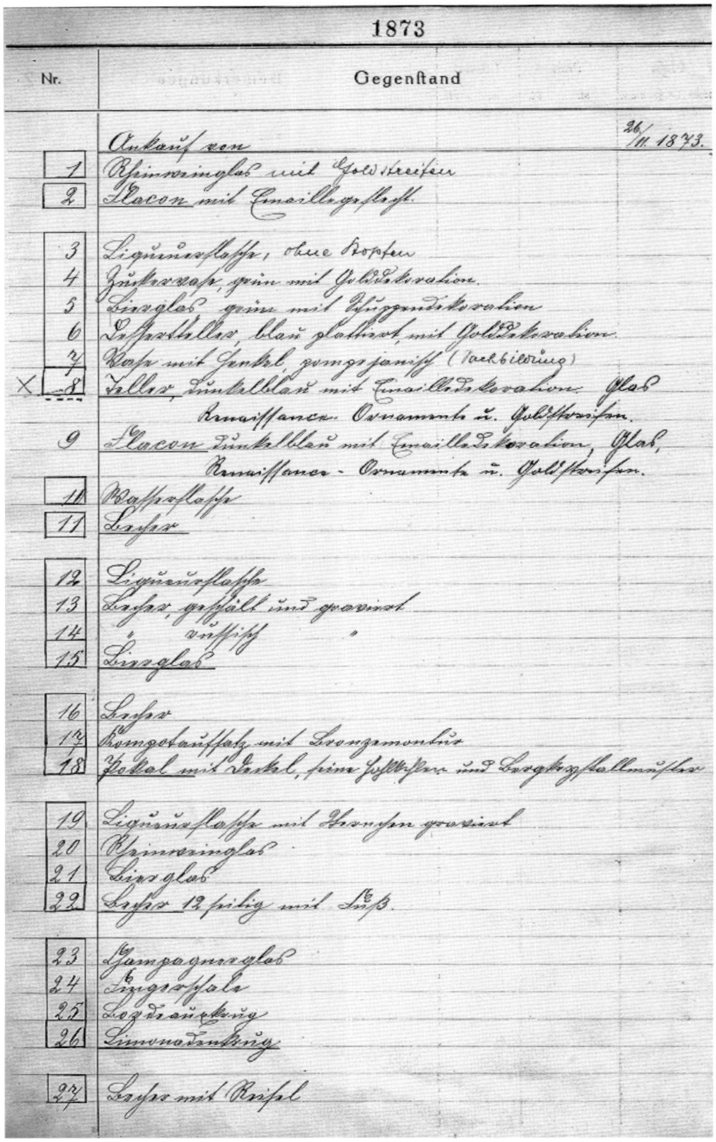

Seite 1 im ersten Inventarbuch »Verzeichnis der Museumsgegenstände Nr. 1–7042. 1873–1878« (Aktennummer: Staatliche Kunstsammlungen Dresden, Inventare Nr. 512)

lich Einkäufe für das Museum zu machen«.[32] Dabei besuchte er die kunstgewerbliche Ausstellung von Keller und Rainer und die »Hohenzollern Kunstgewerbehalle« von Hirschwaldt an der Leipziger Straße, »wo aus aller Welt beste Stücke zu haben« waren. Graffs Berichte darüber an das vorgesetzte Ministerium des Innern zeigen, daß er trotz seiner sprichwörtlichen Vorliebe für Neorenaissance und Neorokoko[33] und der deshalb hervorgerufenen herben Pressekritik[34] durchaus – wenn auch zurückhaltend – für die modernen Stilbestrebungen Verständnis aufbrachte und solche Gegenstände in das Museum aufnahm. So kaufte er anläßlich der Weihnachtsreise im Jahre 1902 bei Hirschwaldt einige Jugendstilgefäße.[35] Überhaupt nennen die Museumsinventare während seines Direktorats eine stattliche Reihe interessanter Erwerbungen aus der Zeit um 1900 (Kat.-Nr. 91f., 169-17, 210-213, 261). Dies, obgleich in den Unterlagen immer wieder nachzulesen ist, daß man in Dresden der Moderne sehr kritisch gegenüberstand. Im Zusammenhang mit der Neuordnung des Lederzimmers (Raum 4) im Jahre 1900 wurde die »neuzeitliche Kunst« sogar in einer modernen Ausstellungsvitrine, die Otto Gußmann für die Deutsche Kunstausstellung 1899 entworfen hatte, ausgestellt.[36]
Analog zum Hamburger Museum waren von Anfang an vom Dresdener Kunstgewerbemuseum stets qualitativ besonders hochstehende, zeitgenössische Gegenstände angewandter Kunst erworben worden (Kat.-Nr. 28ff., 33, 163ff., 201ff.). Primär sollten vor allem einheimische Produkte gesammelt werden, für die im Museum der Ausstellungssaal Nr. 10 zur Verfügung stand, der aber schon 1885 für die neu eingerichtete Orientabteilung benötigt wurde. Gleichfalls diente seit 1883 die Dresdener Kunstgewerbehalle der Förderung des modernen sächsischen Kunstgewerbeschaffens. Diese nur bis 1888 bestehende Institution war durch den »unter dem Protectorat Sr. Majestät des Königs (Albert, G.H.) stehenden Kunstgewerbeverein« initiiert worden. Der ein Jahr nach Gründung des Museum, 1877, ins Leben gerufene, außerordentlich aktive und mitgliederstarke Verein bestand bis zum Zweiten Weltkrieg. Seine Hauptaufgabe sah der Verein in der Protektion des modernen Kunstgewerbes in Sachsen und insbesondere in Dresden, was er durch Wettbewerbe, Preisausschreiben, Ausstellungen und jährliche Weihnachtsmes-

sen zu forcieren suchte. Wegen dieser eindeutigen Zielsetzung beider Institutionen war das Museum oftmals in Versuchung, sich dem Ankauf moderner einheimischer Gegenstände zu verschließen.[37]
Wenn auch der spätere Direktor Karl Berling sich in seinen wissenschaftlichen Publikationen fast ausschließlich mit Problemen historischen Kunstgewerbes beschäftigte, beobachtete er durchaus sehr genau die jeweiligen neuen Entwicklungen in der angewandten Kunst. Das bezeugen sowohl seine Bemerkungen in den Museumsführern über die jeweils modischen Neostile und das Vordringen des englischen Stils am Ende des 19. Jahrhunderts (Kat.-Nr. 27) als auch die vielen Ausstellungen modernen Kunstgewerbes (s. Anhang: Die Ausstellungen im Kunstgewerbemuseum 1876–1998) sowie die präzisen Berichte über seine Ankaufs- und Studienreisen.[38] Kritisch merkte er an, daß das Kunstgewerbemuseum wegen fehlender Gelder auf der Pariser Weltausstellung im Jahre 1900 nichts kaufen konnte, obwohl – so Berling 1901 – diese Austellung »ein Markstein in der Entwicklung des Kunstgewerbes« sei und andere deutsche Museen – wie Berlin, Leipzig, Köln und Stuttgart – für diese Ankäufe große Summen verwandt hatten. Beispielsweise standen dem Hamburger Museum für Kunst und Gewerbe für Erwerbungen auf dieser Weltausstellung »94 000 ausländische und 6 000 deutsche Mark« zur Verfügung.[39] So war das Dresdener Museum auch weiterhin auf das Angebot Dresdener Händler – insbesondere auf die Galerien Arnold, Gutbier und Richter – angewiesen. Im Rahmen der finanziellen Möglichkeiten kamen auf diesem Wege unter anderem einzelne Werke von Köpping (1896), Gallé (Kat.-Nr. 211), Eckmann (1898), Tiffany (1898) oder van de Velde (1903) in das Museum. Vom schwedischen Händler Andresen aus Christiania kaufte Berling im Jahre 1900 für etwa 150 Mark doch noch einige kleine Stücke von der Pariser Weitausstellung (Inv.-Nr. 26 723f., 26 756-26 759), die aber alle 1945 zu den Verlusten zählten. Des weiteren bereicherten Geschenke von Künstlern, Firmen (Kat.-Nr. 213, 210) und von Dresdener Kunstausstellungen die moderne Sammlung.[40] Einige dieser zeitgenössischen Erwerbungen zählen heute in den Austellungen des Museums zu den wertvollsten Arbeiten um die Jahrhundertwende.
Die Idee von der Muster- und Vorbildersammlung, die anfangs für das Dresdener Kunstgewerbemuseum als Prämisse für alle Erwerbungen galt, wurde in den ersten Jahren vor allem unter dem prüfendem Auge Carl Graffs befolgt. Im Laufe der Zeit vermehrten jedoch immer mehr Gegenstände von kunsthistorischer Bedeutung die Sammlung, und es scheint, als ob die im Jahre 1901 von Karl Berling formulierte letzte der vier Museumsaufgaben – den kunst- und kulturhistorischen Verhältnissen im Kunstgewerbe zu dienen – schon lange für den Direktorial-Assistenten des Museums eine der wichtigsten Aufgaben seiner Arbeit geworden war. Zur Durchsetzung dieser Entwicklung trugen die herausragenden wissenschaftlichen Veröffentlichungen Berlings zu Themen des Zinns, des Porzellans und des Glases wesentlich bei. Den Endpunkt dokumentierte 1907 die Einrichtung des neuen Museumsgebäudes an der Güntzstraße, in dem Karl Berling seine gewachsenen Erkenntnisse von einer zeitgemäßen Ausstellung angewandter Kunst realisieren konnte.[41]
Die theoretischen und praktischen Vorbereitungen dazu holte er sich auf vielen Reisen in deutschen und ausländischen Museen und faßte seine teilweise noch heute geltenden Erfahrungen im Jahre 1901 in den »Gesichtspunkte(n), die bei der Einordnung des Dresdener Kunstgewerbemuseums in den Neubau zu beachten sind« zusammen. Auch hier vergaß Karl Berling nicht, darauf hinzuweisen, daß »ein Kunstgewerbemuseum mithin allen an ihn gestellten Anforderungen« erst gerecht wird, wenn es »das Neuzeitliche vom Ankauf« nicht ausschließt. Dabei sei es ohne Belang, »was angekauft wird, aus dem Königreich Sachsen, den übrigen deutschen Ländern, oder aus dem Ausland«.[42] Die Wandlung des Museums von der Vorbildersammlung zu einem Museum im eigentlichen Sinne war vor allem durch die vielseitigen wissenschaftlichen und musealpraktischen Arbeiten Karl Berlings vollzogen worden. 1901 avancierte er zum alleinigen Museumsvorstand. Im Jahre 1914 ernannte das Königliche Ministerium des Innern Prof. Dr. Karl Berling zum ersten selbständigen Direktor des Königlichen Kunstgewerbemuseums Dresden.

1 »Dresdner Nachrichten« vom 16. 9. 1876 (21. Jg., Nr. 260) S. 1.
2 »Dresdner Anzeiger« vom 17. 9. 1876 (146. Jg., Nr. 261) S. 28.
3 Schon am Montag, dem 18. 9. 1876, erfolgte der erste reguläre Schließtag des Museums »wegen der Reinigung seiner Instrumente«: Dresdner Nachrichten vom 15.9.1876 (21. Jg., Nr. 259) S. 1.
4 Es ist zu vermuten, daß die Ankäufe für die Abteilung Modellieren, Ornament- und Musterzeichnen des Dresdener Polytechnikums erworben und dann nachträglich in das Museumsinventar eingetragen wurden. Die Kunstgewerbeschule ging bekanntlich aus dieser Abteilung hervor (laut Berling am 26.2.1901 handelt es sich um eine spezielle Schule: Sächs.HStA, Min.f. Volksbildung, Nr. 17942, Bl. 9: siehe Anm.7). Sicherlich kümmerte sich seit 1874 der in diesem Jahre mit der Gründung der Kunstgewerbeschule beauftragte Carl Graff auch um die Ankäufe für das »zu gründende Museum«.
5 Die anderen Gläser wurden 1890/91 verkauft beziehungsweise 1897 an die Lehrmittelsammlung abgegeben.
6 Abgesehen davon, daß als unzerbrechlich geltende oder anderweitig nicht zerstörbare Gegenstände zu Studienzwecken ausgeliehen werden konnten, bestand die Möglichkeit, die ausgestellten Stücke im Museum zu zeichnen. Dafür standen »geeignete Tische, Staffelein etc.« zur Verfügung (Kumsch 1887, S. 81). Die Ausleihen von Museumsgegenständen wuchsen ständig und übertrafen die des Hamburger Museums (Mundt 1974, S. 198). – 1897 richtet Karl Berling eine gesonderte Lehrmittelsammlung, bestehend aus den bisher als Unterrichtsmittel geführten Gegenständen (Vorbildersammlung), das heißt meistens Doppelstücke aus dem Museum, aus Stücken, die für das Museum weniger Bedeutung besitzen, aus der Gipsabgußsammlung und technischen Proben (Lack-, Marmortafeln usw.): Berichte 1897/98-1898/99, S. 45; Berling, »Gesichtspunkte ...«, 1901, S. 24 (siehe Anm. 7). Zur Lehrmittelsammlung gehörten auch die Kostüme, die deshalb nicht im Museum gesammelt wurden. – Die dem Museum angegliederte Ornamentstichsammlung hatte schon 1889 mit 17523 Blättern die Sammlung im Leipziger Museum weit überholt. Nach 1945 wurde die Sammlung unter Hilde Rakebrand ausgegliedert und dem Kupferstich-Kabinett übergeben. – Zum Kunstgewerbemuseum gehörte auch eine kleine Volkskunstsammlung mit Teilen einer Oberlausitzer Bauernstube aus der Zeit um 1735 (Weberhaus aus Oberfriedersdorf bei Ebersbach: 1904 Ankauf vom Dresdener Antiquar Weichholdt für 1015 Mark, Inv.-Nr. 27 598), Sitz- und Tischmöbeln, Keramiken etc., die im Museumsbau an der Güntzstraße in der sogenannten Bauernstube untergebracht war (Berling 1907, S. 28). Seit 1945 gehören viele Teile dieser Sammlung zu den Verlusten.
7 Karl Berling, Gesichtspunkte, die bei der Einordnung des Kunstgewerbemuseums in den Neubau zu beachten sind. 26. 2. 1901 mit Anmerkungen von Carl Graff: Sächs.HStA, Min. f. Volksbildung, Nr. 17942, Bl. 9-36. Die vier Aufgaben des Kunstgewerbemuseums, S. 22. Teile dieser höchst aktuellen »Gesichtspunkte« verwendete Berling 1926 in seinem Vortrag »Einiges über ›mein‹ Museum« erneut (Berling 1926).
8 Kalteich 1997, S. 11, 13: Sächs.HStA, Min. f. Volksbildung, Nr. 17889, ohne Seitenangaben.
9 Ausstellung kunstgewerblicher Arbeiten 1875, S. 30, Kat.-Nr. 275; S. 20, Kat.-Nr. 135; S. 24, Kat.-Nr. 193 (Fayencekanne); S. 32f., Kat.-Nr. 327, 376 b (Türschloß und -klopfer); S. 30, Kat.-Nr. 283, 284 (Textilien).
10 1874 und 1875 wurden insgesamt 2 597 Gegenstände für 37198 Mark angekauft, hinzu kommen noch 1 331 Schenkungen. Davon wurden 1874/75 an die Museen nach Chemnitz und Leipzig 148 Gegenstände abgegeben und 1890/91 147 Gegenstände verkauft. Nach dem Zweiten Weltkrieg waren von dem 2 632 Stück des Bestandes 1 564 in den Auslagerungsorten verlorengegangen: siehe Haase 1998a.
11 Staatliche Kunstsammlungen Dresden, Archiv: Kunstgewerbemuseum Nr. 81, 87, 79.
12 Nach Materialien beziehungsweise nach Werkstoffen war schon die Dresdener Kunstkammer und dann auch das Grüne Gewölbe geordnet. Mit Einschränkungen wurde die Ausstellung im Kurländer Palais im Jahre 1875 ebenfalls nach diesem System arrangiert. Zu den Gruppierungsprinzipien nach Materialgruppen: Mundt 1974, S. 104-113.
13 Leider sind die Beschreibungen im Ausstellungskatalog oftmals spärlich und ohne Maßangaben, so daß eine Identifizierung mit den ebenfalls knappen Angaben in den Museumsinventaren nur schwer möglich ist.
14 Ausstellung kunstgewerblicher Arbeiten 1875, Nr. 338, als bemerkenswert bezeichnet. Inv.-Nr. 4 276: Die Feldapotheke wird in fast allen Veröffentlichungen des Museums als besonders sehenswert erwähnt. Der Inhalt war sicherlich schon beim Ankauf nicht mehr vorhanden. Es ist das einzige Stück mit »geschichtlichem und kulturgeschichtlichem Wert«, aber wegen »seiner vortrefflichen Beschläge« auch für das Dresdener Kunstgewerbemusem wichtig: Berling, »Gesichtspunkte ...«, 1901, S. 20 (siehe Anm.7).
15 Kalteich 1997, S. 20f. mit allen Nachweisen. Auch K. Berling unterstützte diese Verkäufe, die auf Grund einer Verordnung des sächsischen Innenminsteriums im Jahre 1888, verstärkt 1890/1891, für Neuerwerbungen durchgeführt wurden. In dem Zusammenhang wurde auch der aus dem 17. Jahrhundert stammende niederländische Schrank »mit Karyatiden, Ebenholz, Löwenköpfen« (Inv.-Nr. 9 623), der einen bestimmenden Platz im Möbelsaal des Museumsgebäudes am Antonsplatz einnahm, für 300 Mark verkauft.
16 Kalteich 1997, S. 13ff.
17 Die Erwerbungszuwächse wurden jeweils für zwei Jahre in den Berichten der Kunstgewerbeschule und des Kunstgewerbemuseums von 1877 an publiziert: Berichte 1909/10-1910/11, S. 38. Der Bestand belief sich am 1. Oktober 1907 auf 28 591 Stücke, verzeichnet in 8 Inventarbänden. Am 31. Dezember 1997 gehörten 38 494 Gegenstände angewandter Kunst zum Museumsinventar (17 Inventarbände).
18 Kalteich 1997, S. 15f.
19 Dr. phil. Riebeck (1853-1885), Chemiker und Naturwissenschaftler: Kalteich 1997, S. 16. Sächs.HStA, Min. f. Volksbildung, Nr. 17899, Bl. 113, 115, 159. Laut dem Museumsinventar handelt es sich bei der Riebeckschen Kollektion um die ehemalige Sammlung des Baron von Liebold. – Im Berichtsjahr 1883/84-1884/85 wird die Abteilung »für orientalisches, vorzugsweise japanisches Kunstgewerbe« im Saal 10 erstmals aufgeführt. Nach 1945 wurde diese

berühmte und reichhaltige Abteilung durch umfangreiche Verluste in den kriegsbedingten Auslagerungsorten (Haase 1998a) und 1962 durch Abgabe der ostasiatischen Porzellane an die Porzellansammlung Dresden sehr dezimiert.

20 Berichte 1909/10-1911/12, S. 33.

21 C. F. Ulrici (1838-1896), Literat und Übersetzer (Pseudonym: Günther Walling). Kalteich 1997, S. 16f. Sächs.HStA, Min. f. Volksbildung, Nr. 17910, Bl.16f., 19, 26 und 17918, Bl. 36.

22 Kalteich 1997, S. 17. Sächs.HStA, Min. f. Volksbildung, Nr. 17941, Bl.43-120, 130. Berichte 1899/1900-1900/01, S.40-42. Berling 1926, S. 14. Ein Großteil der Sammlung ist im Sommer 1945 nicht mehr aus den kriegsbedingten und danach geplünderten Auslagerungsdepots in das Museum zurückgekehrt.

23 Kalteich 1997, S. 14: zur Erwerbung der Sammlung von Gersdorf und die besonderen Umstände des Ankaufs. Sächs.HStA, Min. f. Volksbildung, Nr. 17919, Bl. 91-96.

24 Kalteich 1997, S. 20. Sächs.HStA, Min. f. Volksbildung, Nr. 17943, Bl. 109ff. Berichte 1905/06-1906/07, S. 56. Die nach 1945 aus den Auslagerungsorten in das Museum zurückgeführten Reste des Porzellanbestandes (Haase 1998a) wurden 1962 an die Porzellansammlung abgegeben. Im Austausch erhielt das Museum dafür die Gläser und Majoliken aus dieser ehemaligen Gefäßsammlung.

25 Berichte 1909/10-1911/12, S. 32.

26 Aus diesem Grund schenkte im Jahr 1902 Baron von Arnim das sogenannte »Kriebsteinzimmer« mit seinen mittelalterlichen Malereien aus seiner Burg Kriebstein dem Museum (Inv.-Nr. 27 017). Die Bohlenstube diente zu dieser Zeit als Gewehrkammer und war durch Feuchtigkeit stark beschädigt. Als Gegenleistung für die Schenkung restaurierte das Museum den Altar in der Kriebsteiner Kapelle sowie eine Rüstung (Restaurierungskosten: 629 Mark laut Inventareintragung von 1902/03): Sächs.HStA, Min. f. Volksbildung, Nr. 17942. Bl. 42, 169-171. Das Kriebsteinzimmer wurde danach in das neue Museumsgebäude eingebaut und galt seitdem als eine besondere Sehenswürdigkeit des Kunstgewerbemuseums. 1997 wurde die Bohlenstube auf Weisung des Sächsischen Ministeriums für Wissenschaft und Kunst aus dem Museum ausgebaut und nach Burg Kriebstein zurückgebracht.

27 Kalteich 1997, S. 17: Sächs.HStA, Min. f. Volksbildung, Nr. 17892, ohne Seitenangaben.

28 ebd., S. 18: Sächs.HStA, Min. f. Volksbildung, Nr. 17941, Bl. 11.

29 Berichte 1899/1900-1900/01, S. 45.

30 Kalteich 1997, S. 18: Sächs.HStA, Min. f. Volksbildung, Nr. 17942, Bl. 46f.; Nr. 17943, Bl. 25. Die Gobelins (Inv.-Nr. 27 291-27 296) waren 1943/44 in den Kisten T1 und T2 nach Schloß Reichstätt bei Dippoldiswalde ausgelagert worden. Am 7. Mai 1945 wurde das Schloß durch die Rote Armee und anschließend durch Flüchtlinge geplündert. Die Gobelins gehören seitdem zu den Verlusten.

31 Sächs.HStA, Min. f. Volksbildung, Nr. 17942, Bl. 89-91.

32 Sächs.HStA, Min. f. Volksbildung, Nr. 17463, Bl. 50-53.

33 Zu Graffs Stilauffassung: Berichte 1883/84-1884/85, S. 1-4. Im Vorwort argumentierte Graff, daß erst durch die technische und künstlerische »Schulung durch die Renaissance ... die Reife zum Verständnis und Können im Rococo« erlangt wurde. Außerdem sei man »in Kreisen hoher Geburt und den nahestehenden Gesellschaftskreisen ... der Renaissance nie wirklich gefolgt«, sondern dem Rokoko treu geblieben, das sei vor allem in Dresden so.

34 Anonym 1897/98, S. 503. Dieser anonym erschienene VII. Aufsatz über die Dresdener Kunstverhältnisse ist eine Zusammenfassung der von Paul Schumann im Dresdner Anzeiger vom 10. und 14. 4. 1898 veröffentlichten kritischen Anmerkungen über das Dresdener Kunstgewerbemuseum mit dem Titel »Wiener kunstgewerbliche Bewegung«. Am 26. 6. 1898 antwortete Berling auf die Vorwürfe, daraufhin wurde vom Ministerium des Innern der »Vorschlag zum Neubau eines Kunstgewerbemuseums« und auch die Trennung von Schule und Museum formuliert: Sächs.HStA, Min. f. Volksbildung, Nr. 17941, Bl. 20-30.

35 Sächs.HStA, Min. f. Volksbildung Nr. 17463, Bl. 50-53. Von den Ankäufen ist nur noch das Tintenfaß (Inv.-Nr. 27 090) erhalten: Kunsthandwerk und Industrieform 1976, Kat.-Nr. 100. mit Abb.

36 Berichte 1899/1900-1900/01 S. 47.

37 Berichte 1881/82-1882/83, S. 34. Kumsch 1887, S. 77, 87. Kalteich 1997, S. 88f. Berling verweist noch 1901 auf die »seit vielen Jahren eingegangene Kunstgewerbehalle«, in der auch gutes Kunstgewerbe verkauft wurde. Er regte an, eine ständige Wechselausstellung »neuzeitlicher Gegenstände sächsischen Ursprungs« im Museum einzurichten: Berling, »Gesichtspunkte ...«, 1901, S. 27f. (siehe Anm. 7).

38 1904 zusammen mit Max Rade nach Berlin und 1905 nach Frankfurt a. M., Darmstadt und München jeweils wegen Ankauf neuzeitlicher Stoffe. (Sächs.HStA, Min. f. Volksbildung, Nr. 17942, Bl. 142ff. vom 21.4.1904; Nr. 17463, Bl. 186-194 vom 16.10.1905) und andere Reisen mehr.

39 Berling, »Gesichtspunkte ...«, 1901, S. 32 (siehe Anm. 7).

40 1898 Ausstellung für Sächsisches Handwerk und Kunstgewerbe in Dresden: Bronzemedaille (Inv.-Nr. 25 922); 1897 1. Internationale Kunstausstellung in Dresden: Bronzemedaille (Inv.-Nr. 26 016).

41 Siehe Aufsatz von I. A. Jenzen, S. 26

42 Berling, »Gesichtspunkte ...«, 1901, S. 29-32 (siehe Anm. 7). Interessanterweise merkte Carl Graff bei der Empfehlung für Ankäufe von modernen Erzeugnissen aus dem Ausland an: »Aber man darf auch nicht so weit gehen, Propaganda für das Ausland zu machen« (S. 29).

Die Präsentationsformen im Kunstgewerbemuseum Dresden

Die Ausstellung im alten Gebäude am Antonsplatz

Igor A. Jenzen

»In erster Linie für die Zwecke des Unterrichts, jedoch auch zur Benützung seitens des Publicums, sind der königlichen Kunstgewerbeschule beigegeben:

1. das Kunstgewerbe-Museum und die Sammlung von Gypsabgüssen;
2. die Kunstgewerbe-Bibliothek mit Vorbildersammlung und Ornamentstichsammlung.

Die Sammlungen dieser Institute haben im Gegensatz zu der großen Anzahl sächsischer Museen, welche kunstwissenschaftliche und rein künstlerische Interessen verfolgen, einen vorwiegend praktischen Zweck.«[1]

Die von Emil Kumsch skizzierte Struktur der kunstgewerblichen Ausbildungseinrichtungen in Dresden zeigt die Einbettung des Kunstgewerbemuseums in einen vielfältigen didaktischen Apparat. Die Bibliothek hielt neben den Büchern umfangreiche Sammlungen von Ornamentstichen und sogenannten Vorbildern zur Ausleihe bereit. Während die Ornamentstichsammlung aus Originalgrafiken bestand, wurden in der Vorbildersammlung Fotografien, Zeitschriftenillustrationen, Postkarten und ähnliches Abbildungsmaterial, auf Pappen gezogen und nach nicht weniger als 532 Kategorien fein aufgeschlüsselt, verwahrt.

Dem Museum war als Nebenaufgabe die Verwaltung der Gipsabgußsammlung unterstellt. Sie wurde ausschließlich als Unterrichtsmaterial der Schule verwendet und aus Platzgründen nicht öffentlich gezeigt. Die der Öffentlichkeit zugänglichen Ausstellungsräume des Museums lagen im Erdgeschoß des alten Polytechnikums am Antonsplatz (s. Grundriß S. 30), direkt unter den Räumen der Schule.

Neben dieser ständigen Präsentation der Sammlungen veranstaltete das Museum Sonderausstellungen, die wohl hauptsächlich in den Räumen der Textilsammlung stattfanden. Die Breitenwirkung dieser für die Textilindustrie Sachsens so wichtigen Sammlung wurde durch Wanderausstellungen und durch die Veröffentlichung von Mappenwerken mit Zusammenstellungen von Stoff- und Spitzenmustern gesteigert. Ausführliche Führungshefte begleiteten und erläuterten die ständige Ausstellung des Kunstgewerbes.

Diese Führungshefte erlauben heute zusammen mit den erhaltenen Vitrinen, Präsentationsplatten und Wechselrahmen, dem Grundriß des Gebäudes sowie den wenigen Bildquellen eine recht gute Vorstellung von der Präsentation des Museums im Gebäude des Polytechnikums.

Die Präsentation war keineswegs einheitlich. Dem Charakter einer Vorbildersammlung kommen jene Abteilungen am nächsten, für deren Ausstellung es keine Traditionen in den Kunstmuseen gab. Es waren dies die Stoffsammlung und die Sammlung von Metallen. In beiden Bereichen galt es, möglichst viele Exponate auf engstem Raum möglichst variabel unterzubringen. Darüber hinaus war die gewünschte Ausleihbarkeit der Exponate zu Kopierzwecken zu berücksichtigen. In beiden Fällen fand man Lösungen, die diese Anforderungen perfekt erfüllten, die in ihrer Wirkung aber ausgesprochen nüchtern waren. Für die Textilsammlung entwickelte man ein System von in der Größe genormten verglasten Wechselrahmen in Eiche, die sowohl dicht nebeneinander die Wände bedeckten als auch auf passenden Schränken aufgestellt werden konnten (s. Abb. 32). Diese Textilschränke präsentierten in drei Etagen je fünf oder in der breiten Variante je sechs Rahmen, auf zwei Seiten also insgesamt 30 oder 36 Textilarrangements. Da die Rahmen nur eingesteckt oder eingehängt waren, konnten leicht Veränderungen vorgenommen oder Rahmen ausgeliehen werden.

Ähnlich praktisch war die Beschläge- und Schlössersammlung ausgestellt. Die genormten Präsentationsplatten (s. Kat.-Nr. 40ff.) hingen an der Wand in den Nuten zweier Halteleisten und konnten beliebig verschoben, ausgewechselt und einzeln zum Verleihen herausgehoben werden.

Für die Keramik und das Glas sowie für anderes Geschirr, Kleinbronzen und ähnliches entwarf der erste Direktor der Schule und des Museums, Carl Graff, lange schmale Vitrinen – in den Führern Schränke genannt – aus Eiche mit eisernen Türrahmen, die von beiden Seiten verglast und aufzuschließen waren[2] (s. Abb. S. 33, dort wesentlich sparsamer bestückt in der Wiederverwendung im Neubau an der Eliasstraße). Die Schränke und ihre Fächer waren numeriert, was die Orientierung mittels der Führungshefte erleichterte. Sie stan-

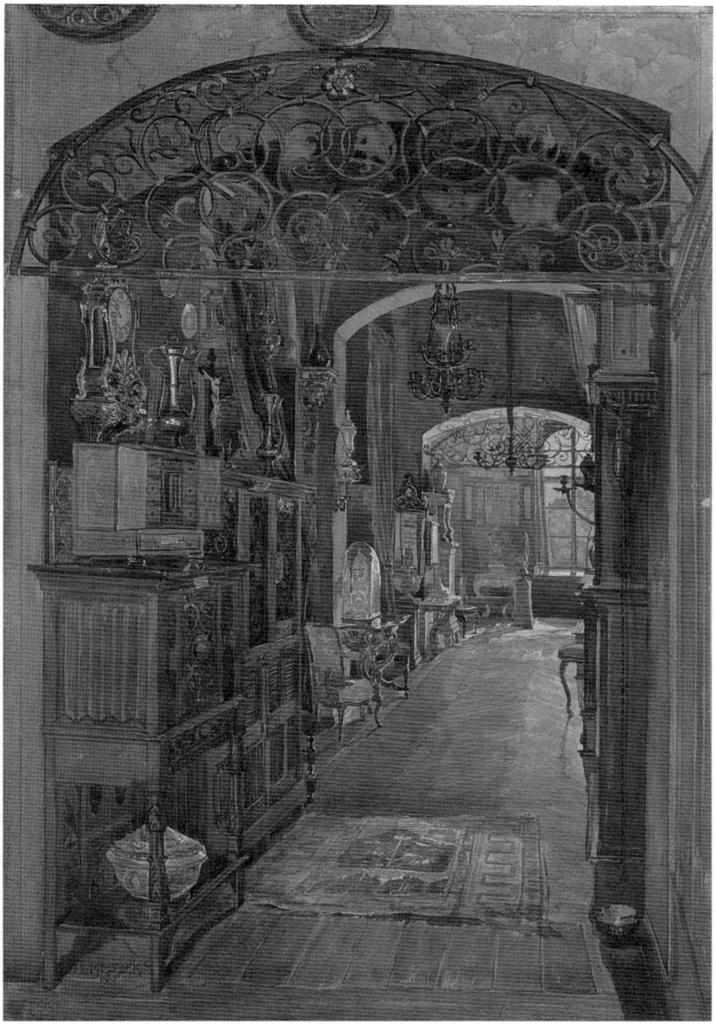

Max Meltzer 1905, Altes Kunstgewerbemuseum, erster Verbindungsgang

den in den meisten Abteilungen rechtwinklig zu den Wänden im Raum und bildeten untereinander Kojen. Schließlich nutzte man die Fenstersimse, indem dort Tisch- oder Pultvitrinen eingepaßt wurden. Hier waren kleinteilige Werke ausgestellt. Die Binnengliederung der Vitrinen und Stellagen folgte nur teilweise einer Chronologie. Im Vordergrund stand vielmehr eine Aufstellung »in der Hauptsache nach technologischen Gesichtspunkten«.[3] Was der Direktorial-Assistent und spätere Direktor des Museums Karl Berling darunter verstand, wird durch die Struktur seiner Führungshefte deutlich, die er selbst beschreibt: »Bei jedem einzelnen Abschnitte ist eine kurze allgemein gehaltene Belehrung über den Stoff und dessen technische Behandlung, insbesondere über die bei der Bearbeitung des Stoffes zu überwindenden technischen Schwierigkeiten vorausgeschickt worden. Hiermit verbunden ist eine Besprechung derartiger Fragen, wie Stoff, Technik und vor allem der Gebrauchszweck die Form der kunstgewerblichen Gegenstände beeinflussen. Sodann wurde eine kurze Darstellung der geschichtlichen Entwicklung des betreffenden Gebietes unter stetem Hinweis auf die besten einschlägigen Gegenstände des Museums gegeben.«[4] Im Vordergrund standen also die Einführung in das Material, seine Bedingungen, Bearbeitungsmöglichkeiten und Charakterisierung und die sich daraus für den Künstler ergebenden Möglichkeiten und Notwendigkeiten. Die allenthalben in den Führern zu bemerkende Materialmoral – später Materialgerechtigkeit genannt – ist zugleich ein Hauptlehrinhalt der Schule. Neben den technologischen und chronologischen Gesichtspunkten folgte die Aufstellung aber auch anderen didaktischen Erwägungen, wie der Analogie von Formen in verschiedenen Materialien, Gegenüberstellungen gestalterischer Problemlösungen, Aufreihungen von Verzierungstechniken und anderem mehr. Die geordnete oder besser gereihte Aufstellung war bei kleineren Gegenständen ohne weiteres möglich. Anders verhielt es sich mit den größeren Gerätschaften. Ihr Bezugssystem war nicht eine Stellage oder ein Schrank, sondern der Raum selbst. Es galt, Raumachsen und Symmetrien zu beachten. Vor allem war man mit dem Problem konfrontiert, daß bei Möbeln und Eisengittern, aber auch bei Teppichen die Anzahl der Gegenstände weit größer war als die zur Verfügung stehende Wandfläche in einem Raum. An dieser Stelle scheiterte die Theorie an der Praxis der Architektur. Zwar gab es auch für die Abteilung Möbel und Schnitzereien einen eigenen Raum, doch trotz eingestellter Zwischenwände reichte die Wandfläche nicht für die ganze Sammlung. Deshalb wurden auch in allen übrigen Räumen die freien Stellflächen mit Möbeln besetzt. Eine chronologische Anordnung, die

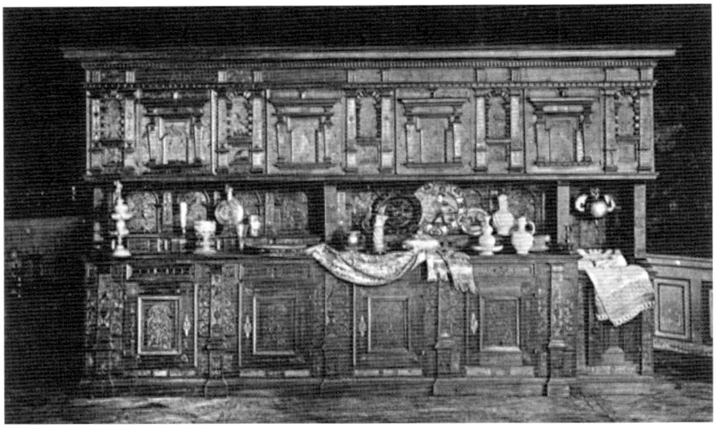

Schweizer Büfett von 1609 in der malerischen Aufstellung vor 1900

mit den Ordnungsprinzipien dieser Räume übereingestimmt hätte, war nicht möglich, da jeder Raum für sich eine abgeschlossene Chronologie besaß. So achtete man auf inhaltliche oder ästhetische Übereinstimmungen. Zum Beispiel zeigte man im Fayencezimmer einen niederländischen Eichenholzschrank mit Ebenholzeinlagen aus dem 17. Jahrhundert, der historisch und geographisch mit den dort ausgestellten Delfter Fayencen harmonierte. Im Edelmetallzimmer waren Konsolen mit Marketerien in Boulletechnik, also Schildpatt-, Messing- und Zinneinlagen, gehängt, was aufgrund der Materialverwandtschaft nahelag.[5]

Ist an diesen Beispielen schon ersichtlich, daß die streng theoretischen Plazierungen der Vorbildersammlung durch ästhetische Gesichtspunkte ergänzt wurden, kippte das didaktische System im Möbelraum vollends. Um Wandfläche zu gewinnen, waren in dem Raum mit drei Fenstern an der Innenseite zwei Stellwände eingebaut, die drei Kojen oder – wie es im Führer heißt – drei Einbauten bildeten. Zur ersten und zweiten Koje gehörten drei, zur dritten Koje wegen der Ausgangstür nur zwei nutzbare Wände.

Es hätte nahegelegen, den Raum nach drei aufeinanderfolgenden Stilepochen einzurichten, doch die Analyse des Führungsheftes Holz ergibt ein anderes Bild. Danach standen in der ersten Koje mittig ein großer Intarsienschrank aus dem 16. Jahrhundert, an einer Seitenwand ein süddeutscher Kabinettschrank des 17. Jahrhunderts, gegenüber eine kleine norddeutsche Truhe. Darüber hingen zwei Konsoluhren in Boulletechnik aus dem 18. Jahrhundert. Es standen sich also Möbel aus drei Jahrhunderten gegenüber.

Die Mittelwand der zweiten Koje nahm das Büffett von Hans Krumenacher und Matlena an der Halden von 1619 (Kat.-Nr. 12) ein. Von diesem Exponat und seiner Dekoration hat sich ein Foto erhalten.[6] Das Büffett ist in »malerischer Aufstellung« dekoriert, was bedeutet, daß auf ihm zeitgleiche Zinnkrüge und -teller sowie ein Tuch auf eine dekorative Weise angeordnet sind, ohne eine ursprüngliche Nutzung zu simulieren. Eine Intarsientruhe aus der gleichen Zeit, worauf ein Kabinettschrank (Kat.-Nr. 10) stand, war ebenfalls hier ausgestellt. Eine seitliche Wand wurde von einigen italienischen Barocktruhen und Truhenwänden sowie von zwei barocken Spiegelrahmen eingenommen. Wohl gegenüber waren ein norddeutscher Schrank mit Karyatiden, ein Danziger Tisch des 17. Jahrhunderts mit gewundenen Beinen und eine niederländische Eichentruhe aufgestellt. Zwei süddeutsche Brauttruhen mit Wismutmalerei von 1556 (Kat.-Nr. 9), eine Konsoluhr in Boulletechnik aus der Zeit um 1700 (Kat.-Nr. 19) sowie ein Rokoko-Rahmen von Joseph Deibel vervollständigten das Ensemble. Das Hauptstück der dritten Koje war ein großer süddeutscher Fassadenschrank des 17. Jahrhunderts (Kat.-Nr. 14). Gegenüber standen am ersten Fensterschaft ein deutscher Régence-Konsoltisch, am zweiten Fensterschaft ein venezianischer Spiegel. In der ersten Fenstervitrine wurden ein romanischer Kamm, in den beiden anderen gotische Füllungsbretter gezeigt. Zu diesen Hauptstücken, die im Führer erwähnt sind, muß man sich sicher noch eine Unzahl von kleineren Exponaten an den Wänden, auf Borden und Tischen vorstellen.

Der nächste Raum, der sogenannte erste Verbindungsgang, muß als Erweiterungsraum der Möbelsammlung verstanden werden. Er ist aus der Perspektive des Metallzimmers mit Blick auf das Fayencezimmer auf einem 1905 gemalten Aquarell[7] von Max Meltzer festgehalten (Abb. S. 27 und Farbtafel 1). Hier stand der sogenannte Kirchenschrank, an dessen teils der Gotik, teils der Renaissance verpflichteten Füllungen Berling den Übergang zwischen beiden Stilen erläuterte. Dicht daneben vorne links stand ein Stollenschrank, um 1500, darauf ein Kabinettschränkchen, um 1600, darüber eine Boulleuhr auf Wandkonsole, um 1730. Gegenüber waren laut Führer eine geschnitzte Tür aus der Mitte des 18. Jahrhunderts (Kat.-Nr. 22), ein klassizistischer Tisch in Rosenholz, zwei reiche Wandschränke mit Intarsien und ein hängender Wandschrank »aus dem 30jährigen Krieg« ausgestellt. Das Aquarell zeigt darüber hinaus eine geschnitzte und vergoldete Wandkonsole und einen Sessel des 18. oder gar 19. Jahrhunderts.

Das Thema des auf den ersten Blick chaotisch wirkenden Raumes war offensichtlich die Schnitzerei und Skulptur, wozu auch die Bronzebeschläge der Boulleuhr und das elfenbeinerne Kruzifix passen. Über und auf den dicht und unprätentiös zusammengestellten Hauptstücken ist eine Dekorationsebene zu bemerken. Das betrifft die Freiberger Zinnkannen, die den Kirchenschrank zeitlich passend dekorieren. Darüber hinaus gibt es Gegenstände, deren Plazierung eher zufällig erscheint. So könnten das Kabinettschränkchen, die Fliesen und die Teller an der Wand vielleicht doch eher im Lauf der Zeit aus Raumnot andernorts hinzugekommen sein.

Es bleibt festzuhalten, daß sowohl im Möbelraum als auch im Verbindungsgang der Chronologie keine besondere Beachtung zuteil wurde. Dies ist um so erstaunlicher, als Berlings Führungshefte nach den technologischen Einleitungen stets eine chronologische Darstellung aufweisen. Berling erklärt die Diskrepanz in seinem Möbelführer – nur hier bestand das Problem – folgendermaßen: »Eine unvermeidliche Schwierigkeit bei der Benutzung des Führers ergiebt sich dadurch, dass in ihm die Gegenstände in geschichtlicher Reihenfolge besprochen werden mussten, dass man aber bei ihrer Aufstellung hierauf nicht immer Rücksicht nehmen konnte, da in einem Kunstgewerbemuseum der schönste Gegenstand auch den schönsten Platz haben, am besten zu sehen sein muss. ... Denn in vielen Fällen ist eine mehr dekorative als geschichtliche Aufstellung gewählt worden.«[8]

Die »dekorative Aufstellung« im Bereich der Möbel steht der Aufstellung nach »technologischen Gesichtspunkten« in den übrigen Bereichen gegenüber. Es stellt sich die Frage, nach welchen Seh- und Denkgewohnheiten die Einrichtung des Kunstgewerbemuseums Dresden erfolgte.

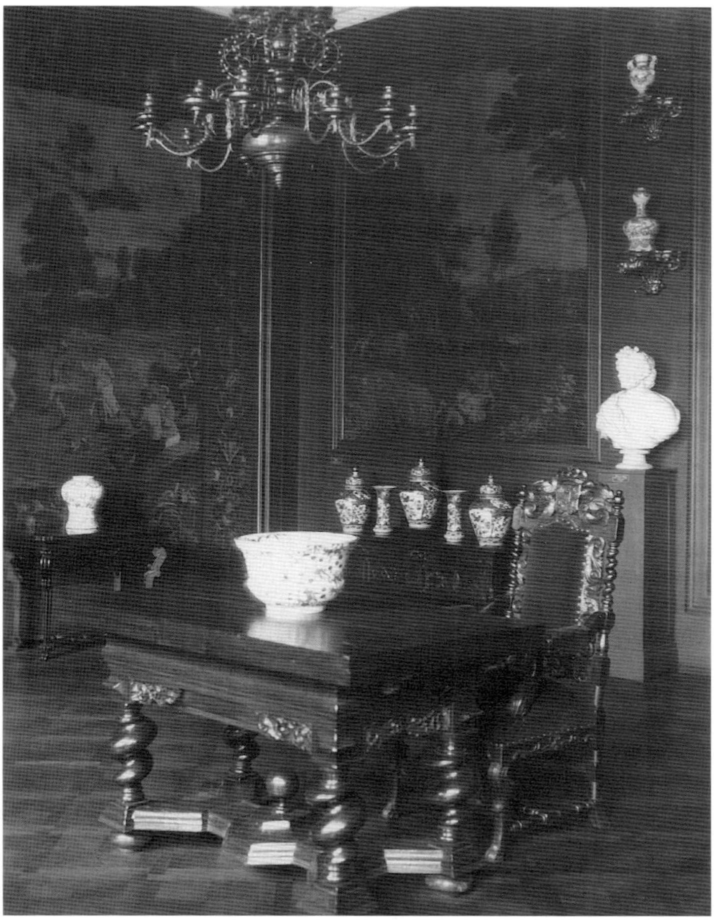

Blick in den Barocksaal im Neubau des Museums 1907

Als in der zweiten Hälfte des 19. Jahrhunderts die Kunstgewerbemuseen gegründet wurden, mußten neue Formen der Präsentation gefunden werden, denn der auszustellende Bestand unterschied sich in vielerlei Hinsicht von jenen Objektgattungen, für die es bereits Ausstellungstraditionen in Kunst- oder Geschichtsmuseen gab. Da die erste Weltausstellung 1851 in London unmittelbarer Auslöser zur Gründung des ersten Kunstgewerbemuseums überhaupt, des South Kensington Museums, des späteren Victoria und Albert Museums, war, sollte man hier die Wurzeln auch der Ausstellungsästhetik der Kunstgewerbemuseen vermuten. Die gedankliche Nähe zu den Weltausstellungen zeigte sich deutlich im Neubau des ersten deutschen Kunstgewerbemuseums in Berlin, einer vierflügeligen Museumsarchitektur um einen Lichthof herum, dessen Glasdach unmißverständlich den Glaspalast der Londoner Weltausstellung von Paxton zitierte und dessen Haupthalle ebenfalls die Atmosphäre der Weltausstellungen atmete.[9] Doch vergleicht man die pompös inszenierten Warenarrangements der Aussteller mit den recht nüchternen Vitrinenarrangements der Museen in

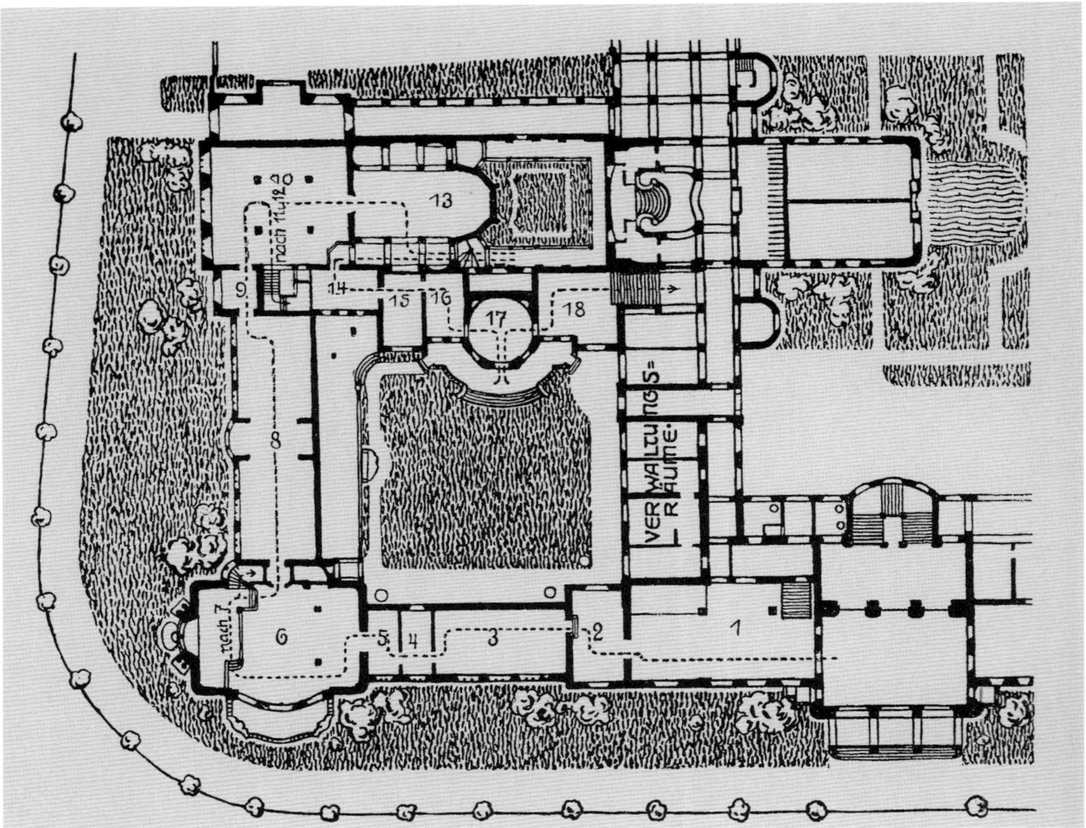

Grundriß des Erdgeschosses des Neubaus von 1907

1. Vorhalle mit Garderobenraum
2. Renaissanceraum
3. Barockraum
4. Rokokoraum
5. Klassizistischer Raum Louis XVI. u. Empire
6. Orientalischer Raum
8. Raum für Gewebe
9. Raum für Holzschnitzereien, Elfenbein usw.
10. Möbelraum
13. Kapellenraum
14. Bauernzimmer
15. Raum für Eisenarbeiten
16. Raum für Zinn und Bronzearbeiten
17. Empireraum
18. Raum für Bronze und Edelmetall

Berlin oder Dresden, wird der Unterschied zwischen Beeindruckung und Belehrung deutlich. Ähnlich ist allein das Moment der Fülle, im einen Fall zum dekorativen Überfluß gesteigert, im anderen Fall durch Reihung geordnet. In der Ansammlung und Bereitstellung von Vorbildern, nicht in der Inszenierung eines ästhetischen Genusses, bestand die Aufgabe der neuen Institution. Dies ist der Grund, weshalb bei der Entwicklung einer Ausstellungsästhetik für Kunstgewerbemuseen die Warenästhetik der Weltausstellungen zunächst keine Rolle spielte.

Auch bei der Frage der Strukturierung und Präsentation der Sammlung konnten die nach Ländern und Ausstellern organisierten Weltausstellungen keine Vorgaben liefern. Im Kunstgewerbemuseum waren gleichzeitig Stoffproben, Eisenbeschläge, Gläser, Porzellan, Ofenkacheln, Schmuck und Möbel auszustellen. Wie war diese Vielfalt miteinander in einen geordneten oder gar ästhetischen Einklang zu bringen?

Es wurde darauf hingewiesen, daß die Strukturierungen der Sammlung, die Trennung der Abteilungen, in ihren Ursprüngen auf die Tradition der Kunst- und Wunderkammern zurückgeht.[10] Schon im 16. Jahrhundert wurde bei deren Einrichtung innerhalb der großen Abteilungen

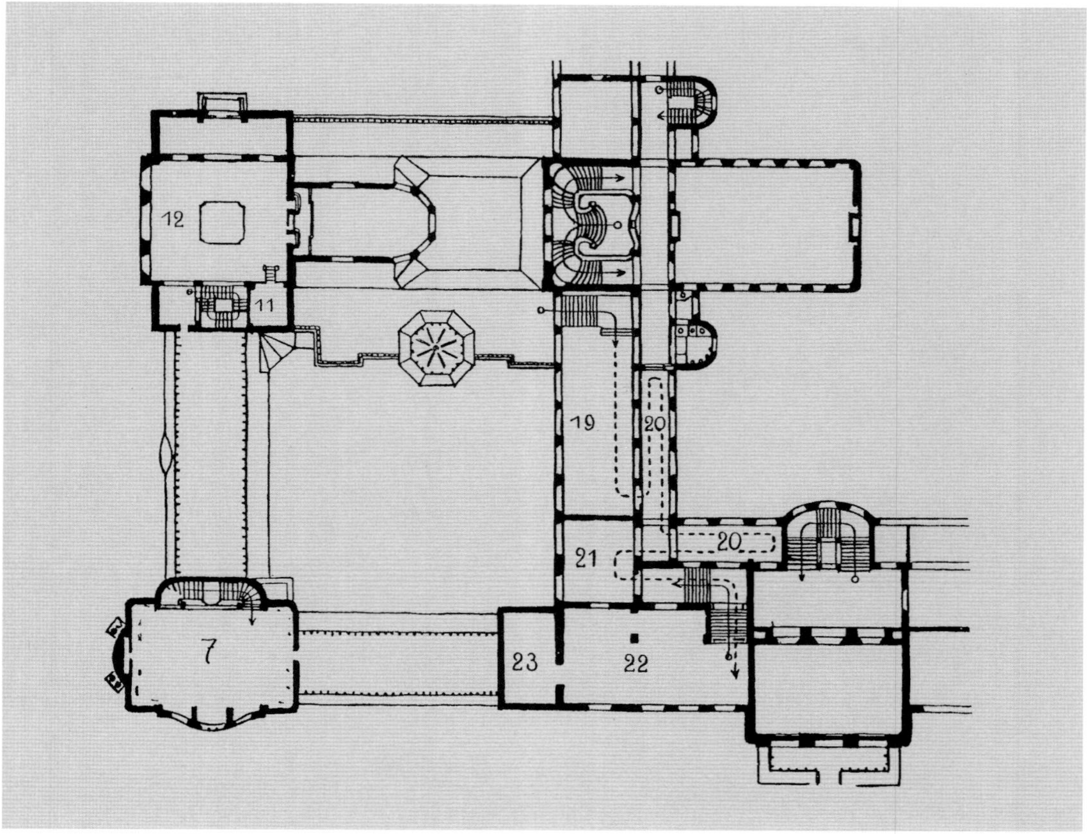

Grundriß des Obergeschosses des Neubaus von 1907

7. *Raum für Spitzen, Durchbrucharbeiten, Weißstickereien und Posamenten*
11. *Gotischer Raum*
12. *Raum für Buntstickerei, Bucheinbände, Medaillen usw.*
19. *Raum für Keramik*
20. *Raum für Steinzeug, Steingut, Öfen und Fliesen*
21. *Raum für neuzeitliche Stoffe*
22. *Raum für Sonderausstellungen*
23. *Raum für Sonderausstellungen, Oberlichtsaal*

Naturalia, Artificialia und Antiquitas nochmals nach Material, Verwendung oder Herstellung unterschieden.[11] Die Ausstellung der Exponate nach Materialgruppen findet sich in den Kunstgewerbemuseen wieder.[12] Doch als Gottfried Semper 1852 in seiner grundlegenden Schrift »Wissenschaft, Industrie und Kunst«[13] ein ideales Museum nach Materialien und Herstellungsverfahren entwarf, hatte er weniger die Kunst- und Wunderkammern selbst, als vielmehr deren späte Nachfahren, die Lehrmittelsammlungen und polytechnischen Sammlungen von Schulen und Universitäten, vor Augen. In diesen nichtöffentlichen Magazinsammlungen war auf engstem Raum die Systematik der Wissenschaften in der Anordnung der Sammlungsgegenstände aufgehoben.

Der Bezug auf diese Lehrsammlungen war schon deshalb naheliegend, weil das erklärte Ziel der Kunstgewerbebewegung in der Verbesserung der künstlerischen Ausbildung des Handwerks und der Industrie bestand. Nicht nur in Dresden war das Kunstgewerbemuseum deshalb mit einer Kunstgewerbeschule gekoppelt, auch in Wien oder Hamburg waren Museum und Schule als Einheit gesehen worden, wobei das Museum quasi als veröffentlichte Lehrmittelsammlung der Schule verstanden wurde.

Neben der strengen klassifizierenden Ordnung findet sich im Aufstellungsprinzip der Lehrmittelsammlungen auch das für kunst- oder kulturgeschichtliche Museen ungewöhnliche Prinzip der Auralosen Aufstellung. Verlangt im ersten Fall die künstlerische, im zweiten Fall die hi-

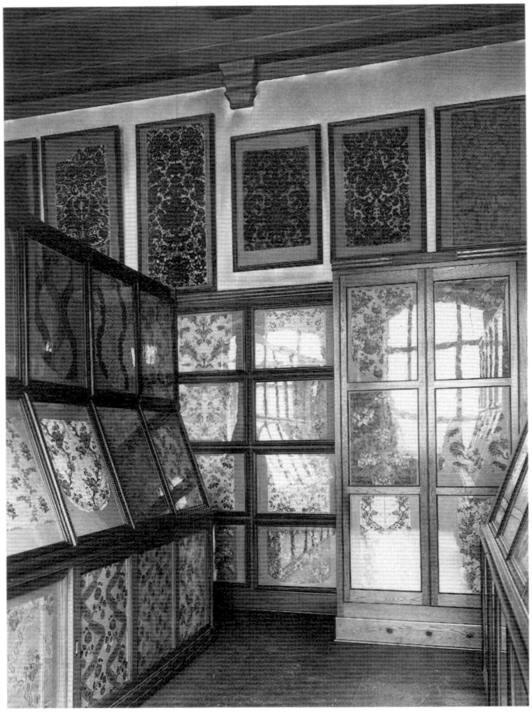

Blick in den Raum für Gewebe im Neubau 1907

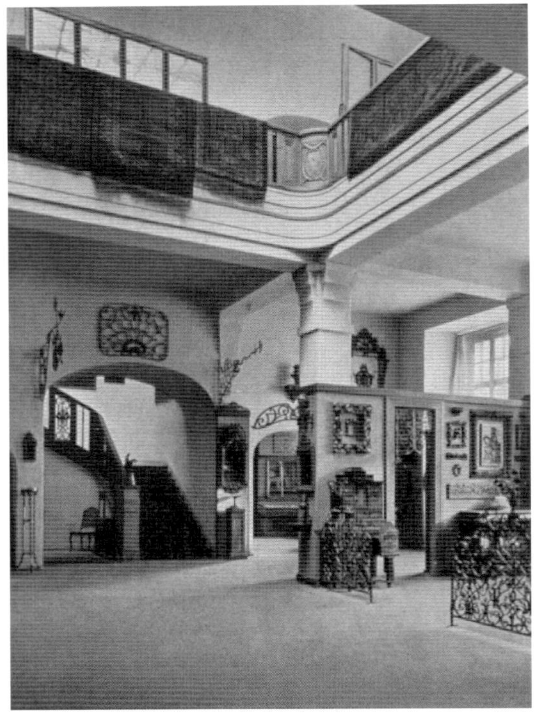

Der Möbelsaal im Neubau 1907

storische Aura des Gegenstandes einen gewissen Wirkungsraum, zumindest eine hierarchische Ordnung der Exponate untereinander, so wurde zumindest im Dresdener Kunstgewerbemuseum die Aura durch die didaktische Reihung der Exponate bewußt ignoriert. Nicht das Ding an sich, sondern sein Lerninhalt wurde ausgestellt. Für die Präsentation von Metallgittern, Stoffproben oder Zinnkrügen gab es also zwar kein unmittelbares Vorbild in der Geschichte des Kunstmuseums, wohl aber in den Reihungen von Varietäten innerhalb der naturwissenschaftlichen Lehrmittelsammlungen.

Für andere Bereiche wie Möbel, Gläser oder Keramiken existierten zwar tradierte und sogar normative Plazierungsmuster, nur entsprachen sie nicht der neuen Aufgabenstellung, sondern waren den Gewohnheiten aus der Nutzungsgeschichte dieser Gegenstände verpflichtet. So kannte man die Aufstellungsorte von Schränken und Kommoden aus den bürgerlichen und höfischen Wohnungen. Wie man aber eine Möbelsammlung zu Studienzwecken ausstellen sollte, war bis dato ein ungelöstes Problem.

Für Keramiken wäre die Tradition von Porzellankabinetten, für Silber und vielleicht Zinn das einprägsame Bild der Schaubüfetts in Frage gekommen. Doch diese höfischen Vorbilder in ihrer hierarchischen und raumgreifenden Symmetrie waren der Repräsentation verpflichtet und verhinderten geradezu den nahen, kritischen und forschenden Blick der Adressaten einer Vorbildersammlung.

Völlig neu und ohne Vorbild im Bereich der Kunst- und Kulturmuseen war die Haltung den Sammlungsgegenständen beziehungsweise den Exponaten gegenüber. Sie sollten Vorbilder sein und einem Zweck dienen. Sie wurden als Träger von Informationen definiert, waren Lehrmittel, nicht Kunstwerke. Über diese rigide Definition fanden sie überhaupt erst den Weg in das Museum, denn nur was der Förderung des Kunstgewerbes und der Kunstindustrie diente, durfte angekauft werden. Die Definition erzwang sogar einen nächsten Schritt: Die Kunstwerke waren zumindest im Bereich der Metalle ohne weiteres durch Kopien ersetzbar. Die Aura des Kunstwerks war im Zeitalter seiner technischen Reproduzierbarkeit zumindest in den frühen Vorbildersammlungen nebensächlich.[14]

Ein einziger Raum in der Ausstellung am Antonsplatz folgte keinem der genannten Schemata, sondern war der Darstellung eines Stils gewidmet. Der Renaissanceraum bildete sozusagen das ideologische Zentrum der Sammlung, denn die Renaissance, und zwar die deutsche Renaissance,

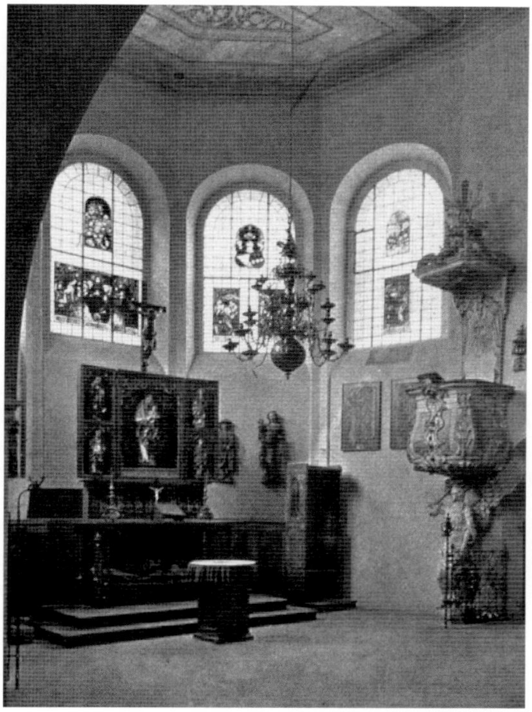

Der Kapellenraum im Neubau des Museums 1907

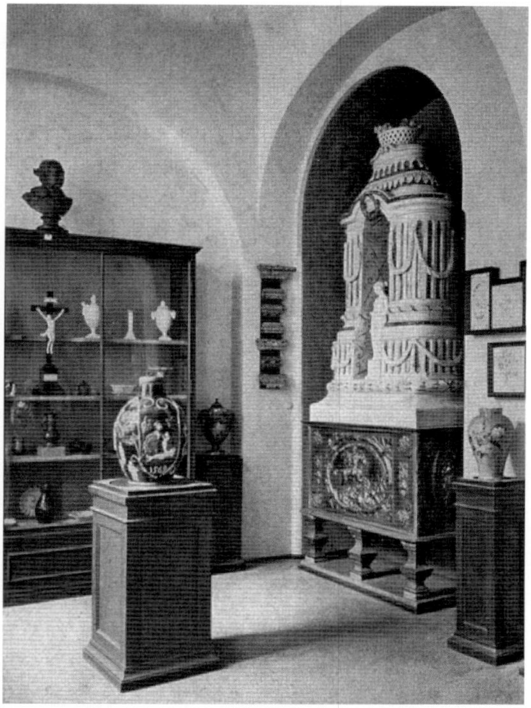

Der Saal für Keramik im Neubau des Museums 1907

war der Stil, den man innerhalb der Kunstgewerbebewegung protegierte, um die deutsche Kunstindustrie – vor allem auch gegenüber der französischen – zu stärken.[15] Schon zur Weltausstellung 1873 in Wien wurde ein Großteil der Kunstgewerbeerzeugnisse nach Vorbildern der Renaissance geschaffen. Die im Gründungsjahr des Kunstgewerbemuseums Dresden 1876 in München veranstaltete Kunst- und Kunstindustrie-Ausstellung stand ganz im Zeichen der »deutschen Renaissance«. Die Abteilung »Unserer Väter Werke« zeigte Kunstgewerbe erstmals in Arrangements, die bis ins Detail bewohnbaren Räumen glichen. Besonders die beiden der Renaissance gewidmeten Räume erwiesen sich als Publikumsmagneten. Das Kunstgewerbemuseum Dresden trug dieser Begeisterung Rechnung, indem es einen Teil des Hauptganges abtrennte und dort die besonders beachtenswerten Kunstgegenstände der Renaissance aus verschiedenen Materialgruppen gemeinsam ausstellte. Der Raum findet in den Führern und in den Auflistungen der Räume und ihrer Inhalte in den Jahresberichten keine eigene Erwähnung, doch wird er als Standort von verschiedenen Exponaten in den Führern erwähnt. Danach darf man schließen, daß in dem sehr kleinen Raum keine wohnliche Atmosphäre, sondern ein Ausstellungsarrangement angestrebt worden war. Es fanden sich dort neben Truhen und Stühlen Eisengitter, Ledertapetenfelder, eine Sägeuhr und eine niederländische Tür.

Die Ausstellung im Neubau an der Eliasstraße

Zwischen der Ausstellung des Kunstgewerbemuseums im Gebäude am Antonsplatz und derjenigen des Neubaus an der Eliasstraße (heute Güntzstraße), eröffnet 1907, liegen etwa 30 Jahre. In dieser Zeit hatte sich der Vorbilderglaube überlebt. Die Kunstgewerbemuseen mußten der Tatsache Rechnung tragen, daß die Lehrenden der Kunstgewerbeschulen nicht mehr die Formen der Vorbilder kopieren ließen, sondern die historischen Kunstgegenstände allenfalls als Beispiele für Kategorien wie Materialgerechtigkeit, Funktion oder Bearbeitung nutzten. Auch in Dresden führten die Protagonisten der Moderne zum Teil heftige Attacken gegen den Geist des Kopierens und gegen das »Eselsbrückenmuseum«.[16] »Nach der ersten wilden Zeit, in der man am liebsten die Kunstgewerbemuseen verbrannt und ihre Leiter aufgeknüpft hätte, machte sich mehr und mehr die Ansicht geltend, daß der Kunstgewerbemann die kunstgewerblichen Erzeugnisse früherer Zeiten sehr wohl benützen könnte, nur sollte dies nunmehr in einer der geänderten Auffassung entsprechenden Weise geschehen. Man sollte die Gegenstände, die aus ganz anderen Bedürfnissen heraus entstanden sind, nicht mehr möglichst nachahmen, sondern sich nur an ihnen klar zu machen versuchen, welche Eigenschaften dabei zusammenwirkten ... Der in den Kunstgewerbemuseen ausgestellte Gegenstand war mithin nicht nur lediglich für sich, sondern im Zusammenhang mit dem Kulturzustande seiner Entstehungszeit zu betrachten und zu studieren. Die Verfolgung dieses Gedankenganges führte nun aber dahin, daß man die Aufstellung der Gegenstände in den Kunstgewerbemuseen nicht mehr nach technologischen, wie zu allermeist bisher, sondern nach kulturgeschichtlichen Gesichtspunkten für die nutzbringendste hielt.«[17]

Die angesprochene kulturgeschichtliche Ausstellung wurde vor allem vom Direktor der Berliner Gemäldegalerie Wilhelm von Bode vertreten. Er plädierte für eine »kunsthistorische«, geschmackvoll angeordnete Aufstellung von ausgewählten Stükken »in Räumen, die an ein Wohnzimmer, einen Saal, eine Kapelle usf. wenigstens erinnern ... um das Interesse des Publikums zu fesseln und den Geschmack desselben zu bilden«[18]. Karl Berling, der als Direktorial-Assistent die Ausstellungsweise des Museums am Antonsplatz mitgetragen hatte, wählte, inzwischen Direktor, für den Neubau an der Eliasstraße ein gemischtes Ausstellungssystem, »das heißt die in der Hauptsache nach technologischen Gesichtspunkten bewirkte Aufstellung durch einige stilistische Räume zu unterbrechen und die für sich zu bewertende orientalische Kunst, sowie die bäuerliche, die kirchliche und die Kunst des 19. Jahrhunderts den Besuchern gesondert vorzuführen.«[19]

Das Ergebnis wurde in der Illustrierten Zeitung ausführlich vorgestellt.[20] Nach der Auflistung der größten Kunstschätze des Hauses stellt der Autor die modernen Forderungen[21] an eine zeitgemäße Aufstellung vor: die Trennung der besonders beachtenswerten Stücke von den nur wissenschaftlich interessanten, die Aussonderung minder guter Werke und die besondere Hervorhebung der besten Stücke durch eine stilistische Zusammenstellung. Der folgende Rundgang (siehe Grundriß, S. 31) führt zunächst durch die Stilzimmer in örtlicher und chronologischer Folge: durch den Renaissanceraum mit der eingebauten Kasettendecke aus Schloß Nossen,[22] den Barocksaal mit den sechs Gobelins nach Teniers (Abb. S. 29), den kleinen Rokokoraum, als dessen Attraktion das von Dr. Demiani gestiftete Deckengemälde genannt wurde, und den klassizistischen Raum. Diese Räume stellten keine Wohnräume dar, sondern waren Zusammenstellungen verschiedener Objektgruppen, die sich aber nach ästhetischen Vorstellungen der Zeit richteten. So war zum Beispiel der Renaissanceraum asymmetrisch, der Barocksaal aber nach den Regeln der Symmetrie eingerichtet.

Den Stilzimmern folgte der große Orientsaal. Hier war die Dekoration des Raumes seinem Thema angemessen, indem Palmettenfriese die Pfeiler schmückten.[23] Frei im Raum standen hier die Graffschen Vitrinen aus der alten Ausstellung am Antonsplatz, weniger gefüllt zwar, aber in der Wirkung doch recht nüchtern. Dieser Eindruck verstärkte sich im nächsten Raum des Rundgangs, dem Raum für Gewebe. Hier kam die bewährte Ausstellungstechnik und die Ausstellungsweise vom Antonsplatz wieder zum Einsatz (Abb. S. 32), allerdings betont der Führer die Aufstellung »ohne Rücksicht auf Technik, in chronologischer Reihenfolge«.[24] Über eine Treppe erreichbar, lag über dem Orientsaal der Saal für Spitzen und Stickereien. Nach dem Geweberaum führte der Weg durch den kleinen Raum für Schnitzereien in Holz und Elfenbein in den Möbelraum (Abb. S. 32). Interessant ist hier die Wiederholung des Prinzips der Einbauten. Diesmal an der Fensterseite wurden mit Zwischenwänden drei Kojen gebildet, die aber nun nach stilistischen Zusammenhängen eingerichtet wurden. Die erste Abteilung zeigte Möbel, Eisengitter und eine Porzellanvase des Rokoko, die zweite Abteilung ebenfalls gemischtes Kunsthandwerk des Barock, die dritte solches der Renaissance. Das Schweizer Büfett (Kat.-Nr.12) stand in der Mitte der Längswand des Saales und damit wieder an exponierter Stelle. Der Unterschied zur alten Präsentation der Möbel liegt jedoch nicht nur in der chronologischen Ordnung, sondern auch in der »geschmackvollen«, mit »künstlerischer Feinfühligkeit«[25] arrangierten Anordnung untereinander, die einen harmonischen Eindruck hinterließ. Über dem Möbelraum befand sich der Raum für Buntstickerei, Bucheinbände und Medaillen. Auf dem Weg dorthin, auf halber Treppe konnte man den gotischen Raum aus der Burg Kriebstein besichtigen. Dieser Raum mit seiner bemalten Holzvertäfelung war nicht als Stilzimmer eingerichtet, sondern selbst Exponat. Der Zusammenklang der Kunstwerke zeigt sich besonders in dem Kapellenraum (Abb. S. 33), der in Grund- und Aufriß mit seinen seitenschiffartigen Nebenräumen, der eingebauten Kirchendecke aus Rechenberg und den in den Fenstern eingelassenen Glasmalereien eine sakrale Grundstimmung hat, die durch den Altar aus Neudorf (Kat.-Nr. 3) und die liegende Christusfigur (Kat.-Nr. 4) noch intensiviert wurde. Dem Kapellenraum schloß sich ein Bauernzimmer an, ein Hinweis darauf, daß die zu Anfang des 20. Jahrhunderts sehr an Bedeutung zunehmende Volkskunde schon im Kunstgewerbemuseum aufgenommen worden war. Danach folgten wiederum Materialsammlungsräume, nämlich die für Eisen und Zinn, denen im gleichen Flügel nach dem Empirepavillon mit den Tapetenpilastern (Kat.-Nr. 102) diejenigen für Edelmetallarbeiten und Bronze gegenüberlagen. Der Weg führte nun nach oben in den Raum für Keramik, wiederum einen Materialraum, der mit neuen Großraumvitrinen in Mahagoni ausgestattet war, in denen die Exponate auf drei Stufen präsentiert waren.

Schließlich folgten als wichtige Neuerung des Museums die beiden Sonderausstellungsräume. Diese konnte man am Ende des Rundgangs besuchen oder aber, da sie über dem Eingangssaal lagen, von dort aus erreichen, ohne das ganze Museum durcheilen zu müssen.

Das neue Museumsgebäude mit seinem Wechsel von großen Sälen und kleineren Räumen, mit seiner geschickten und variabel nutzbaren Wegeführung und den aus konservatorischen Gründen willkommenen unterschiedlichen Lichtverhältnissen war und ist ein idealer Ort für die Belange eines Museums mit gemischtem Sammlungsbestand. Karl Berling hat in diese Architektur einen abwechslungsreichen Rundgang konzipiert, der gleichermaßen an den interessierten Laien, den informierten Sammler und Liebhaber wie auch an den forschenden Wissenschaftler gerichtet war. Seine hier skizzierte gemischte Ausstellungsweise gab dem Besuch einen Rhythmus vor, der jede Eintönigkeit von vornherein ausschloß.

Die Feststellung der Illustrierten Zeitung, die Bedeutung des neuen Dresdener Kunstgewerbemuseums reiche über die Zwecke und Ziele, den Studierenden der Kunstgewerbeschule, dem Kunsthandwerk und der Kunstindustrie Vorbilder zur Verfügung zu stellen, weit hinaus, kann nur unterstrichen werden. Das Museum hatte sich von der Vorbildersammlung für Studierende zum Museum für Besucher gewandelt.

1 Kumsch 1887, S. 76.
2 Sächs.HStA, Min. f. Volksbildung, Nr. 17905, Bl. 75v, und Nr. 17960, Bl. 53r (nach Kalteich 1997, S. 29). Die Konstruktion der Graffschen Vitrinenschränke wurde auch von der zoologischen und von der anthropologisch-ethnographischen Sammlung in Dresden übernommen (ebenda).
3 Berling 1926, S. 15.
4 Berling 1897a, S. 3.
5 Diese und die folgenden Lokalisierungen nach Berling 1897a, S. 27-30.
6 Aus Stauffacher 1897, Abb. S. 54. Für den Hinweis danke ich Dr. G. Haase.
7 Stadtmuseum Dresden Inv.-Nr. 1980/k 2641. Für den Hinweis danke ich Dr. P. Hölscher.
8 Berling 1897a, S. 4.
9 Von Martin Gropius und Theodor Schmieden, eröffnet 1881. Dreier 1985, Abb. 1, 3, 4.
10 Calov 1969, S. 170.
11 Impey/Macgregor 1985; Balsinger 1970.
12 Mundt 1974, S. 100-114.
13 Semper 1852.
14 vgl. Benjamin 1955.
15 Falke 1878; Lessing 1877. Zur Entwicklung der Neorenaissance von einem bürgerlichen zu einem nationalen Kunststil siehe Krutisch 1992 und Ziesemer 1992.
16 Anonym 1897/98, S. 502-504.
17 Berling 1926, S. 9f.
18 Bode, in Pan, II, 1896, zitiert nach Mundt 1974, S. 128.
19 Berling 1926, S. 15.
20 Doenges 1907. Für den Hinweis danke ich Dr. G. Haase.
21 Er referiert die Forderungen des geheimen Regierungsrates Dr. von Sedlitz.
22 Zu den Einbauten von historischen Architekturteilen siehe die Aufsätze von P. Hölscher und G. Haase.
23 Es haben sich im Kunstgewerbemuseum Vitrinen erhalten, deren Gesimse ebenfalls Palmettenfriese aufweisen. Sie werden später für diesen Raum gefertigt worden sein.
24 Berling 1907, S. 18.
25 Doenges 1907.

Zum Gebäudekomplex der Kunstgewerbeschule und des Kunstgewerbemuseums Dresden

Petra Hölscher

»Unter den modernen Architekturwerken, die dem Besucher Dresdens auffallen, sind zwei der reizvollsten das neue Gebäude der Königl. Kunstgewerbeschule und das Ministerialgebäude...« *Willy Doenges*[1]

Die »Königliche Kunstgewerbeschule zu Dresden« hatte in ihrem Gründungsjahr 1875 zunächst Räume im alten Gebäude der polytechnischen Schule (nach Entwurf von Gustav Heine, 1844-46) am Antonsplatz zugewiesen bekommen. Während die Schule Räumlichkeiten in der ersten Etage bezog, konnten erstmals 1876 die im Jahr zuvor bereits »im Kurländer Palais zu Dresden ausgestellten kunstgewerblichen Arbeiten vom Mittelalter bis zur Mitte des 18. Jahrhunderts«[2] in einer ständigen Ausstellung im Erdgeschoß unter Leitung des neu gegründeten Kunstgewerbemuseums vorgestellt werden.
Obwohl ein Umbau des Gebäudes am Antonsplatz im Jahre 1883 sich in seinen räumlichen Dimensionen aufgrund eines hohen Schülerzuspruches sehr schnell als ungenügend erwies,[3] bereits 1885 das mit der Schule verbundene Zeichenlehrerseminar in Räumen an der Marienstraße untergebracht wurde, in den Jahren 1891/92 der Plan aufkam, »den Hof zu Ausstellungszwecken durch einen Ueberbau umzugestalten«[4], dauerte es noch annähernd vierzehn Jahre bis die Stände 1897 die erste Baurate zum Neubau einer Kunstgewerbeschule bewilligten. Als in direkter Stadtnähe gelegener Bauplatz wurde das »Areal der ehemaligen Vogelwiese an der Eliasstraße (heute Güntzstraße) gewählt«[5].
Ein vom Landesbauamt Dresden I ausgearbeiteter Entwurf gelangte zur Annahme, der einen mehrgeschossigen Baukomplex entlang der Gerokstraße vorsah. Losgelöst davon wurde die Frage der Fassadengestaltung betrachtet, die mittels eines Wettbewerbes unter den führenden Dresdener Architekten entschieden werden sollte.[6] Als Sieger der Konkurrenz ging die Dresdener Architektengemeinschaft Lossow & Viehweger[7] hervor. »Die in der Folgezeit gegen (die) angenommene Grundrißplanung sich geltend machenden finanziellen und künstlerischen Bedenken«[8] führten zu erneuten Entwurfsplanungen durch Lossow & Viehweger. Wegen der regen Sammeltätigkeit des Kunstgewerbemuseums sahen die Planungen schließlich im Jahre 1902 einen gemeinsamen Neubau von Kunstgewerbeschule und -museum vor.[9]
Hatte sich der viergeschossige Baukörper der Kunstgewerbeschule zuvor mit seiner Front direkt entlang der Gerokstraße erstreckt, verlegten Lossow & Viehweger den Baukörper weit zurück ins Grundstücksinnere. Der Grund dafür lag in den wegen der geschlossenen Bebauung an der Gerokstraße zu erwartenden Lichtreflexionen, die sich auf die Arbeit in den bis zum Dachgeschoß geplanten Ateliers ungünstig hätten auswirken können.[10]
Den Abschluß des Gebäudes bildete im Osten – entlang der Marschnerstraße – die Vorschule mit Zeichensaal. Sodann wurde der durch das Zurücksetzen des Hauptgebäudes freigewordene Bereich Ecke Gerok-/Eliasstraße für die Museumsräumlichkeiten vorgesehen. Vergleichbar einer Vierflügelanlage mit zweigeschossigen Eckpavillonen nahm der ansonsten eingeschossig gehaltene Museumsbereich in seinem Inneren einen ›Großen‹ und einen ›Kleinen

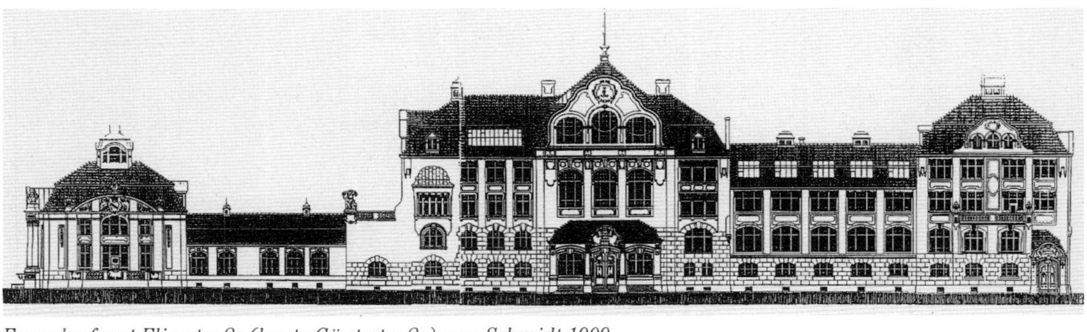

Fassadenfront Eliasstraße (heute Güntzstraße), aus Schmidt 1909.

Schmuckhof‹ auf. Zurückkehrend zur Eliasstraße schloß sich an das Hauptgebäude in südlicher Richtung der über drei Geschosse geführte Komplex der Bibliothek und die mit einem separaten Zugang versehene Schülerinnenabteilung an (S: rechts). In ihrem Rücken, mit seiner Front direkt an der Dürerstraße gelegen, erstreckte sich schließlich bis zur Marschnerstraße – mittels einer Durchfahrt von der Schülerinnenabteilung getrennt – das zweigeschossige Gebäude für den plastischen Unterricht.

Im ganzen entstand so ein gruppenartiges, aus Gebäuden unterschiedlicher Traufhöhe malerisch zusammengefügtes Ensemble, dessen einzelne Baukörper die Elemente einer modernen kunstgewerblichen Ausbildung darstellten: Kunstgewerbeschule, Werkstätten, Vorschule, Bibliothek und Kunstgewerbemuseum. Die Putzbauten des Lehrbereiches wurden durch ein hohes Sockelgeschoß, verkleidet mit Sandsteinplatten, miteinander in Beziehung gesetzt, wobei das Gebäude des plastischen Unterrichts gemäß seiner Aufgabe ein plastisch stark ausgeprägtes »opus rusticum« erhielt. Dort, wo unterschiedliche Bereiche aufeinandertrafen, wurden sie entweder baulich (Durchfahrten) beziehungsweise durch eine Gartenpartie (Schmuckgarten zur Zeichenschule hin) getrennt oder stießen völlig unvermittelt aufeinander: So traf ohne Übergang der eingeschossige, mit breitgelagerten Segmentbogenfenstern und »erhöhtem bildnerischen Schmuck«[11] ausgestattete Museumstrakt entgegen der hierarchischen Vorstellung der Architekturlehre auf den Sockelbereich des Hauptgebäudes und das Museumsdach auf die Balkonbalustrade desselben. Ganz nebenbei bot der derart konzipierte Komplex eigenständiger Gebäude noch einen besonderen Vorteil: Die einzelnen Bauten konnten

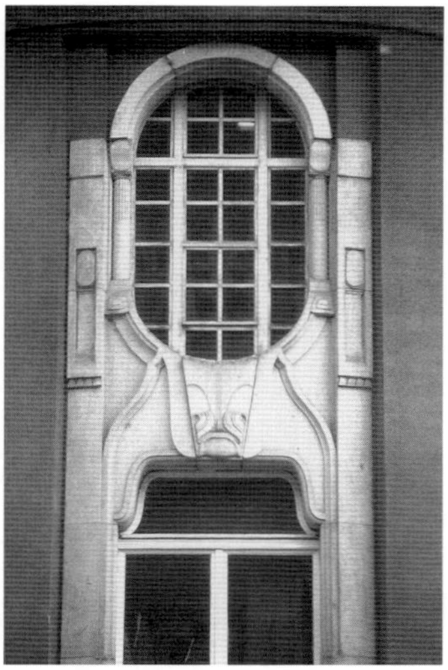

Detailaufnahme des Giebelfeldes der Eingangssituation, Zustand 1998, Foto Autor.

›nach Bedarf‹ fertiggestellt werden. So wurde, um in der Schule am Antonsplatz Unterrichtsräume zu gewinnen, als erstes das Gebäude für den plastischen Unterricht im Jahre 1903[12] fertiggestellt, während die Übergabe der Museumsräume erst vier Jahre später erfolgte.

Angesichts der in Dresden neuerstandenen Stätte für das Kunstgewerbe resümierte der damalige Direktor Karl Berling nicht ohne Stolz im Schuljahresbericht von 1906/07, daß »die Wahl einer gruppierten Anlage gegenüber der bei gleichartigen Bauten bisher zu beobachtenden Durchbildung des Baus als Massenbau«[13] etwas Neuartiges darstellen würde. Die Gebäude anderer Kunstgewerbemuseen waren zu diesem Zeitpunkt bereits über zwanzig Jahre alt wie etwa in Leipzig (1873) oder Hamburg (1877). 1881 fertiggestellt, gehörte das Berliner Kunstgewerbemuseum von Martin Gropius (1824 bis 1880) zu den jüngsten und in vielerlei Hinsicht fortschrittlichsten Beispielen. Für die Außengestaltung des kubischen Gebäudes mit zentral angelegtem Lichthof hatte Gropius die Formensprache der Neorenaissance gewählt. Als es um die Dresdener Frage ging, war die Neurenaissance jedoch längst zum ›preußischen Stil‹ avanciert. Der Wunsch des Kgl. Sächs. Ministeriums des Innern, »an die Formen des Dresdener Barockstils«[14] anzuknüpfen, schien demnach nicht nur und ausschließlich durch barocke Einbauten aus Dresdener Gebäuden abgeleitet. Empfanden die Architekten ange-

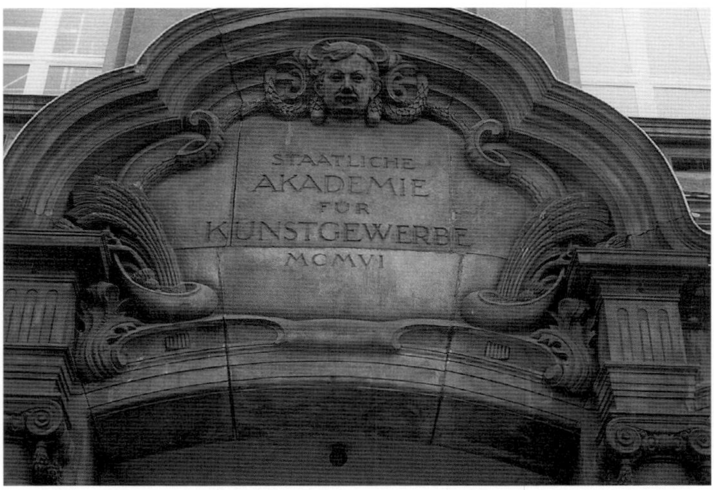

Detailaufnahme des Gebäudes für den plastischen Unterricht, Zustand 1998, Foto Autor.

sichts des Funktionalitätsanspruches (umfangreiche Oberlichtverglasung in den Dachflächen) durchaus die Gefahr, in »Widerspruch mit der zur Anwendung gekommenen Stilrichtung«[15] zu geraten, bot die Formensprache des Neubarock ihnen die Möglichkeit, im Detail neue, »jugendstilige« Elemente zu benutzen, ohne daß sie zu sehr gegen die Bauten Augusts des Starken ins Gewicht fielen. Andererseits blieb von ministerieller Seite der Anschein gewahrt, sich modernen Strömungen durchaus aufgeschlossen zu zeigen. Dazu gehörte auch, daß es ausdrücklicher Wunsch des Ministeriums war, »in erster Linie Lehrer der Kunstgewerbeschule mit beteiligt zu sehen, so fanden die Herren Prof. Groß für die ornamentale Behandlung des Mittelbaus an der Eliasstraße, H. Spieler für die Puttengruppe links daneben und Bildhauer Geissler für kleinere ornamentale Arbeiten Gelegenheit künstlerischer Betätigung«[16].

War die Orientierung an Berlin demzufolge aus politischen Gründen versagt, blieb der Blick nach München: Hier war zwischen 1894 und 1899 der Neubau des Bayerischen Nationalmuseums nach den Entwürfen Gabriel von Seidels (1848–1913) entstanden. Von Seidel war als Architekt für seine gesuchten Bezüge zum bayerischen Barock bekannt. »Bei schlichter Haltung des Aeusseren« hatte er beim Bau des Nationalmuseums die »Hauptwirkung in der wechselvollen Silhouette eines Gruppenbaus (angestrebt), wobei die Umgebung durch einen fast vollständigen Gürtel gärtnerisch angelegter Höfe noch manche intime Wirkung architektonisch-malerischer Art ermöglichen sollte«.[17] – Elemente, die sich auch in Dresden wiederfanden: Neben dem an barocken Vorbildern orientierten Schmuckgarten gab es jene bereits erwähnten Schmuckhöfe, die durch die Aufstellung von Kunstwerken »die Anstalt um ein wertvolles Lehrmittel bereichert(en)«.[18]

Den in seiner Gestaltung an einen Kreuzgang erinnernden Kleinen Schmuckhof begrenzte zu einer Seite der polygonale Abschluß eines »Kapellenraumes«, dessen »Hauptform von der (Holzdecke der) 1902 abgebrochenen Kirche zu Rechenberg«[19] bestimmt war. Der »neue Gedanke ..., kirchliche Kunstformen (der) letztverflossenen Jahrhunderte«[20] dem Besucher zu übermitteln, adaptierte Münchener Überlegungen. Die Konzeption des Bayerischen Nationalmuseums galt schon Zeitgenossen als einer der frühesten und vortrefflichsten Versuche, den Räumen mit künstlerischer Hilfe »ein der historischen Entwickelung entsprechendes Stilgepräge zu verleihen«[21]. In Dresden hatte man frühzeitig diesen Weg beschritten, als man beispielsweise eine 1880 wegen Baufälligkeit vom Landesbauamt an das Kunstgewerbemuseum überwiesene Kassettendecke (um 1550, Inv.-Nr. 36215), »aus der Dechantei des Klosters zu Nossen stammend«[22], zunächst im Vestibül am Antonsplatz und im Herbst 1907 im Renaissanceraum des Neubaus an der Gerokstraße einbaute. Dort blieb sie bis heute erhalten. Doch Berling legte Wert darauf fest-

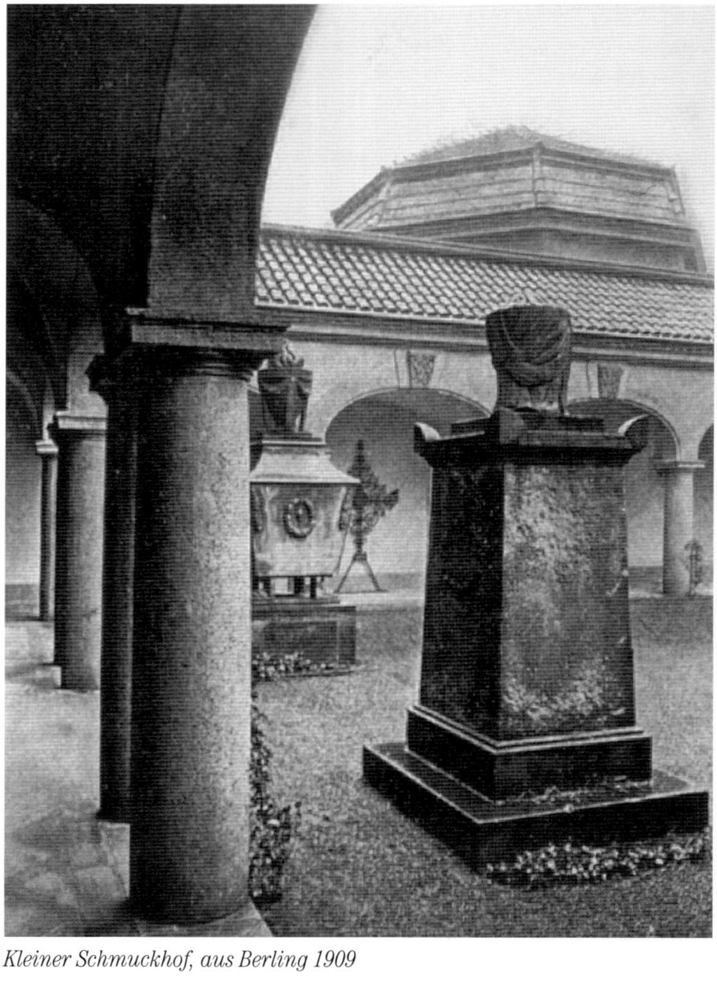

Kleiner Schmuckhof, aus Berling 1909

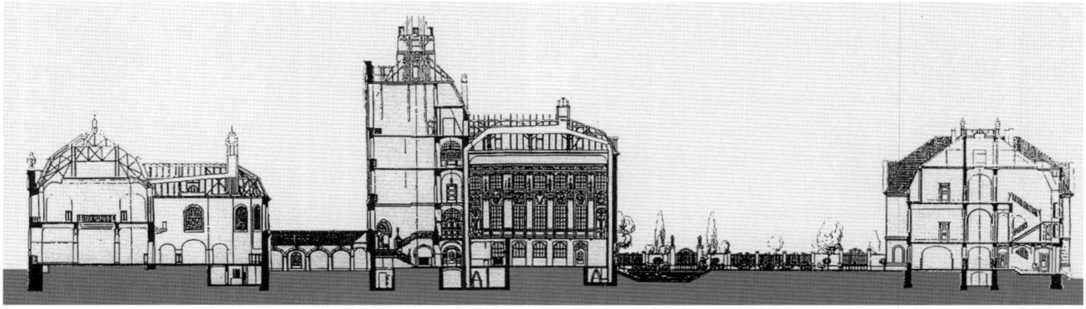

Querschnitt durch das Schulgebäude mit dem Brühlschem Saal, aus Schmidt 1909.

zustellen, daß man keineswegs den Eindruck erwecken wolle, »als wenn es sich um Räume handelte, die wirklich aus früheren Zeiten stammten«[23]. So erfolgte der Einbau großer Teile des Festsaals vom Brühlschen Palais (nach Entwurf von Johann Christoph Knöffel, 1737-51; Abb.6), das »im Frühjahr 1900«[24] abgebrochen worden war, nicht im Museum, sondern in der Kunstgewerbeschule. Für den interessierten Museumsbesucher war jedoch die Möglichkeit geschaffen, »sich durch einen Aufseher die Aula der Schule zeigen zu lassen«[25]. Schon der Dresdener Kunsthistoriker Fritz Löffler bezeichnete den Festsaal mit seiner vermutlich im Entwurf noch auf Knöffel zurückgehenden Wandgestaltung, seinen marmornen Kaminen, den Fürstenbildnissen und dem Deckengemälde des Dresdener Hofmalers Louis de Silvestre (1675–1760) als das großartigste und kostbarste Beispiel des Dresdener Frührokoko.[26] Doch die Zeiten, als der erste Direktor der Kunstgewerbeschule, Carl Ludwig Theodor Graff (1844–1906), schreiben konnte, daß speziell in Sachsen ein reiches Material den kunstfeindlichen Perioden des »Zopfhasses«[27] glücklich entschlüpft sei, schienen erneut vorbei: Der Erhalt des Saales war eine Zeitlang in Frage gestellt. Dann nämlich, als Paul Wallots (1841–1912) Überlegungen scheiterten, das Brühlsche Palais samt dem Festsaal in den Neubau des Sächsischen Ständehauses zu integrieren.[28] Den staatlichen Einsichtsprozeß förderte offenbar einzig die Tatsache, daß aus Österreich eine höhere Summe zum Ankauf der Ausstattung des Brühlschen Festsaals geboten wurde.[29] Erst daraufhin wurde der Vorschlag der »Kommission zur Erhaltung der Kunstdenkmäler«[30] angenommen, einzelne Arbeiten in den Neubau der Kunstgewerbeschule zu integrieren: etwa die geschmiedeten, im Treppengeländer noch heute wiederzuentdeckenden Eisengitter oder das noch immer im Dienste befindliche, in Eichenholz geschnitzte und ehemals mit Bronzebeschlägen verzierte ehemalige Haupteingangstor des Palais sowie schließlich den im Zweiten Weltkrieg leider zerstörten Brühlschen Festsaal.

Ein »dem alten [Brühlschen] Saalbau in bezug auf seine Raummaße völlig entsprechend eingerichteter Bau«[31] gelangte im Neubau der Kunstgewerbeschule als Aula zur Ausführung.[32] Doch die Einbauten dienten nicht wie in München als stimmungsvolle Hintergrundkulisse anderer Kunstwerke. Vielmehr scheint in ihnen die fortschrittliche sächsische Denkmalpflege zum Ausdruck gekommen zu sein, die erst kurz zuvor – im Jahre 1900 – den Ersten Delegiertentag der Denkmalpflege überhaupt in Dresden organisiert hatte. Sie besaß in dem Barockforscher Cornelius Gurlitt (1850 bis 1938) einen ihrer tatkräftigen Köpfe. Er erhob die für das 19. Jahrhundert ungewöhnliche Forderung, den Zustand überlieferter Kunstdenkmäler zu sichern, indem man Ergänzungen kenntlich machen und somit auf Stilnachahmungen verzichten solle. Als der die Bauleitung innehabende Oberbaurat L.F. Karl Schmidt 1909 darauf hinwies, daß die Originalität des Festsaals durch die nötigen Einbauten (Lüftung, Heizung, Beleuchtungskörper) nicht gelitten habe, es sich bei den im Saal befindlichen Fürstenbildern um Nachbildungen handle, tat er dies demnach im Sinne Gurlitts. Dieser hatte zuvor gemeinsam mit Ermenegildo Antonio Donadini (1847–1955), seit 1881 Lehrer an der Dresdener Kunstgewerbeschule, für den Erhalt des Silvestreschen Deckengemäldes gesorgt, indem »die Schalung und die mit ihr verbundenen Teile der ehemaligen Deckenkonstruktion nach vorhergegangenen probeweisen Versuchen, in einzelne Abschnitte zersägt, abgebracht«[33] und derart für einen möglichen späteren Einbau aufbewahrt werden konnte. Schmidt führte dann des weiteren aus: Folglich wäre der »Festsaal nicht nur eine der Bedeutung und dem Lehrzweck der Kunstgewerbeschule würdige, festliche Versammlungstätte, sondern mehr noch ein hervorragendes Denkmal aus der Blütezeit architektonischen Schaffens kunstliebender Fürsten«, das der Nachwelt erhalten bliebe.[34] An dieser Stelle den Ausführungen

Einhalt gebietend, wird schon jetzt trotz der nur fragmentarisch angeführten Aspekte deutlich, daß der Gebäudekomplex der Kunstgewerbeschule und des Kunstgewerbemuseums als eine für ihre Zeit überaus fortschrittliche Architektur verstanden werden sollte. Lossow & Viehweger griffen nicht nur neueste Münchener Architekturströmungen auf und führten sie als Gebäudekomplex einzeln zu betrachtender Baukörper weiter, sondern schufen mit dem Einbau des Brühlschen Festsaals ein Exempel moderner Denkmalpflege. So scheint das im Jahre 1906 anläßlich der Dritten Deutschen Kunstgewerbeausstellung in Dresden von niemand geringerem als dem späteren Mitbegründer des Deutschen Werkbundes, Hermann Muthesius (1861–1927), getroffene Urteil, daß neben München, Wien und Darmstadt Künstler sowie Kunstgewerbeschule und damit letztlich auch das Kunstgewerbemuseum der sächsischen Residenzstadt zu den »Träger[n] der neuen Gedanken«[35] gezählt werden müßten, auch auf die Architektur dieser beiden Institutionen übertragbar.

1 Willy Doenges, Stätten der Kultur, Bd. 14: Dresden, Leipzig o.J., S. 9.
2 Berling 1907, S. 1.
3 »1883 wurde ... ein ganzes Stockwerk für Unterrichtsräume gewonnen, indem an Stelle des flachen Daches eine hohe Mansarde angebracht wurde, welche Gelegenheit zur Einrichtung großer Atelierfenster mit hohem seitlichen und Oberlicht schuf«; Kumsch 1887, S. 71.
4 Bericht 1891/92, S. 74. – Weiter heißt es: »... wohl infolge der Kosten von ca. 25.000 M. unausgeführt geblieben«.
5 Schmidt 1909, o.S. – Der nur als Anriß möglicher Fragestellungen zu verstehende Aufsatz möchte als Anregung verstanden werden, diesen in einer wissenschaftlichen Arbeit einmal nachzugehen.
6 Vom 23. Nov. bis 8. Dez. 1899 war der »Wettbewerb von Plänen zum Neubau der Kgl. Kunstgewerbeschule mit Museum Dresden« im Kunstgewerbemuseum ausgestellt; siehe Liste der Ausstellungen im Anhang.
7 William Lossow (1827–1914) bildete von 1880 bis 1906 mit Ferdinand Hermann Viehweger (1846–1922) eine Architektengemeinschaft, die in Dresden angesichts des Bauvolumens zu einer der erfolgreichsten gezählt werden kann; Hartmann 1998, S. III.
8 Berichte 1905/06, S. 3ff.
9 Berling 1907, S. 2.
10 Neubauten 1910, S. 82.
11 Dazu führt Schmidt aus: »Dem Wert der in ihnen [Museumsräumen] vereinigten Kunstschätze entsprechend weisen diese Gebäudeteile einen erhöhten bildnerischen Schmuck auf...«; Neubauten 1910, S. 94.
12 Kleine Mitteilungen. Schulen und Museen. Dresden, in: Kunstgewerbeblatt, N.F., 15. Jg., 1904, S. 97.
13 Berichte 1905/06 und 1906/07, S. 4.
14 Schmidt 1909, o.S.
15 Neubauten 1910, S. 94.
16 Ebd. – Es heißt dort weiter: »(H. Hottenroth) vor Allem ist die reizvolle ornamentale und figurale Formgebung der Pavillonbauten ... zu verdanken«.
17 Führer München 1903, S. 22.
18 Schmidt 1909, o.S. – Auf dem Kleinen Schmuckhof gelangten mehrere dem alten Dresdener Annenfriedhof entstammende, heute in sehr schlechtem Zustand befindliche Grabdenkmäler aus Sandstein, einige schmiedeeiserne Grabkreuze und Kirchenglocken (sic!) zur Aufstellung. Auf dem größeren wurden drei dem Dresdener Schloß entstammende Renaissancewappen, mehrere Marmorbüsten aus der Barockzeit, ein kleiner als Herakles verkleideter Amor und drei einst zu zwei mächtigen im Schloßgarten zu Pförten aufgestellten Brunnen gehörige Sandsteingruppen untergebracht. Erstere davon eine mythologische Gruppe mit sitzendem älteren Mann, neben dem ein junger steht, die andere zwei Nymphen mit je einem Muschel haltenden Putto. Aufgrund stilistischer Beobachtungen gelangte Berling zu der Auffassung, daß die letztgenannten Arbeiten »von dem Bildhauer Lorenzo Matielli in den 40er Jahren des 18. Jahrhunderts für den Kabinettsminister Graf von Brühl geschaffen worden« seien; Berling 1907, S. 28 u. 31.
19 Ebd., S. 28.
20 Führer München 1903, S. 25.
21 Ebd., S. 23.
22 Im Inventar heißt es weiter: »Wiederhergestellt durch Prof. Max Rade und Cornelius Gurlitt«. Der spätere Professor Max Rade (1840–1917) war seit 1875 Lehrer für Musterzeichnen an der Dresdener Kunstgewerbeschule, Cornelius Gurlitt (1850 bis 1938) in der Zeit von 1879 bis 1889 Direktionsassisstent am Kunstgewerbemuseum Dresden.
23 Berling 1907, S. 5.
24 Gurlitt 1903, S. 512, hier auch ausführliche Darlegung der Baugeschichte.
25 Berling 1907, S. 39.
26 Löffler 1965, S. 85. Gurlitt weist auf Berlings Überlegungen hin, daß »Josef Deibel den maasgeblichen Antheil an der Arbeit gehabt haben« soll, zieht diese aber aufgrund des jugendlichen Alters von Deibel in Frage; Gurlitt 1903, S. 518.
27 Berichte 1883/84, S. 3.
28 Die Ereignisse um das Brühlsche Palais finden sich dargelegt bei: Manfred Zumpe, Die Brühlsche Terrasse in Dresden (1991, S. 208-209).
29 Freundliche Mitteilung von Herrn Prof. Dr. Henrik Karge, Dresden.
30 Als ehrenamtliche Behörde diente sie der Beratung des Innenministeriums in Fragen der Denkmalpflege, 1917 erfolgte schließlich die Umbenennung in »Landesamt für Denkmalpflege«. Dresslers Kunstjahrbuch verzeichnet 1913 als Mitglieder: »Geh. Hofrat Prof. Dr. Gurlitt, Geh. Baurat Schmidt, Direktor Geh. Hofrat Prof. Lossow ... Prof. Gussmann, Prof. Dr. Bestelmeyer, Baurat Gräbner, Baurat Prof. Tscharmann (und) Prof. Dr. Berling«; Dresslers Kunstjahrbuch 1913, S. 56.
31 Schmidt 1909, o.S.
32 Nach Christa Seifert beliefen sich die Kosten des Einbaus auf 59.000 Mark bei einer Gesamtbausumme von 2,2 Mio. Mark; (Seifert 1997, S. 99-102, hier S. 101).
33 Schmidt 1909, o.S.
34 Ebd.
35 Hermann Muthesius, Das Kunstgewerbe, in: Weltwirtschaft, 1906, Teil 1, S. 312-325, hier S. 316, zitiert nach: Hans Joachim Hubrich, Hermann Muthesius. Die Schriften zu Architektur, Kunstgewerbe, Industrie in der ›Neuen Bewegung‹ (1981, S. 97).

Möbel und Schnitzerei

Hervorragende Arbeiten aus Holz – Schnitzereien und Möbel – zu erwerben, war nachweislich schon in den ersten Jahren seines Bestehens ein besonderes Anliegen des Kunstgewerbemuseums. Dabei gab es für das neugegründete Dresdener Museum keine Rivalitäten mit den schon bestehenden angewandten Kunstsammlungen in den alten königlichen Museen, da dort keine speziellen Möbelsammlungen bestanden. Den umfangreichen Fundus an königlichem Repräsentations- und Gebrauchsmobiliar unterschiedlichster Art bewahrten in Dresden die Garde Meubles. Zu ihrem Bestand gehörten auch die vielen in Sachsen und Dresden für den Hof hergestellten Möbel, so daß sich für das Kunstgewerbemuseum ein Ankauf solcher Möbel erübrigte. Obwohl darauf Wert gelegt wurde, daß mit den neuen Stücken typische Beispiele für alle wichtigen Stilepochen in die Sammlung kamen, fallen besondere Schwerpunkte auf. Es handelt sich vor allem um deutsche Kastenmöbel oder Möbelfragmente wie Füllungen und Schmuckteile aus dem 16. und 17. Jahrhundert mit reicher Intarsien- und Schnitzkunst. Aber auch Arbeiten aus der Schweiz, aus Italien und Frankreich sind zu verzeichnen. Durch die damals gängige Umgestaltung alter Kirchen konnte wichtige sächsische Sakralkunst in das Museum aufgenommen und somit erhalten werden. Arbeiten der »neueren Zeit« aus berühmten Möbelfirmen oder nach Entwürfen bedeutsamer Entwerfer, vermehrten nicht unerheblich den Möbelbestand, wobei Stilvarianten der Neorenaissance und des Neobarock bevorzugt wurden. Jugendstilmöbel fehlten im Kunstgewerbemuseum bis 1950 völlig. Die meisten Möbel und Holzarbeiten gelangten aus dem Dresdener Kunsthandel oder aus Dresdener Privatbesitz in das Museum. Die Museumsleitungen erwarben aber auch Holzerzeugnisse und Möbel aus dem Kölner, Leipziger und süddeutschen Handel, aus sächsisch-kirchlichem Besitz und aus der Produktion zeitgenössischer Herstellungsfirmen. Wechselnde Leihgaben aus dem Besitz des sächsischen Adels und des Dresdener Bürgertums sowie vereinzelte Schenkungen – wie aus dem sächsisch-königlichen Haus oder aus privatem Besitz – vermehrten gleichfalls die Sammlung von Möbeln und Schnitzereien im Dresdener Kunstgewerbemuseum.

Die Möbel standen im ersten Raum des Gebäudes am Antonsplatz, obwohl auch in anderen Sälen Holzarbeiten ausgestellt waren. Diese gehörten zusammen mit den Uhren, Arbeiten aus Elfenbein und Bein, Glasmalereien und Lederarbeiten zur »Abteilung I« des Museums, für die Karl Berling im Jahre 1897 einen ausgezeichneten Führer vorlegte. Obwohl Berling nicht als ausgesprochener Kenner von Möbeln und Holzarbeiten gilt, zeichnet sich dieses Buch als fundierte und allgemeinverständliche Einführung in die Geschichte des Möbels und der Schnitzerei aus. Das ist als besondere Leistung zu werten, da erst um 1900 die ersten grundlegenden Untersuchungen zur europäischen und deutschen Möbelgeschichte erschienen.

Einfühlsam und plausibel hat Berling am Schluß seines Möbelführers nochmals die Möbelentwicklung von der Romanik bis zu seiner Zeit am Beispiel von Stühlen – in Wort und Zeichnung – vorgestellt, »weil das Museum auf diesem Gebiet gut vertreten ist, anderseits auch, weil gerade der Stuhl ein Möbel ist, das nicht nur überall … gebraucht wird, sondern dessen Entwurf wohl zu den schwierigsten Aufgaben gehört, die den Möbelzeichnern gestellt werden.« G.H.

1 Relieftafel, Teil eines Buchdeckels (Abb. S. 42)
Belgisch, rheinisch,
12. Jahrhundert.
Elfenbein. 11,6 x 9,4 cm.
1881 vom Ulmer Antiquar Häußler
für 40 Mark angekauft.
Inv.-Nr. 13 722.

»Über Schlange und Basilisk wirst du hinwegschreiten, den Löwen und den Drachen zertreten«, Psalm 91,13 (bzw. 90,11). Die Elfenbeintafel aus dem 12. Jahrhundert, die den Deckel eines Bucheinbandes zierte, zeigt Christus als Sieger über das Böse, das nach der Bibelstelle durch furchterregende Tiere symbolisiert ist. In den Händen hält er die Waffen seines Sieges, das Kreuz als Symbol des Christentums und die Gesetzestafel mit den zehn Geboten, die für das christliche Leben steht.

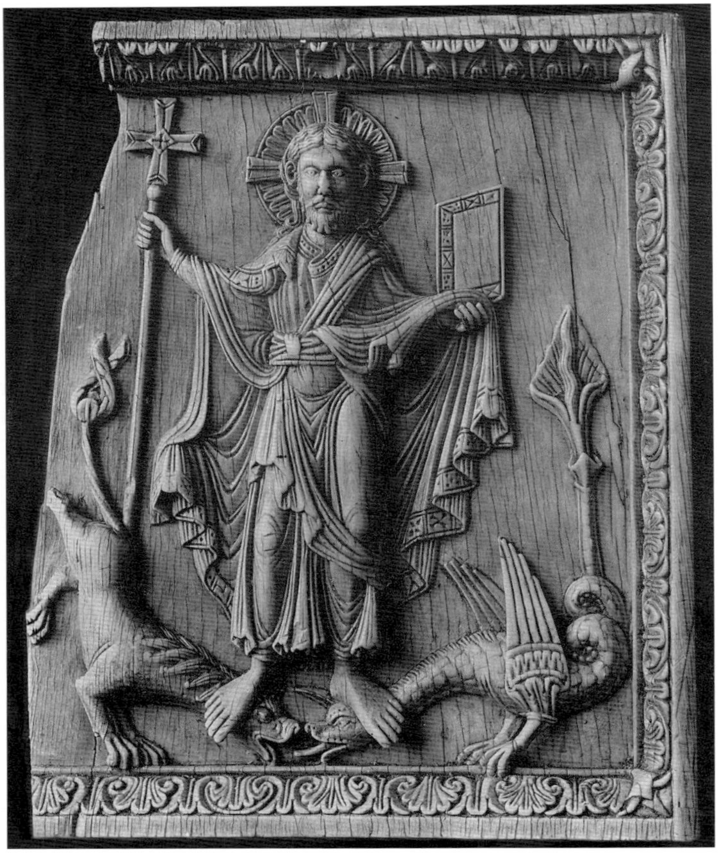

1

Der Darstellungstyp des Christus Victor geht auf die Zeit um 800 und damit auf eine Zeit zurück, in der die Christianisierung des nördlichen und östlichen Europa in vollem Gange war. Die Darstellung des Siegers ist geeignet, Ungläubige mit dem Argument der Stärke von der Gefolgschaft Christi zu überzeugen. Aus der Hofschule Karls des Großen sind allein drei Beispiele des Typs bekannt, die jedoch wie alle Exemplare des 9. Jahrhunderts auch Schlange und Basilisk zu Füßen Christi zeigen. Im 12. Jahrhundert wird das Bildschema, das zusammen mit den Büchern in den Klosterwerkstätten kopiert wurde, durch die Reduzierung auf drei Bildelemente künstlerisch gestrafft. I.A.J.

Lit.: Berling 1897, S. 60, Abb. 11; Berling 1898, Tafel VII, Fig. 1; Goldschmiedt 1914-26, Bd. 2, S. 50, Nr. 168; Kunsthandwerk Mittelalter bis Gegenwart 1988, Kat.-Nr. 3.

2 Teil eines Chorgestühls

Sachsen, Anfang 16. Jahrhundert.
Linde mit Flachschnitt, Reste von roter und grüner Fassung. Umfangreiche Wurmschäden.
94,0 x 55,0 cm (Inv.-Nr. 27 853);
95,0 x 55,0 cm (Inv.-Nr. 27 854);
220,0 x 80,5 x 63,0 cm
(Inv.-Nr. 27 855, 27 856).
1905 Ankauf vom Kirchenvorstand zu Ebersdorf. Alle Fragmente (Inv.-Nr. 27 853-27 859) zusammen für 50 Mark.
Inv.-Nr. 27 853-27 856.

Die Schnitzereien stammen aus der Stiftskirche St. Marien zu Ebersdorf nahe Chemnitz und sind gemeinsam mit noch drei weiteren Fragmentfriesen (Inv.-Nr. 27 857-27 859: unterschiedlicher Akanthusrankendekor) Reste des ursprünglichen Chorgestühls. Im 19. Jahrhundert müssen die verbliebenen Reste des Gestühls zu einem Pfarrstuhl zusammengebaut worden sein, denn der Architekt und Professor an der Technischen Hochschule Dresden, Richard Steche (1837–1893), beschrieb 1886 in seiner von ihm begonnenen Inventarisierung »der älteren Bau- und Kunstdenkmäler des Königreichs Sachsen« diesen Stuhl. Seine im Inventar abgebildeten Zeichnungen der Schnitzereien zeigen Partien, die beim Erwerb im Jahre 1905 nicht mehr vorhanden waren.

Die qualitätvolle, ehemals farbig gefaßte Arbeit zeigt an dem einen Brett

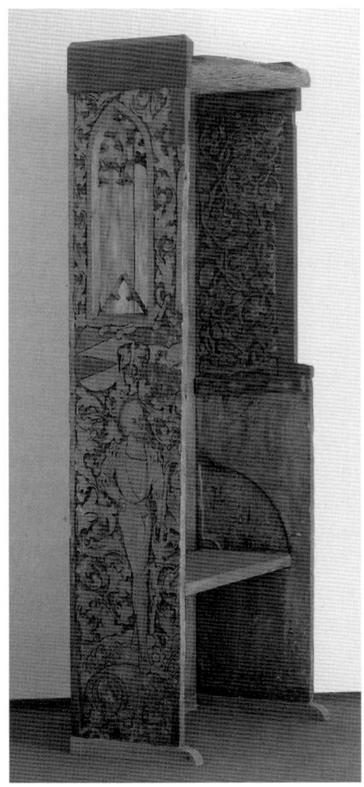

2

(Inv.-Nr. 27 854) die Heilige Barbara in langem, gegürtetem Gewand und mit reichem Lockenhaar. Mit ihrer Hand hält sie sich rechts an ihrem Attribut, einem spitzhelmigen Turm im Inneren mit Abendmahlskelch, fest. Die munteren Vögel im rahmenden Rankenwerk haben keine Ängste vor der Heiligen, denn einer auf einem vorkragenden Ast berührt keck den Heiligenschein. Auf der anderen Seitenwand des Gestühls (Inv.-Nr. 27 853) sind über einem schlanken, auf einem Löwen stehenden Ritter die Wappen zweier sächsischer Adelsgeschlechter – derer von Harras und von Minckwitz – dargestellt. Vermutlich verweisen diese Wappen auf die ehemaligen Besitzer oder Stifter des Chorgestühls. Noch 1886 trug dieses Brett die heute nur in Resten erkennbare Namensinschrift der: »ma(rgarethe?) von m(inckwitz)« (Steche 1886, Fig. 35). Das Fragment mit Akanthusblattfries (Inv.-Nr. 28 859) war in den Altartisch im Kirchenraum des neuen Museumsgebäudes an der Güntzstraße eingebaut und gehört seit 1945 zu den Verlusten. G.H./T.B.

Lit.: Steche 1886, S. 57f. mit Zeichnungen (Fig. 27-35); Gotik und Renaissance 1981, Kat.-Nr. 10 mit Abb. (Inv.-Nr. 27 854).

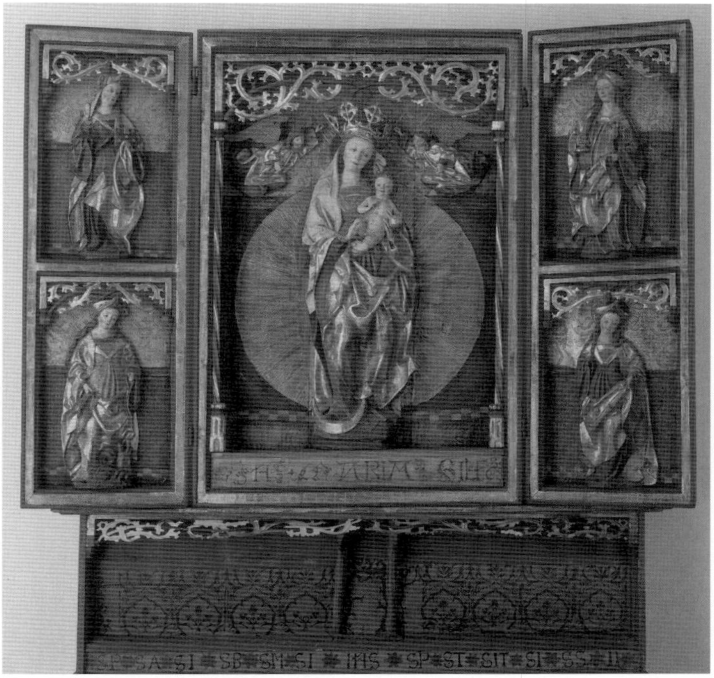

3

3 Flügelaltar aus der Kirche zu Neudorf im Erzgebirge

Bildschnitzerwerkstatt Peter Breuer, Zwickau, 1515.
Malerei: »Meister der Verkündigung«, um 1520.
Signiert und datiert hinter der Margareta in schwarzer Farbe: »pb – 15 XV jar«, hinter der Maria: »jar«.
Nadelholz, Figuren in Linde, geschnitzt mit alter Fassung. Goldgrund gepunzt, Ölmalerei auf Holz.
Die fehlenden Auszugsfiguren – Christus am Kreuz zwischen Maria und Johannes – befinden sich noch in der Kirche zu Neudorf.
Geschlossener Zustand: Vier Darstellungen aus dem Marienleben: Verkündigung und Darbringung im Tempel (linker Flügel), Heimsuchung Mariens und Geburt des Kindes (rechter Flügel).
150,0 x 102,0 x 33,0 cm.
Geöffneter Zustand: Mittelschrein: Maria mit Jesuskind; bezeichnet im Heiligenschein: »S.MARIA« und im Hintergrund: »AVES SH: MARIA« sowie im Schreinpodest (19. Jahrhundert?): »IHS MARIA HILF« (19. Jahrhundert). 150 x 102,0 x 22,0 cm, Figurenhöhe: 115,0 cm.
Linker Flügel: Hl. Katharina mit Buch, Hl. Margareta auf dem Drachen; jeweils bezeichnet im Heiligenschein: »S KATERINA«, »S MARGA«.
Rechter Flügel: Hl. Barbara mit Kelch, Hl. Ur-sula; jeweils bezeichnet im Heiligenschein: »S BARBARA«, »S VRSVLA«.
150,0 x 51,0 x 11,0 cm, Figurenhöhe zwischen 59,0 und 61,0 cm.
1904 Ankauf vom Kirchenvorstand der Gemeinde Neudorf zusammen mit den Apostelfiguren aus Ton für 500 Mark.
Inv.-Nr. 27 648.

Bevor der Marienaltar von Peter Breuer 1906 im »Kapellenraum« des neuerbauten Museumsgebäudes an der Güntzstraße seine museale Aufstellung fand, stand er in der Kirche zu Neudorf im Erzgebirge. Die Gemeinde soll den Flügelaltar, der ursprünglich als Zweitaltar für die Stadtkirche im vogtländischen Zwönitz gearbeitet worden war, im Jahre 1546 von Herzog Moritz, dem späteren Kurfürsten von Sachsen (reg. 1547–1553), für ihre neuerrichtete Kirche erbeten haben. Ein Jahr später stellte man den Altar dort auf. Vielleicht wurde zu diesem Anlaß auch die von Walter Hentschel (1951, S. 220) vermutete Veränderung an der alten Staffel vorgenommen, die dann 1840 ganz vom Altar abgetrennt wurde. In der Predella befanden sich – entsprechend der Bezeichnungen »SP SA SI SB SM SI JHS SP ST SIT SI II« (19. Jahrhundert) 12 sitzende Tonapostel rechts und links einer Christusfigur. Diese und vier Apostel waren hölzerne Ergänzungen. Seit 1945 ist nur noch ein Apostel (Höhe 34 cm) erhalten. Die hoch bedeutsame mittelalterliche Kleinplastik aus farbig gefaßter Irdenware stammt aus einer westsächsischen Werkstatt der 1. Hälfte des 15. Jahrhunderts (Haase 1995a, S. 22f., Kat.-Nr. mit Abb. und weiteren Literaturangaben).

Der in Zwickau beheimatete Bildschnitzer Peter Breuer schuf in der damals wirtschaftlich blühenden Stadt eine Vielzahl von Altären und anderen Schnitzwerken. Um 1472/73 in dieser Stadt geboren und wohl auch hier ausgebildet, war Breuer bis 1492 als Geselle in Würzburg tätig, wo zu dieser Zeit der berühmte Bildschnitzer Tilman Riemenschneider (um 1450–1531) arbeitete. Danach ist Breuer in Ulm nachweisbar. Im Jahre 1497 kehrte er nach Sachsen zurück, wurde 1504 Meister und zwei Jahre später Bürger der Stadt Zwikkau. Er starb hier am 12. September 1541.

Wegen der zahlreichen Aufträge unterhielt Breuer einen regen Werkstattbetrieb, so daß vor allem seine späteren Arbeiten einen gewissen Schematismus besitzen. Die Gesichter seiner weiblichen Heiligen ähneln einander wie Zwillinge. Es scheint, als ob sich einige Zwickauer Bürgerinnen dieser Zeit in den Altären widerspiegeln. Sie zeigen sich naiv und lieblich in ihrer Natürlichkeit, modisch in weite faltige Gewänder gekleidet, was ihren Empfindungen Ausdruck verleihen soll.

Im Altarschrein steht die gekrönte Gottesmutter mit dem lebhaft bewegten Jesuskind, das durch den Segensgestus und den Reichsapfel in der Hand als Welten- und Himmels-

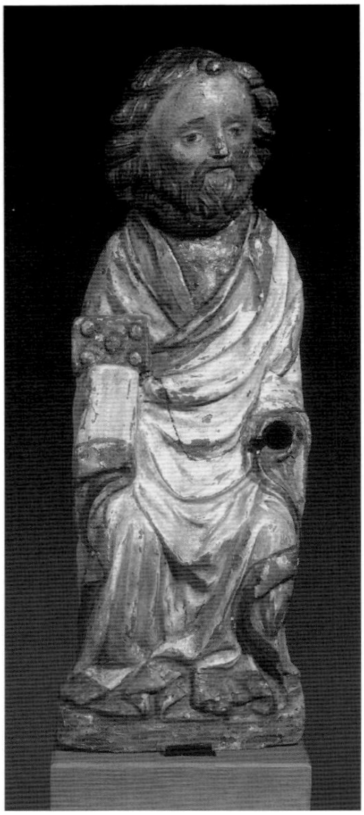

3

könig – als Salvator mundi – gekennzeichnet ist. Den ikonographischen Bezug Mariens zum apokalyptischen Weib (Offenbarung Johannes 12,1) belegen die Mondsichel zu ihren Füßen und die Strahlenmandorla auf der Schreinrückwand. Die himmlische Gegenwart wird in den beiden Engeln deutlich, die den Heiligenschein halten. In den Altarflügeln sind jeweils zwei weibliche Heilige zu sehen: die Nothelferinnen Katharina von Alexandrien mit Buch und Margareta von Antiochien auf dem Drachen, links und rechts die Schutzpatronin des Bergbaus und der Soldaten, Barbara mit dem Kelch, sowie Ursula, die zusammen mit 1100 Jungfrauen auf der Rückfahrt von einer Pilgerfahrt in Köln umgebracht wurde. Die Beziehung zur Weltlichkeit der Gläubigen stellt das spätgotische Rankenornament im Schleierwerk dar, das den Raum der Heiligen zum Betrachter hin abgrenzt. Ist der Altar geschlossen, so können die vier wichtigen Erlebnisse im Marienleben analog der »Biblia pauperum« abgelesen werden: die Verkündigung, die Heimsuchung, die Geburt und die Darbringung im Tempel. Diese relativ realistischen Malereien schuf der sogenannte »Meister der Verkündigung«, der alle zwischen 1513 und 1521 entstandenen Altäre im Auftrag Breuers malte.

Das Kunstgewerbemuseum besitzt noch weitere wichtige Werke der sächsischen spätgotischen Bildhauerkunst. Sie wurden entweder durch die ehemalige Königliche Kommission zur Erhaltung der Kunstdenkmäler dem Museum überwiesen (z.B. 1902 der Seitenflügel eines Schnitzaltars aus der Klosterkirche zu Riesa, um 1520, Inv.-Nr. 33 835: Gotik und Renaissance 1981, Kat.-Nr. 5 mit Abb.) oder anderweitig durch Schenkung oder Kauf erworben (z.B. 1906 Geschenk des Kammerherrn G. von Sukkanoff-Pedkolzine: Hl. Margareta, um 1500, Inv.-Nr. 28 841: Gotik und Renaissance: 1981, Kat.-Nr. 2 mit Abb.; 1907 Ankauf aus der Kirchgemeinde Zschopau: Maria auf der Mondsichel von Michael Heuffner, Zwickau um 1500, Inv.-Nr. 28 752: Haase 1995, Kat.-Nr. S. 17 mit Abb.).

G.H.

Lit.: Berling 1907, S. 27; Hentschel 1951, S. 164f., Abb. 102, Werkverzeichnis Nr. 43; Gotik und Renaissance 1981, Kat.-Nr. 4 mit Abb. und ausführlichen Literaturangaben; Haase 1995a, S. 18-20, mit 2 Abb.

4 Liegende Christusfigur

Dresden, Anfang 18. Jahrhundert.
Lindenholz, geschnitzt, farbig gefaßt.
Länge 177,0 cm.
1902 Ankauf von den Gebrüdern Ziegler, Dresden, für 100 Mark.
Inv.-Nr. 27 023.

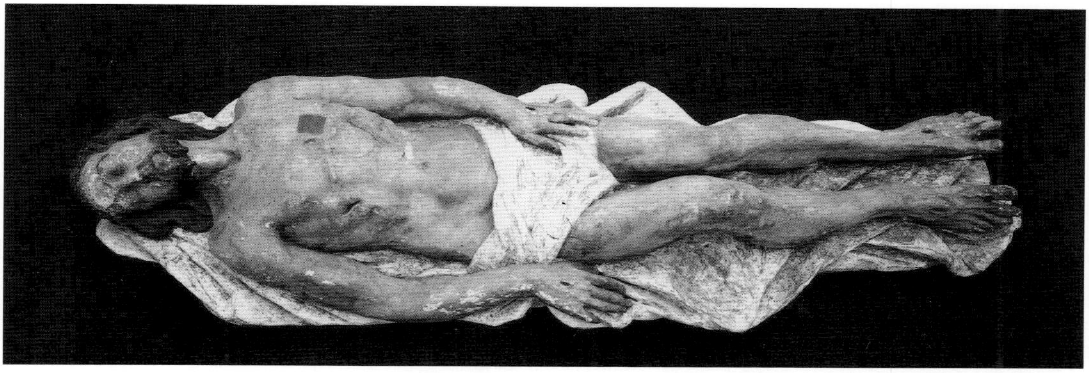

4

Wurde im 14./15. Jahrhundert das Heilige Grab nicht länger als Felsenhöhle dargestellt, sondern als ein Sarkophag, trat an seine Stelle seit dem 17. Jahrhundert eine Nische im Antependium eines Seitenaltars mit dem plastischen Leichnam Christi. Zu einer ähnlichen Aufstellung gelangte das »künstlerisch Permoser sehr nahe« (Berichte 1901/02, S. 42) stehende hier gezeigte Stück im 1907 bezogenen Neubau des Kunstgewerbemuseums an der Güntzstraße.
Für die Abteilung der kirchlichen Kunst des Kunstgewerbemuseums hatten die Dresdener Architekten Lossow & Viehweger einen kapellenartigen Raum entworfen, dessen Hauptform sich »von der ‚1619' auf Holz gemalten, aus der 1902 abgebrochenen Kirche zu Rechenberg (bei Bienenmühle) stammenden Decke« ableitete (Berling 1907, S. 26). In ihr war ein Marienaltar aus Neudorf/Erzgebirge zur Aufstellung gekommen (Kat.-Nr. 3), unter dessen Predella die liegende Christusfigur in Anlehnung an das Johannes-Evangelium zur musealen Aufstellung kam.
Der Erhalt dieses »ausdrucksvollen Barockwerks« (Berling 1907, S. 27), zu dem im Inventar vermerkt steht, »soll früher in der katholischen Kirche in Dresden gewesen sein«, und die Fiktion eines Kirchenraumes waren einerseits Beispiel denkmalpflegerischer Tätigkeit. Letzterer widerfuhr in der Sächsischen Residenzstadt besondere Wertschätzung, die sich im 1. Deutschen Kongreß für Denkmalpflege im Jahre 1900 ausdrückte. Andererseits boten sowohl der Liegende Christus als auch der Kapellenraum den bislang nur anhand von druckgraphischen Vorlagewerken in kirchlicher Kunst geschulten Zöglingen der Kunstgewerbeschule die Möglichkeit, sich mit dieser direkt im Hause auseinanderzusetzen. P.H.

Lit.: Berling 1909, S. 26, 27; Berichte 1901-03, S.42.

MÖBEL DES 16. BIS 19. JAHRHUNDERTS

5 Schrank mit ornamentalen Füllungen

Nordwestdeutschland (Westfalen), um 1540.
Eiche, geschnitzt, verzinntes Eisen. Rahmen-Füllungs-Konstruktion. Abschlußgesims im 19. Jahrhundert ergänzt. Büstenköpfe in den Rundmedaillons fehlen.
165,0 x 195,0 x 65,5 cm.
1881 Ankauf vom Münchener Architekten Fritz Hasselmann für 3500 Mark.
Inv.-Nr. 13 520.

Möbel und andere »Arbeiten in Holz haben ihre Aufstellung vorzugsweise im Möbelzimmer« im ersten Raum des Kunstgewerbemuseums am Antonsplatz »gefunden, sind aber wegen Raummangel auch an anderen geeigneten Plätzen vereinzelt aufgestellt« (Berling 1897, S. 27). So stand das 1897 als »Kirchenschrank« bezeichnete Eichenmöbel im ersten Verbindungsgang zwischen Möbel-, Metall- und Edelmetallzimmer. Im neuen Museumsgebäude an der Güntzstraße befand sich das als »Sakristeischrank« ausgewiesene Möbel im rechten Seitenschiff des Kapellenraums. Stilistisch wurde das Möbel von Karl Berling in die Übergangsphase zwischen Gotik und Renaissance eingeordnet. Solche Möbel besitzen zum einen einen zumeist durch den Schnitzer ausgeführten Dekor der Zeit, zum anderen aber eine neue Art der Konstruktion. Die ehemals vom Zimmermann behauenen und zusammengesetzten massiven Bohlen wurden nunmehr durch Füllung und Rahmenwerk ersetzt, eine schon in der Antike bekannte Möbelbauart. Voraussetzung für diese Konstruktion war die Erfindung der Sägemühlen im 14. Jahrhundert. Die Bretter oder Füllungen, die in den konstruktiv tragenden Rahmenbau auf »Nut und Feder« eingeschoben wurden, trugen meist reichen ornamentalen Schmuck.

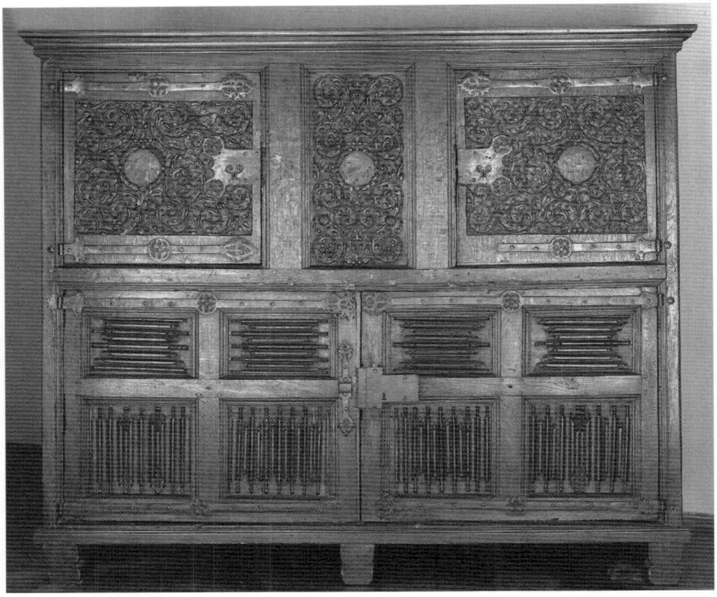

5

Zwei auf dem Schrank verwendete Ornamenttypen beweisen, daß das Möbel – wie schon Berling richtig feststellte – in der Übergangszeit zwischen Spätgotik und Frührenaissance gearbeitet wurde. Das am Untergeschoß verwendete Faltwerk ist typisch für das späte 15. und frühe 16. Jahrhundert. Es besteht aus aneinandergereihten Hohlkehlen und Rundstäben, die in Richtung der Holzmaserung gehobelt wurden. Oben und unten enden diese Motive in Formen, die wie gefaltete Pergamentrollen wirken. Im Obergeschoß des Schrankes dominiert die Arabeske. Diese stilisierte Pflanzenranke, die als Dekor seit der hellenistisch-römischen Antike nachweisbar ist, fand während der Renaissance erneut eine weitreichende Verbreitung. Die Formgebung der Schloßplatten und Scharniere fügt sich harmonisch in die Möbelgestaltung ein. G.H.

Lit.: Berling 1897, S. 28; Berling 1907, S. 26; Simmang, 1913, Taf. 13f.: Aufrisse des Schrankes; Messner 1965, S. 49, Abb. 142; Gotik und Renaissance 1981, Kat.-Nr. 20 mit Lit.; Haase 1995a, Kat.-Nr. S. 21f. mit Abb.

6 Füllungsbrett mit Fischblasenmaßwerk

Deutschland, Mitte 15. Jahrhundert.
Eiche, geschnitzt.
37,5 x 26,9 cm.
1878 Ankauf vom Leipziger Kunsthändler A. Ziesche für 21 Mark.
Inv.-Nr. 6 936.

Das durch vielteiliges und zierliches sogenanntes Fischblasenmaßwerk ausgezierte Brettfragment stammt vermutlich aus einem Kastenmöbel oder einer Wandvertäfelung, die nach der im 15. Jahrhundert entwikkelten neuen Tischler-Konstruktion von Rahmen und Füllung gebaut waren. Die Dekorelemente entsprechen der gotischen Bauornamentik. Die einzelnen Motive arbeitete der Schnitzer mit speziellen Schnitzeisen reliefartig aus dem Eichenholz heraus und erzielte eine schichtförmige Aufgliederung der Fläche, die dem Wandaufbau einer gotischen Kathedrale vergleichbar ist.
Am Ende des 19. Jahrhunderts wurden solche nicht mehr intakten Tischlerarbeiten zerlegt und die reich ornamentierten Füllungsbretter einzeln verkauft. Auch das Kunstgewerbemuseum erwarb eine Vielzahl derartiger Fragmente mit unterschiedlichen Schmuckelementen für die Vorbildersammlung (z.B. Inv.-Nr. 48, Inv.-Nr. 27 916: Gotik und Renaissance 1981, Kat.-Nr. 16, 8 mit Abb.), die den Studenten der Kunstgewerbeschule zur Ausbildung dienten und sogar zu Studienzwecken ausgeliehen wurden. Außerdem bildete Karl Berling 1898 in seinen »Kunstgewerbliche(n) Stilproben« als »Leitfaden zur Untersuchung der Kunststile« mehrere solche gotischen Füllungen »für Schulen und zum Selbstunterricht« (Berling 1898, S. 17f. Taf. IX, X) (siehe auch Kat.-Nr. 7) ab.
Wie die Schlösser und Schlüssel oder auch Textilien kaufte man oftmals solche Füllungen im Konvolut bei einem Kunsthändler. Beispielsweise stammen viele 1878 inventarisierte gotische Ornamentbretter aus dem Leipziger Kunsthandel (Inv.-Nr. 6 938, 6 951: Gotik und Renaissance 1981, Kat.-Nr. 7, 9 mit Abb.) und 1898 verschiedene Füllungen mit Renaissanceschnitzereien aus Kölner Besitz (Inv.-Nr. 25 985-25 988: Gotik und Renaissance 1981, Kat.-Nr. 11-14 mit Abb.). G.H.

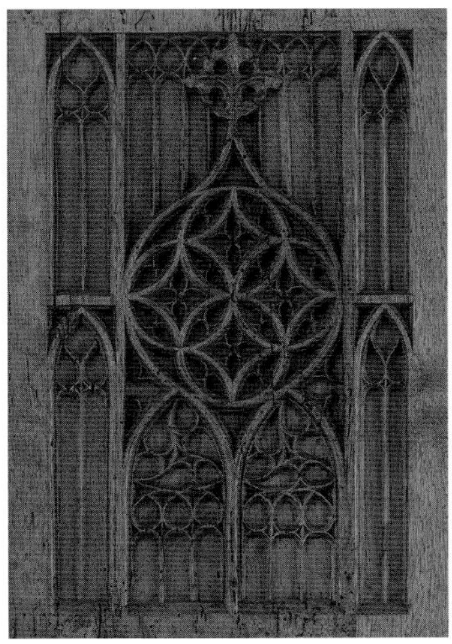

6

Lit.: Berling 1897, S. 27, summarische Erwähnung; Berling 1898, S. 17, Taf. IX (Gotisch 2), Fig. 1; Gotik und Renaissance 1981, Kat.-Nr. 6 mit Abb. ; Haase 1995a, S. 20 mit Abb.

7 Füllungsbrett mit durchbrochener Rosette

Deutschland, Mitte 15. Jahrhundert.
Nußbaum, geschnitzt.
26,8 x 25,9 cm.
1878 Ankauf von Herold, Hannover, zusammen mit ähnlichen Füllungen: Inv.-Nr. 6 790, 6 791, 6 793 (Kriegsverlust) für 100 Mark.
Inv.-Nr. 6 792.

Um 1400 setzte sich in Süddeutschland bei der Kastenmöbelkonstruktion die sogenannte »gestemmte Arbeit« aus Rahmen und Füllung gegen die vorher gebräuchliche Brettbauweise durch. Technologische Fortschritte – wie die Einführung von Sägemühlen und die Differenzierung am Werkzeug, besonders am Hobel – machten die Veränderung möglich. Gleichzeitig löste der Schreiner oder Tischler in zunehmendem Maße den Zimmermann als Erzeuger größerer Möbel ab. Diese wurden nun leichter, praktischer und auch eleganter.
Die in einem meist schlichten Rahmenwerk sitzenden Füllungsbretter boten sich für gotische Ornamente geradezu an. Die vorgestellte annähernd quadratische Füllung zeigt eine durchbrochene Maßwerkrosette in einem Kreisrahmen mit Bogenmotiv. Beim Aufbau der Sammlung wurden solche Füllungsbretter wohl als exemplarisch für die gotische Stilepoche betrachtet und auch in den entsprechenden Vorbilder- und Stilpublikationen für das Kunstgewerbe abgebildet (Berling 1898, Taf. X). Die hohe Wertschätzung dieser Schnitzereien kommt auch im nicht unerheblichen Ankaufspreis – hier 25 Mark pro Stück – zum Ausdruck. Aus den Ankäufen der ersten Jahrzehnte befinden sich noch weitere Füllungen mit durchbrochenem Maßwerk im Bestand des Kunstgewerbemuseums: Inv.-Nr. 6 936, 27 910 und 27 912. G.H./T.B.

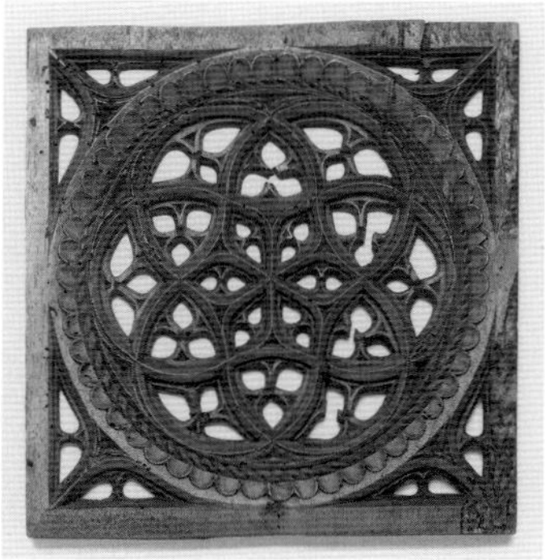

7

Lit.: Berling 1897, S. 27: summarische Erwähnung; Berling 1898, S. 17f., Taf. X (Gotisch 3), Figur 2 (Inv.-Nr. 6 792).

8 Zwei Truhenvorderwände

Oberitalien, Mitte 16. Jahrhundert.
Nußbaum, geschnitzt.
35,5 x 139,5 cm (Inv.-Nr. 4 602);
40,5 x 193,0 cm (Inv.-Nr. 4 604).
1877 Ankauf von Gebr. Bourgeois, Köln, für 180 Mark (Inv.-Nr. 4 602) und für 120 Mark (Inv.-Nr. 4 604).
Inv.-Nr. 4 602, 4 604.

Zusammen mit Stühlen und Bänken zählten Truhen als wichtiges Aufbewahrungsmöbel zum typischen Hausmobiliar in den nicht sonderlich reich ausgestatteten Palästen der italienischen Renaissance. Die Konstruktion der Truhen besteht aus dem rahmenden Gerüst mit vier Eckstollen, einem abklappbaren Deckel und den etwas dünneren Füllbrettern, die meist mit geschnitztem Dekor ausgestattet sind. Wegen der Wandgebundenheit der Truhenmöbel beschränkt sich der Schmuck in der Regel auf die Vorderfront. Das ist der Grund dafür, daß bei einer Ausmusterung dieser Möbelteil häufig bewahrt wurde. Als wichtige Anschauungs- und Lehrobjekte waren geschnitzte Truhenfragmente begehrte Erwerbungen für Kunstgewerbeschulen und -museen. Das Dresdener Haus kaufte in den ersten Jahren vier solcher Truhenteile an (Inv.-Nr. 4 603, 9 345: Gotik und Renaissance 1981, Kat.-Nr. 39, 38 mit Abb., Inv.-Nr. 10 577).
Karl Berling publizierte 1898 vorbildliche Ornamentteile aus den Truhenschnitzereien in den »Kunstgewerbliche(n) Stilproben« und schreibt darüber: »Die Renaissance-Ornamente lehnen sich aufs engste an die antiken an« (S. 19). Er verweist auf die Dekorativität und auch

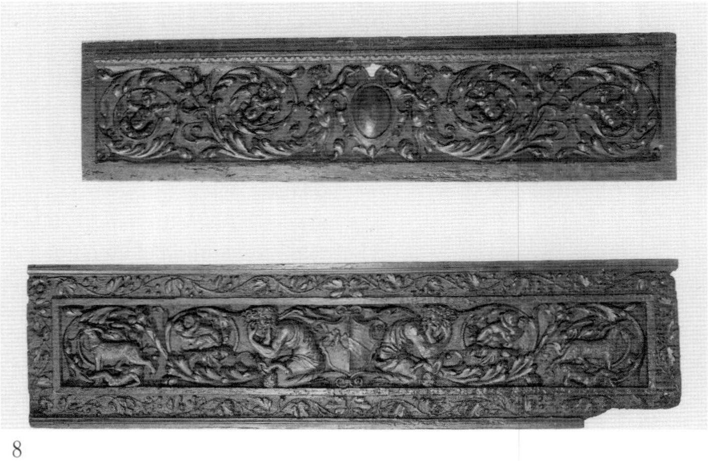

8

auf die Selbständigkeit des Renaissanceornaments, denn »... schon das eigene Zurückgehen auf die Natur hat die Künstler vor einer sklavischen Nachahmung bewahrt. Bevorzugt wurde die sog. Groteske. Es ist ein gemischtes Ornament, bei dem das reichlich und bewegt gestaltete ... Rankenwerk in phantastischer Weise mit Vögeln, Tier- und Menschengestalten, mit Masken, mit Füllhörnern und mit irgendwelchen Geräten versetzt war, ein Ornament, das, meist in steigenden ... oder liegenden ... Füllungen angebracht, so recht Gelegenheit für Entwicklung einer reichen Phantasie ... gegeben hat«. Berling bildet in diesem Zusammenhang einen Teil einer sehr schönen Truhenwand ab (Taf. XI, Abb. 10; Inv.-Nr. 4 604), auf der zu beiden Seiten des Wappenschilds jeweils die Gestalt des seine eigenen Kinder verschlingenden Herrschers der Titanen, Kronos, geschnitzt ist. In den sich anschließenden großen Blattrankenvoluten sind Rheia mit ihrem Kind Zeus im Arm und die den kleinen Zeus säugende Ziege Amaltheia dargestellt. Etwas zurückhaltender, aber ebenso typisch ist das Groteskenwerk mit Putten und aus Blättern wachsenden Frauenleibern auf dem anderen Truhenbrett (Inv.-Nr. 4 602) gestaltet. In beiden Fällen ranken die weit ausgreifenden Blattvoluten jedoch rechts und links von dem in der Mitte der Truhenwand geschnitzten Kartuscheschild aus, das oftmals – wie bei dem vorgestellten Stück – das Wappen des ehemaligen Besitzers trägt. G.H.

Lit.: Berling 1898, S. 19, Taf. XI (Italienische Renaissance I) Fig. 10; Simmang 1913, Taf. 4: Zeichnung der Füllung Inv.-Nr. 4 604; Gotik und Renaissance 1981, Kat.-Nr. 36 (Inv.-Nr. 4 604), 37 (Inv.-Nr. 4 902) mit Abb.

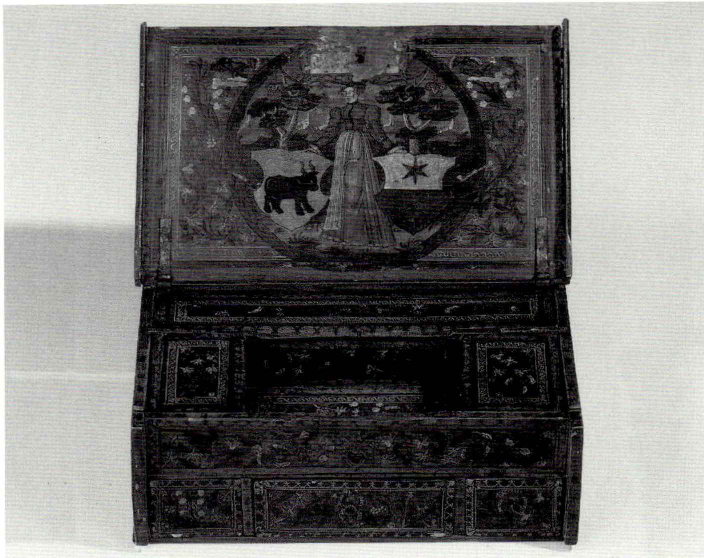

9

9 Kasten mit Wismutmalerei
Süddeutschland, datiert in der Kartusche auf dem Deckel: »Anno domini 1556«.
Buchenholz, farbig gefaßt. Vorderseite und Schloß fehlen, Beschädigungen.
14,0 x 37,0 x 24,0 cm.
1874 Ankauf von Rotermundt, Nürnberg, für 12 Mark.
Inv.-Nr. 49.

Der zu den frühesten Erwerbungen des Kunstgewerbemuseums zählende und in der Tradition der sogenannten Minnekästen stehende Kasten weist in seiner unteren Hälfte drei Schubläden, in der oberen Hälfte vier, zum Teil mit Abdeckungen versehene Fächer auf. Ein Deckel schließt den so von oben zu bedienenden Kasten ab. Der fehlende Einschub vorne verhinderte sowohl ein Herausrutschen der Schubfächer als er diese auch auf den ersten Blick verbarg. Die Außenseite des Kastendeckels zeigt eine Genreszene, die unterschiedliche Bereiche der Textilkunst (Sticken, Klöppeln, Stoffzurichten) thematisiert. Im Gegensatz dazu wird durch einen Lorbeerkranz auf der Deckelinnenseite ein Bildfeld ausgewiesen. Die seitlichen Felder wie auch die restlichen Teile des Kastens weisen Rankwerk mit weißen Blüten (Maiglöckchen) und roten Früchten (Erdbeeren) auf, das durch seine Farbgebung und unterschiedlichen Fruchtstände an eine Fruchtbarkeitssymbolik erinnert. Im Bildfeld selbst befindet sich eine zwei Wappen in den Händen haltende Frau, wobei es sich bei dem rechten Wappen um dasjenige der in Sachsen ansässigen Familie von Quitzow und beim linken um jenes der Familie Rhemen, »Augsburgische Adeliche Patricn«, handeln könnte. Wappen ebenso wie Fruchtbarkeitssymbolik lassen beim Kasten an eine Art Hochzeitsgeschenk denken. Das vermutete sächsische Wappen könnte schließlich mit ein Grund dafür sein, daß das gezeigte Stück im Gegensatz zu einem gleichzeitig bei Rotermundt 1874 angekauften, aber bereits 1890 wieder veräußerten Kästchen mit Wismutmalerei (Inv.-Nr. 50), im Museumsbestand verblieb.

Nach Jakob Stockbauer, um 1880 Mitarbeiter am »Bayrischen Gewerbemuseum«, hatte Nürnberg vom 16. bis 18. Jahrhundert das Monopol in der Herstellung solcher Kästchen inne, wobei »die Malereien durchweg handwerksmäßig, ohne besonderen Werth (und) nur die mitunter höchst originellen Ornamente grössere Bedeutung« verdient hätten (Stockbauer 1887, S. 330). Der Wert lag demnach schon für Stockbauer weniger im Dargestellten als vielmehr in der wiederzuentdeckenden mittelalterlichen Maltechnik: der nach ihrem Hauptbestandteil – dem um 1400 entdeckten Metall Wismut/Bismuthum – benannten Malerei. Nach dem Aufbringen eines kreideartigen Grundes auf das Holz wurde dieser später mit einer dünnen Wismutschicht überzogen. Durch die lasierend eingesetzte Lackfarbe kam der metallische Ton des Wismuts zum Tragen und brachte einen zusätzlichen leuchtenden Effekt. P.H.

Lit.: Stockbauer 1887, Bd. 21, S. 324-334; Bucher 1884. Möbel aus Franken 1991, S. 374-376; Siebmacher 1989.

10 Kabinettschrank

Augsburg, Ende 16. Jahrhundert.
Kasten in Nadelholz, Schübe teilweise in Esche, in Makasser-Ebenholz und teilweise schwarz gebeiztem Birnbaum furniert, Kabinettfach in Esche, Nußbaum und Ahorn (Rahmen und Füllung) furniert, Elfenbeinintarsien. Kupfer, vergoldet, graviert, Bronzebeschläge, Eisenscharniere, teilweise tauschiert. Verschlußklappe im Schubkastensockel fehlt. Untersatz 18. Jahrhundert.
49,0 x 71,0 x 32,5 cm (ohne Gestell).
1877 Ankauf von Gebr. Bourgeois, Köln, für 1350 Mark.
Inv.-Nr. 4 706.

Den Typ des Kabinettschrankes übernahmen gegen Ende des 16. Jahrhunderts die deutschen Tischler aus Italien. Durch ihre besonderen wirtschaftlichen Beziehungen zu Oberitalien wurde die freie Reichsstadt Augsburg zu einem der wichtigsten Fertigungszentren von Kabinettmöbeln, an denen oftmals verschiedene Handwerker und Künstler beteiligt waren. Von vielen europäischen Fürstenhöfen waren diese Möbel heiß begehrt und fanden vor allem in den damaligen Kunstkammern ihren besonderen Platz. Für die Verarbeitung spielte das tiefschwarze Ebenholz zusammen mit dem dazu in farbigem Kontrast stehenden Elfenbein eine bevorzugte Rolle. Ebenholz wurde erst seit den weltweiten Entdekkungsfahrten im 16. Jahrhundert aus Ostindien und Afrika nach Europa importiert.
Kabinettschränke sind Behältnismöbel mit vielen Schubladen zum Verwahren von Schreibutensilien, auch Kostbarkeiten und Raritäten aus Natur (Naturalia), Kunst (Artificialia) und vergangenen Zeiten (Antiquitas). Außen durch Türen verschlossen, geben sich diese Kabinettmöbel möglichst unscheinbar, aber geöffnet geben sie die gesamte Pracht ihrer reich ausgestatteten Fassade preis. Oftmals ohne Tischuntersatz – der manchmal erst später dazu gefertigt wurde – und ausgestattet mit Trageringen sind diese Möbel transportabel und können an unterschiedlichen Orten aufgestellt und ihr Inhalt ausgebreitet werden.

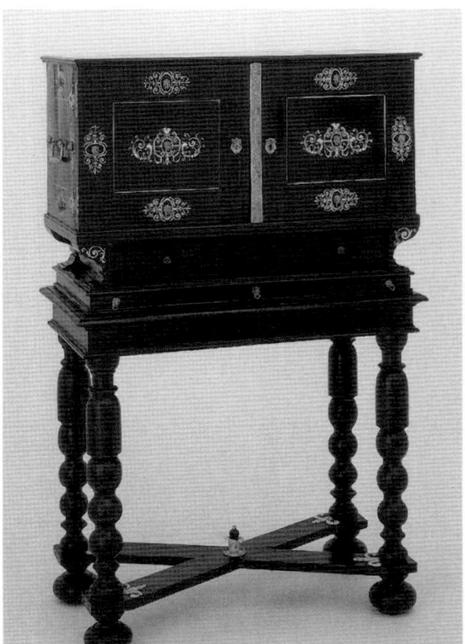

10

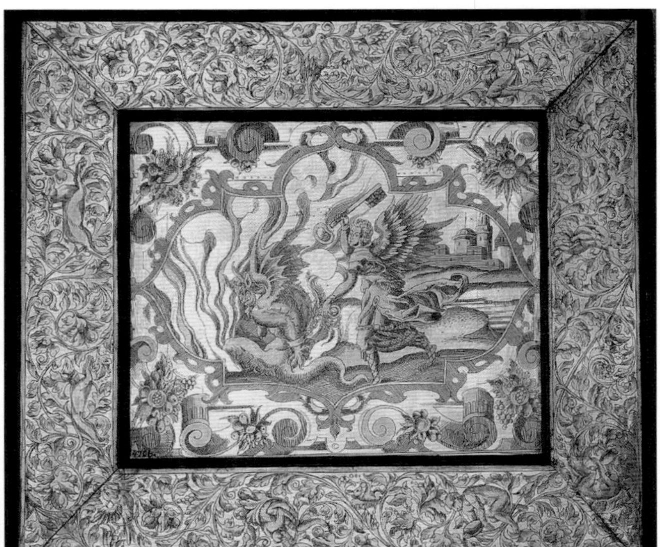

10 Detail

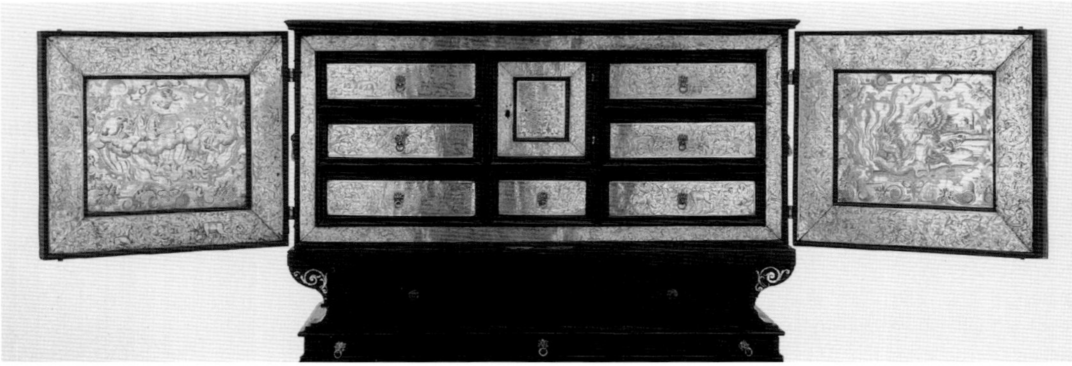

10

Solche Kabinettschränke zählten zu den erstrebenswerten Erwerbungen der neugegründeten Kunstgewerbemuseen im 19. Jahrhundert und wurden deshalb hoch bezahlt. Auch die Dresdener Sammlung kaufte einige solcher Kabinettmöbel (z.B. Kabinettschrank mit Alabastereinlagen, Deutschland, 2. Hälfte 17. Jahrhundert, Inv.-Nr. 1 478, 1875 Ankauf vom Dresdener Antiquar Martin für 150 Mark), die als Vorbilder nicht nur für die Studenten der Kunstgewerbeschule, sondern auch für die zeitgenössische Kunsttischlerei – wie beispielsweise die Dresdener Firma Friedrich (Kat.-Nr. 31) – von herausragender Bedeutung waren. Der außen relativ schlicht gearbeitete, mit Arabeskenmotiven ausgeschmückte Ebenholzkasten erstrahlt bei geöffneten Türen in hellem Gold. Über den Türinnenseiten und der gesamten Schrankfront mit sechs Schubladen (die untere Lade hat eine blinde Dreiteilung !) und einem Kabinettfach sind vergoldete, reich gravierte Metallplatten aufgebracht. Erst nach Gewöhnung an die goldene Lichtfülle ist ein genaues Betrachten und Erkennen der verschiedenen Darstellungen möglich. Während sich auf den Schubladenvorderstücken kräftiges groteskes Rankenwerk mit einbezogenen Tieren ausbreitet, umgeben auf den Türinnenseiten ebensolche Friese die beiden Füllungen mit je einer apokalyptische Szene nach der Offenbarung des Johannes: Rechts wird Luzifer in menschlicher nackter Gestalt mit Drachenflügeln (seit dem 1. Viertel des 16. Jahrhunderts üblich) durch den Erzengel Michael in die Tiefe gestürzt, links sind die vier apokalyptischen Reiter (Offenbarung des Johannes 6,2-8) zusammen mit dem dramatischen Weltgericht zu sehen. Umgeben werden die nach Kupferstichen des frühen 16. Jahrhunderts gravierten Darstellungen von einer Rollwerkkartusche mit Früchtefestons in den Ecken.

G.H.

Lit.: Berling 1897a, S. 29 (erwähnt).

11 Fragment eines Kastens mit Intarsien

Süddeutschland (Augsburg?), um 1600.
Nadelholz, in Nußbaum, Pflaume, zum Teil gefärbtem Ahorn furniert, Schatten gebrannt. Flammleisten und Holzimitationsmalerei auf der Rückseite. Furnierbeschädigungen (Schwundrisse), Rand bestoßen, Scharnierfelder im Furnier ausgesetzt. 41,1 x 57,0 cm.
1874 Ankauf aus der Augsburger Kunsthandlung Heilbronner für 75 Mark.
Inv.-Nr. 48.

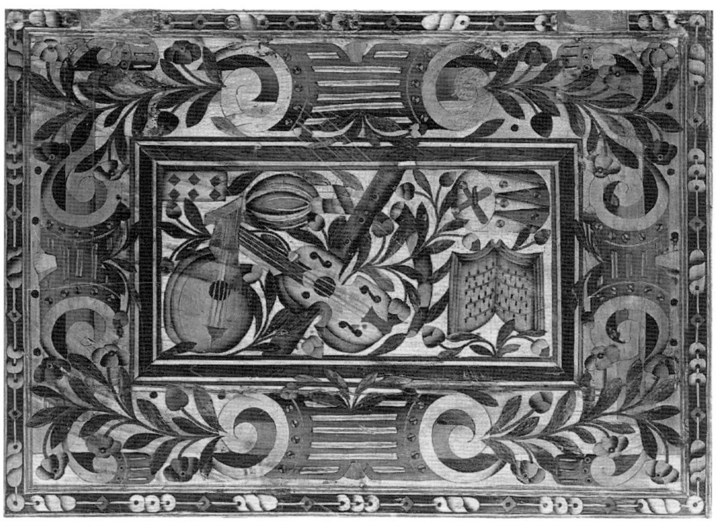

11

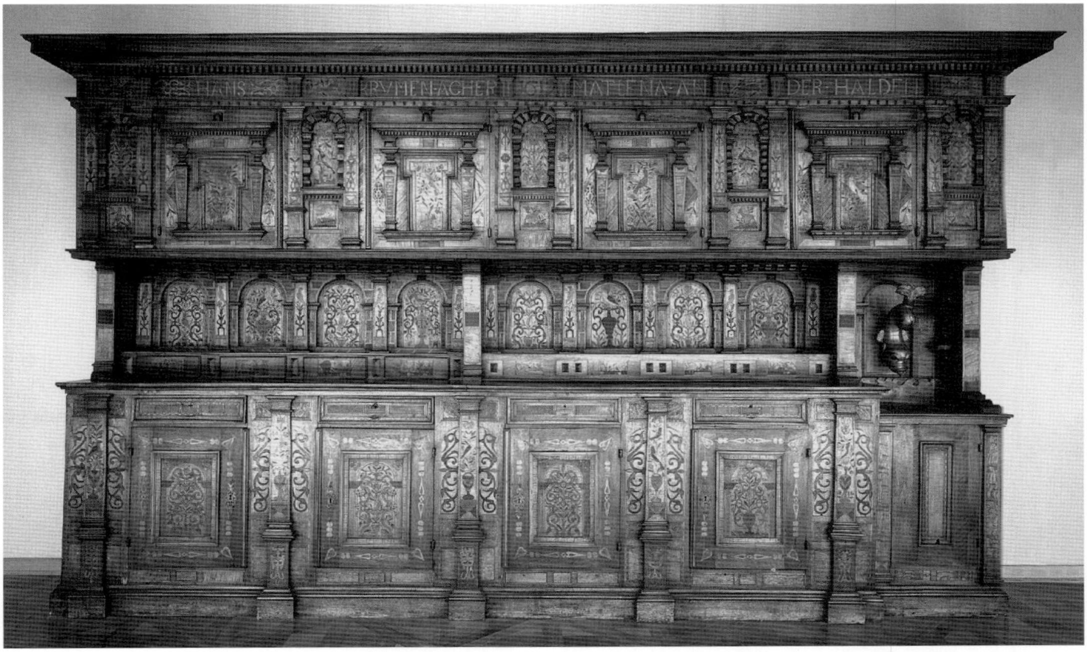

12

Die reich ausgezierte Tafel wird im Museumsinventar als »Reste eines Kastens« bezeichnet, denn 1891 wurde »bis auf die Hauptthüre« alles andere verkauft. Wie der Kasten – wohl in der Art eines Schreibkastens – ursprünglich ausgesehen hat, ist unbekannt. Der relativ hohe Kaufpreis zeigt die damalige Wertschätzung als pädagogisches Vorbild für Tischler und Intarsienschneider, die auch Kurse an der Kunstgewerbeschule absolvieren konnten. Die kunstvoll gefertigten Intarsien – die ursprünglich erst nach dem Öffnen der Klappe sichtbar waren – belegen ein hohes tischlerisches Können, dessen Ausformung auf süddeutsche oder gar Tiroler Arbeiten um 1600 verweist. Zwischen Innsbruck und Bozen waren die Schreiner vor allem auf kleine Kabinette und Kästchen spezialisiert. Der Kasten, von dem die Tür erhalten ist, hatte sicherlich kein großes Format. Das stillebenartige Arrangement von verschiedenen Musikinstrumenten, Notenbuch und Spielkarte im Mittelfeld rahmt ein räumlich wirkender Ornamentfries aus kräftigen Rollwerkvoluten mit eingesteckten Blütenzweigen, wobei die plastische Erscheinung durch die in Sand gebrannten Schatten unterstrichen wird. Ein vergleichbares Intarsienbild mit ähnlichen Instrumenten und Blattwerk zeigt das Innere der Schreibplatte eines Tiroler Schreibkastens im Bayerischen Nationalmuseum München (Inv.-Nr. R. 2571: Himmelheber 1977, Abb. 23).

G.H.

Lit.: Gotik und Renaissance 1981, Kat.-Nr. 16 mit Abb.; Haase 1983a, Kat.-Nr. 186, Abb. 187, 187a.

12 Büfett des Hans Krumenacher

Innerschweiz/Obwalden, 1619.
Inschrift und Datierung unterhalb des Giebels. »HANS KRVMEN ACHER 1619 MATLENA AN DER HALDEN«.
Nadelholz, in Nußbaum furniert, Intarsien in Ahorn, Nußbaum, Vogelaugenahorn, Esche, teilweise gefärbt, Schatten gebrannt. Eisen, verzinnt, geätzt, Zinn. Verschiedentlich im Anrichtenteil verändert: Tierintarsienbilder auf den kleinen Schüben links wohl Augsburg und später eingebaut, rechts sind die Schübe mit den Intarsien nur blind angegeben und wohl 19. Jahrhundert.
231,0 x 375,0 x 60,0 cm.
1875 Ankauf vom Nürnberger Antiquar Probst für 2100 Mark.
Inv.-Nr. 252.

»Als eine schweizer Arbeit von besonderer Stattlichkeit und trefflicher Ausführung muss … das mit ‚Hans Krumenacher. 1619. Matlena an der Halden' bezeichnete Büfett hervorgehoben werden« – so charakterisierte Karl Berling 1897 in seinem Museumsführer (S. 29) dieses mächtige Möbel, das 1875 für eine hohe Summe angekauft wurde. Am 24. April 1875 – schon reichlich ein Jahr vor Eröffnung des Kunstgewerbemuseums – hatte das sächsische Innen-

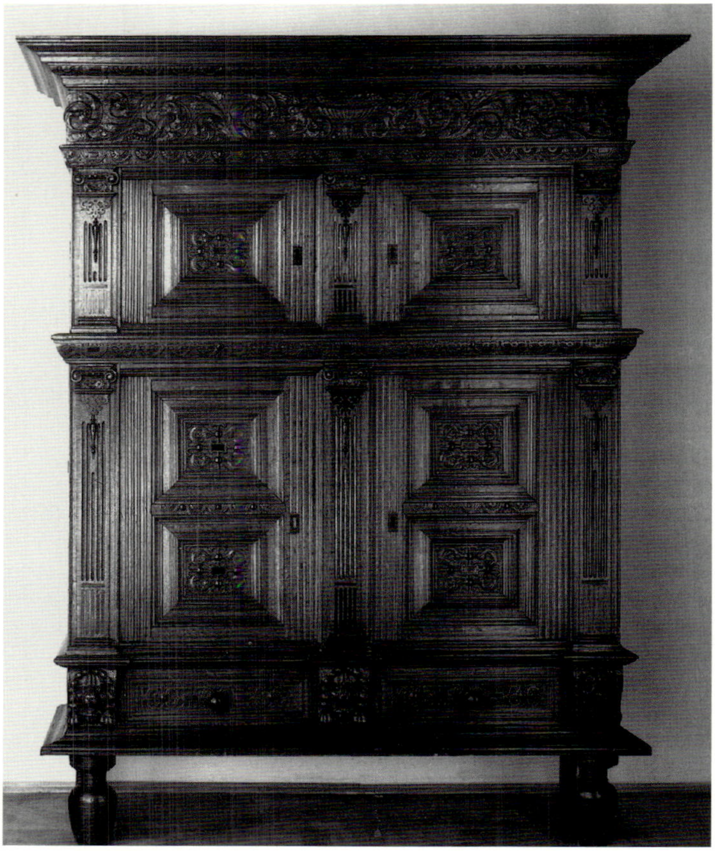

13

ministerium 16 500 Mark zum Zwekke der Erwerbungen kunstgewerblicher Arbeiten für das zukünftige Museum bewilligt. Das dreigeschossige Fassadenmöbel mit vier additiv gereihten Achsen und zurückgesetztem Waschkasten entsprach ideal der damaligen Nutzung im Rahmen einer Vorbildersammlung: ein prächtiges Möbel im favorisierten Stil der Spätrenaissance mit farbigen Intarsien in Form von exotischen und einheimischen Tieren (Elefant, Leopard, Gemse, Schwan, Vögel), Blattwerk, Blumenvasen und Architekturen sowie Arabesken und Flötenstabornamentik. 1909 fertigte Karl Simmang detailreiche Schnitte des Schrankes an, die er in seinem 1913 verlegten Tafelband zum besseren Verständnis »der Konstruktion, Entwicklung und Formgebung« alter »Bürger- und Bauernmöbel« veröffentlichte. Das Schweizer Prunkbüfett stand – malerisch dekoriert mit Zinn-, Keramik-, Glasgeschirren und Textilien – »im zweiten Einbau des Möbelzimmers« (Berling 1897, S. 28f.) des Gebäudes am Antonsplatz.

In der zweiten Hälfte des 19. Jahrhunderts gehörten solche Möbel zu den gesuchten Sammlerstücken, die bis nach England und Amerika verkauft wurden. In der Regel lokalisierte man diese Schränke in das Schweizer Graubünden. Jedoch bauten die Tischler auch in anderen Gegenden der deutschsprachigen Schweiz derartige Möbel, die oftmals in eine ähnlich gestaltete Raumvertäfelung eingepaßt und dort als Mehrzweckmöbel genutzt wurden: als Schrank, als Kredenz und als Waschkasten mit Handwaschbecken und sogenannter Fischblase als Wasserbehälter.

Sicherlich wurde das ausgezeichnet und reich gearbeitete Möbel anläßlich einer Hochzeit bestellt, denn die Inschrift unter dem vorkragenden Abschlußgesims nennt zu beiden Seiten der in der Schrankmitte intarsierten Jahreszahl »1619« die Namen eines Paares: Hans Krumenacher und Matlena an der Halden. Bei Johann Krumenacher (1576–1656) handelt es sich um den seit 1625 tätigen Landesfähnrich von Sachseln. Seine Frau entstammt dem bekannten Geschlecht der Anderhalden in Sachseln (Hist.-Biograph. Lexikon der Schweiz 1927, Bd. 4, S. 550; 1921, Bd.1, S. 364). Sachseln liegt im Innerschweizer Obwalden. Krumenacher, der zur regionalen Führungsschicht gehörte, war zugleich auch als Gastwirt Besitzer des 1617 errichteten Wirthauses »Rössli« in Sachseln, aus dem das Büfett stammen soll (für die Hinweise danke ich Dr. H. Schöpfer, Freiburg/Schweiz). G.H.

Lit.: Berling 1897a, S. 29; Berling 1898, Taf. XII. Abb. 3: Intarsiendetail; Simmang 1913, Taf. 17f.: Aufrisse des Schrankes; Kreisel 1968, S. 95, Abb. 211; Gotik und Renaissance 1981, Kat.-Nr. 33 mit 3 Abb. und Literaturangaben.

13 Schrank

Nördliche Niederlande,
Mitte 17. Jahrhundert.
Eiche, Einlagen in Ebenholz,-geschnitzt. Eisenschloß. Linker hinterer Stollen teilweise ergänzt, Oberboden und verschiedene Profilleisten erneuert.
204,0 x 158,0 x 63,0 cm.
1876 Ankauf vom Dresdener Kunsthändler Erichsohn für 525 Mark.
Inv.-Nr. 3 016.

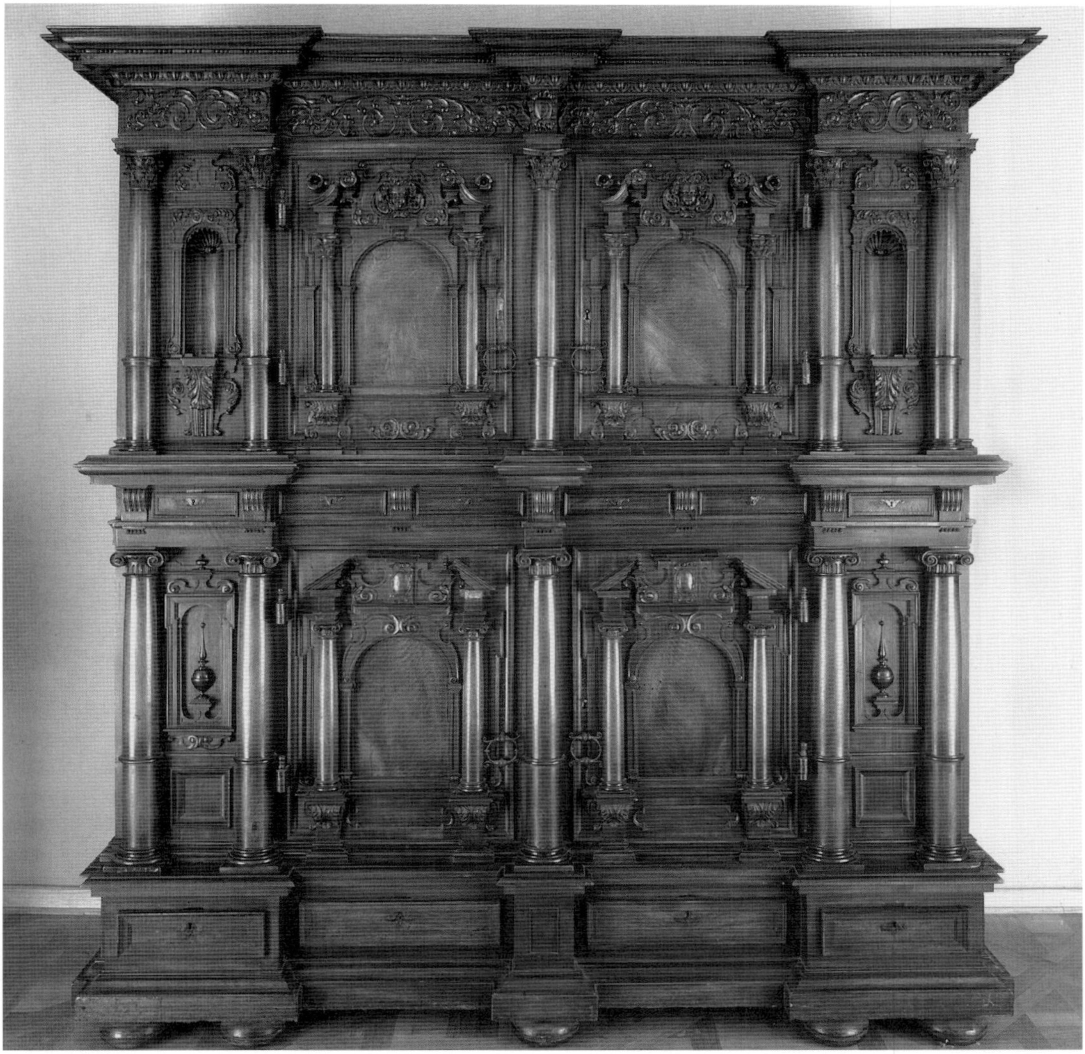

14

Mit drei aufgeführten niederländischen Holzarbeiten sieht Karl Berling 1895 die Möbelkunst Hollands im Museum gut vertreten. Dazu gehörte auch der »im Fayencezimmer stehende Eichenholzschrank mit kleinen aufgelegten Ebenholzornamenten« (Berling 1895, S. 29). Der viertürige holländische Kasten folgt mit seinem hohen Untergeschoß dem Typ des Überbauschrankes. Jedoch ist der kürzere Aufsatz nicht wie bei Überbauschränken üblich räumlich zurückgesetzt. Bei fast allen niederländischen Schränken des 17. Jahrhunderts werden die Schrankgeschosse – Untergeschoß mit Schubladenzone und Aufsatz mit Abschlußgesims – durch eine strenge tektonische Gliederung betont: kannelierte Pilaster mit ionischen Kapitellen, quer angeordnete Friese und Profilgesimse und profiliert gerahmte Füllungen auf den Schrankseiten und Schubladenvorderstücken. Diese, die Türfüllungen und der Fries im Kranzgesims tragen Schnitzereien: Beschlagwerk- und Akanthusblattornament, belegt mit kleinen Ebenholzauflagen, sowie im Abschlußfries kräftige groteske Rankenvoluten mit Blüten, ausgehend von einer gefußten Blumenschale, die von Groteskwesen gehalten wird. Einen ähnlichen, nur plastisch reicheren, niederländischen Schrank besitzt das Hamburger Museum für Kunst und Gewerbe (Meister/Jedding 1966, Kat.- und Abb.-Nr. 206). G.H.

Lit.: Berling 1897a, S. 29; Simmang 1913, Taf. 15f.: Aufrisse des Schrankes. Europäische Landschaftsmalerei 1972, Faltblattbeilage Kat.-Nr. 4; Gotik und Renaissance 1981, Kat.-Nr. 40 mit Abb.

14 Doppelgeschossiger Fassadenschrank

Süddeutschland, wohl München, 1650–1670.
Nadelholz, in Mahagoni furniert, geschnitzt, gedreht. Eisenhandhaben, Eisenbeschläge, geschnitten, graviert. Schloß mit vier schließenden Fallen und Kuppeleingerichte, Schloßkastenabdeckung Messing, geschnitten, graviert, alle Teile geschraubt.
Nischenfiguren und einzelne Ornamentteile fehlen.
353,0 x 231,0 x 82,0 cm.
1883 Ankauf vom Antiquar Knosing (Ort unbekannt) für 2000 Mark.
Inv.-Nr. 14 463.

Die Auseinandersetzung der Künstler und Handwerker im Zeitalter der Renaissance mit dem künstlerischen Formengut der Antike begründete im 16. Jahrhundert eine Flut von Publikationen über antike Architektur, die verwendeten Säulenordnungen und Konstruktionen. Zuerst in Italien, dann vor allem in Süddeutschland erschienen solche Architektur- und Säulenbücher, in denen ausführlich in Wort und Bild die grundlegenden Gesetzmäßigkeiten des entsprechenden Moduls, aber auch Variationen vorgestellt wurden. Das Tischlerhandwerk nutzte diese Publikationen als theoretische Grundlage für die Fassadengestaltungen der Kastenmöbel. Für das Meisterstück, das im 17. Jahrhundert zumeist ein großer Schrank war, mußten die aufgestellten Kompositionsregeln und Säulenordnungen genau befolgt werden. Unter anderem war die Einteilung in toskanische, dorische, ionische, korinthische und komposite Säulen identisch mit der Abfolge bei einer Übereinandersetzung der Säulen von unten nach oben, dabei konnten jedoch auch Ordnungen ausgelassen werden. Der seit 1883 im Dresdener Kunstgewerbemuseum aufbewahrte viertürige Fassadenschrank entspricht zwar dem schon in der Spätgotik entwickelten doppelgeschossigen Schranktyp mit der Gliederung in Sockel, unterer »Truhenkasten«, Gürtelstück, oberer »Truhenkasten« und Kranzgesims, jedoch in der Gestaltung der Fassade folgt er den neuen Säulenordnungsgesetzen: Im Untergeschoß stützen Säulen mit ionischen Kapitellen die Gesimse, oben sind Säulen mit korinthischen Kapitellen eingesetzt. Diese Architekturelemente bestimmen die betont vertikale Erscheinung des doppelgeschossigen Schrankes, die auch nicht beeinträchtigt wird durch die horizontale Gliederung des Sockelgeschosses und des Gurtgesimses – jeweils mit Schubkästen – sowie des vorkragenden Kranzgesimses mit breitem umlaufendem Rankenfries.
Derartige zweiteilige Fassadenschränke werden allgemein dem süddeutschen Schreinerhandwerk im 17. Jahrhundert zugeordnet, wobei Nürnberg ein wichtiges Zentrum gewesen sein muß. Neue Forschungen haben ergeben, daß auch in München solche doppelgeschossige Schränke gefertigt wurden. Zu dieser Gruppe gehört das vorgestellte Möbel. Durch die Verwendung von zarten reliefierten Volutenranken im Kranzgesimsfries und von Rundbogenfeldern anstelle der bisherigen Ovalfelder auf den vier Türfüllungen stellt der Dresdener Schrank ein wichtiges Bindeglied in der Entwicklungsreihe dieser Münchener Frühbarockschränke dar. Noch ist bei dem Schrank in relativ dezenter Weise die Ornamentik – Beschlagwerk und Hopfenranken – entsprechend der architektonischen Fassadengestaltung in Nischen, Giebelaufsätzen und Gesimsen verteilt. Keine Intarsien und nicht der beliebte »Horror Vacui« des Schmucks verunklären die kraftvolle Formgebung des Fassadenschranks, der sicherlich schon 1883 zu einem der wichtigsten Stücke in der Möbelsammlung des Dresdener Kunstgewerbemuseums zählte. G.H.

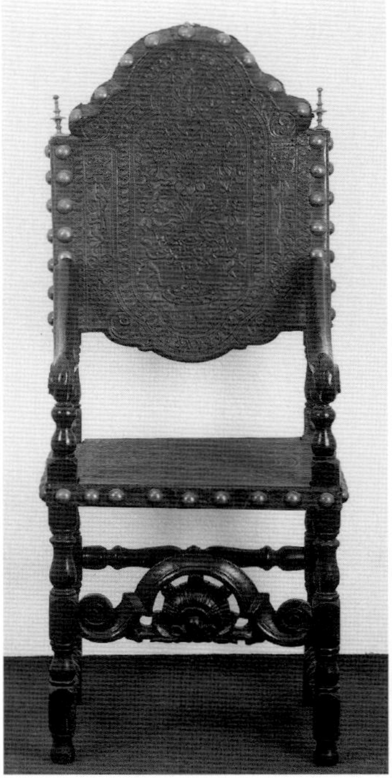

15

Lit.: Berling 1897a, S. 29: wohl identisch mit »der grosse Schrank im 3. Einbau«; Miller 1982, S. 3488, Abb.5.

15 Armlehnstuhl

Spanien, 2. Hälfte 17. Jahrhundert.
Eiche und Nadelholz (Sitzzargen), gebeizt, gedrechselt, geschnitzt. Lederbezug, gepreßt, geschnitten. Messingnägel. Einzelne Messingnägel und mittlerer Vasenaufsatz fehlen an der Lehne. Im 19. Jahrhundert etwas verändert. Schlagstempel des 19. Jahrhunderts »7197« am hinteren linken Lehnenstollen.
130,0 x 51,0 x 53,0 cm.
1877 Ankauf von den Gebr. Bourgeois, Köln, für 360 Mark.
Inv.-Nr. 4 504.

Um die Geschichte des Möbels zu vertiefen, stellte Karl Berling in seinem Führer aus dem Jahre 1897 (S. 30ff.) die stilistische Entwicklung des Stuhls vor und dokumentierte diese mit Zeichnungen nach Originalen durch Karl Rade (1840–1917), Professor an der Kunstgewerbeschule. Berling begründete dies damit, daß Stühle aus verschiedenen Zeiten im Museum gut vertreten sind, »andererseits aber auch, weil der Stuhl ein Möbel ist, das nicht nur überall und in jedem Hausstand gebraucht wird, sondern dessen Entwurf wohl zu den schwierigsten Aufgaben gehört, die den Möbelzeichnern gestellt werden« (S. 31). Den spanischen Stuhl mit gepreßten und geschnittenen Rosettenmotiven und einer Blütenvase mit zwei tanzenden Putten auf der Lederbespannung ordnete Berling schon dem beginnenden Barockstil zu. Denn in dieser Zeit »begann man besonders die Rücken- und Armlehnen den Formen des menschlichen Körpers anzupassen, erstere etwas schräg zu stellen, letztere leicht auszuschweifen« (S. 36). Der Armlehnstuhl gehörte zur Lehrmittelsammlung (L. 2318). Die Veränderungen im 19. Jahrhundert beziehen sich auf einzelne Konstruktionsteile, u.a. besitzt der hintere linke Lehnenstollen den Schlagstempel »7197«. G.H.

Lit.: Berling 1897a, S. 34 f., Fig. 3 (Zeichnung); Internationaler Kongress 1912, Abb. S. 3 (links oben); Gotik und Renaissance 1981, Kat.-Nr. 42 mit Abb.

16 Stuhl

Süddeutschland,
Mitte 17. Jahrhundert.
Nußbaum, geschnitzt. Lederbezug, bemalt, gepunzt, spätere Ergänzung. Alte Sitzpolstertechnik durch neun eingesetzte Sprungfedern verändert.
118,0 x 50,0 x 46,0 cm.
1875 Ankauf vom Kammermusiker Kummer (Ort nicht genannt) für 100 Mark.
Inv.-Nr. 662.

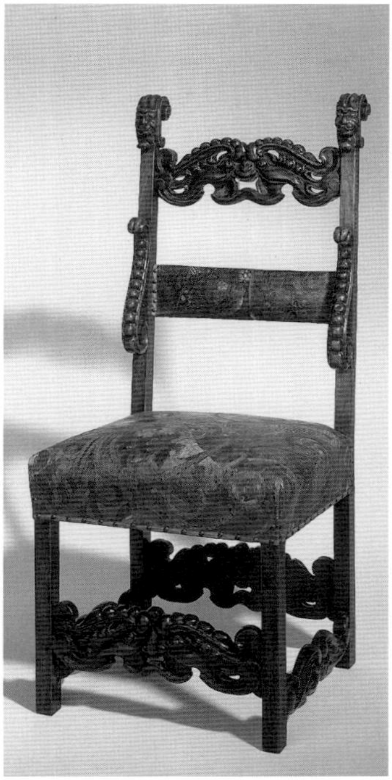

16

In Deutschland hält sich der konservative Typ des Pfostenstuhls noch lange bis ins 17. Jahrhundert. Neben den Schnitzereien bereichern oftmals farbige, mit großen Ziernägeln befestigte Bezüge den Schmuck der Möbel. Das vorgestellte hochlehnige Sitzmöbel besitzt durchgehende hintere Stollen, die bis an das obere Lehnenstück geführt werden und in kannelierte, nach hinten sich rollende Voluten auslaufen. Nach vorn hin sind diese Voluten mit je einer männlichen Maske besetzt. Das obere Lehnenquerstück besteht aus dickem, teigig geformtem Knorpelwerk. Dieses frühbarocke Ornament wurde gegen 1600 vor allem in Deutschland und Holland entwickelt.
Es besteht aus bewegtwulstigen, verknorpelten, auch ohrmuschelartigen Formen. Ebensolcher phantastischer Schmuck ziert zwischen den Stuhlbeinen die breiten Querstücke, deren Hauptaufgabe, die Standhaftigkeit des Gestells zu erhöhen, dadurch ornamental verbrämt wird. Insgesamt ist der kantige Umriß des Stuhls durch die reichen Zierformen gemildert. Besonders deutlich wird diese Tendenz an dem S-förmigen Volutenbesatz auf den Lehnpfosten zu beiden Seiten des lederbezogenen unteren Querbrettes. Die Sitzlederbespannung ist allseitig um die Zarge des Sitzes herumgezogen, wie es im 17. Jahrhundert üblich war. Das goldgepreßte Leder stammt jedoch aus dem frühen 18. Jahrhundert und erinnert an die Ledertapeten in Schloß Moritzburg bei Dresden. Vermutlich wurde bei einer Restaurierung nach dem Krieg, in den 50er Jahren, aus vorhandenen Ledertapetenresten der Stuhl neu »beschlagen«.
Das Kunstgewerbemuseum besitzt mehrere solche lederbezogene Pfostenstühle aus dem 17. Jahrhundert, die alle in den letzten Jahrzehnten des 19. Jahrhunderts erworben wurden und als Vorbilder für Neuschöpfungen in den damals modernen Neostilen à la Renaissance oder Barock hoch geschätzt waren (z.B. Stuhl mit Lederbezug, Inv.-Nr. 46, 1873 Ankauf vom Augsburger Kunsthändler Heilbronner für 30 Mark: Gotik und Renaissance 1981, Kat.-Nr. 41 mit Abb.; Armlehnstuhl mit Lederbezug, Inv.-Nr. 8 957, 1879 Ankauf vom Münchener Antiquar und Hoflieferanten A. S. Drey für 165,60 Mark). G.H.

Lit.: Simmang 1913, S. 45, Abb. 48 (Zeichnung); Kreisel 1968, S. 629, Abb. 657.

17 Zwei Brettschemel

Deutschland, 2. Hälfte 17. Jahrhundert.
Eiche, geschnitzt, gedreht. Stuhl Inv.-Nr. 55 mit reichem Akanthusblattwerk mit Blüten an der Lehne und gedrehten Beinen. Stuhl Inv.-Nr. 10 408 mit Knorpelornament an der Lehne und kannelierten Beinen.
99,0 x 42,0 x 39,0 cm (Inv.-Nr. 55), 96,0 x 45,0 x 38,0 cm (Inv.-Nr. 10 408).

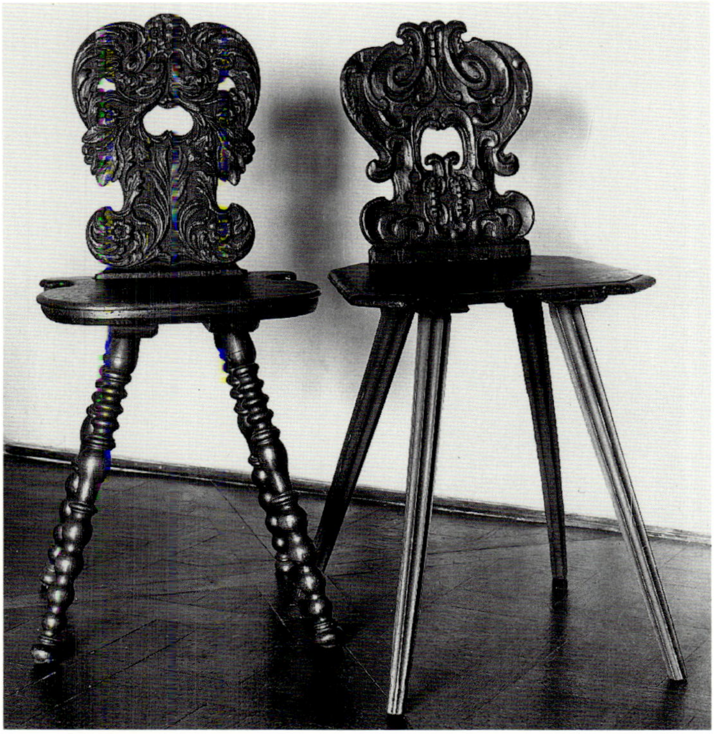

17

1874 Ankauf aus dem Nürnberger Kunsthandel Propst für 25,71 Mark (Inv.-Nr. 55); 1880 Ankauf vom Dresdener Antiquar Erichsohn für 15 Mark (Inv.-Nr. 10 408).
Inv.-Nr. 55, 10 408.

In seiner historischen Entwicklungsreihe von Sitzmöbeln ließ Karl Berling auch den Schemelstuhl mit reichen Akanthusschnitzereien an der Lehne durch Karl Rade zeichnen und in seinem Möbelführer abbilden (1897a, S. 34, Fig. 4). Berling schreibt, daß im deutschen Barock »noch eine zweite Art, die sog. Bauernstühle, im Gebrauch« waren. »Das sind Stühle, bei denen der Sitz entweder durch 4 schräg nach auswärts gestellte Füsse oder durch 2 Brettzargen gestützt wird, und deren steif gehaltene Lehnen reichen plastischen Schmuck aufweisen. Bei der grossen Beliebtheit, der sich die heimische Renaissance vor wenigen Jahren erfreute, haben dann auch diese Stühle wieder eine gewisse Bedeutung erlangt. Mit der Zeit ist man aber doch zu der Erkenntnis gekommen, daß sie mit ihren ungenügenden Standflächen und unbequemen Lehnen unseren ästhetischen Anforderungen keineswegs entsprechen.« (Berling 1897a, S. 36). Zum Studium einer vorbildlichen Verwendung von Ornamentik ohne deren funktionslose Verselbständigung waren die beiden Stühle sicherlich hervorragende Beispiele für die Studenten der Kunstgewerbeschule. Brettschemel sind entfernte Nachfahren des italienischen Sgabello, wobei bei den nordeuropäischen Schemelstühlen meist die phantasievoll ornamentierte Rückenlehne im Gegensatz zum nüchternen Untergestell steht. Die Blütezeit des Brettschemels (»Stabelle«) lag im 17. Jahrhundert. Damals wurden solche Sitzmöbel auch in der gehobenen Gesellschaft benutzt. Das Kunstgewerbemuseum besitzt noch einige solcher Brettschemel (zwei Schemelstühle, 18. Jahrhundert, Inv.-Nr. 3 663, 33 642, 1876 Ankauf vom Dresdener Händler Erichsohn für 40 Mark; Schemelstuhl, 18. Jahrhundert, Inv.-Nr. 4 072, 1877 Ankauf von Berthold aus Dresden für 24 Mark), von denen einer auch im ehemaligen »Bauernzimmer« im neuen Museumsgebäude an der Güntzstraße ausgestellt war (Stuhl mit Volutenbekrönung, Mitte 17. Jahrhundert, Inv.-Nr. 8 809, 1879 Ankauf von G. Reichel, München für 14 Mark). In ländlichen Gegenden ist diese Art von Sitzmöbeln heute noch beliebt. G.H.

Lit.: Berling 1897a, S. 34, Fig. 4 (Inv.-Nr. 55): Zeichnung durch Karl Rade, Professor an der Dresdener Kunstgewerbeschule; Möbel 18. Jahrhundert 1964, Kat.-Nr. A 35, 36; Kunsthandwerk 18. Jahrhundert 1967, Kat.-Nr. A 35, 36 mit Abb; Kreisel 1968 (3. Aufl. 1981), Abb. 673; Haase-Messner/Reinheckel 1973, Kat.-Nr. A 32, 33 mit Abb.

18 Stuhlgestell
Nordwestdeutschland oder nördliche Niederlande, um 1700 mit Ergänzungen des 19. Jahrhunderts.
Eiche, geschnitzt, gedreht. Stuhlrohrgeflecht und Polsterung fehlen.
Höhe 11,4 cm.
1880 Ankauf vom Dresdener Antiquar Erichsohn für 55 Mark.
Inv.-Nr. 10 504.

Das Stuhlgestell vermittelt dem Betrachter deutlich die interessante Holzkonstruktion. Wie die rückwärtigen Pfosten sind die Beine und die Stege durch Kanthölzer und spiralig gedrehte Pfosten rhythmisiert. Reiche Schnitzereien in Form von bewegtem Akanthuslaub mit Kurhut und Blütenrosetten schmücken das Querbrett zwischen den Beinen und dem Mittelteil der Lehne. Ursprünglich war diese ebenso wie der Sitz mit Rohrgeflecht ausgespannt. Noch heute sind die Einzugslöcher sichtbar. Der Stuhltyp mit und ohne Armlehnen wird als Louis-XIII-Stuhl bezeichnet. Seit dem frühen 17. Jahrhundert breitete sich dieses Sitzmöbel zuerst in Flandern, dann in Frankreich aus. Danach, besonders in der zweiten Hälfte des Jahrhunderts, bauten die Stuhlmacher auch in den Niederlanden, in Deutschland und in England diesen Sitz. Als eine spätere Variante des Louis-XIII-Stuhles gelten Sitzmöbel mit dreigeteilter Rückenlehne. Sind die Felder – wie bei unserem Exemplar – zwischen den vertikalen Leisten noch mit Rohrgeflecht ausgefüllt, dann weist dies auf niederländische Werkstätten hin. Immer findet sich aber reiches Schnitzwerk in Form von Blattranken, Rosetten und auch figürlichen Darstellungen. Die Schnitzereien am Dresdener Möbel erscheinen relativ einfach und provinziell, so daß eine Datierung um 1700 und eine Lokalisierung ins bäuerliche Nordwestdeutschland oder auch in die nördlichen Niederlande anzunehmen ist. Jedoch wurden an dem Stuhl im 19. Jahrhundert einige Veränderungen, beispielsweise die Vasenaufsätze an der Lehne, vorgenommen. Ein ähnlicher Armlehnstuhl steht in der Veste Coburg (Kreisel 1968, Abb. 645: hier ohne Begründung nach Sachsen lokalisiert). G.H.

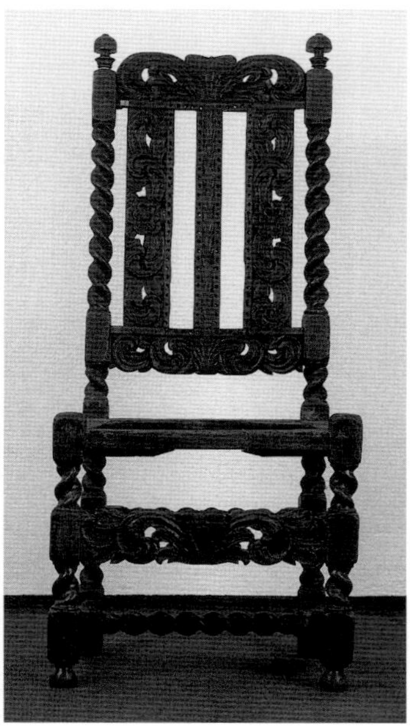

18

19 Pendule

Paris, um 1700. Uhrwerk von
Jacques Thuret, Paris, erwähnt
zwischen 1694 und 1712.
Uhrwerk signiert: »Thuret«.
Eiche, Messing und Schildpattmarketerie in Boulletechnik (premier effet). Messingbeschläge, gegossen, feuervergoldet.
48,0 x 27,0 x 17,0 cm.
1884 Ankauf vom Dresdener Kunsthändler Robert Gerson für 430 Mark.
Inv.-Nr. 15 372.

Die kleine, relativ streng gestaltete Pendule, die durch den Uhrmacher Thuret in die Zeit um 1700 datiert werden kann, bildete Berling in seinem knapp illustrierten Museumsführer aus dem Jahre 1897 ab, nicht nur als Beispiel einer französischen Uhr aus der Zeit Ludwigs XIV. (1643–1715), sondern auch wegen der außergewöhnlichen, barocken Oberflächenveredlung in Messing und Schildpatt und der vorzüglichen Bronzen »an denjenigen Stellen, welche konstruktiv besonders hervorgehoben werden sollten, wie Füße, Stützen, Bekrönungen, Ecken, oder dort, wo praktische Gründe es erforderten, wie bei Schlüsselschildern und Handhaben, ...« (Berling 1897a, S. 22). Die Zeilen sollten den Lernenden der Kunstgewerbeschule vermitteln, wie vorbildlich die vergangenen Meister Funktion, Form und künstlerische Gestaltung vereinigt hatten.
Bei der an der Uhr verwendeten Marketerie wurden statt verschiedener Hölzer holzfremde Materialien wie Schildpatt und Messing, seltener Zinn, Elfenbein, Perlmutt oder Horn übereinandergelegt und nach der

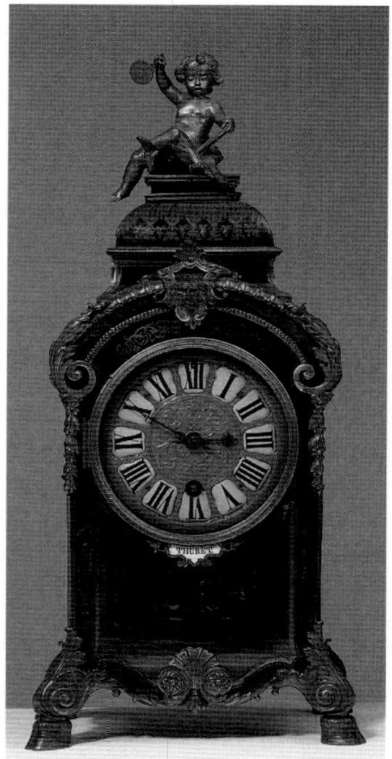

19

aufgetragenen Vorzeichnung ausgesägt. Die so hergestellten Positiv- und Negativformen ließen sich zu formgleichen, farblich entgegengesetzten Bildern zusammenfügen und auf das Blindholz aufbringen. Diese Oberflächenveredlung beherrschte der Hofebenist Ludwigs XIV., André Charles Boulle (1642–1732), so meisterhaft, daß sie nach ihm benannt wurde. Die Blütezeit der Boullemarketerie lag im letzten Viertel des 17. und im ersten Viertel des 18. Jahrhunderts. Aber auch im 19. Jahrhundert wurde diese Technik angewandt. Deshalb waren auch Boullearbeiten als nachahmenswerte Vorbilder im Kunstgewerbemuseum »in einigen recht guten Stücken vertreten« (Berling 1897, S. 29). Es handelte sich um einige Konsolen aus den Dresdener Königl. Gardes meubles (Inv.-Nr. 34 023, 34 025-34 027) und Pendulen (Inv.-Nr. 25 104, Paris, 18. Jahrhundert, Uhrmacher Charles Balthazar, 1894 Ankauf aus Dresdener Privatbesitz; Inv.-Nr. 26 238, Paris, 18. Jahrhundert, 1900 Ankauf vom Dresdener Antiquar H. Schulze), wobei eine wohl englischer Herkunft ist (Inv.-Nr. 4 106, 18. Jahrhundert, 1877 Ankauf aus dem Dresdener Kunsthandel: Kunsthandwerk 18. Jahrhundert 1967, Kat.-Nr. A 8, A 15 mit Abb.). G.H.

Lit.: Berling 1897a, S. 30. Abb. 10; Möbel 18. Jahrhundert 1964, Kat. Nr. A 6 mit Abb; Kunsthandwerk 18. Jahrhundert 1967, Kat.-Nr. A 6 mit Abb.; Haase-Messner/Reinheckel 1973, Kat.-Nr. A 6 mit Abb.

20 Schreibschrank

Franken, 1715/20.
Nadelholz, in Nußbaum furniert, Intarsien in Mooreiche, Ahorn, Schatten gebrannt. Messingbeschläge. Schubkästen mit »Türkisch Papier« (Kamm-Marmor) tapeziert.
172,5 x 95,0 x 52,0 cm
1875 Ankauf vom Bamberger Kunsthandel Scherer für 514,29 Mark.
Inv.-Nr. 195.

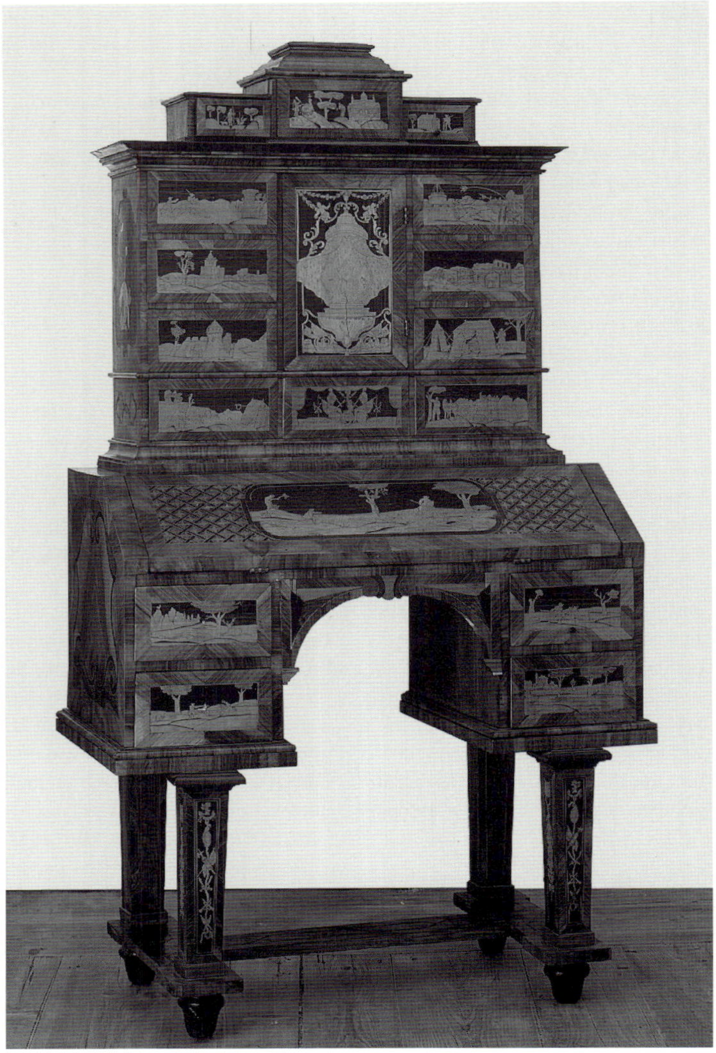

20

Das zierliche Schreibmöbel setzt sich zusammen aus dem variierten französischen »bureau Mazarin« auf konischen Balusterbeinen und mit Kniefreiheit, einem Pultaufsatz mit schräger, abklappbarer, von herausziehbaren Stützholmen gehaltener Klappe und dahinterliegenden Schubfächern sowie einem Kabinettaufsatz mit einem von sieben Schubfächern (der untere Schubkasten hat eine blinde Dreiteilung!) umgebenen Tabernakelfach. Dieser Schreibmöbeltyp war vor allem im fränkischen Süddeutschland heimisch. Dafür spricht auch die betonte Dreiteilung des Schrankaufsatzes bis hin zum getreppten, dreischübigen Aufsatz über dem vorkragenden Kranzgesims. Da das Möbel 1875 aus dem Bamberger Kunsthandel erworben wurde, ist zu vermuten, daß es auch in einer fränkischen Schreinerwerkstatt gefertigt wurde. Ebenfalls typisch süddeutsch ist die reiche Vielfalt der Oberflächenveredlung durch Friese mit dünnen Bändern und Spiegelfeldern, die auf den Schubkastenvorderstücken durch verschiedene intarsierte Darstellungen ausgefüllt werden: Landschaften mit Architekturen, Jagd- und Militärszenen, auch Chinoiserien und Trophäen. Die Tabernakeltür schmückt das Wappen des ehemaligen Besitzers. Eine feinteilige Gittermarketerie umgibt auf der Schreibplatte das Ovalfeld mit einer weitflächigen Jagddarstellung. Bewegtes Bandelwerk und je ein großer exotischer Vogel auf Geäst zieren die Schrankseiten.

Der Ankauf des Schrankes erfolgte im Jahr der Gründung der Kunstgewerbeschule. Das Möbel sollte sicherlich für die Kunst der Furnier- und Intarsientechnik ein wichtiges Lehrstück sein. Im Inventar wurde das Möbel interessanterweise mit dem alten süddeutschen Begriff für Schreibmöbel »Tresor« verzeichnet.

Außerdem schrieb der Museumsbeamte noch hinzu »Holz im Renaissancestil«, eine historische Zuordnung, die damals hoch favorisiert wurde. G.H.

Lit.: Adolf Feulner, Eine Kommode nach Entwurf von Cuvilliés. In: Festschrift zum 60. Geburtstag von E.W. Braun, Augsburg 1931, S. 167ff., Abb. 1-5; Möbel 18. Jahrhundert 1964, Kat.-Nr. A 28 mit Abb; Kunsthandwerk 18. Jahrhundert 1967, Kat.-Nr. A 28 mit Abb.; Haase-Messner/Reinheckel 1973, Kat.-Nr. A 24 mit Abb.

21 Wandschrank in Form einer »Commode à ventaux«

Vermutlich Werkstatt Johann Michael Schmidt, München, Mitte 18. Jahrhundert.
Nadelholz, Füße in Linde geschnitzt, roter Lack mit Goldrelief. Oberflächenschäden an der gelblich-weiß lackierten Platte.
79,0 x 94,0 x 38, 5 cm.
1886 Ankauf vom Dresdener Antiquar Richard Koch für 160 Mark.
Inv.-Nr. 17 559.

Der kleine rot-goldene Wandschrank täuscht mit seiner Tür mit Kommodenaufteilung das im 18. Jahrhundert beliebte Schubkastenmöbel (Commode à ventaux) nur vor. Wandgebunden stand er sicherlich in einer reich ausgestatteten Wanddekoration, deren Farbe, Vergoldung und plastische Dekoration mit der Gestaltung der Kommode korrespondierten. Der Stil der Kommode weist in den Münchener Raum, wo um die Mitte des 18. Jahrhunderts weiß-goldene und andersfarbige, mit Rocaillen, Blüten und Blättern reich geschnitzte Möbel und Wandgestaltungen durch den berühmten Hofkünstler François Cuvilliés d.Ä. (1695–1768) geschaffen wurden. Das Münchener Rokoko wurde aber nicht nur durch ihn, sondern auch durch andere Meister geprägt, die jedoch einen schlichteren, weniger plastischen Stil vertraten. Zu ihnen gehörte der Schnitzer und Dekorateur Johann Michael Schmidt, dem Kommoden mit gleichen ausgebauchten Eckstollenkonstruktionen wie an unserem Möbel zugeschrieben werden. In der Münchener Residenz und auch im Bayerischen Nationalmuseum München stehen vergleichbare, jedoch weiß-gold gefaßte Möbel (Meister/Jedding 1966, Nr. 301 mit Abb.), die mit ähnlichem flachem Bandwerk – verbunden mit Blüten- und Blattwerk – und einem durchbrochenen Tablier ausgeziert sind. Auch am Dresdener Möbel wurde das vergoldete reliefierte Dekor über rotem Grund durch Auftragen von Lackmasse erreicht.

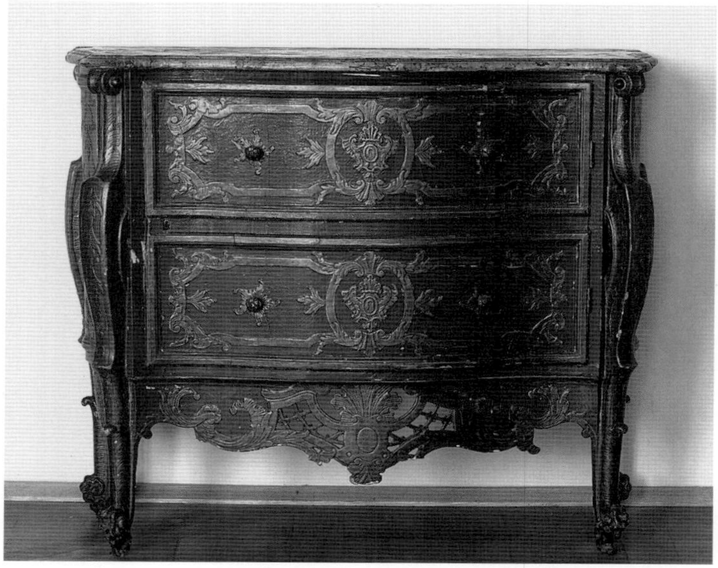

21

Innerhalb der Möbelerwerbungen der ersten Jahrzehnte stellte das kleine farbig gefaßte Wandschränkchen eine Besonderheit dar. Denn erst wesentlich später wurden Rokokomöbel als hervorragende Möbelkreationen geschätzt und hoch bezahlt. Karl Berling kritisierte noch diese Möbel »mit eigenartig gebildetem Schnörkel- und Muschelwerk« vor allem auch wegen der Vergewaltigung von Material und Konstruktion (Berling 1898, S. 25). G.H.

Lit.: Möbel 18. Jahrhundert 1964, Kat.-Nr. A 68 mit Abb; Kunsthandwerk 18. Jahrhundert 1967, Kat.-Nr. A 62 mit Abb.; Haase-Messner/Reinheckel 1973, Kat.-Nr. A 59 mit Abb.

22 Zwei Türen eines Wandschrankes

Frankreich, Mitte 18. Jahrhundert.
Eiche, geschnitzt, gebeizt. Schlüsselschilder in Messing, Bänder in Eisen und Messing, Kastenschlösser in Eisen.
240,0 x 90,0 cm.
1885 Ankauf vom Leipziger Architekten Hartel für 700 Mark.
Inv.-Nr. 17 149.

Die Türen eines Wandschranks mit zarten Rocaille-Schnitzereien gehören zu den von Berling als »treffliche Holzschnitzereien« des Rokoko charakterisierten Erwerbungen der ersten Museumsjahre (Berling 1897, S. 23). Obwohl sie in Leipzig erworben wurden, sind sie wohl keine sächsischen Arbeiten. Die Flächigkeit feiner Rocaillen gepaart mit den sich plastisch wölbenden Rocaille-Kreationen oben an den Füllungsprofilen

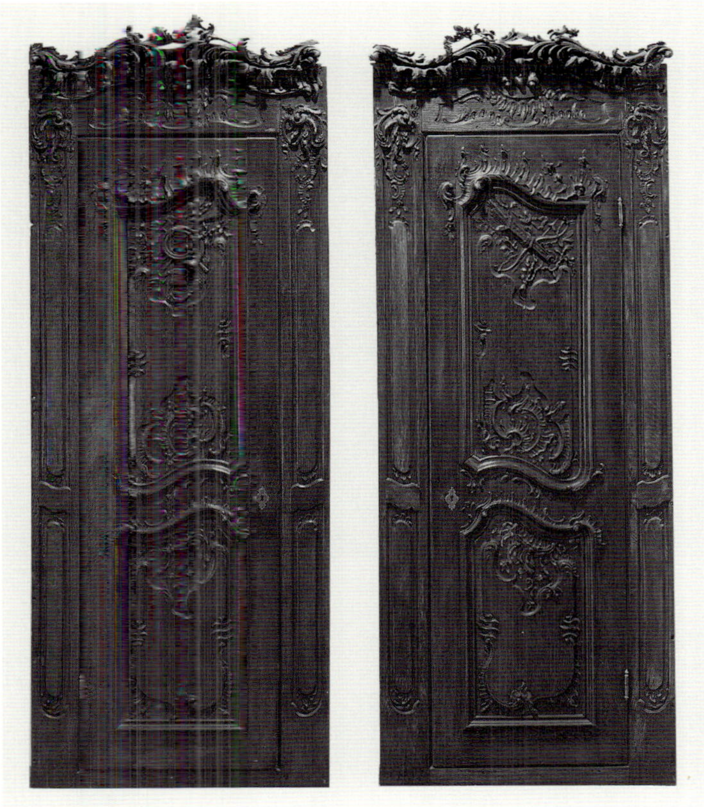

22

und am Abschluß des Türrahmens sowie der Schnitzereistil lassen an eine französische oder elsaß-lothringische Schnitzwerkstatt um 1750/60 denken. Die vorzügliche Schnitzarbeit war wohl nie mit einer Fassung versehen und ist deshalb in ihrer ganzen Frische und Ursprünglichkeit zu erleben. Dafür, daß der Wandschrank aus einem fürstlichen oder adligen Palais stammt, das für die Jagd genutzt wurde, sprechen die Jagdgerätschaften – Köcher, Gewehr und Jagdhorn – in den Türfüllungen. Im Museum am Antonsplatz wurden die Schrankteile als »Jagdtüren« bezeichnet. Sie begrüßten den Besucher gleich in der Nische gegenüber dem Eingang (Berling 1897a, S. 30).

G.H.

Lit.: Berling 1897a, S. 30; Kunsthandwerk 18. Jahrhundert 1967, Kat.-Nr. A 12 mit Abb; Haase-Messner/Reinheckel 1973, Kat.-Nr. A 10 mit Abb.

23 Spiegel

Sachsen (?), 1750/1760.
Nadelholz, Rahmen in Linde, geschnitzt, vergoldet, kleinere Fehlstellen. Spiegelglas 1929 ersetzt, Belag teilweise zerstört.
86,0 x 37,0 cm.
1898 Ankauf vom Dresdener Antiquar K. Schulze für 30 Mark.
Inv.-Nr. 25 968 a.

Obwohl Karl Berling das vom Rokoko geprägte Möbel wegen der fehlenden materialgerechten technischen Bearbeitung nicht sonderlich lobte, war er von den »treffliche(n) Holzschnitzarbeiten ... besonders wo es sich um Rahmen für Spiegel und Bilder oder um Rahmenwerk bei Wanddekorationen und ähnlichem handelte« (Berling 1897a, S. 23) sehr angetan. Ganz besonders schätzte er die Arbeiten des Dresdener Hofgaleriebildhauers Joseph Deibel (1716 bis 1793), von dem das Kunstgewerbemuseum einen »kleine(n), künstlerisch wie technisch außerordentlich fein behandelte(n) Bilderrahmen« besaß (Berling 1897a S. 25f., Abb. 1; Berling 1898, S. 25, Taf. XIX (Rokoko, 1) Fig. 1), der aber seit den kriegsbedingten Auslagerungen 1945 zu den bedauernswerten Verlusten gezählt werden muß.Der Rahmen des vorgestellten Spiegels wird umgeben und bekrönt von wild ineinander verwachsenen und zum Teil durchbrochenen Rocailleformen, gepaart mit C-Schwüngen, zerfasernden Muschelrändern, Akanthusblattwedeln und vereinzelten kleinen Blüten. Die Schnitzereien lassen aber die Feinheit und zarte Eleganz des Deibelschen Stils vermissen. Es ist jedoch durchaus denkbar, daß der Rahmenschnitzer im Umkreis des Dresdener Hofgaleriebildhauers tätig war. Josef Deibel führte um 1740 die ersten Ornamentformen des Rokoko in Dresden ein und war später für die Fertigung einer einheitlichen Rahmung der Gemälde in der Dresdener Galerie verantwortlich.

G.H.

24 Spiegel

Böhmen (?), 3. Viertel 18. Jahrhundert.
Nadelholz, Rahmen in Linde, geschnitzt, verschiedene Fehlstellen.
Spiegelglas mit Schliff, Matt- und Blankschnitt.
109,0 x 63,0 cm.
1878 Ankauf vom Dresdener Antiquar Lorenz für 150 Mark.
Inv.-Nr. 6 335.

An dem Spiegel mit hoher giebelförmiger Bekrönung rahmt die Rocaille-

gelassen. Dadurch wird gewissermaßen das große Spiegelfeld nach außen in den Rahmen hinein erweitert. Ausgeziert werden die Spiegelscheiben im Rahmen durch geschnittene zarte Blüten, wobei der Schnitt auf der Rückseite vor der Spiegelbelegung mit Zinnfolie durchgeführt sein muß. An der Gestaltung des Spiegels arbeiteten neben dem Rahmenschnitzer auch noch der Spiegelmacher und der Glasschneider mit. Ein solches Zusammenwirken unterschiedlicher Gewerke und Künstler war nicht nur im Rokoko, sondern im gesamten 18. Jahrhundert für viele Gegenstände der Raumausstattung häufige Praxis. G.H.

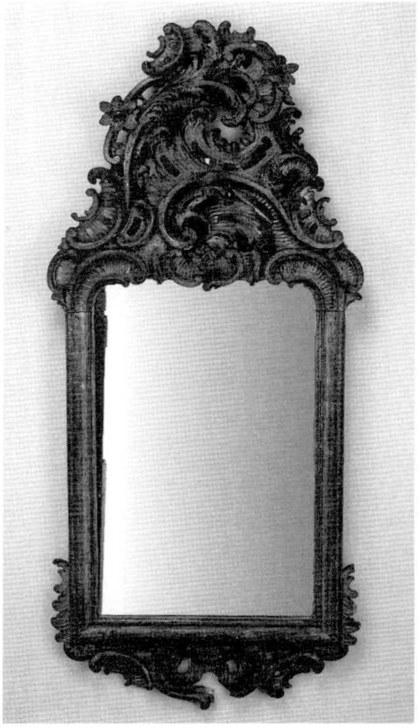

23

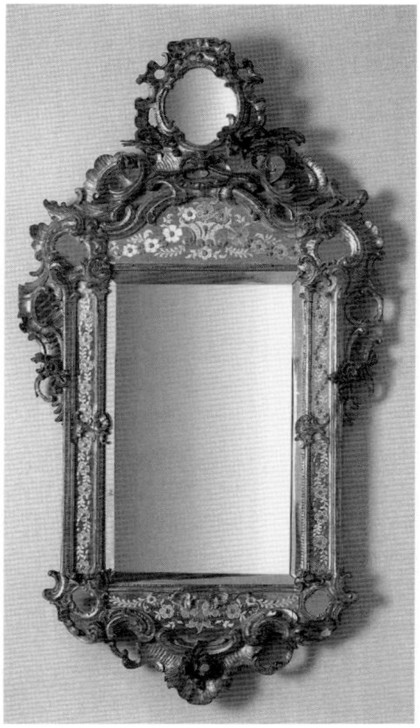

24

Ornamentik mit ihren durchbrochenen Gitterteilen, Muschelrändern und C-Schwüngen in asymmetrischer Anordnung nicht allein den Spiegelrahmen, sondern zwischen den schmalen Rahmenprofilleisten, in den vergoldeten Rokokoschnitzereien der Bekrönung und am unteren Rahmenteil sind zusätzlich verschiedene Spiegelteile sowohl in Form eines zweiten Rahmens als auch in Form runder Kartuschenfelder ein-

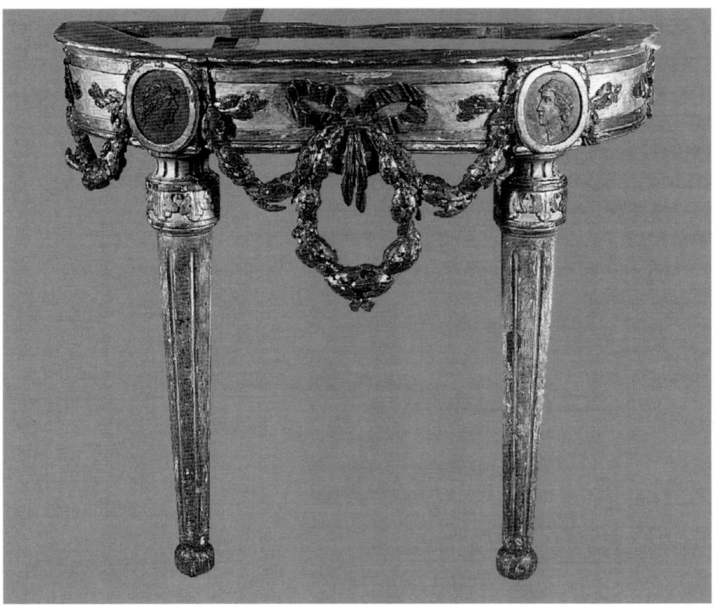

25

25 Konsoltisch

Dresden, 1770/80.
Linde, geschnitzt, vergoldet. Fassungs- und Holzschäden. Laut Inventarangabe ehemals grün gelüstertes Blattwerk, später über Kreidegrundierung vergoldet. Platte fehlt.
76,0 x 87,0 x 40,0 cm (ohne Platte).
1888 Ankauf aus der Auktion Wolf, Dresden, für 25 Mark.
Inv.-Nr. 20 903.

Im 18. Jahrhundert gehörten Konsoltische zusammen mit der dekorativen Wandgestaltung fast immer zur einheitlichen Ausstattung repräsentativer Räumlichkeiten. Zunächst waren die Wandtische vierbeinig gestaltet und konnten auch ohne Wandgebundenheit frei stehen. Zur Zeit des Rokoko reduzierte sich die Anzahl der Beine auf zwei und vereinzelt sogar auf eins, so daß die Tische ohne Verankerung mit der Wand nicht mehr standfest waren. Sie verschmolzen durch die immer mehr zunehmende Dekorativität an geschnitzter und vergoldeter Rocaille-Ornamentik geradezu mit der Wand. Nicht Tischler, sondern Bildhauer fertigten diese Tische, die auch noch am Ende des 18. Jahrhunderts zu den

Aufgaben dieser Künstler gehörten. Ein typisches Möbel dieser Zeit ist der halbrund geschnitzte und vergoldete Konsoltisch auf zwei kannelierten Beinen, geschmückt mit zwei antiken Bildnismedaillons, Eichenlaubfestons und einem Eichenlaubkranz, der in der Zargenmitte von einer gefalteten Schleife gehalten wird. Die strenge, nüchtern-elegante Formgebung wendet sich ganz bewußt gegen die »Übertreibung und wilde(n) Phantastik...«, gegen die »geschwungenen Linien, die Unsymmetrie und das Überwuchern des Ornaments« (Berling 1898, S. 26) während des Rokoko. Durch die Hinwendung zur Antike, gestützt auf die 1748 begonnenen Ausgrabungen in Pompeji, durch Reisen zu den antiken Stätten und den regen Austausch von Stichwerken vor allem englischer Künstler kam es dann für kurze Zeit – etwa zwischen etwa 1770 und 1780 – zu einer betont streng klassizistischen Formensprache am Möbel. In Nachahmung antiker Vorbilder dominierten die kräftigen und schweren, symmetrisch angeordneten Formen und Dekorelemente. Nach dieser ersten, fast revolutionären Phase folgte dann bis zur Jahrhundertwende wieder ein Stil voller ausgewogener Eleganz. Diese Zweiteilung der ersten Epoche des Klassizismus, des Louis-Seize- oder Zopfstils, ist auch an der Entwicklung des Dresdener Möbels nachzuweisen. In der Moritzburger Fasanerie und im Westflügel des Pillnitzer Bergpalais standen derartige Wandtische (Haase 1983a, S. 209, Taf. 165-168, Kat.-Nr. 183-186 mit Abb.), die nicht nur in einzelnen Details, sondern auch in den Proportionen und in der stilistischen Behandlung der Schnitzereien durchaus dem 1883 auf einer Dresdener Auktion ersteigerten Tisch im Dresdener Kunstgewerbemuseum vergleichbar sind. G.H.

Lit.: Berling 1898, S. 26, Taf. XXI (Louis XVI.), Fig. 1.

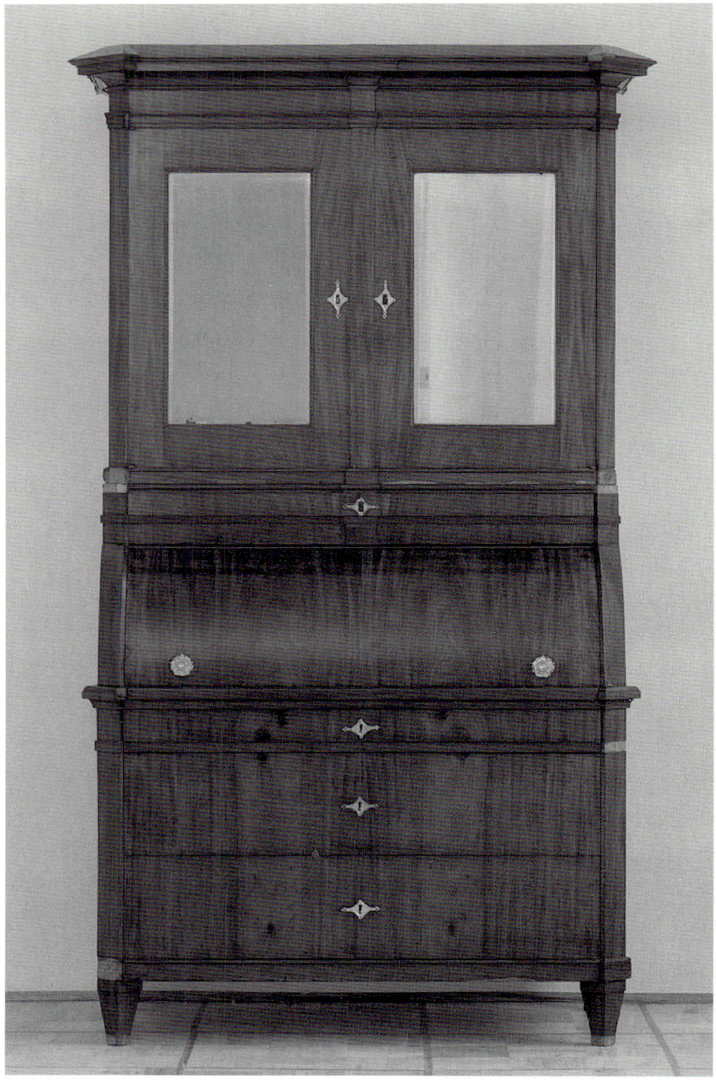

26

26 Schreibschrank
Dresden, um 1800.
Nadelholz, Kästen in Eiche, in Mahagoni furniert mit Thujamaserspiegel, Kirschbaumholz, Rosenholzfriese, Ahorn- und Ebenholzadern, Eingerichte in Palisander furniert und Rautenmarketerie in Pflaumenholz, Elfenbeinknöpfe. Messingbeschläge. Spiegelglas. Dekorative Aufsatzteile über dem Kranzgesims fehlen.
217,0 x 115,0 x 66,0 cm.
1906 Ankauf vom Dresdener Antiquar Martin für 500 Mark.
Inv.-Nr. 27 921.

Im Jahre 1908 veröffentlichte Professor Emil Kumsch, »Vorstand der Königlichen Kunstgewerbe-Bibliothek zu Dresden«, unter dem Titel »Möbel aus dem Ende des 18. Jahrhunderts« ausgewählte Entwürfe aus dem »Magazin für Freunde des guten Ge-

schmacks 1795–1799«. Er wollte anhand der vielen für das Journal tätigen Entwerfer aus Dresden nicht nur unterstreichen, daß die in Leipzig von Friedrich August Leo (1774 bis 1842) herausgegebene Zeitschrift sicherlich »von Dresden aus erfolgt(e)«, sondern vor allem auch »für die neuzeitliche Formengebung vielfach Anregung … geben«. Erklärend schreibt Kumsch im Vorwort außerdem: »Bei den (gestochenen, G.H.) Möbeln treten die jenem Stile eigenen antikisierenden Formen in nur gemässigter Weise auf, die Strenge und Wucht derselben ist gemildert und überall ist eine grössere Rücksichtnahme auf praktische Bedürfnisse zu erkennen«. Auch Karl Simmang verfolgte 1913 mit seinem Tafelwerk das Ziel, von vorbildlich gearbeiteten Möbeln der Vergangenheit für die Gestaltungen der Gegenwart zu lernen. Dabei stellte er ausgewählte Möbel aus Dresdener Museen in detaillierten Aufrissen vor, unter anderem auch den ausgestellten Schreibschrank aus dem Dresdener Kunstgewerbemuseum, der der späten, zweiten Phase des deutschen Zopfstils verpflichtet ist. Ein Möbel dieser Zeit mußte«… einfach und schön von Form sein, bequem und zweckmäßig zum Gebrauch, dauerhaft und sauber gearbeitet, und gut von Materie sein, wenn man es für volkommen erkennen soll« (Friedrich Justin Bertuch in »Journal des Luxus und der Moden«, Weimar 1.1786, S. 28).
Unser Schreibschrank entspricht in jeder Weise diesen gestellten Forderungen: hochwertige Hölzer, exakte Verarbeitung, schlichte und funktionelle Formgebung. Als Hauptfurnier wurde Mahagoniholz verwendet, in Friesen, Adern und anderen Marketerien finden sich Palisander- und Ebenholz sowie einige Obsthölzer. Die wichtigen und stark beanspruchten Schrankteile bestehen aus Eiche. Dabei ist eine bewundernswert saubere Verarbeitung auf Rahmen und Füllung anzumerken. Selbst die kleinen Details – wie die winzigen vier Geheimschubfächer hinter dem herausnehmbaren Kabinettfach im Rollpulteingerichte – weisen diese hohe technische Qualität auf.
Der Aufbau des Schreibmöbels ist dreiteilig: Schubkastenuntersatz, Sekretärteil und zweitüriger Aufsatz mit mehrteiligem Eingerichte. Die kubisch übersichtlich aufgebaute, fein proportionierte Gesamtform mit abgeschrägten Ecken, die von den Vorderfüßen bis in das gerade Kranzgesims geführt werden, die klare Gliederung in Furnierspiegel mit lebhaftem Thujamaserspiegel und Friesrahmung mit Ahorn- und Ebenholzadern sowie die sparsame Anwendung von Beschlägen entsprechen geradezu ideal dem geforderten Stil der Zeit um 1800, der auch durch den 1790 datierten Schreibschrank des Dresdener Tischlermeisters Christian Zacharias Schmidt (Meisterwerke 1996, Kat.-Nr. 60 mit Abb.) verkörpert wird. Überhaupt zeigt dieser Schrank viele Gemeinsamkeiten mit dem ausgestellten Schreibmöbel. Nur sind bei diesem die Türen des Aufsatzes verspiegelt, ein Merkmal, das schon seit Einführung des Schreibschranks als Dresdener Meisterstück im Jahre 1734 für diese Möbel als typisch galt. Man kann wohl davon ausgehen, daß diesen Schrank zumindest ein sächsischer, wenn nicht sogar ein Dresdener Tischlermeister arbeitete, zumal das Möbel auch aus Dresdener Besitz stammt. Der Tischler baute jedoch nicht das in Dresden gebräuchliche Sekretärteil mit abklappbarer Schreibplatte in sein Möbel ein, sondern er benutzte die moderne, um 1770 von Frankreich eingeführte Zylinder- oder Rollpultform für das Schreibteil. Allerdings verzichtete er auf den Gewichtsmechanismus, durch den beim Öffnen der zylindrischen Deckplatte das Herausschieben der Schreibplatte einschließlich des Eingerichtes erreicht wurde. Der Besitzer dieses Schreibschrankes mußte deshalb nach Zurückschieben des Rollpultdeckels die Schreibplatte durch eigene Kraft herausziehen. G.H.

Lit.: Internationaler Kongress 1912, Abb. S. 2 (rechts unten): Innenraum des Kunstgewerbemuseums Dresden mit dem Schreibschrank; Simmang 1913, Taf. 26. Aufrisse des Schreibschranks.

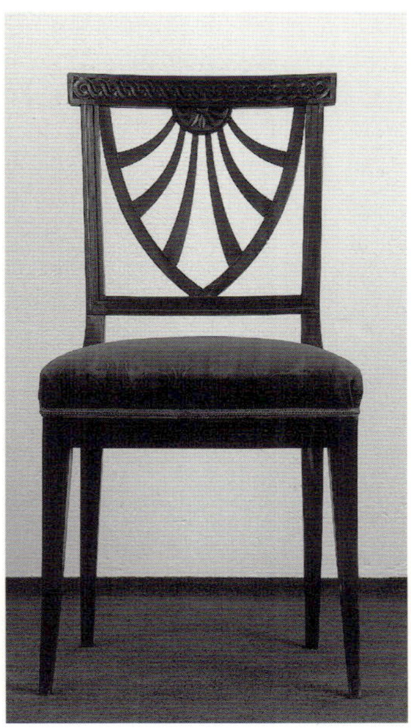
27

27 Stuhl
Norddeutschland. 1810/20.
Mahagoni, geschnitzt. Polsterung und Bezug nach 1945 ergänzt.
91,0 x 45,0 x 40,0 cm.
1898 Ankauf vom Dresdener Antiquar Ball für 14 Mark.
Inv.-Nr. 26 091.

Zur Gründungszeit des Museums war der Biedermeierstil noch nicht sonderlich geschätzt. Auch Karl Berling konnte sich dieser Beurteilung nicht entziehen. Er schrieb 1897 unter anderem in bezug auf einen von ihm publizierten Stuhl, den er von Karl Rade zeichnen und abbilden ließ, folgendes: »Der grosse Druck, den die französische Knechtschaft und die Freiheitskriege auf Deutschland ausübten, haben den Biedermeyerstil gezeitigt, bei dem dann auch alles mager, dürftig und ärmlich aussieht. Nichtsdestoweniger lässt sich auch aus den Möbeln dieser Zeit Verschiedenes lernen, besonders als man wieder mit dem Zirkelschlag zu arbeiten begann, als man die einzelnen Teile aus Kreisstücken und Bogensegmenten zusammensetzte ...«. Im Museum ließ sich dieser Stil an den »besonders zahlreichen Stühlen, die zum heutigen Gebrauch bestimmt, in allen Räumen untergebracht sind, recht gut verfolgen. Die einzelnen Teile sind ... knapp gehalten, der Hauptschmuck findet sich auf der Rückenlehne ...« (Berling 1897a, S. 26, 28).

Diese heute geschätzten, funktionell ausgezeichnet gearbeiteten Biedermeierstühle waren Ende des 19. Jahrhunderts noch so zahlreich vorhanden, daß sie als Besuchersitzmöbel in den Ausstellungsräumen standen (z.B. zwei ähnliche Stühle, Inv.-Nr. 25 291, 25 292, 1895 Ankauf vom Museum für Kunst und Gewerbe Hamburg für je 15 Mark; fünf ähnliche Stühle, Inv.-Nr. 25 309-25 315, Ankauf vom Hamburger Antiquar Jac. Hecht für je 12 Mark u.a.m.). Für diesen Zwecke war der »Sitz dieser Stühle, der früher wohl durchgehend aus einer mit Rosshaarüberzug versehenen Polsterung bestand, ... aus praktischen Gründen« durch »ein einfaches Brett« ersetzt worden (Berling 897, S. 39, Anm. 14).

Bei dem ausgestellten Stuhl handelt es sich um ein Sitzmöbel, das sich eng an den Stil der Zopfzeit, das heißt den Stil der Jahre zwischen 1780 und 1800 anlehnt. Stühle dieser Art – meist nach englischem Vorbild – stellte der Leipziger Tischlermeister Friedrich Gottlob Hoffmannn (1741-letztmalig erwähnt 1806) in seinem 1795 publizierten »Meubles-Magazin« (Krull 198 , S. 221-226 mit Abb.) vor. Die 20 Jahre später hergestellten Biedermeierstühle sind jedoch flächiger und schlichter, meist ohne Kantenprofile und die Schweifung ergreift nicht nur die hinteren, sondern auch die vorderen Beine. G.H.

MÖBEL DES HISTORISMUS

28 Kabinettschrank mit Bildnismedaillons von Albrecht Dürer und Hans Holbein d.J.

Jakob Pallenberg, Köln, vor 1876.
Eiche, in Mahagoni, Ahorn, Nußbaum furniert, Intarsien in Nußbaum, Ebenholz, Birnbaum, Reliefschnitzerei in Buchsbaum.
170,0 x 99,0 x 50,0 cm.
1876 Ankauf von der Kölner Firma Pallenberg für 1800 Mark.
Inv.-Nr. 3 880.

»Während die Möbel aus der ersten Hälfte unseres Jahrhunderts (d.h. 19. Jahrhundert, G.H.) in künstlerischer Beziehung auf einer derartig niedrigen Stufe stehen ... hat sich etwa von der Mitte des Jahrhunderts an ein bedeutender Umschwung zum Besseren vorbereitet.« Man war nun imstande »... unter Zurückgreifen auf Formen der französischen Renaissance und die des Louis XVI. sowohl in technischer als auch in künstlerischer Beziehung treffliches zu leisten ... später traten auch in Deutschland bedeutende Firmen auf«, die sich zunächst »an die heimische Renaissance« anlehnten und »dann in der Nachahmung ... chronologisch einen Stil auf den anderen folgen« ließen (Berling 1897a, S. 27). Obwohl Berling hier in seinen Ausführungen die schlichte Schönheit des Biedermeiermöbels noch nicht zu schätzen wußte, nannte er verschiedene hervorragende Möbelfirmen wie Friedrich in Dresden (Kat.-Nr. 31) oder Pallenberg in Köln, die in der zweiten Hälfte des 19. Jahrhunderts innerhalb des Stilwirrwarrs des Historismus eigenständige Arbeiten anboten und bei denen sich Kunst und Handwerk vorbildlich zu einer Einheit verbanden.

Der gelernte Tischler Heinrich Pallenberg (1802–1884) richtete nach Lehr- und Wanderjahren in Brüssel, Paris etc. 1824 in Köln eine Möbelschreinerei ein. Um die Jahrhundertwende arbeiteten bereits 36 Gesellen in dieser Fabrik. Hinzu kamen Drechsler, Bildhauer, Vergolder und Tapezierer. 1861 übernahmen seine Söhne Jakob (1831–1900) und Franz Pallenberg (1834–1882) die Firma. Auf der ersten Weltausstellung im Jahre 1851 in London erhielt ein reich ausgezierter Damenschreibtisch eine Anerkennung. Fortan standen in allen bedeutenden Ausstellungen Möbel aus dem Kölner Unternehmen. Zu dem weltweiten Kundenkreis gehörten auch Käufer in Amerika. In vielen europäischen Schlössern standen Pallenberg-Möbel und -Vertäfelungen. So befindet sich ein fast identisches Exemplar des Dresdener Pallenberg-Schranks in der ehemaligen Villa des österreichi-

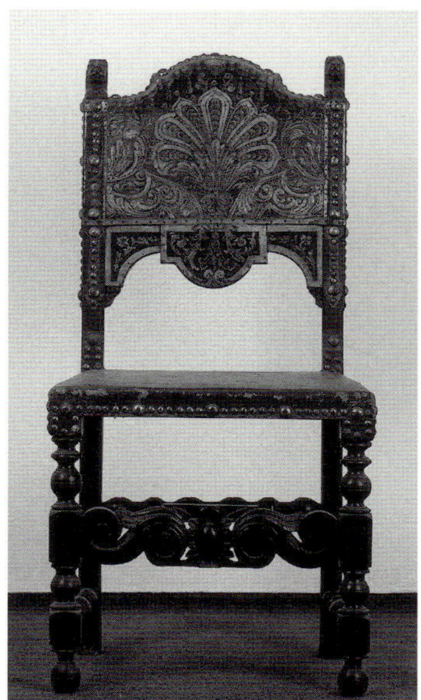

erwähnt unter Kat.-Nr. 28

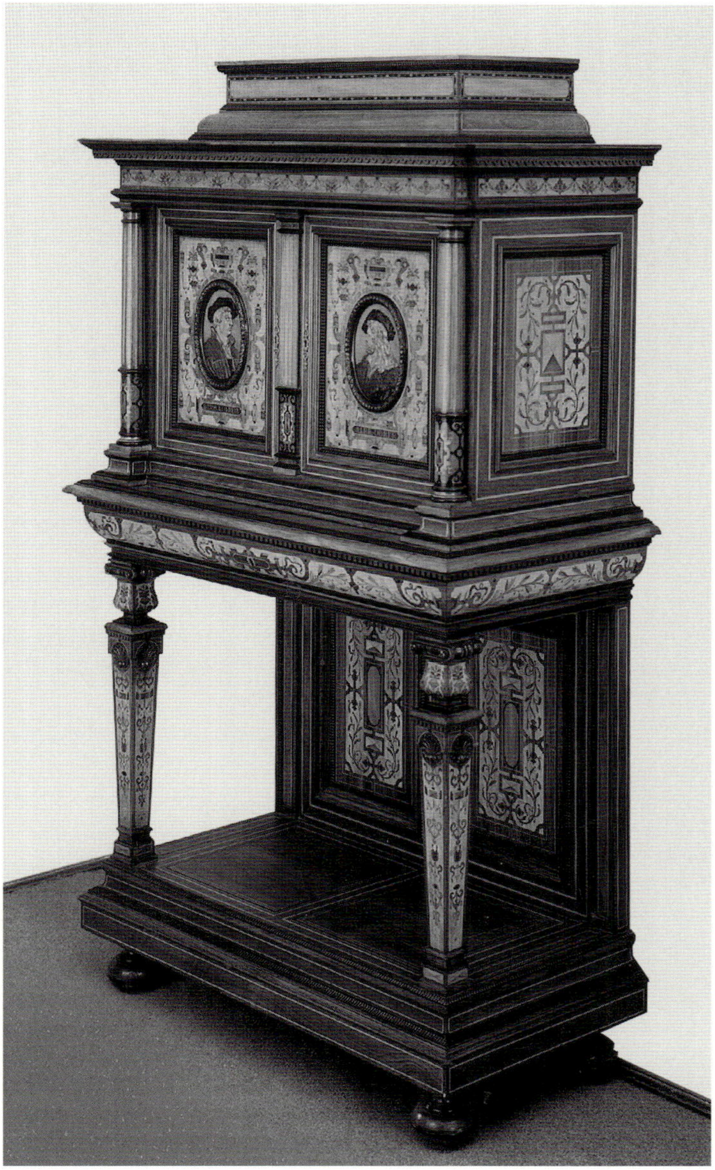

28

schen Kaisers Franz Joseph (reg. 1848–1916) in Bad Ischl.

Das Kunstgewerbemuseum erwarb den Kabinettschrank im Jahr seiner Gründung 1876. Das klar aufgebaute Möbel ist in Form und Marketerie der Neorenaissance verpflichtet. Die Profilbildnisse der deutschen Renaissancemaler Albrecht Dürer und Hans Holbein d.J. auf den Türfeldern verweisen auch optisch auf das Stilvorbild. Dieser als »altdeutsch« bezeichnete Stil erfreute sich damals außerordentlicher Beliebtheit.

Fünf Jahre später, im Jahre 1881, kaufte das Museum für 180 Mark noch einen Stuhl aus der Firma Pallenberg (Abb. 28a Inv.-Nr. 12 781, 101,0 x 49,0 x 41,0 cm). Seine Form und die reich ausgezierten Lederbezüge entsprechen nunmehr einem neuen historistischen Stilempfinden, dem des Frühbarocks. G.H.

Lit. Berling 1897a, S. 50. Kunsthandwerk und Industrieform 1976, Kat.-Nr. 9 mit Abb.; Haase 1995a, S. 85f. mit Abb. und weiteren Literaturangaben.

29 Stuhl

Kunstanstalt Carl Giani, Wien,
vor 1876.
Brandmarke auf der Sitzunterseite:
»Carl Giani k.k. Hof Kunstanstalt für Weberei u. Stickerei Anton Fix Decorateur Wien«.
Rotbuche, geschnitzt, bronziert.
Rückenlehne und Kissenbezug: brauner Seidenplüsch, dunkelbrauner Seidensamt, dunkelgelbe Seide mit Seiden- und Ripsapplikationen in Englischrot, Orange und Hellblau, Schnur- und Knötchenstickerei in Braun, Beige und Oliv.
99,8 x 47,0 x 45,0 cm.
1876 Ankauf aus der Wiener Kunstanstalt Carl Giani zusammen mit fünf Seidenstoffen (Inv.-Nr. 3 696-3 700) für insgesamt 430 Mark.
Inv.-Nr. 3 701.

In der zweiten Hälfte des 19. Jahrhunderts gehörte die Wiener Kunstanstalt Carl Giani zu den bedeutenden Herstellern anspruchsvoll dekorierter Textilien, die Innenarchitekten und Dekorateure für Draperien, Gardinen und Vorhänge, Tischdekken, Kissen und auch Stuhlbezüge in den üppigen, manchmal dunklen Wohnungen der Gründerzeit verwendeten. Für diesen pomphaften Wohnstil wurde nahezu ausschließlich auf historisch-künstlerische Gestaltungen zurückgegriffen. Wien galt zu dieser Zeit als Zentrum der Neorenaissance. In dieser Richtung arbeiteten berühmte Wiener Architekten wie Joseph Storck (1830–1902) oder Theo-

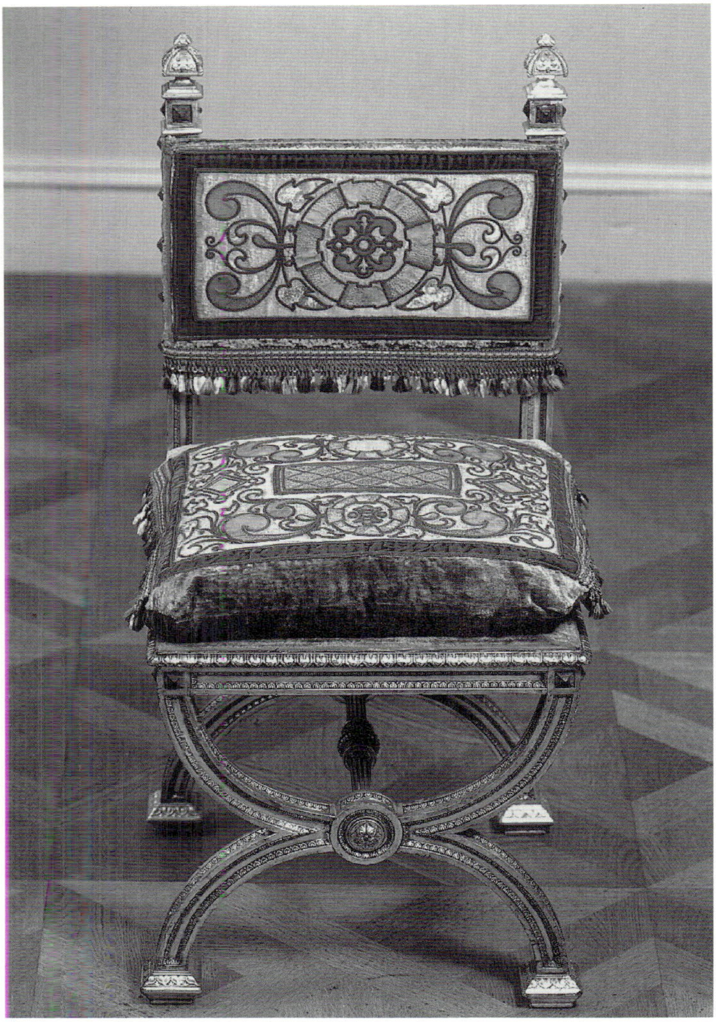

29

phil Hansen (1813–1891). Auch das sächsische Königspaar, König Johann (reg. 1854–1873) und seine Frau Amalie Auguste (1801–1877), erhielt zur Goldenen Hochzeit 1872 aufwendige Arbeiten »mit Goldstickerei auf rotem Sammet« von der Wiener Firma Giani geschenkt (Lützow 1975, S. 204 mit 2 Abb.).
Aus Wien wurde im Jahre 1874 Carl Graff (1844–1906) nach Dresden berufen, um ab 1875/76 als erster Direktor der Kunstgewerbeschule und des Kunstgewerbemuseums tätig zu sein. Graff hatte sich in Wien auf der Weltausstellung durch Bauten besonders hervorgetan. In Dresden vertrat er hauptsächlich den Stil der Neorenaissance (Kat.-Nr. 30). Diese Vorliebe beeinflußte maßgeblich sein primäres Entscheidungsrecht bei Museumsankäufen. Sicherlich wurde das damals hochmoderne Sitzmöbel zusammen mit 19 Textilien (Inv.-Nr. 3 491-3 504, 3 696-3 700) von Giani auf seine Empfehlung hin für die relativ hohe Summe von 747 Mark erworben. Die Applikationen in unterschiedlichen Stoffen, in verschiedener gedeckter Farbigkeit und mit raffinierten Techniken am Sitzkissen und dem Bezug der Rückenlehne des vorgestellten Stuhls zeigen den Variationsreichtum der Wiener Kunstanstalt Giani. Für die Stuhlform wurde auf den antiken und in der italienischen Renaissance erneut verwendeten Typus des Faltstuhls zurückgegriffen. Der meist als repräsentativer Sitz dienende Faltstuhl war schon seit der Renaissance starr konstruiert und nicht mehr zusammenfaltbar. Ob das reich ausgezierte und vergoldete Gestell von Giani entworfen wurde, ist bisher nicht nachweisbar. Für die Ausführung des Sitzmöbels wird im Inventarverzeichnis des Museums Anton Fix genannt, der im Firmenstempel auf der Sitzunterseite als »Decorateur« bezeichnet wird. Die Firma von Fix realisierte auch Möbelentwürfe von Theophil Hansen. G.H.

Lit.: Meisterwerke 1996, Kat.-Nr. 81 und Abb.

30 Kassette

Carl Graff (Entwurf), Leder- und Bronzewarenfabrik Ed. Pachtmann (Ausführung), Dresden, vor 1879.
Bezeichnung innen am Scharnier:
»Entwurf von Hofrath Profs.
C. Graff,
ausgeführt von Ed. Pachtmann.
Leder- und Bronzewaarenfabrik,
Dresden«.
Holz, lederüberzogen. Bronze, durchbrochen u. graviert. Samt, Seide, geheftet. Spiegel. beschädigt.
25,5 x 47,0 x 34,0 cm.
1879 Ankauf von der Dresdener Leder- und Bronzewarenfabrik Ed. Pachtmann für 580 Mark.
Inv.-Nr. 8 221.

In seinen vorkragenden Boden- und Abdeckungspartien sowie den eingestellten Eckbalustern erinnert das vom Direktor der Dresdener Kunstgewerbeschule und des angeglieder-

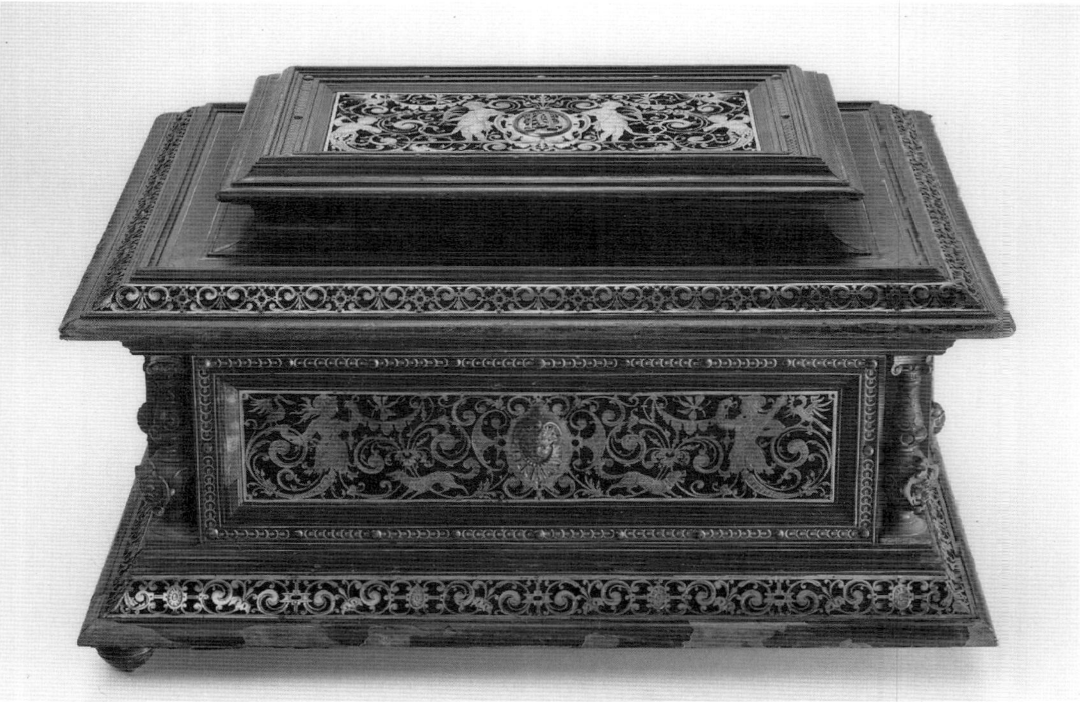

30

ten Kunstgewerbemuseums Carl Ludwig Theodor Graff (1844–1906) entworfene Kästchen an die kostbaren Schmuckkassetten der Renaissance. Mit Ausnahme des Deckels vollständig mit schwarzem Leder überzogen, sind die gesimsartigen Bänder sowie die Schauseiten mit äußerst feingliedrig geschnittenem und graviertem Ornamentgitterwerk aus Bronze belegt, die in ihrer Grotesken- und Maureskenmotivik an Vorlagen etwa Peter Flötners (1490–1546) erinnern. Tritt das Leder an die Stelle des teureren, für Schmuckkassetten der Renaissance üblichen Ebenholzes, so ist die aufgelegte und ihre plastische Qualitäten zur Darstellung bringende Metallarbeit statt Intarsie oder Goldprägung zu denken. Um das plastische Moment nochmals zu betonen, verwendete Graff zur Einbettung eines solchen Gitterwerks am Deckelspiegel schwarzen Samt statt des Leders.

Der 1876 von Wien nach Dresden kommende, in Hannover und Berlin bei Neogotikern wie Conrad Haase (1818–1902) zum Architekten ausgebildete Graff hatte in der österreichischen Residenzstadt unter Gottfried Semper (1803–1879) und Carl von Hasenauer (1833–1894) am Neubau des Hofburgtheaters (1869 bis 1888) mitgewirkt. Wien und sein Museum für Kunst und Industrie (gegr. 1864) waren zu dieser Zeit aufgrund des reichen Formenschatzes italienischer Werke das Zentrum der sogenannten Neorenaissance. Und auch Graff – ausgehend von den italienischen Vorbildern – entdeckte in Wien die Neorenaissance für sich. Als ein in seinen Augen besonders gelungenes Beispiel dieser Formensprache – die Kassette wurde bereits 1879 für das Dresdener Kunstgewerbemuseum und somit für die Kunstgewerbeschüler als Vorbild dienendes Objekt angekauft – muß daher die hier gezeigte Schmuckkassette angesehen werden. Die Kunst der Renaissance scheint für Graff jenem nach 1871 gesuchten »Nationalstil« am nächsten gekommen zu sein. Entsprechend richtete er, als es 1876 darum ging, die Bestände des Kunstgewerbemuseums in den zur Verfügung stehenden Räumen am Antonplatz zu präsentieren, neben den sogenannten Materialzimmern, worunter sich auch ein extra für Möbel ausgewiesener Raum befand, als einziges Stilzimmer ein »Renaissancezimmer« ein (Berling 1897a S.28). P.H.

Lit.: Berling 1897a, S. 28.

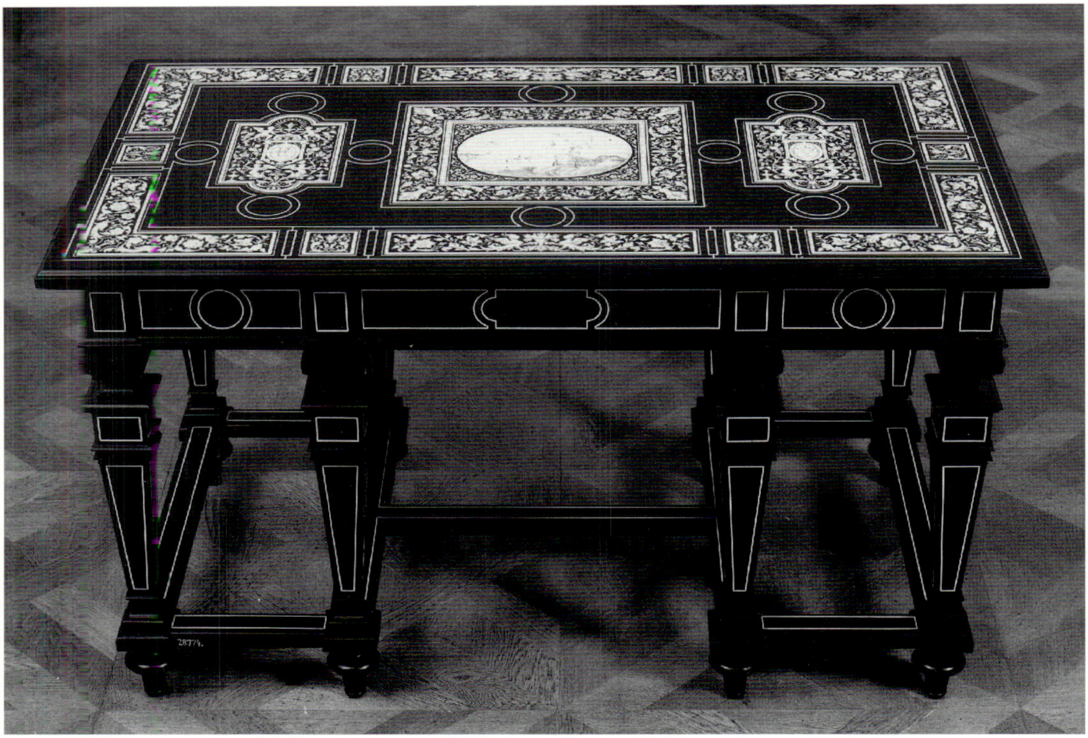

31

31 »Salontisch im Stile der italienischen Renaissance«
Kunstmöbelfabrik Otto Bernhard Friedrich, Dresden 1884–1896.
Entwurf Carl Gotthelf Krumbholz, Dresden
Bezeichnet auf der Tischplatte (Monogramm ligiert): »fec. OBF Anno Domini Dresden 1896«.
Eiche und Nadelholz, in Ebenholz furniert, Elfenbeinintarsien, graviert.
78,0 x 134,5 x 77,0 cm.
1907 Geschenk von Kommerzienrat O. B. Friedrich, dem Inhaber der gleichnamigen Dresdener Kunstmöbelfabrik (Taxwert von 3000 Mark).
Inv.-Nr. 28 774.

Zusammen mit einem prächtigen Kabinettschrank (Inv.-Nr. 28 773) schenkte der Dresdener Möbelfabrikant Otto Bernhard Friedrich (1838-nach 1913) im Jahre 1907 den aufwendig ausgestatteten »Salontisch« dem Dresdener Kunstgewerbemuseum. Beide Möbel standen dann im neuerrichteten und 1907 eröffneten Museum. Bei der Übergabe betonte Friedrich, daß die Möbel in den Jahren zwischen 1884 und 1896 in rein handwerklicher Art ohne Zuhilfenahme einer Maschine hergestellt wurden, ein Beweis, daß auch im Maschinenzeitalter handwerkliche Fertigung und künstlerische Leistungen in der »Väter Art« besonders geschätzt wurden.
Die »Kunst- und Luxusmöbelfabrik« Friedrichs war seit dem Jahre 1863 im Dresdener Gewerbeverein registriert. Mit der Beteiligung auf der Pariser Weltausstellung 1867 begann der Siegeszug dieser Dresdener Firma. Ihre meist im Neorenaissancestil gearbeiteten Möbel erhielten fast auf allen internationalen und nationalen Ausstellungen Belobigungen, Preise und Medaillen. Die beiden Möbel im Kunstgewerbemuseum präsentierte Friedrich auf der Pariser Weltausstellung im Jahre 1900, wobei der Schrank die Auszeichnung eines »Grand Prix« erhielt. Der amtliche Katalog der Weltausstellung nennt im Zusammenhang mit den vielfältigen Elfenbeineinlagen des Tisches Carl Gotthelf Krumbholz (nachweisbar zwischen 1869 und 1885). Schon seit 1869 lehrte Krumbholz an der Königlichen Polytechnischen Schule als Professor für Modellieren, Ornament- und Musterzeichnen. Seit der Gründung der Dresdener Kunstgewerbeschule im Jahre 1875 war er hier gleichfalls erfolgreich tätig.
Das Dekor auf der klar gegliederten Tischplatte wird bestimmt von Grotesken mit Blättern, Blüten und allegorischen Figuren in der Art italienischer Renaissance-Ornamentik. In zwei der drei Reserven auf der Platte

verewigte sich der Hersteller selbst mit Familienwappen und ligiertem Monogramm. Das Oval im reich gerahmten Mittelfeld enthält eine mythologische Darstellung: Aurora, die Göttin der Morgenröte, fliegt im von Tauben gezogenen Wagen über die Wolken dahin.
Mit beiden Möbeln hatte Friedrich letztmalig auf einer Weltausstellung Triumphe für seinen historisierenden Möbelstil feiern können. Schon 1904 auf der Weltausstellung in St. Louis stellte er nicht mehr aus. 1906 auf der berühmten 3. Deutschen Kunstgewerbeausstellung in Dresden waren Friedrich-Arbeiten sogar unerwünscht, denn zu dieser Zeit triumphierte schon eine neue Kunstbewegung über die Stilnachahmungen der Vergangenheit. Der Jugendstil und vor allem die Werkbundbestrebungen hatten den Historismus mit allen seinen Neostilen nunmehr weitgehend abgelöst. G.H.

Lit.: Berling 1897a, S. 27. Berichte 1905 bis 1907, S. 58; Arnold 1983, S. 129-142, Abb. 12-14; Kunsthandwerk Mittelalter bis Gegenwart 1988, Kat.-Nr. 63 mit Abb; Meisterwerke 1996, Kat.-Nr. 91 mit 2 Abb.

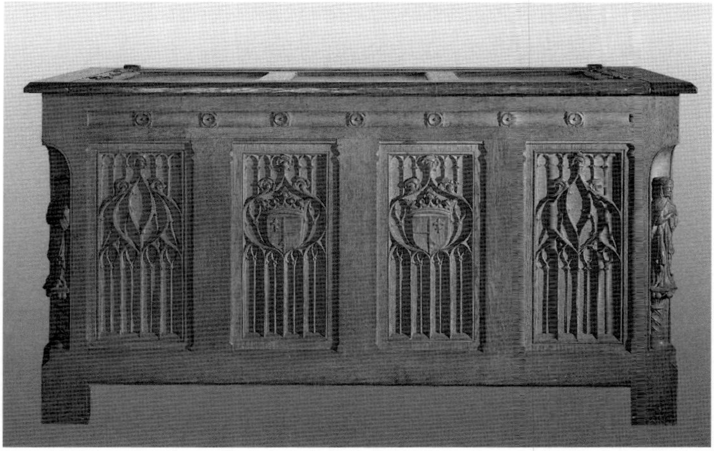
32

32 Truhe

Möbelfabrik Ziegenhorn und Jucker, Erfurt, vor 1907.
Eiche, geräuchert. Eisenbeschläge.
76,0 x 142,0 x 53,0 cm.
1907 Ankauf von der Erfurter Firma Ziegenhorn und Jucker für 143 Mark.
Inv.-Nr. 28 646.

Berling betonte 1898 in seinen »Kunstgewerbliche(n) Stilproben«, daß der gotische Stil vorzugsweise in Deutschland gepflegt wurde (1898, S. 16). Obwohl in der zweiten Hälfte des 19. Jahrhunderts als eigentlich deutscher Stil die Renaissance gegenüber der Gotik dominierte, wurde auch der neugotische Stil gepflegt, vornehmlich in den achtziger Jahren des 19. Jahrhunderts beeinflußt durch englische Möbelvorlagen. Die Beliebtheit neugotischer Möbel hält sich bis in das erste Jahrzehnt des 20. Jahrhunderts. Noch 1908 und 1910 publizierte die Erfurter Firma Ziegenhorn und Jucker »historische Möbelformen in Zusammenhang mit der modernen Raumkunst« (2. Auflage 1910 !) und »Abhandlungen über die Verwendung historischer Möbelstile in modernen Wohnräumen« (2. Auflage 1912 !). Dabei wurde offeriert, daß die abgebildeten Originalmöbel »... fast alle ... in Kopie bei uns zu haben sind« (Ziegenhorn und Jucker 1908, S. 2; Ziegenhorn und Jucker 1910).
Die schlichte Truhe mit Maßwerk- und Faltwerkfüllungen lehnt sich eng an spätmittelalterliche Formen an, die auch konstruktiv in der spätgotischen Rahmen- und Füllungsbauweise tischlerisch realisiert wurden. Die zwei Wappen und die beiden Figuren – ein Herr und eine Dame – in den Ecknischen weisen darauf hin, daß auch die traditionelle Nutzung als Hochzeitstruhe angedacht war. G.H.

Lit.: Kunsthandwerk und Industrieform 1976, Kat.-Nr. 5 mit Abb.

33 Leuchterweibchen

Bildhauer Herderich / Herterich (?) (Entwurf und Ausführung), München, vor 1884.
Gehörn, Holz, Messing, teilweise bemalt.
Höhe 62,0 cm; Breite 116,0 cm.
1884 Ankauf vom Bayerischer Kunstgewerbeverein für 450 Mark.
Inv.-Nr. 15 208.

Die auch unter dem Begriff der Lüsterweibchen bekannten Geweihleuchter sind seit dem Ende des 15. Jahrhunderts beliebte Ausstattungsstücke von Schlössern, Rat- und Herrenhäusern. Eine der heute bekanntesten Zeichnungen solcher Leuchterweibchen stammt von Albrecht Dürer aus dem Jahre 1513. Im 19. Jahrhundert gehörten sie zum Kanon des sogenannten »Herrenzimmers Moderne deutsche Renaissance. Mit Vertäfelung. Paneelsofa und Wandschmuck« (Pape 18[illegible]7, Abt. I: Bürgerliche Wohnung).
Die Weltausstellungen 1867 und 1873 in Wien hatten aufgezeigt, »dass die deutsche Kunstindustrie und nicht zum geringsten Theile die Münchner noch nicht auf der Höhe der französischen« Fertigungen waren (Festschrift 1876, S. 3[illegible]), die an die eigene glorreiche Barocktradition anzu-

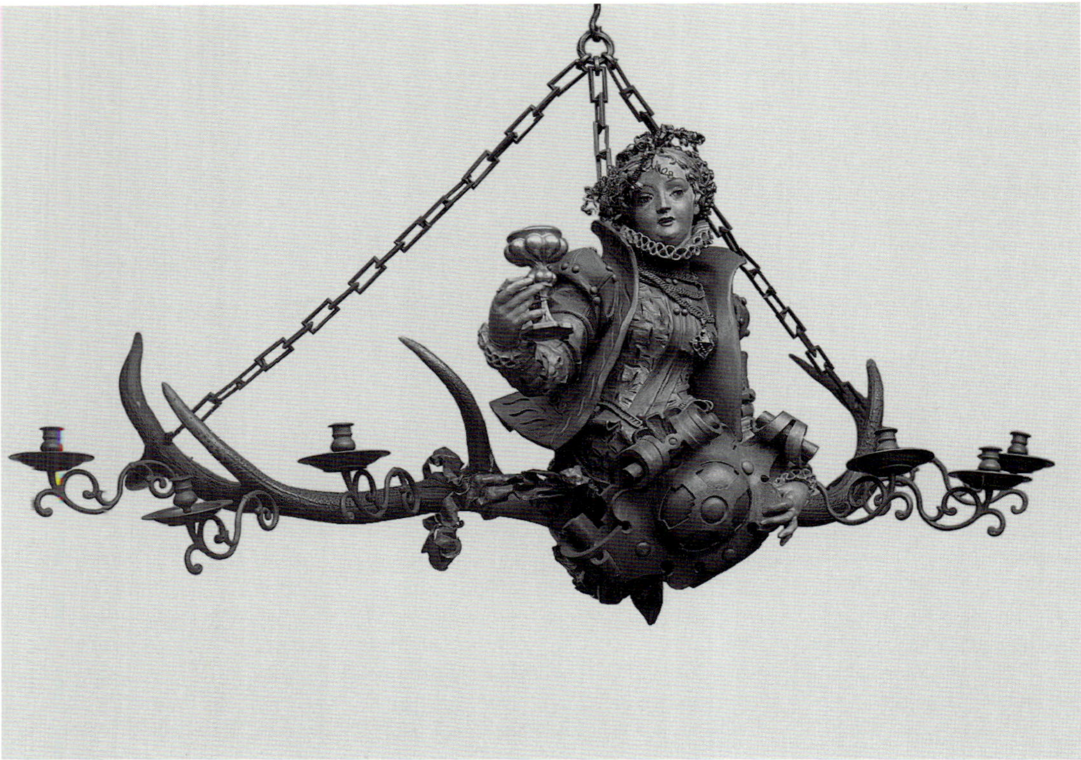

33

knüpfen vermochten. Als der Münchener Kunstgewerbeverein anläßlich seines 25jährigen Gründungsjubiläums eine gemäß der politischen Ereignisse 1871 als »deutschnational« zu verstehende »Kunst- und Kunstindustrieausstellung alter und neuer deutscher Meister« veranstaltete, stand in ihrem Zentrum die Abteilung »Unserer Väter Werk«. Sie stellte Arbeiten der Deutschen Renaissance als mustergültig vor, da diese »in ihrer Zeit zum Theil auch die der andern Nationen der civilisierten Welt hinter sich gelassen« hatten (Festschrift 1876, S. 7). Architekten wie Jean Pape (geb. 1849), seines Zeichens seit 1878 Lehrer an der Kunstgewerbeschule in Dresden, oder der bekannte Münchener Verleger und Schriftsteller Georg Hirth (1841–1916) trugen dann schließlich ab den 1880er Jahren durch ihre Veröffentlichungen zur Popularität dieser als vorbildlich erachteten Wohnungseinrichtungen im Stil der Deutschen Renaissance bei (Hirth 1878). In diesem Zusammenhang kann dann auch die fünf Jahre nach dem Ankauf des Münchener Stückes im Dresdener Kunstgewerbemuseum vom 24. Dezember 1889 bis 7. Januar 1890 stattgefundene Ausstellung »Lüsterweibchen von Herrn Ziller, Dresden« verstanden werden (Berichte 1889/90, S. 45).

Hinter dem im Inventarbuch des Kunstgewerbemuseums Dresden vermerkten Bildhauernamen »Herderich« scheint sich ein Mitglied jener vor 1900 wohlbekannten Münchener Künstlerfamilie Herterich zu verbergen, deren bekannteste Mitglieder Ludwig und Johann Caspar anerkannte Lehrer der Münchener Akademie waren. Schon Thieme/Becker (1968, Bd. XIV) verweist bei Nennung ihrer Namen auf die unbekannteren Brüder August und Oskar, die sich kunstgewerblich und als Kleinplastiker betätigten. P.H.

Lit.: Berichte 1889-91, S. 45; Festschrift 1876; Hirth 1878; Pape 1887; Thieme/Becker 1968, Bd. XIV; Wietek 1964.

Schmiedeeisen

Die Eisenverarbeitung hatte in der zweiten Hälfte des 19. Jahrhunderts eine völlig neue, industrielle Qualität erreicht. Vor dem Hintergrund des Strukturwandels von Handwerk und Gewerbe zur Industrie diente die Eisengittersammlung des Kunstgewerbemuseums der Stärkung des mittelständischen Selbstbewußtseins. Sie sollte Vorbilder zur Hebung der künstlerischen Qualität der Handarbeit liefern, denn auf dem Gebiet des künstlerisch wertvollen Einzelproduktes sahen Gewerbevereine, -schulen und -museen die besten Behauptungschancen des Handwerks gegenüber der Industrie. Die Kommentierung der Exponate im Museumsführer galt deshalb auch immer der Verwertbarkeit von Gestaltungsmerkmalen und in Abgrenzung zu industriellen Verfahren der Handwerksgerechtigkeit. I.A.J.

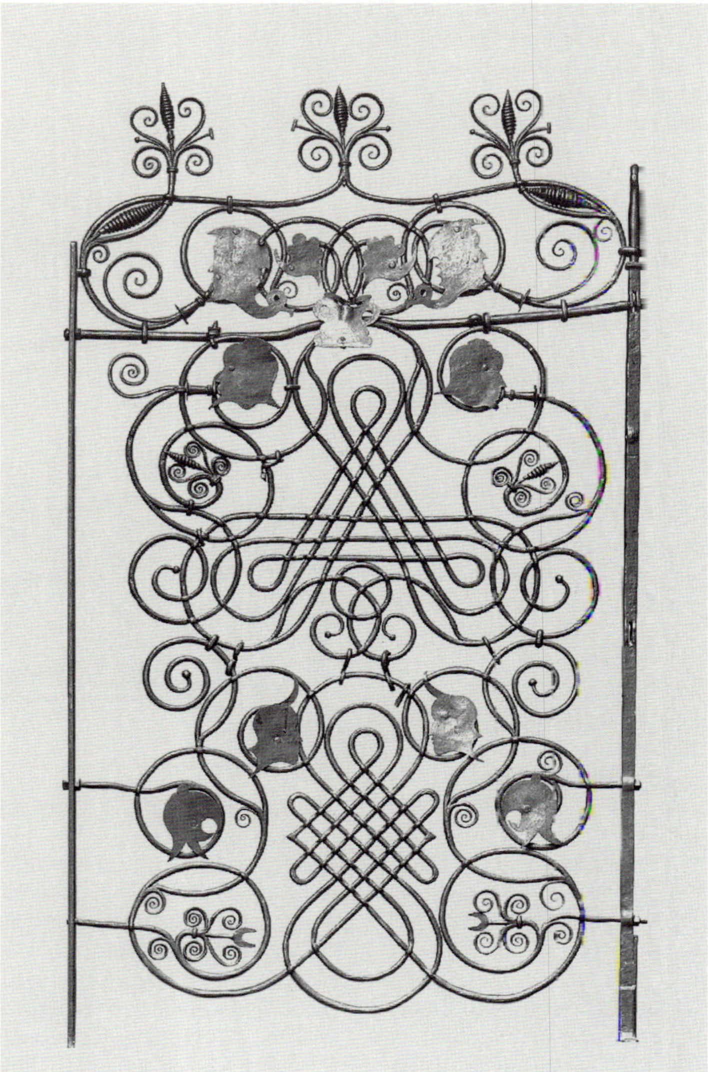
34

34 Gitter einer Grablege
Deutschland,
1. Hälfte 16. Jahrhundert.
Eisen, gesteckt, gebundet, geschweißt.
157,0 x 91,0 cm.
1875 Ankauf von Professor Bergan, Nürnberg, für 75 Mark.
Inv.-Nr. 664.

»Das älteste Gitter (Zimmer V), 1. Hälfte des 16. Jahrhunderts, zeigt vortreffliche Durchsteckarbeit und Dolden, daneben Masken aus Eisenblech, die jetzt, ohne Farbe, roh wirken« (Berling 1896, S. 24). In der Renaissance sah Berling »diejenige

Periode, welche die Entwicklung des Gitters zur höchsten Entfaltung geführt hat.« Die Blüte der Schmiedekunst erklärte er streng aus der Perspektive des schaffenden Meisters mit freigewordenen Arbeitskapazitäten: Die Schlosser brauchten nicht länger ihre Stäbe selbst aus dem Eisenbarren zu schmieden, sondern konnten fertige Rundstäbe von Hammermühlen beziehen. »Die Erleichterung führte nun den Schlosser dazu, einerseits seine Technik nach anderen Richtungen hin auszubilden, ja mitunter Schwierigkeiten geradezu aufzusuchen, andererseits aber auf die Erfindung seiner Muster grössere Sorgfalt zu verwenden.« (Berling 1896, S. 21)
Die gesuchten Schwierigkeiten sah er in den Durchsteckverbindungen der aufwendigen Knotenornamente. Sie entsprachen auch seiner gestalterischen Forderung: »Weil aber das Gitter einer durchbrochenen Wand vergleichbar ist, muss auch in seiner Verzierung das Wesen der Wand oder Fläche zur Geltung kommen. Wir verlangen daher eine Flächendekoration und müssen ›Perspektiven‹, wie sie häufig an gusseisernen Gittern zu sehen sind, als fehlerhaft bezeichnen.« (Berling 1896, S. 20) I.A.J.

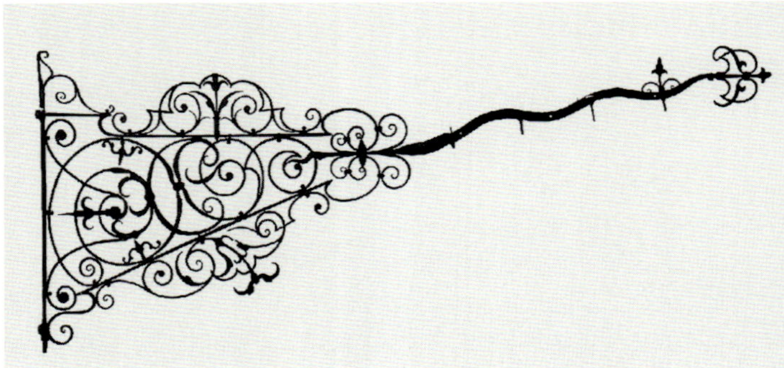

35

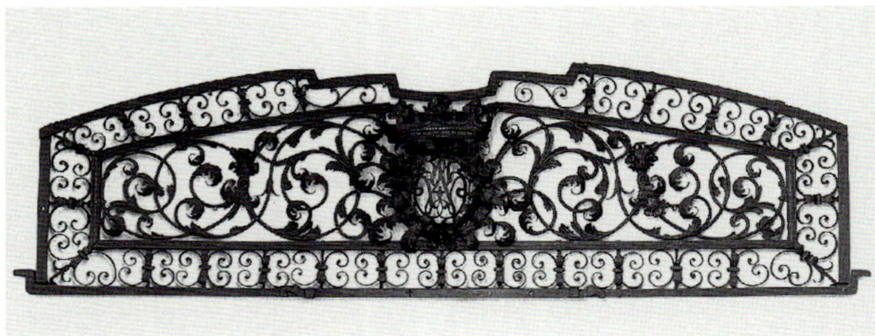

36

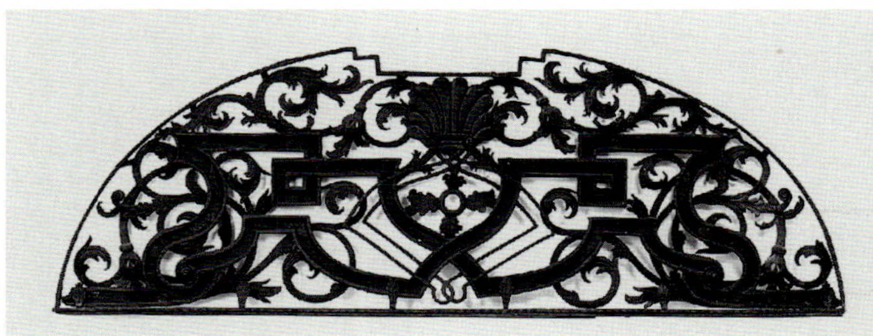

37

35 Ausleger
Deutschland, 1. Viertel
18. Jahrhundert.
Eisen, genietet, gebundet, geschweißt.
100,0 x 240,0 cm.
1877 Ankauf von Architekt , Gurlitt, Dresden, (zusammen mit Inv.-Nr. 4 414) 275 Mark.
Inv.-Nr. 4 413.

Der Ausleger vereint mit seinen inneren Spiralen und mit den außen angesetzten Bandelwerkornamenten Formenelemente des 17. und 18. Jahrhunderts. Er war in der Präsentation des Museums im Neubau an der Eliasstraße, heute Güntzstraße, über dem Eingang zum Barocksaal ausgestellt.
Der Verkäufer des Gitters war Cornelius Gurlitt (1850–1938), der später durch seine Barockstudien und seine Inventarbände von Sachsens Baudenkmälern berühmt gewordene Architekturhistoriker. »Nachdem er sich seit 1876 vorwiegend kunsttheoretischen Studien gewidmet, wurde er im Januar 1879 als Directionsassistent am königl. Kunstgewerbemuseum angestellt« (Jahresberichte 1880/81, S. 58). Gurlitt, der 1879 in Leipzig promovierte, blieb bis 1887 am Kunstgewerbemuseum, um dann als Dozent an der Technischen Hochschule Berlin und ab 1895 als Professor an der Technischen Hochschule in Dresden zu lehren. Als Schenker oder Verkäufer von kunstgewerblichen Objekten an das Museum tritt er immer wieder in Erscheinung.
I.A.J.

36 Oberlichtgitter
Dresden, Anfang 18. Jahrhundert.
Eisen, Profile im Gesenk geschmiedet.
68,0 x 135,0 cm.
1893 Geschenk von Heinrich Vogel, Dresden.
Inv.-Nr. 24 902.

An der Ostwand des Möbelzimmers im Museumsgebäude am Antonsplatz hing dieses Oberlichtgitter, »das ehemals über der Eingangsthüre des am Altmarkte gelegenen Hauses von Hartwig & Vogel (früher Goldener Ring) gesessen hat« (Berling 1896, S. 25). Im Führer »Metalle« diente es zur Erläuterung der barocken Tendenzen in der Entwicklung der Gitter. »Dem Streben dieser Zeit trugen die Eisengitter insofern Rechnung, dass die Akanthusblätter wilder und weiter aus der Ebene hervorgezogen und dass Netzwerk, Namenszüge, Wappen und derartiges an der Vorderseite angebracht wurden. Denn nunmehr betonte man bei den Eisengittern gern eine Vorder- und Rückseite.« (Berling 1896, S. 23) I.A.J.

Lit.: Berling 1896, S. 23; Pichelkastner 1964a, S. 24; Kunsthandwerk 18. Jahrhundert 1967, S. 96.

37 Oberlichtgitter
Zittau, gegen 1725.
Eisen, ausschließlich geschweißt und genietet,
Oberflächen verschieden gepunzt.
79,0 x 223,5 cm.
1893 Ankauf vom Zittauer Antiquar Trenkler für 120 Mark.
Inv.-Nr. 25 039.

Das Gitter wurde zusammen mit einem Treppengeländer und einem weiteren kleineren Oberlichtgitter aus einem im selben Jahr abgebrochenen Haus in Zittau gesichert und vom Antiquar Trenkler dem Museum verkauft. Beim Neubau des Kunstgewerbemuseums an der Güntzstraße 1906 wurde das Treppengeländer am Aufgang zum Orientsaal – heute Studiensaal des Kupferstich-Kabinetts – eingebaut und ist in dieser Doppelfunktion als Bauelement und Ausstellungsgegenstand erhalten.
Das Oberlichtgitter repräsentiert einen reichen Laub- und Bandelwerkstil nach französisch-holländischem Vorbild in der Art der Vorlagenwerke von Daniel Marot (1663–1752). Die Grundstruktur der kräftigen Bänder wird üppig von Akanthusblättern durchwachsen. Dem hohen künstlerischen Niveau entspricht auch eine aufwendige und perfekt beherrschte Technik, die dazu verwendet wird, die ornamentale Vorlage in das Material Eisen zu überführen, ohne die spezifischen Probleme des Materials und seiner Verarbeitung erkennbar werden zu lassen. So sind alle Verbindungen, bis auf zwei Zierbünde, sehr unauffällig genietet und die Oberflächen aufwendig mit Punzierungen strukturiert. Das Bestreben, sich über die Bedingtheiten des Materials zu erheben, fand nicht das Wohlwollen Berlings, der die Forderung der Materialgerechtigkeit verletzt sah. »In der Barockzeit findet man auch die deutschen Schlosser mehr und mehr unter dem Einflusse der Architekten arbeiten, ein Umstand, der zur Folge hatte, dass dem Stoffe wohl einmal Zwang angethan worden ist, und dass sich in den Mustern zuweilen französische Einflüsse geltend machen. Wenn auch die Technik vorzüglich blieb, so suchte man doch auf leichte Weise kräftige Wirkungen zu erzielen. Statt der schwierigen Durchsteckarbeiten wendete man Hinterschiebungen und Überplattungen an ...« (Berling 1896, S. 22f). I.A.J.

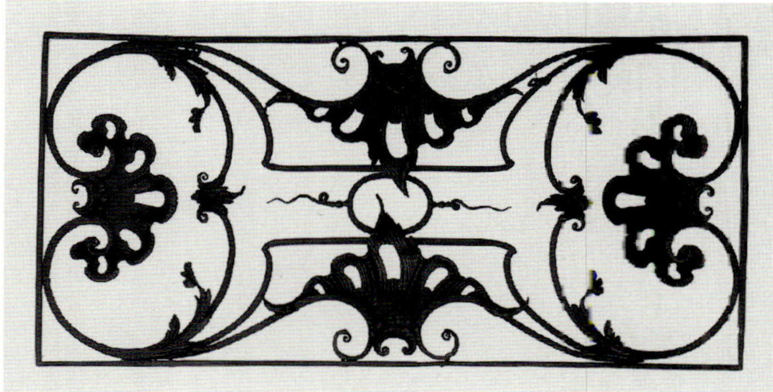

38

38 Gitterfeld
Süddeutschland,
Mitte 18. Jahrhundert.
Eisen, genietet und geschweißt.
52,0 x 111,0 cm.
1880 Ankauf vom Münchener Antiquar O. Lang für 35 Mark.
Inv.-Nr. 11 823.

Die Rocaille, die Leitform des Rokoko, verlangte vom Schlosser, über die Verwendung von Stäben hinaus, das Eisen auch flächig zu verarbeiten. Das bedeutete, daß die am Feuer geformten Bleche eine Binnengliederung erhalten mußten. Dies wurde in diesem Fall durch eine mit dem Meißel eingeschlagene Streifentextur und durch das Aushauen von Löchern erreicht.
»In den Rokokogittern, bei denen unter möglichster Vermeidung der geraden Linien das naturalistische Blumen-, Schnörkel- und Muschelwerk Verwendung fanden, tritt uns eine gewisse Wildheit in der Zeichnung noch mehr entgegen, sehen wir die flotte

Behandlung der Akanthusblätter noch gesteigert, die tief aufgehauenen Blätter noch weiter und schmaler herausgezogen, die Gitter sind leicht, durchsichtig und frei gebildet.« (Berling 1896, S. 23) I.A.J.

Lit: Berling 1896, S. 23.

39 Ausleger
Sachsen, zweite Hälfte
18. Jahrhundert.
Eisen, genietet, Messing,
geschwärzt.
153,0 x 210,0 cm.
1896 Ankauf vom Dresdener
Antiquar K. Schulze für 50 Mark.
Inv.-Nr. 25 702.

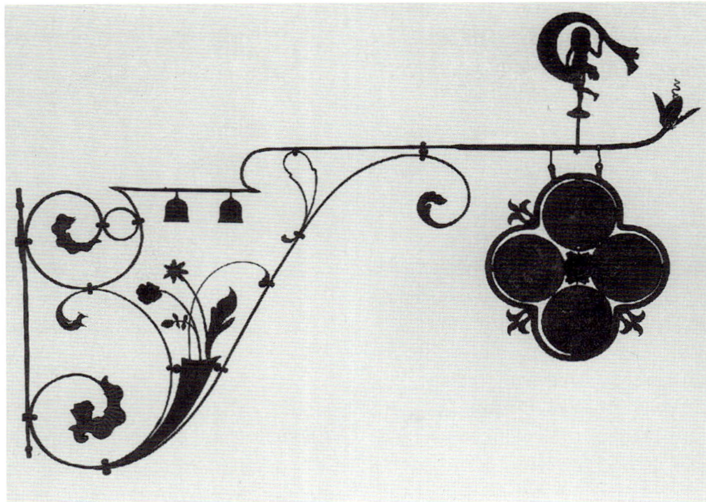

39

Der prachtvolle Ausleger aus Berggießhübel, südöstlich von Dresden, trägt nicht wie im Inventarbuch angenommen vier Barbierbecken, sondern das Symbol Kreuz, Kleeblatt oder Treff aus dem französischen Kartenspiel. Die Erläuterung befindet sich darüber. Auf einer ehemals hölzernen Kugel, von der nur noch der obere Eisenbeschlag vorhanden ist, balanciert Fortuna, das Gewand zum Segel gespannt, um sich durch günstige Rückenwinde vorwärtstreiben zu lassen. Die Diagonalstrebe ist dem Thema angemessen als Füllhorn ausgebildet. Zwei Spaten-, Schippe- oder Piksymbole darüber vervollständigen die Hinweise auf das Kartenspiel. I.A.J.

Die Präsentationsplatten der Metallsammlung

»Erwähnt mag hier noch sein, dass ein grosser Teil der Metallarbeiten, zu kleinen Gruppen gesondert, aufgeschraubt ist auf Brettern, welche an den Wänden derartig in Nuten befestigt sind, dass man sie behufs Verleihung einzeln herausheben kann.« (Berling 1896, S. 13) Wann diese Präsentationsform entwickelt wurde, ist heute nicht mehr feststellbar. Da es sich nicht um eine Erfindung des Kunstgewerbemuseums handelt, wurde sie wahrscheinlich von Anfang an gewählt, um möglichst viele Exponate auf kleinem Raum zu präsentieren. Die 158 noch heute erhaltenen montierten Platten haben alle eine Länge von 81 cm und Breiten von 26 cm, 52 cm und 78 cm. Bei den Beschlägen ist deutlich ein Schwerpunkt im 16. und frühen 17. Jahrhundert auszumachen. Die Schlösser wurden etwas breiter, aber mit gleichem Schwerpunkt gesammelt. Was Beschläge, Schlösser, Griffe usw. betrifft, »ist die romanische Periode gar nicht vertreten. ... Die der Gotik ... sind aber in zahlreichen, teilweise recht guten Stücken vorhanden. ... Auch diejenigen Beschläge, welche der Renaissance und dem Barock entstammen, sind zahlreich vertreten, während solche aus der Rokokozeit nur spärlich vorhanden sind, und solche aus den nächsten Stilperioden ganz fehlen« (Berling 1896, S. 13). So der Stand um 1896, der exakt dem Bild einer Vorbildersammlung für die Protektion des historistischen Stils der »Deutschen Renaissance« entspricht. Die Sammlung von Beschlägen wuchs schubweise. Nur wenige Beschläge wurden einzeln gekauft, einige als Nebenerwerbe bei größeren Ankäufen, die meisten aber innerhalb geschlossener Sammlungen oder Konvolute. So kaufte das Museum 1880 vom Antiquariat Reichel in München ein Metallkonvolut von 847 Teilen und 1892 die Schlösser- und Beschlägesammlung des Malermeisters Blasius Thausend aus Neu-Ulm mit 205 Positionen.

Offenbar gab es auf diesem Gebiet bereits einen stabilen Liebhaber- und Sammlermarkt. Das getrennte Sammeln der Beschläge von den zugehörigen Möbeln und Türen erscheint aus heutiger Sicht zunächst unverständlich, hat aber mit den Gewohnheiten des Gebrauchs von Möbeln überhaupt zu tun. Bis weit in unser Jahrhundert war der »soziale Abstieg« der Möbel während ihres Daseins üblich. Sie wurden zwischen den Ständen und auch innerhalb des Hauses »nach unten« weitergegeben; von der Wohnstube in die Kinderzimmer, von der Gesindekammer in den Stall oder die Scheune. Dort sorgten Feuchte und Insektenbefall für die allmähliche Auflösung der Leimstellen und der Hölzer, bis die Reste schließlich im Ofen landeten. Was unter Umständen übrig blieb, waren geschnitzte Füllungen, die lose in den Rahmen gesteckt vor Feuchtigkeit geschützt waren, und jedenfalls das Eisen der Beschläge, für das man beim Schmied oder beim Alteisenhändler noch einige Pfennige bekam. Dort schließlich klaubten kundige Händler oder Sammler die wertvolleren Stücke heraus. I.A.J.

TÜRBESCHLÄGE AUS EISEN

40 Platte in dreifacher Breite; darauf von oben:

Kastenband (Schrankbeschlag) mit Vierpaßmedaillon und Rankenwerk
Süddeutschland, 16. Jahrhundert.
Schmiedeeisen, gehauen, geschnitten, gesägt.
11,0 x 58,5 cm.
1879 Ankauf von G. Reichl, München, im Paar zusammen für 18 Mark.
Inv.-Nr. 8 788.

Riegelschloß
Süddeutschland, 16. Jahrhundert.
Schmiedeeisen, getrieben.
5,3 x 10,5 cm.
1892 Ankauf von Herrn Blasius Thausend, Neu-Ulm, im Konvolut.
Inv.-Nr. 24 853.

Kastenband (Schrankbeschlag), in Blumen und Rankenwerk endend
Süddeutschland, 16. Jahrhundert.
Schmiedeeisen, gehauen, geschnitten, gesägt.
10,2 x 47,7 cm.
1879 Ankauf von G. Reichl, München, mit drei weiteren zusammen für 140 Mark.
Inv.-Nr. 8 785.

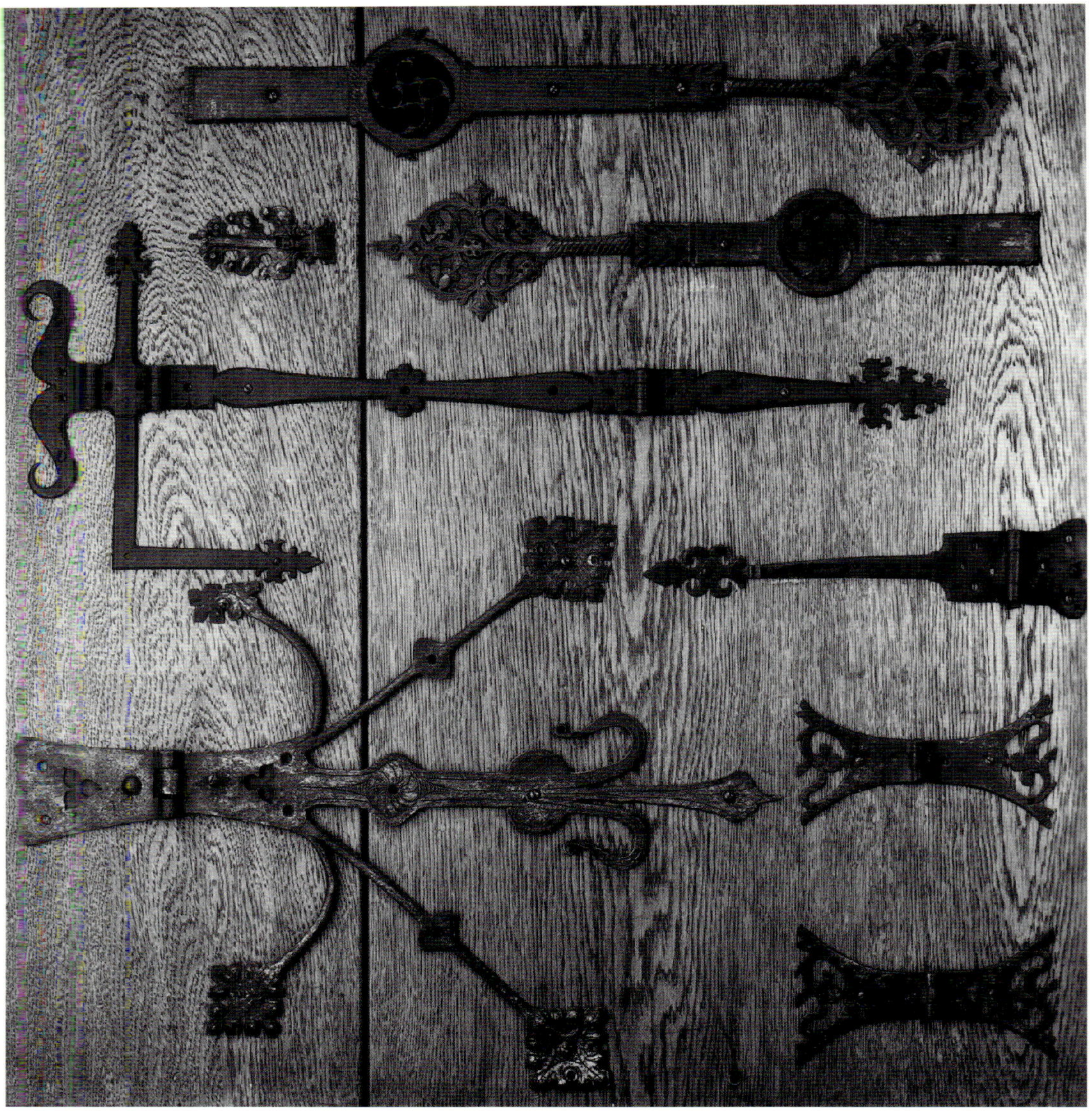

40

Vierteiliges Türband
Belgien, 16. Jahrhundert.
Schmiedeeisen.
25,5 x 66,0 cm.
1885 Ankauf vom Brügger Antiquar Renders im Konvolut von 36 Teilen zusammen für 56 Mark.
Inv.-Nr. 17 171.

Türband
Süddeutschland, 15. Jahrhundert.
Schmiedeeisen, gehauen, geschnitten, verzinnt.
40,8 x 54,5 cm.
1893 Ankauf von Herrn Blasius Thausend, Neu-Ulm, im Konvolut.
Inv.-Nr. 24 942.

Türband
Belgien, 16. Jahrhundert.
Schmiedeeisen.
7,0 x 31,7 cm.
1885 Ankauf vom Brügger Antiquar Renders, im Konvolut von 36 Teilen zusammen für 56 Mark.
Inv.-Nr. 17 178.

Zwei Scharniere
Süddeutschland, 15. Jahrhundert.
Schmiedeeisen.
9,5 x 18,3 cm (Inv.-Nr. 24 952 a);
9,1 x 18,5 cm (Inv.-Nr. 24 952 b).
1893 Ankauf von Herrn Blasius
Thausend, Neu-Ulm, im Konvolut.
Inv.-Nr. 24 952 a, b.

Im Führer Metall weist Berling auf die frühe Nebenfunktion der Beschläge als Verklammerung der Brettertüren hin. Demnach mußten sie möglichst lang sein und oftmals mit dem Holz vernietet werden. Später verlor sich diese Notwendigkeit durch Verbesserungen der Holzkonstruktionen und wegen anderer ästhetischer Gründe. Unter Berufung auf eine Untersuchung von Heinrich Frauberger (Frauberger 1878, S. 51) führt er folgende Statistik auf: »es braucht für 1 qm sichtbaren Beschlag

die Gotik	7 qm Türfläche
die Renaissance	9 qm Türfläche
das Rokoko	240 qm Türfläche
das Empire	800 qm Türfläche
die Neuzeit 1872	2700 qm Türfläche«

(Berling 1896, S. 12)
Die kuriose Aufstellung spiegelt in ihrer Beschränkung auf den Türbeschlag keinesfalls die Geschichte des Beschlags überhaupt, läßt z.B. die Vorliebe für äußerst aufwendige und flächendeckende Bronzebeschläge bei französischen Möbeln völlig außer Betracht, errechnet aber ein allmähliches sich obendrein beschleunigendes Vergehen der Schmiedekunst und war deshalb recht angetan, die Ernsthaftigkeit der Lage und die Notwendigkeit der Verbesserung des Gewerbefleißes hervorzuheben. Die Wiedereinführung möglichst alter Stile erscheint als Wirtschaftsfaktor und Arbeitsförderungsmaßnahme für das Kunstschmiedegewerbe. I.A.J.

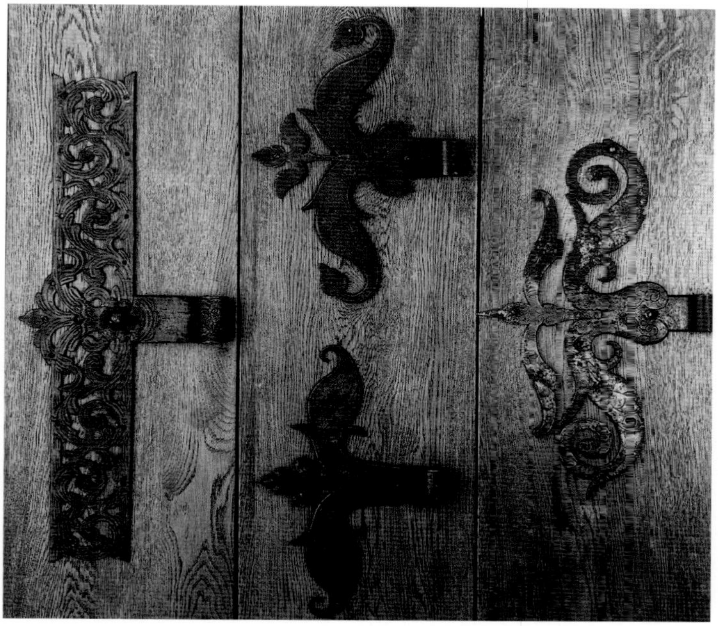
41 – 43

41 Platte mit Türbeschlag
(Abb. links)
Türband mit Nagel und Rosette
Süddeutschland,
16./17. Jahrhundert.
Schmiedeeisen, durchbrochene Arbeit, gehauen.
57,3 x 22,8 cm.
1893 Ankauf von Herrn Blasius
Thausend, Neu-Ulm, im Konvolut.
Inv.-Nr. 24 971.

Bemerkenswert ist die reiche Binnengliederung durch gehauene Begleitlinien. I.A.J.

42 Platte mit zwei Türbeschlägen
(Abb. Mitte)
Türband mit vegetabilen grotesken Ungeheuern
Süddeutschland,
1. Hälfte 17. Jahrhundert.
Schmiedeeisen, gehauen, punziert, graviert, verzinnt.
33,4 x 23,5 cm.
1892 Ankauf von Herrn Blasius
Thausend, Neu-Ulm, im Konvolut.
Inv.-Nr. 24 379.

Türband
Süddeutschland,
1. Hälfte 17. Jahrhundert.
Schmiedeeisen, punziert, getrieben, verzinnt.
32,0 x 20,6 cm.
1892 Ankauf von Herrn Blasius
Thausend, Neu-Ulm, im Konvolut.
Inv.-Nr. 24 804. I.A.J.

43 Platte mit Türbeschlag
(Abb. rechts)
Türband
Süddeutschland
Ende 17. Jahrhundert.
Schmiedeeisen.
42,2 x 26,3 cm.
1893 Ankauf von Herrn Blasius
Thausend, Neu-Ulm, im Konvolut.
Inv.-Nr. 24 964.

Die letzten beiden Platten zeigen Varianten des in Süddeutschland häufig vorkommenden Türbandes mit typisiertem Umriß. Diese Grundform läßt sich als gegenläufige Schote, unten und rechts, oder aber als schuppiges Seeungeheuer, oben, ausgestal-

ten. Das Museum besitzt weitere Bretter mit verschiedenen Varianten diesen Typs, woraus geschlossen werden darf, daß das Thema dieser Plattengruppe die verschiedenen Interpretationen eines Grundmusters war.
I.A.J.

44 Platte mit zwei Türklopfern
Türklopfer in Gestalt eines Kordelringes
Sachsen, um 1700 oder vor 1893.
Schmiedeeisen.
Höhe 17,7 cm; Durchmesser Ring 17,5 cm.
1893 Geschenk des Dresdener Schlossermeisters Kellermann.
Inv.-Nr. 25 005.

»Betreffs der Formgebung in der Kunstschlosserei sind natürlich auch die für alle kunstgeweblichen Erzeugnisse gültigen Gesetze die massgebenden: die Rücksichtnahme auf Zweck, Material und Technik. Man muß vor allem verlangen, dass ein zum Gebrauche dienender Gegenstand zweckentsprechend gestaltet ist. ... Doch auch nach anderer Seite hin werden vielfach Fehler gemacht. Das Sichaneignen einer bewunderungswürdigen Technik hat Kunstschlosser in einzelnen Fällen dahin geführt, die durch die Eigenschaften des Materials vorgeschriebenen Grenzen zu überschreiten. Ein deutliches Beispiel hierfür ist der an der Ostwand befindliche Thürklopfer, bei dem das Eisen in der Form von durcheinandergeknoteten Stricken erscheint.« (Berling 1896, S. 7) Die Platte wurde also als abschreckendes Beispiel eines ehrgeizigen Schlossers aufgehängt. Einmal mehr zeigt sich die rigide Gestaltungsmoral des Lehrers Berling, dem individuelle künstlerische Höhenflüge wenig, Einhaltung gestalterischer Regeln sehr viel bedeuteten.

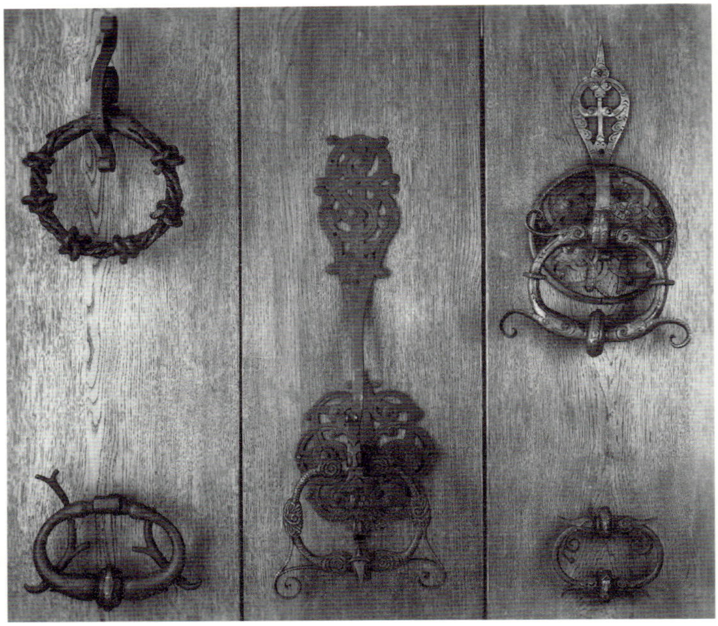

44 – 46

Türklopfer mit zwei Geweihstangen
Sachsen, 16. Jahrhundert.
Schmiedeeisen.
Durchmesser Ring 16,0 x 18,5 cm.
1878 Ankauf vom Dresdener Antiquar Salomon für 35 Mark.
Inv.-Nr. 6 264. I.A.J.

45 Platte mit Türklopfer
Türklopfer mit reicher Halterung und Masken
Wohl Nürnberg,
2. Hälfte 16. Jahrhundert.
Schmiedeeisen.
Höhe 45,0 cm; Breite Ring 18,1 cm.
1878 Ankauf von W. Klose, Potschappel, für 45 Mark.
Inv.-Nr. 7 109.

Die reiche, phantasievolle Arbeit zeigt Masken, deren Haare sich zu ornamentalen Voluten einrollen. Wahrscheinlich von gleicher Hand sind ebenfalls maskengeschmückte Türklopfer vom Nürnberger Tucher-Schloß und am Pellerhaus in Nürnberg erhalten. An diesen Exemplaren ist auch das charakteristische weiche Rankenwerk der Unterlage wiederzuerkennen. I.A.J.

Lit.: vgl. Gerhard Egger, Beschläge, 1973, Nr. 124, 125.

46 Platte mit zwei Türklopfern
Türklopfer mit geschnittenem Ring und durchbrochener Unterlage
Süddeutschland,
2. Hälfte 16. Jahrhundert.
Schmiedeeisen, gehauen und punziert.
Höhe 30,1 cm; Breite Ring 20,2 cm.
1876 Ankauf vom Antiquar Pickert, Nürnberg, für 108 Mark.
Inv.-Nr. 2 915.

Türklopfer
Süddeutschland
2. Hälfte 16. Jahrhundert.
Schmiedeeisen, geschnitten.
Durchmesser Ring 10,9 x 11,8 cm.
1882 Ankauf vom Münchener Antiquar O. Lang für 30 Mark.
Inv.-Nr. 14 338. I.A.J.

47 Platte mit Türklopfer
Türklopfer in Gestalt einer Seeschlange
Deutschland, um 1720.
Schmiedeeisen, ausgehauen, getrieben, Klopfer geschmiedet.
30,2 x 17,2 cm.
1877 Ankauf von Wilhelm Klose, Dresden, für 24 Mark.
Inv.-Nr. 4 727.

Wilhelm Klose verkaufte dem Museum im September 1877 neben drei Fragmenten mittelalterlicher Maßwerkfenster ein Konvolut von Eisenteilen mit 13 Positionen, darunter sechs Türklopfer, zwei Eisengitterteile, Schlösser und Beschläge. Bei einem weiteren Verkauf 1880 wird er Antiquar genannt.
Der Türklopfer steht mit seiner Unterlage für die Technik der Treibarbeit in Eisen. Das dichte, plastisch geformte Rankenwerk läßt viele kleine Durchbrüche frei, die mit dem Meißel ausgehauen wurden. I.A.J.

48 Platte mit Türklopfer
Türklopfer mit eingeschlagenen Silberstiften
Persien, 17. Jahrhundert?
Gelbguß, ziseliert, mit Silber tauschiert.
Durchmesser Platte 19,2 cm; Griff 25,7 x 22,0 cm.
1876 Ankauf von Zschiesche und Köder, Dresden, für 90 Mark.
Inv.-Nr. 2 739.

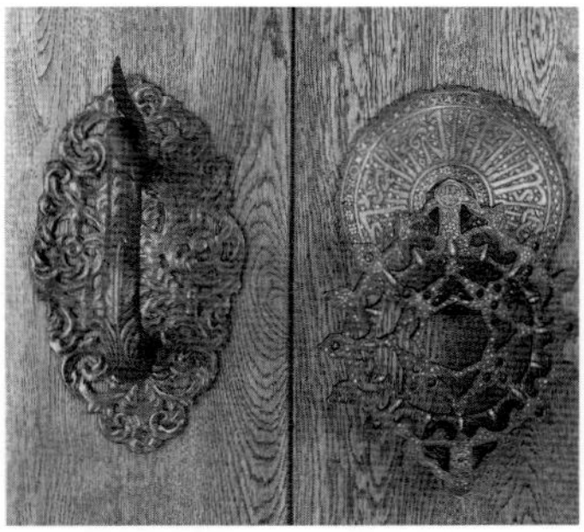

47, 48

Die islamische Ornamentik war im Museum bei verschiedenen Materialien vertreten. Berling faßt das für den Ornamentkenner Wesentliche zusammen: »Hier sind meist mehrere Ornamentzüge durcheinandergeschlungen, die wohl einmal kräftiger oder weniger kräftig auf den Beschauer wirken, bei denen aber keine Unterordnung einzelner Teile unter anderen wie bei jenem (abendländischem Ornament, I.A.J.), sondern eine vollständige Gleichwertigkeit stattfindet. Auch die betonte Unterscheidung von Grund und Zeichnung kennt der Orientale nicht ... Sein Ornament zeigt ein anmutiges phantastisches Linienspiel von vorzugsweise dekorativem Werte, bei dem die Zeichnung des Einzelnen wohl meistens ohne Bedeutung, ohne tieferen Sinn ist. Denn Darstellungen von Tier und Menschengestalten, die im abendländischen Ornamente eine so große Rolle spielen, kommen hier nur ausnahmsweise vor, waren dann aber derartig stilistisch behandelt, dass von ihrer eigentlichen Bedeutung kaum etwas zu sehen übrig blieb ... den flächenartigen Charakter hat sich das orientalische Ornament stets bewahrt. Seinen Hauptbestandteil bildeten die verschlungenen, gebrochenen, sich kreuzenden und auf diese Weise die verschiedensten Figuren bildenden Linien und Bänder, die zusammen mit der ornamental behandelten Schrift und den stilisierten Blättern, Blüten, Stengeln, usw. das gaben, was wir mit Arabeske bezeichnen. Auf ihre Bedeutung für das Flachornament des Abendlandes, z.B. das der deutschen Renaissance, ist bereits hingewiesen worden.« (Berling 1898, S. 28) I.A.J.

49 Platte mit Möbelbeschlägen
Zierbeschlag (Abb. S. 80)
Süddeutschland, 15. Jahrhundert.
Eisenplatte, ausgehauen
8,7 x 32,8 cm.
1892 Ankauf vom Münchener Antiquar Angerer für 150 Mark.
Inv.-Nr. 24 096.

Die Zierplatte zeigt zu beiden Seiten eines Doppeladlers je einen Greif und zwei Löwen, oben eine Kleeblattverzierung, unten die Inschrift: »Got alein die eer zu allen zeiten«.

Lit.: Berling 1896, S. 13.

Zierbeschlag für ein Kästchen mit Eichelranken
Süddeutschland, 15. Jahrhundert.
Eisenplatte, ausgesägt.
6,8 x 17,0 cm.
1881 Ankauf vom Augsburger Antiquar Jos. Oberdorfer für 20 Mark.
Inv.-Nr. 12 880.

Beschlag
Süddeutschland, 15. Jahrhundert.
Eisenblech, durchbrochen, getrieben, graviert, gepunzt
6,4 x 26,5 cm.
1880 Ankauf vom Münchener Antiquar Georg Reichel für 10 Mark.
Inv.-Nr. 12 256.

Schlüsselschild mit Ranken als Schlüsselführungen
Süddeutschland, 15./16. Jahrhundert.
Schmiedeeisen auf Eisenblech genietet.
Durchmesser 13,0 cm.
1892 Ankauf von Herrn Blasius Tausend, Neu-Ulm, im Konvolut.
Inv.-Nr. 24 301.

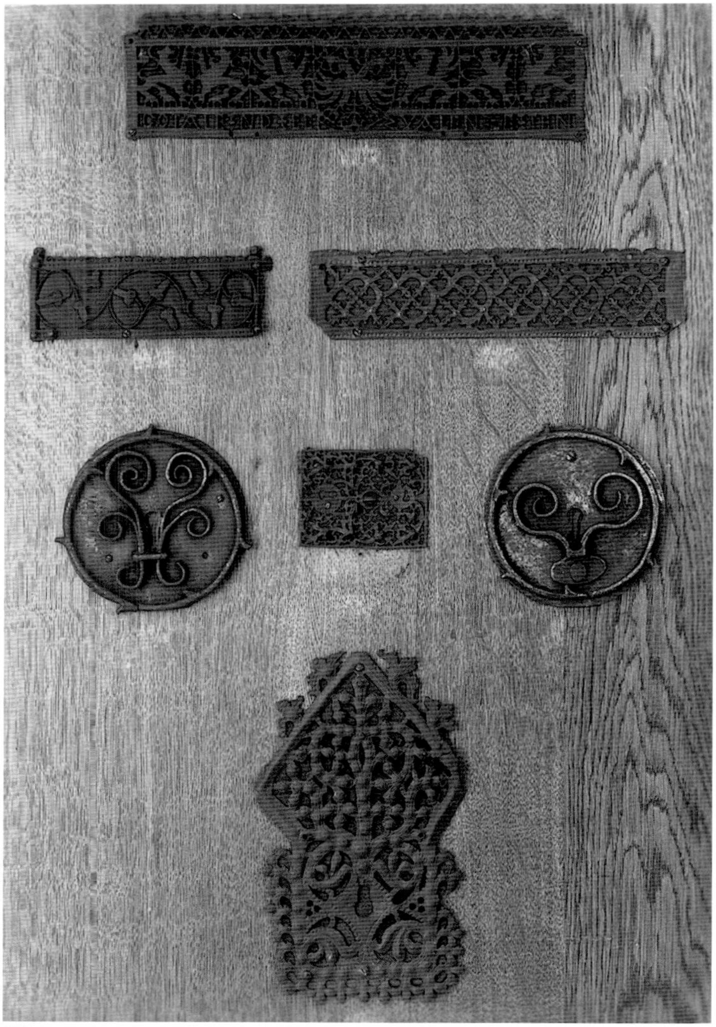

49

Schlüsselblech für zwei Schlüssel mit gebuckeltem Rankenwerk
Süddeutschland, 15. Jahrhundert.
Schmiedeeisen.
6,8 x 8,9 cm.
1879 Ankauf vom Münchener Antiquar G. Reichl für 7 Mark.
Inv.-Nr. 8 789.

Das Schlüsselblech war Teil eines größeren Ankaufs verschiedenster Art bei dem Münchener Antiquar in der Schillerstraße 8, der auch in den folgenden Jahren immer wieder besucht wurde.

Schlüsselschild
Süddeutschland, 15./16. Jahrhundert.
Schmiedeeisen.
Durchmesser 12,9 cm.
1892 Ankauf von Herrn Blasius Thausend, Neu-Ulm, im Konvolut.
Inv.-Nr. 24 302.

Schloßbeschlag
Sachsen, Anfang 16. Jahrhundert.
Eisenblech, durchbrochen, gebukkelt, punziert.
24,6 x 14,7 cm.
1887 Ankauf vom Dresdener Antiquar Klein für 40 Mark.
Inv.-Nr. 18 919

Die Platte zeigt die verschiedenen handwerklichen Verzierungstechniken des Eisens: das Schmieden, der mit dem Meißel ausgeführte Eisenschnitt, das Sägen, das Punzieren, das Treiben und das Gravieren. I.A.J.

50 Platte mit vier Schlüsselschilden (Abb. S. 81 links)
Schildblech für Drücker und Schlüssel
Deutschland, 16. Jahrhundert.
Eisenblech, durchbrochen, gehauen, verzinnt.
30,2 x 6,0 cm.
1879 Ankauf vom Berliner Schlosser Eduard Puls im Konvolut.
Inv.-Nr. 9 218.

Schlüsselschild mit ringförmiger Handhabe
Deutschland, 16. Jahrhundert.
Eisenblech, durchbrochen, geschnitten, verzinnt.
20,2 x 5,0 cm.
1879 Ankauf vom Berliner Schlosser Eduard Puls im Konvolut.
Inv.-Nr. 9 217.

Schlüsselschild
Süddeutschland 16. Jahrhundert.
Eisen, durchbrochen, geschnitten, verzinnt.
16,2 x 5,0 cm.
1880 Ankauf von Wenzel Till, München, im Konvolut.
Inv.-Nr. 10 089.

Schlüsselschild mit ringförmiger Handhabe
Deutschland, 16. Jahrhundert.
Eisen, durchbrochen, geschnitten, verzinnt.
27,8 x 5,2 cm.
1879 Ankauf vom Berliner Schlosser Eduard Puls im Konvolut.
Inv.-Nr. 9 210.

I.A.J.

51 Platte mit drei Beschlägen
(Abb. rechts)
Zierbeschlag eines Schlosses in Ädikulaform mit Fischen und Drachen
Süddeutschland, 16. Jahrhundert.
Eisen, durchbrochen, geschnitten.
16,7 x 12,6 cm.
1876 Ankauf vom Nürnberger Antiquar Pickert für 36 Mark.
Inv.-Nr. 2 916.

Schlüsselschild in Gestalt eines Landsknechtes
Süddeutschland,
Anfang 17. Jahrhundert.
Eisenblech, geschnitten, getrieben, verzinnt.
28,1 x 13,8 cm.
1874 Ankauf vom Augsburger Antiquar Heilbronner für 45 Mark.
Inv.-Nr. 167.

Zierbeschlag in Gestalt eines Löwen
Süddeutschland, 16. Jahrhundert.
Eisenblech, geschnitten.
24,3 x 23,3 cm.
1880 Ankauf vom Münchener Antiquar Reichel für 8 Mark.
Inv.-Nr. 11 545.

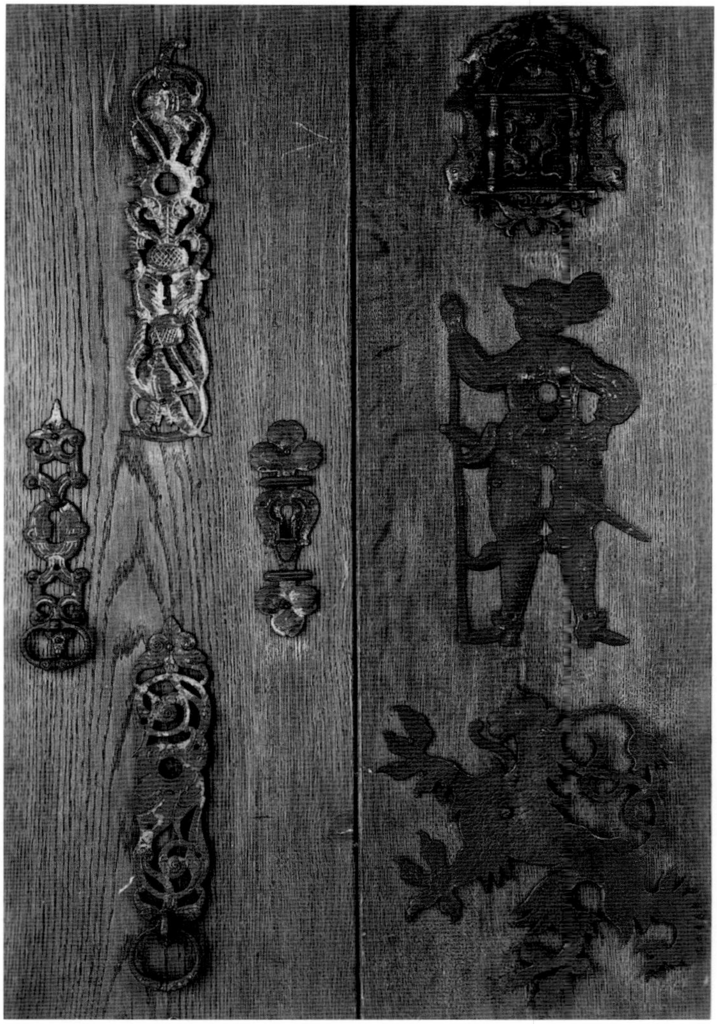
50, 51

Der Möbelbeschlag gehört zum umfangreichsten Ankauf aus dem Antiquariat Reichel. 1880 erwarb man dort eine Metallsammlung von 847 Teilen, darunter: 102 Rosetten in Blei, 4 Kruzifixe in Blei und 8 in Bronze gegossen, 32 Beschlagteile für Bucheinbände in Zinn, 3 dergleichen in Messing, 22 Möbelbeschläge in Zinn, 42 verschiedene Möbelbeschläge aus Bronze, 6 Schlüsselschilder in Messingblech, 3 zinnerne Rahmen, 8 zinnerne Messerstiele, 192 Möbelbeschläge von vorwiegend figürlicher Bildung, 34 Schlüsselschilder, 42 bronzene Möbelbeschläge des 18. Jahrhunderts, 3 barocke Buchbeschläge, 82 Haken für Miederschnüre, 37 Bleiabgüsse von verschiedenen Beschlägen, 27 Schlüsselschilde aus Bronze, weitere 45 bronzene Möbelbeschläge des 18. Jahrhunderts, 9 Möbelbeschläge in Rosettenform, 3 bronzene Eckbeschläge, 65 Abgüsse von Möbelbeschlägen, einige Leuchter und Schüsseln aus Zinn, 2 Modelle von Gabeln des 18. Jahrhunderts, 26 Holzmodelle zu verschiedenen Arbeiten in Bronze, 32 teilweise figürliche Wachsmodelle, 3 Modelle in Blei und einige einzelne Metallarbeiten. Bei Teilen des Konvoluts hatte es sich offensichtlich um die Hinterlassenschaft einer Gürtlerwerkstatt gehandelt. Etwa ein Viertel des Ankaufs wurde1890 und 1891 weiterverkauft.

I.A.J.

Schlösser

Die Sammlung der Schlösser wuchs zunächst sehr langsam. Im Durchschnitt wurden jährlich etwa zwei Schlösser angekauft. Einige kamen auch als Schenkung in die Sammlung. Einen gewaltigen Schub erfuhr sie durch den Ankauf der Sammlung eines Malermeisters aus Neu-Ulm. 1892 wurden unter gut 800 Beschlägen auch 71 Schlösser von Blasius Thausend angekauft, im nächsten Jahr noch einmal ein Schloß und 9 Schlüssel. Der Schwerpunkt lag auch hier auf dem 16. und 17. Jahrhundert. I.A.J.

52 Truhenschloß

Süddeutschland, um 1500
Eisen, geschmiedet, ausgehauen, geschnitten, getrieben und graviert; zwei Schnappfallen mit Schließbakken, kleines zweites Schloß zur Sperrung des Schlüsselloches, Eingerichte für Vierkant-Hohldornschlüssel.
35,4 x 41,2 cm.
1887 Ankauf vom Münchener Antiquar und Hoflieferanten A. S. Drey, für 125 Mark.
Inv.-Nr. 18 754.

»Bei den gotischen Schlössern sei auf die saubere und dekorative Einzelbehandlung besonders aufmerksam gemacht. Man findet hier nebensächliche Teile, wie Schräubchen, Endigungen z.B. in Form stilisierter Diesteln u.ä.m. mit großer Liebe und Sorgfalt behandelt, wobei mehrfach kleine Kupfer- oder Messingrosetten mit verwandt worden sind.« (Berling 1896, S. 15) I.A.J.

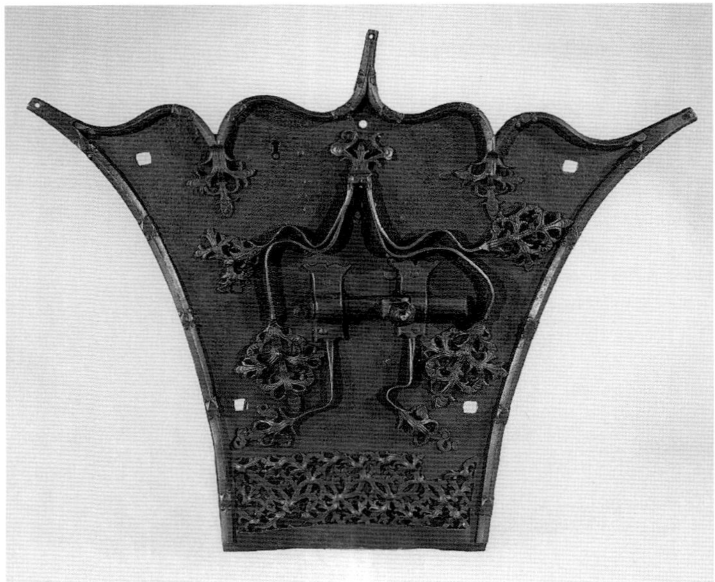

52

Lit.: Berling 1896, S. 14f.; Gotik und Renaissance 1981, Kat.-Nr. 179; Kunsthandwerk Mittelalter bis Gegenwart 1988, Kat.-Nr. 9; Haase 1995a, S. 26; Rösler 1996, Kat.-Nr. 1.

53 Platte mit fünf Schrankschlössern

Riegelschloß
Süddeutschland, 16. Jahrhundert.
Eisen, doppelte schießende Falle, Kapelleneingerichte für Hohldornschlüssel.
13,8 x 21,6 cm.
1892 Ankauf von Herrn Blasius Thausend, Neu-Ulm, für 20 Mark.
Inv.-Nr. 24 839.
Lit.: Rösler 1996, Kat.-Nr. 45.

Riegelschloß
Süddeutschland, 16. Jahrhundert.
Eisen, schießende Falle, Eingerichte für Hohldornschlüssel.
12,4 x 12,3 cm.
1892 Ankauf von Herrn Blasius Thausend, Neu-Ulm, für 15 Mark.
Inv.-Nr. 24 837.
Lit.: Rösler 1996, Kat.-Nr. 33.

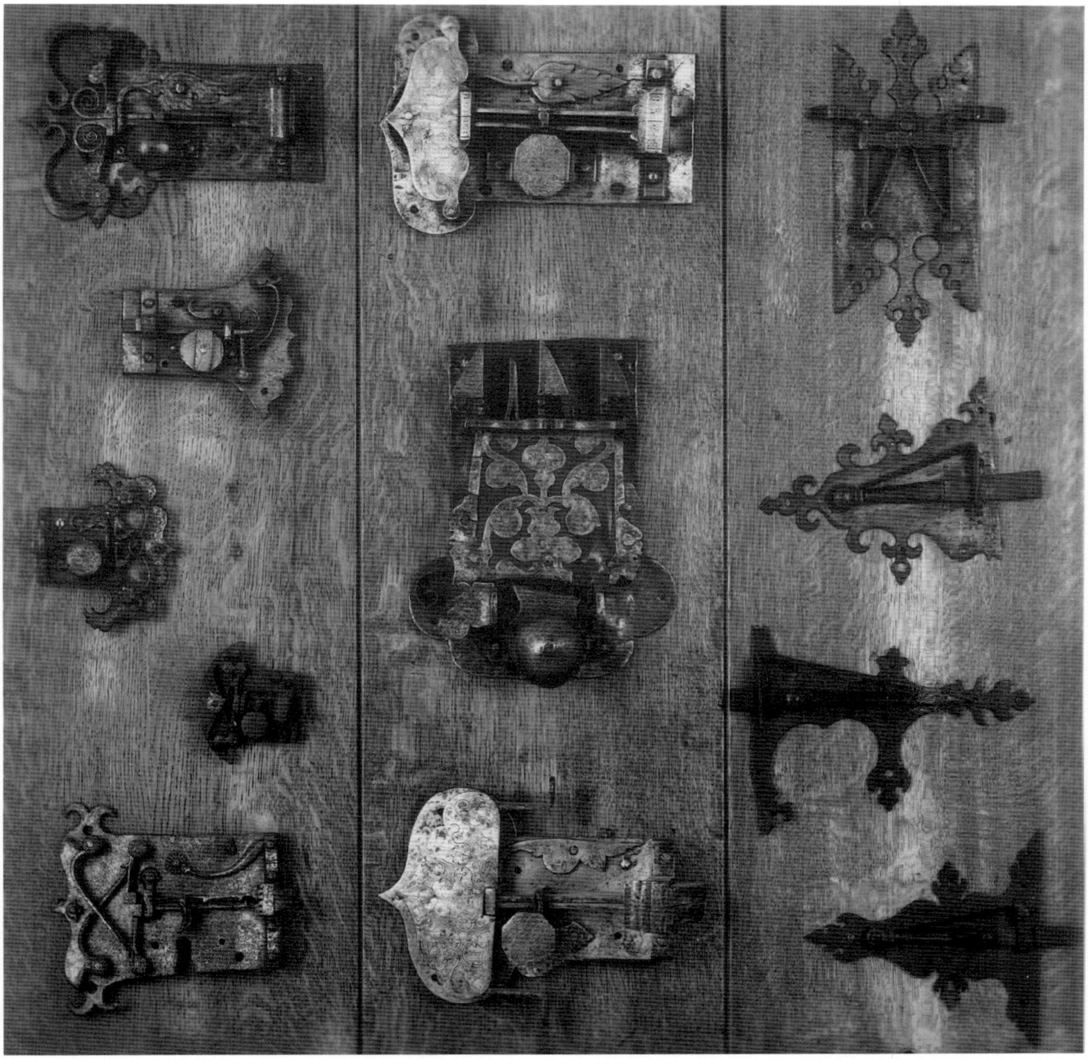

53, 54, 55

Riegelschloß
Süddeutschland, 16. Jahrhundert.
Eisen, doppelte schießende Falle, gekreuzte Federn, Eingerichte für Hohldornschlüssel.
12,0 x 10,1 cm.
1892 Ankauf von Herrn Blasius Thausend, Neu-Ulm, für 15 Mark.
Inv.-Nr. 24 843.
Lit.: Rösler 1996, Kat.-Nr. 44.

Riegelschloß
Süddeutschland, 16. Jahrhundert.
Eisen, Messing, doppelte schießende Falle, gekreuzte Federn, Eingerichte für Hohldornschlüssel.
8,7 x 6,9 cm.
1892 Ankauf von Herrn Blasius Thausend, Neu-Ulm, für 5 Mark.
Inv.-Nr. 24 849.
Lit.: Rösler 1996, Kat.-Nr. 38.

Riegelschloß
Süddeutschland, 16. Jahrhundert.
Eisen, doppelte schießende Falle, gekreuzte Federn, Eingerichte fehlt.
14,9 x 16,1 cm.
1892 Ankauf von Herrn Blasius Thausend, Neu-Ulm, für 10 Mark.
Inv.-Nr. 24 855.
Lit.: Rösler 1996, Kat.-Nr. 43.

I.A.J.

54 Platte mit drei Tür- und Schrankschlössern
(Abb. S. 83)
Schrankschloß
Süddeutschland, datiert 1584.
Eisen, doppelte schießende Falle, Eingerichte für Hohldornschlüssel.
15,7 x 22,3 cm.
1892 Ankauf von Herrn Blasius Thausend, Neu-Ulm, zusammen mit 21 weiteren Schrankschlössern für 500 Mark.
Inv.-Nr. 24 875.
Lit.: Rösler 1996, Kat.-Nr. 47.

Truhenschloß
Süddeutschland, 1. Hälfte 17. Jahrhundert.
Eisen, drei Schnappfallen, Kapelleneingerichte für Hohldornschlüssel.
24,2 x 19,1 cm.
1892 Ankauf von Herrn Blasius Thausend, Neu-Ulm, zusammen mit 21 weiteren Schrankschlössern für 500 Mark.
Inv.-Nr. 24 878.
Lit.: Rösler 1996, Kat.-Nr. 27.

Schrankschloß
Sachsen, 17. Jahrhundert.
Eisen, doppelte schießende Falle, Eingerichte für Hohldornschlüssel.
15,0 x 23,5 cm.
1908 Geschenk von seiner Exzellenz dem Herrn Geh. Rat Prof. Dr. Fiedler, Dresden.
Inv.-Nr. 28 804.
Lit.: Rösler 1996, Kat.-Nr. 53.

I.A.J.

55 Platte mit vier Riegeln
(Abb. S. 83)
Doppelseitiger Schnappriegel
Belgien, 17. Jahrhundert.
Eisen, zwei Schnappfallen, eine Doppelfeder.
24,2 x 10,1 cm.
1885 Ankauf vom Brügger Antiquar Renders für Konvolut.
Inv.-Nr. 17 167.
Lit.: Rösler 1996, Kat.-Nr. 133.

Schnappriegel
Belgien, 17. Jahrhundert.
Eisen, hebender Riegel, eine Feder.
14,3 x 17,1 cm.
1885 Ankauf vom Brügger Antiquar Renders im Konvolut.
Inv.-Nr. 17 161.
Lit.: Rösler 1996, Kat.-Nr. 131.

Schnappriegel
Belgien, Ende 17. Jahrhundert.
Eisen, hebender Riegel, eine Feder.
14,7 x 20,0 cm
1885 Ankauf vom Brügger Antiquar Renders im Konvolut.
Inv.-Nr. 17 174.
Lit.: Rösler 1996, Kat.-Nr. 132.

Schnappriegel
Belgien, Ende 17. Jahrhundert.
Eisen, hebender Riegel, eine Feder.
15,0 x 16,8 cm.
1885 Ankauf vom Brügger Antiquar Renders im Konvolut.
Inv.-Nr. 17 151.
Lit.: Rösler 1996, Kat.-Nr. 130.

Der Ankauf vom Brügger Antiquar Renders betraf 36 zumeist recht einfache Eisenbeschläge und Riegel. Acht Positionen wurden 1891 wieder verkauft. I.A.J.

Bronze

Zum festen Sammlungskanon aller Kunstgewerbemuseen gehören Kleinbronzen der italienischen Renaissance. Die kleinformatigen Plastiken brachten zu erschwinglichen Preisen den Glanz der großen Meister Italiens ins Haus. Dies ist der Bogen, den Berling als Einleitung zu dieser Abteilung spannt: »So finden wir die bedeutendsten Bildhauer der Frührenaissance (Ghiberti, Donatello, Leopardo) mächtige Bronzewerke schaffen. Und wenn sich in der Hochrenaissance auch die große Kunst im allgemeinen mehr zum Marmor hingezogen fühlte, so sind doch auch von ihr noch bedeutende Arbeiten in Bronze ausgeführt worden (Cellini, Giovanni da Bologna), vor allen Dingen aber ist hier wie dort eine Fülle von Gebrauchsgegenständen aus Bronze geschaffen worden und zwar von solcher Schönheit bei völliger Beherrschung der Technik, dass die italienische Renaissance mit Recht als die Hauptblütezeit der Bronzekleinkunst bezeichnet worden ist.« (Berling 1896, S. 44) I.A.J.

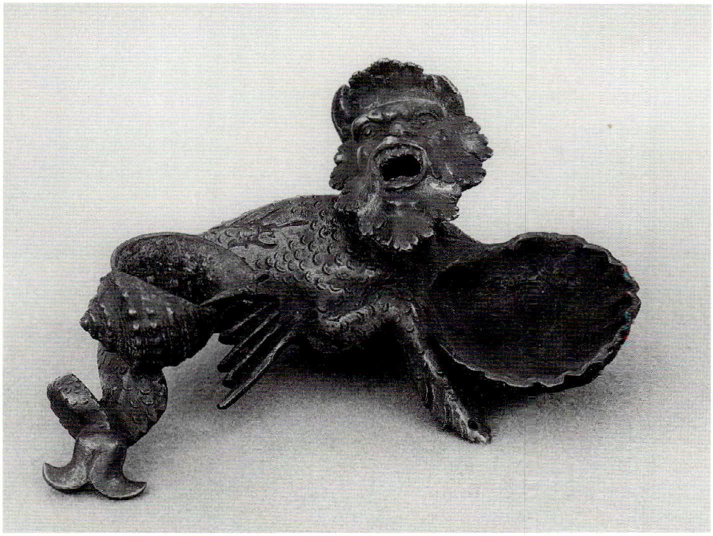

56

56 Schreibzeug in Form eines Seeungeheuers
Severo da Ravenna, Padua, um 1500.
Bronze, Hohlguß, ziseliert.
11,0 x 23,3 cm.
1881 Ankauf vom Dresdener Antiquar Salomon für 300 Mark.
Inv.-Nr. 13 423.

Das Seeungeheuer mit dem Maskaronkopf ist als Schreibzeug zu verwenden. In der größeren Muschel befand sich Streusand, in der kleineren Tinte. Offensichtlich entspricht die Variante des Kunstgewerbemuseums nicht der ursprünglichen Konzeption des Werkes. Einige Exemplare tragen statt der kleineren Muschel am Schwanzende eine stehende Neptunfigur, die das Seeungeheuer mit Ketten zügelt und mit dem Dreizack lenkt. So erklärt sich dessen zurückgeworfener Kopf. I.A.J.

Lit.: vgl. Pechstein 1968, Nr 82; Planiscig 1925, S. 13, Abb. 5; Gotik und Renaissance 1981, Kat.-Nr. 191.

57 Tintenfaß (Abb. S. 86)
Oberitalien, wohl Werkstatt des Andrea Briosco, gen. Riccio, Padua, Anfang 16. Jahrhundert.
Bronze, teilweise Naturabguß.
Höhe 21,9 cm.
1876 Ankauf vom Dresdener Antiquar A. Erichsohn für 35 Mark.
Inv.-Nr. 3 682

Aus der Werkstatt Andrea Brioscos sind sowohl einige nach der Natur abgegossene Adlerfüße als Ständer für verschiedene Kleinbronzen als auch dreieckige Tintenfässer mit Groteskenwerk überliefert. Das Motiv der Adlerklaue war bis weit ins 16. Jahrhundert sehr beliebt. Sie ließ sich gut direkt von der Natur abgießen, was der manieristischen Freude an der Technologie und an der möglichst perfekten Naturnachahmung entgegenkam. Der nackte Knabe hält mit der Linken ein Wappenschild mit einem Adler. Seine Rechte erhebt ein Schwert, dessen Klinge fehlt. Auf allen drei Seiten des Tintenbehältnisses bilden Blattmaskengesichter (Maskarone) die von Bändern umwobenen Zentren. I.A.J.

Lit.: vgl. Pechstein 1968, Nr. 70f; Gotik und Renaissance 1981, Kat.-Nr. 180.

58 Türklopfer

Oberitalien, datiert 1614.
Bronze, gegossen.
2[illegible],2 x 19,2 cm.
1879 Ankauf vom Münchener Antiquar und Hoflieferanten A. S. Drey für [illegible]68 Mark.
Inv.-Nr. 8[illegible]948.

Der Türklopfer an der Eingangstür des Hauses wird von jedem Besucher zwangsläufig in die Hand genommen. Da er, um seine Funktion zu erfüllen, eine gewisse Schwere haben mußte, bot sich der wetterfeste Bronzeguß geradezu an. In Oberitalien wurde ein Typus entwickelt, bei dem der ovale Ring von zwei sich aufeinander zubewegenden Tieren, Löwen, Delphinen oder Ungeheuern gebildet wurde. In diesem Ring stand, den Tieren trotzend, eine mythologische oder biblische Gestalt, wie Herkules, Apoll, Bacchus, David oder Daniel. Unter dem ungedeuteten Hauswappen des vorliegenden Türklopfers ist Daniel in der Löwengrube (Altes Testament) dargestellt. Der jugendliche Daniel gehört einerseits wie die Jünglinge im Feuerofen zu den durch Gott in größter Not Beschützten, andererseits wie David zu den jugendlichen Helden, die in der Renaissance besonders gerne dargestellt wurden. Die geschmeidige Kraft der Löwen konterkariert die geradezu schüchterne Verletzlichkeit des Knaben. Der Gegensatz betont die Allmacht Gottes.

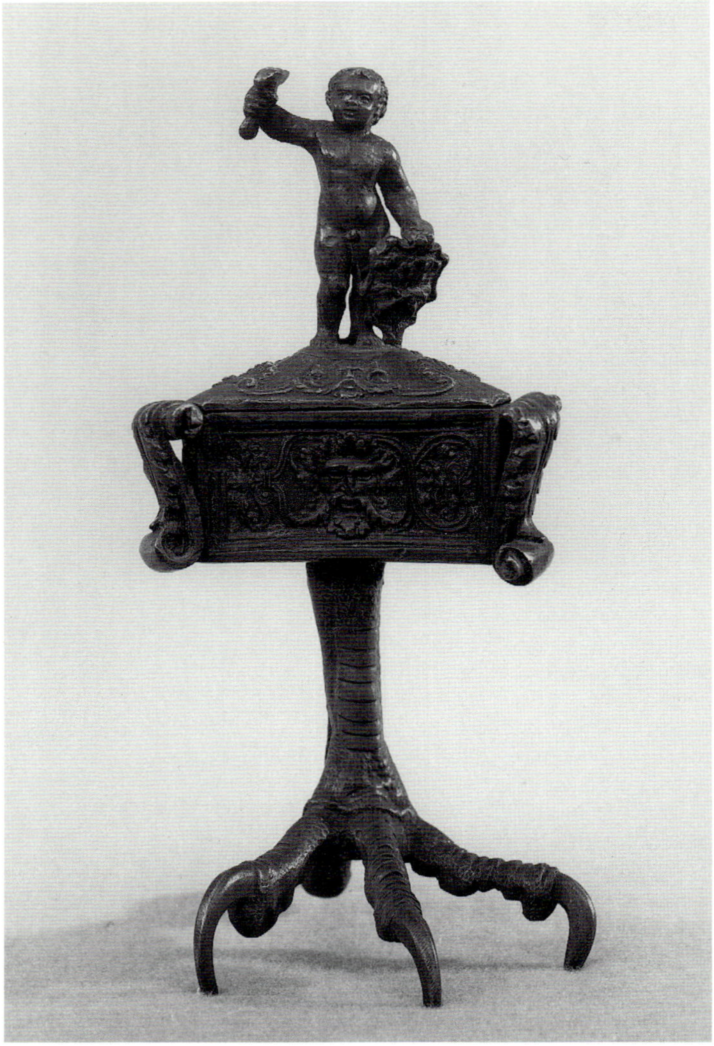

57

»Die völlige Beherrschung der Technik, die genaue Kenntnis der menschlichen und tierischen Formen und ein reiches dekoratives Gerüste, das sind die Haupteigenschaften, welche den italienischen Renaissancebronzen einen eigentümlichen Glanz verleihen« (Berling 1896, S. 45). I.A.J.

Lit.: Berling 1896, S. 45.

59 Gewichtssatz

Albert (Albrecht) Weinmann, Nürnberg, 1583.
Bronze, gegossen, ziseliert, graviert.
Höhe 30,5 cm ohne Henkel.
1876 Ankauf vom Dresdener Antiquar Salomon für 150 Mark.
Inv.-Nr. 3 865.

Der Gewichtssatz gehört zu den wenigen Exponaten, die in den sparsam bebilderten Führern von Karl Berling als Zeichnung abgebildet wurden.

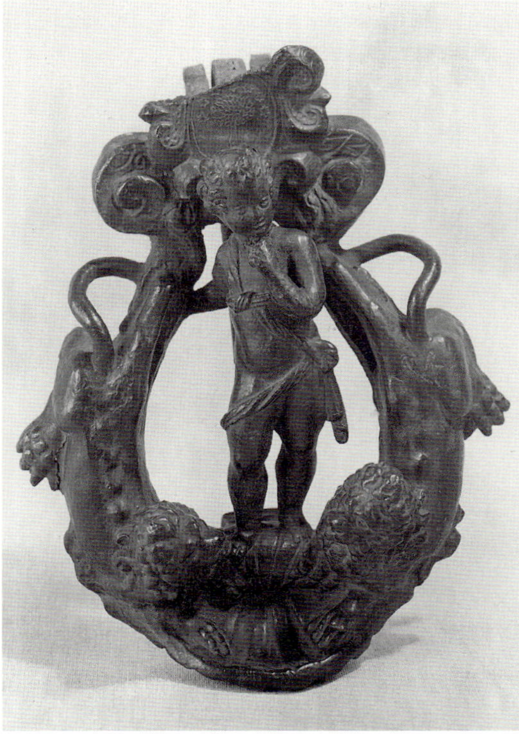

58

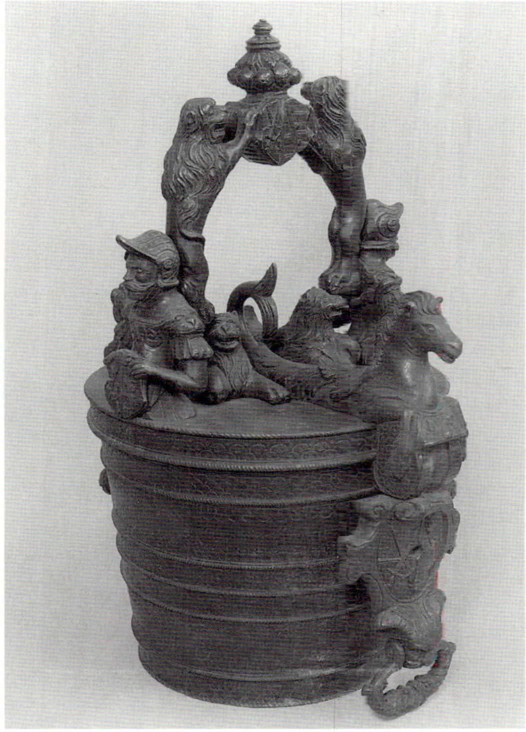

59

Die besondere Wertschätzung des künstlerisch, stadthistorisch und technisch interessanten Stückes spiegelt sich auch darin, daß ihm Berling eine eigene Abhandlung widmete.

Er wurde zusammen mit einem etwas kleineren zweiten in Nürnberg bestellt, obwohl es auch im Gießhaus Dresden einige Rotgießer gab, die mit der Herstellung von Kanonen beschäftigt waren. Die Gewichtssätze wurden wahrscheinlich im Hauptzeughaus in Dresden benutzt, woraus sich der besondere künstlerische Anspruch erklären würde. Als 1835 das Zeughaus aufgelöst wurde, kam ein Gutteil der Einrichtung zum Verkauf. Der dreiteilige Gewichtssatz beinhaltet die eingeschlagenen Gewichtsbezeichnungen: 16 + 32 Marck, 16 innen, 32, 64 Marck, 32 im mittleren und 128 Marck 64. Dazu sind die Gewichte angegeben: D 1024, V 8640, K 8872, R 9248. Die Buchstaben bedeuten: D Apothekerunze, V Dukaten, K Kronen und R Goldgulden. Auf dem Deckel schließlich das Gesamtgewicht 256 Marck, D 2048, V 17280, K 17774, R 18496. Gleich zweimal verkündet das sächsische Wappen die Autorität des Landesherren, der der Hüter der Maße und Gewichte war. Ritter und Löwen sind als allgemeine heraldische Begleitfiguren zu verstehen. I.A.J.

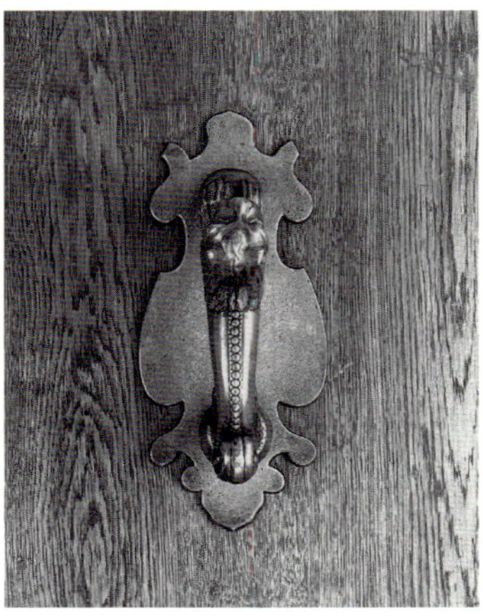

60

Lit.: Berling 1896, Fig. 4, S. 50 (Zeichnung); Berling 19[illegible]5, S. 44-52, Taf. 3; Gotik und Renaissance 1981, S. 164, Kat.-Nr. 200.

60 Platte mit Türklopfer

Türklopfer in Gestalt eines Seetieres
Deutschland, 17. Jahrhundert.
Bronze, gegossen.
Platte 29,2 x 13,0 cm.
1875 Ankauf von Christoph Härtel, Waldenburg, für 42 Mark.
Inv.-Nr. 1 472.

Das dargestellte Tier ist ein Löwe mit Fischschwanz, wörtlich also ein See-Löwe. I.A.J.

MÖBELBESCHLÄGE AUS BRONZE

Die folgenden drei Präsentationsplatten zeigen Beispiele aus drei von Berling in seinem Führer Metalle (1896, S. 48) hervorgehobenen Phasen dieser Dekorationsform im 18. Jahrhundert.

61 Platte mit drei Möbelbeschlägen

Möbelbeschlag in Gestalt eines Maskarons mit Schilfkranz
Italien (oder Frankreich?),
17. Jahrhundert.
Bronze, feuervergoldet.
12,5 x 1[illegible],0 cm.
1882 Ankauf vom Münchener Antiquar G. Reichl für 15 Mark.
Inv.-Nr. 14 310.

Die erste Phase der Beschlagentwicklung in Frankreich setzt Berling bei Charles André Boulle an, der als erster die Konturen seiner Möbel schweifte und mit Bronzen verzierte. Zur »Flächendekoration (Boullemarketerie, I.A.J.) traten dann aber – und zwar ganz im Sinne des Barocks – an Stellen, die konstruktiv besonders hervorgehoben werden sollten, wie Füsse, Stützen, Bekrönungen, Ecken, oder an denen sie aus praktischen Gründen notwendig waren, wie bei Schlüsselschilden und Handhaben, die aus vergoldeter Bronze bestehenden plastischen Verzierungen« (Berling 1896, S. 47).

Möbelbeschlag in Gestalt einer Flora
Frankreich,
Anfang 18. Jahrhundert.
Bronze, feuervergoldet.
32,0 x 16,3 cm.
1896 Ankauf vom Dresdener Antiquar Ball für 65 Mark.
Inv.-Nr. 25 631.

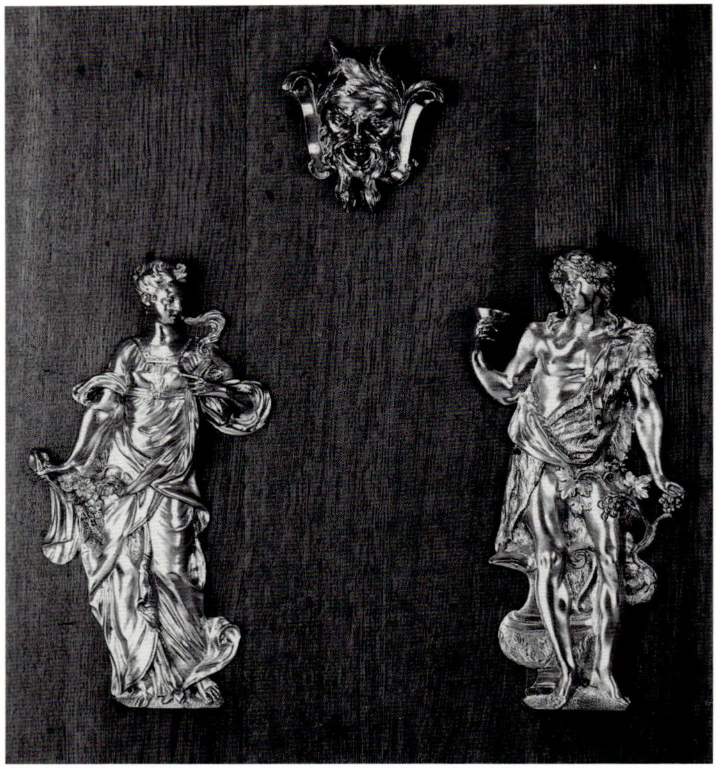

61

Möbelbeschlag in Gestalt eines Bacchus
Frankreich,
Anfang 18. Jahrhundert.
Bronze, feuervergoldet.
32,3 x 14,5 cm.
1896 Ankauf vom Dresdener Antiquar Ball für 65 Mark.
Inv.-Nr. 25 632.

Die beiden zusammengehörigen Beschläge mit ihren reich differenzierten Oberflächen und den locker gegebenen Faltenwürfen entstammen der höfischen Kunst um 1700 und sind stilistisch eng mit der Gartenplastik verwandt. Während der junge Bacchus einem üblichen Standardschema folgt, ähnelt Flora mit ihrer modischen Frisur eher einer jungen Dame der Zeit als einer antiken Göttin. Ihr schlanker Hals, der kleine Kopf und die schmalen Schultern folgen dem Schönheitsideal der Zeit um 1700. Antikisch dagegen ist ihr Tunikagewand gegeben. I.A.J.

62 Möbelbeschlag

Dresden, gegen 1735-45.
Bronze, feuervergoldet.
24,8 x 44,0 cm.
1900 Ankauf vom Dresdener Antiquar Leube für 45 Mark.
Inv.-Nr. 26 769.

Der Beschlag steht stilistisch an der Schwelle zur Rocaille, die sich in dem zentralen halbrunden Element schon andeutet. Die Struktur ist noch achsensymmetrisch, die Formen der Gitterbegrenzungen sind jedoch schon stark gebogen. Die Orientierung an französischen Vorbildern ist unverkennbar. Grotesken von Antoine Watteau zeigen erstmals jene Gebilde, die gespannten Schwimm-

oder Flughäuten ähneln. Die Beschläge von Charles Cressent hatten Vorbildwirkung bezüglich der kleinteilig-dichten Struktur und der chinoisen drachenähnlichen Phantasievögel. Für eine Herstellung in Dresden spricht nicht nur die im Gegensatz zu französischen Bronzen sehr flache Ausführung, sondern auch der Umstand, daß vier von Christian Reinow chinois bemalte Dresdener Schreibschränke mit diesem Beschlag als Zentralmotiv der Schreibklappe ausgestattet wurden. I.A.J.

Lit.: Haase 1983a, Kat.-Nr. 90 a, b, c und 91.

63 Platte mit drei Möbelbeschlägen
(Abb. S. 90)
Schlüsselschild
Wohl Italien, 1730/40.
Kupfer, gegossen, feuervergoldet.
13,5 x 16,7 cm.
1886 Ankauf vom Münchener Antiquar und Hoflieferanten A. S. Drey für 75 Mark.
Inv.-Nr. 17 852.

Das Schlüsselschild zeigt in seinem Zentrum eine Maske, deren Bart in Wellen ausläuft, darüber als Bekrönung eine Muschel, hinter der zwei Delphine hervorschießen. Thema ist also die Welt des Wassers und der Grotten. Die Verwendung des Kupfers als Gießmaterial war in Frankreich unüblich. Die beiden auf das Schlüsselloch zuschwimmenden Delphine ließen Berling eine Entstehung in Oberitalien vermuten. Dort gibt es die Tradition, bei Beschlägen und Türklopfern ein Mittelmotiv mit achsensymmetrisch angeordneten Tierpaaren zu umrahmen (Kat.-Nr. 58). I.A.J.

62

Zwei Möbelbeschläge
Wohl Frankreich,
3. Viertel 18. Jahrhundert.
Bronze, gegossen, feuervergoldet.
30,9 x 10,9 cm (Inv.-Nr. 8 940);
29,9 x 11,2 cm (Inv.-Nr. 8 941).
1879 Ankauf vom Münchener Antiquar und Hoflieferanten A. S. Drey für 55,20 und 50,60 Mark.
Inv.-Nr. 8 940 und 8 941.

»Die Bronzen, welche nun natürlich die dem Rokoko eigenen Formen (Schnörkel-, Muschel-, Pflanzenwerk) zeigen, überwuchern manchmal geradezu die Möbel« (Berling 1896, S. 48). Hinter dem hier als Überwuchern geschilderten Phänomen liegt eine vielschichtige kulturelle und wirtschaftliche Entwicklung, auf die das Augenmerk der Forschung erst eine Generation später gerichtet wurde.
Gegen Ende des 17. Jahrhunderts war am französischen Hof eine Möbelkunst entwickelt worden, die den Beschlag als vollwertiges Zierelement in den Entwurf von Möbeln einbezog. Das war nur am Hof möglich, denn in den Städten waren die verschiedenen Arbeitsbereiche streng zwischen den Zünften aufgeteilt. Ein Tischler konnte dort nur auf die fertigen Beschläge der Schlosser oder Gürtler zurückgreifen, mußte mitunter sogar die Anbringung der Beschläge dem Gürtler überlassen. Das führte allzuoft zu recht grobem Umgang mit der Arbeit des Tischlers. Am französischen Hof waren alle Werkstätten einem Intendanten unterstellt. Er, seine Entwerfer und einzelne besonders geschätzte Tischler hatten deshalb die Möglichkeit, ihre Produkte ohne Rücksicht auf Fachgrenzen zu entwerfen. Der Hoftischler Charles Cressent (1685 – 1768) zum Beispiel überzog seine Möbel mit einem dichten Netz von abstrakten, floralen und mythologischen Bronzen. Die Blütenzweige der hier besprochenen Kommodenbeschläge entsprechen sehr genau solchen, die an Möbeln dieses Meisters zu finden sind (vgl. z.B. Hoyer/Ottomeyer 1995, Kat.-Nr. 6, Abb. S. 59 und 62). Der mit Rocaillen umrahmte Korpus allerdings spricht für eine Entstehung in einer anderen Werkstatt. I.A.J.

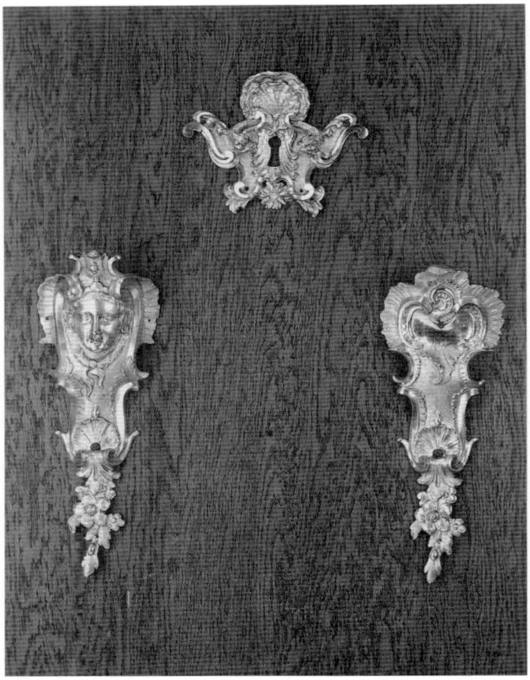

63

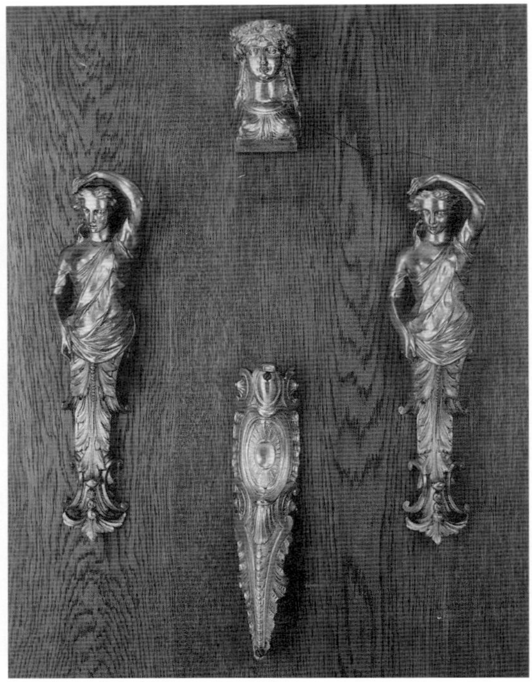

64

64 Platte mit vier Möbelbeschlägen

Möbelbeschlag in Gestalt einer Büste
Frankreich, um 1790.
Bronze, feuervergoldet.
12,8 x 6,3 cm.
1898 Ankauf vom Münchener Antiquar Schiftan für 27,75 Mark.
Inv.-Nr. 26 095.

»Gegen Ende dieser Periode (gemeint ist das Rokoko, I.A.J.) trat hiergegen (die Überwucherung der Möbel durch Bronzebeschläge, I.A.J.) eine Reaktion ein, indem man den mit kostbaren Hölzern belegten oder mit Lackarbeit verzierten Flächen wieder ihr Recht gab und die bronzenen Umrahmungen auf einen schmalen Außenrand zurückzog. Fortgesetzt wurde diese Richtung und zwar mit Zurückgreifen auf antike Gliederung im Stile des Louis XVI.« (Berling 1896, S.48)

Der Beschlag, dessen Datierung durch die Haartracht und die Haube gegeben ist, läßt auch eine Anspielung auf die Sphinx erahnen. Die Ägyptenmode kommt zwar erst mit dem Ägyptenfeldzug Napoleons zu ihrer vollen Blüte, Sphingen haben aber schon eine lange Tradition in der Ornamentkunst (Berain) und z.B. in der Hofkunst Augusts des Starken in Dresden. Kurz vor der französischen Revolution war das Thema wieder in Mode gekommen.
Der Beschlag ist entweder an der Stelle eines Kapitells unter einem Gebälk oder als Tragefigur in einer Sockelzone zu denken. I.A.J.

Möbelbeschlag in Gestalt einer Karyatide
Deutschland?, Anf. 19. Jahrhundert.
Bronze, feuervergoldet.
36,6 x 9,5 cm.
1894 Ankauf vom Dresdener Antiquar Ball für 45 Mark.
Inv.-Nr. 25 193.

Möbelbeschlag in Gestalt einer Karyatide
Deutschland?, Anf. 19. Jahrhundert.
Bronze, feuervergoldet.
36,6 x 9,5 cm.
1894 Ankauf vom Dresdener Antiquar Ball für 45 Mark.
Inv.-Nr. 25 194.

Die Karyatidenbeschläge weisen ein krasses Mißverhältnis zwischen den hervorragend gearbeiteten Akanthussockeln, dem reichen Faltenwurf der Umhänge, den klassisch geschnittenen Gesichtern und den ungelenk geführten Unterarmen auf. Dies weist auf die übliche Praxis hin, Bronzen bedeutender Künstler im Sandgußverfahren teilweise oder im Ganzen abzugießen. Offensichtlich mußte die Armstellung der Originale für das eigene Vorhaben abgeändert werden. Der Kopist war zwar als Ziseleur ein perfekter Handwerker, künstlerisch meisterte er seine Aufgabe jedoch nur mit Mühe.

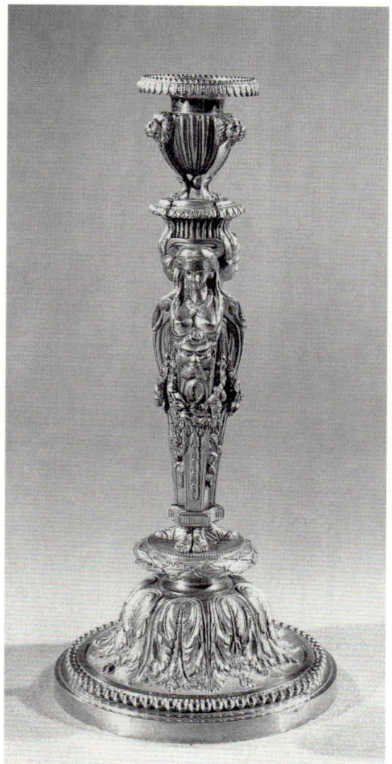

65

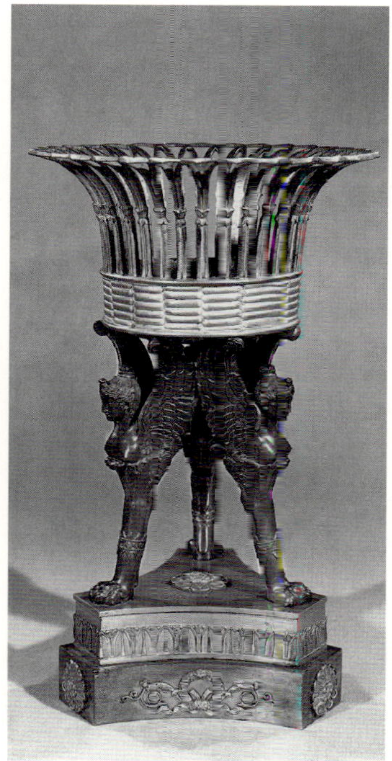

66

Das Ziselieren, die Feinbearbeitung des Gusses mit verschiedenen Meißeln, Feilen und Poliereisen, war der dritte Schritt der Bronzeherstellung nach der Arbeit des Bildhauers und nach dem Guß. Zuletzt wurde die feinbearbeitete Bronze feuervergoldet, das heißt mit einem Quecksilbergoldgemisch bestrichen und über dem offenen Feuer erhitzt. Die dabei entweichenden äußerst giftigen Quecksilberdämpfe führten zu Knochenschwund und waren der Grund dafür, daß die Lebenserwartung der Vergolder sehr kurz war. I.A.J.

Möbelbeschlag
Frankreich oder Deutschland,
2. Hälfte 18. Jahrhundert.
Bronze, feuervergoldet.
28,7 x 6,2 cm.
1894 Ankauf vom Dresdener Antiquar Ball für 25 Mark.
Inv.-Nr. 25 210.

Der Beschlag war für die Ecke einer Kommode oder eines Tisches mit geschwungenen Konturen bestimmt. In den oberen C-Bögen erkennt man noch gerade Türkenschilde aus dem Arsenal der ornamentalen Waffentrophäen. I.A.J.

65 Zwei Leuchter
Pierre Gouthière, Paris, um 1785.
Bronze, feuervergoldet.
Höhe 32,8 cm.
1880 Ankauf vom Münchener Antiquar und Hoflieferanten A. S. Drey für 150 Mark.
Inv.-Nr. 9 840 und 9 841.

Am französischen Hof wurden noch im 17. Jahrhundert unter Ludwig XIV. die Grundlagen für eine Bronzeindustrie gelegt, die sich während des ganzen 18. Jahrhunderts in höchster Blüte befand und ganz Europa belieferte. Im Museum demonstrieren die »zwei ausserordentlich fein im Sinne von Martincourts oder Gouthières behandelte(n) französische(n) Handleuchter« (Berling 1896, S. 52) diese besonders hohe künstlerische und technische Qualität der Pariser Arbeiten. Berlings Zuschreibungsvorschlag an Pierre Gouthière (1732–1813) kann inzwischen erhärtet werden, denn von der Hand Pierre Gouthières hat sich eine Zeichnung erhalten, die auf einem Wandtisch verschiedene Bronzen zeigt. Zwei der dargestellten Leuchter besitzen den gleichen Standfuß und variieren das dreiseitige Hermenmotiv. I.A.J.

Lit.: Berling 1896, S. 52; Berling 1898, Tafel XXI, Abb.4 (Zeichnung); Haase-Messner/Reinheckel 1973, Kat.-Nr. E 32; vgl. Ottomeyer/Pröschel 1986, Bd. 1, S. 287, Nr. 4.15.2.

66 Tafelaufsatz
Wien, um 1810.
Bronze, brüniert und feuervergoldet.
Höhe 34,0 cm.
1901 Ankauf vom Dresdener Antiquar K. Schulze für 400 Mark.
Inv.-Nr. 26 819.

Der möbelartige, dreipassige Sockel mit eingezogenen Seiten und Rosettenapplikationen, der Farbwechsel zwischen den brünierten Monopodien und dem feuervergoldeten Korb sowie die Haartracht der Sphingen weisen nach Wien als Herstellungsort. Das dortige Bronzegießergewerbe nahm zu Anfang des 19. Jahrhunderts einen deutlichen Aufschwung, auch wenn es die Feinheit und Grazie der Pariser Arbeiten nicht erreichen konnte. I.A.J.

Lit.: Haase-Messner/Reinheckel 1973, Kat.-Nr. E 27.

67 Kronleuchter mit 12 Kerzenhaltern

Wohl Wien, 1800/10.
Bronze, feuervergoldet, teilweise brüniert.
Durchmesser 78,5 cm.
1898 Ankauf vom Dresdener Rechtsanwalt Dr. Pawels für 475 Mark.
Inv.-Nr. 26 112.

»Zur Zeit des Empire ist die Bronze wieder in verstärktem Masse herangezogen worden, manchmal wohl nicht gerade zum Vorteil der Möbel, da dieselben wie von der Bronze erdrückt scheinen. … So ist auch das Zurückgehen auf die Antike gesteigert worden, hier gelegentlich verbunden mit einem Anklingen an ägyptische Formen.« (Berling 1896, S. 49) Der Kronleuchter wurde zwar erst nach der Veröffentlichung des Führers angekauft, entspricht aber mit seinen öl ampenförmigen Tropfschalen, den Akanthusblättern und den Palmettenfriesen genau den angesprochenen Orientierungen. Das Foto aus der Zeit vor dem Zweiten Weltkrieg zeigt ihn in dem Pavillon des Museumsneubaus an der Elias-, heute Güntzstraße. Dort vertrat er mit den Tapeten-Pilastern aus dem Gartenpavillon des Palais von Prinz Georg (siehe Kat.-Nr. 102) die Epoche des Empires. I.A.J.

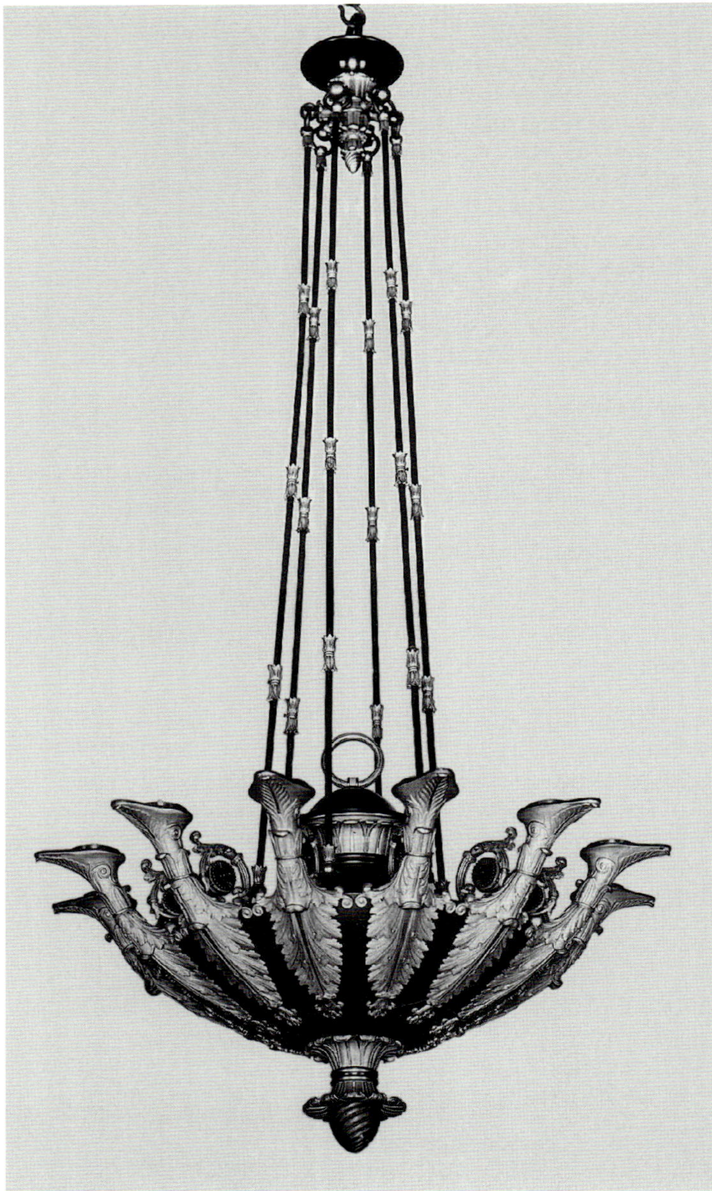

67

Zinn

Die Zinnsammlung des Kunstgewerbemuseums erfreute sich unter Karl Berling besonderer Wertschätzung und Pflege. Weit über den Zweck des Museums hinaus, Vorbilder für die Aus- und Weiterbildung von Handwerkern und Entwerfern zu sammeln, wurde eine Kollektion besonders qualitätvoller Arbeiten angelegt. Offensichtlich verursachte die kunsthistorische Leidenschaft einen gewissen, immer wieder feststellbaren Rechtfertigungsdruck. So verteidigte Berlings Kollege Cornelius Gurlitt ohne erkennbaren Anlaß die Sammlungstätigkeit des Kunstgewerbemuseums: »Es hat ein Anrecht darauf, das Sammeln von Zinn besonders zu pflegen, weil Sachsen in diesem Metall von alters her eine starke Produktion besass. Die heute noch im Gang befindlichen Zinngruben von Altenberg im Erzgebirge, welche seit dem 15. Jahrhundert mit wechselndem Ergebnis betrieben werden, haben weite Gebiete Deutschlands mit ihren Erzeugnissen versehen und lange Zeit sich erfolgreich gegen die englischen zu behaupten gewusst.« (Gurlitt 1890, S. 29)
Im Mittelpunkt des Interesses stand zunächst der künstlerisch ergiebige Nürnberger Reliefguß. Die Arbeiten aus dem sächsischen Umland, vor allem die Hinterlassenschaften der Zünfte, ließen erst allmählich eine eigene Charakteristik erkennen. Gegen Ende der achtziger Jahre des 19. Jahrhunderts war die Zeit für eine Bestandsaufnahme reif. Die 1889 veranstaltete Zinnausstellung des Kunstgewerbemuseums, die zum sehr großen Teil mit Leihgaben von anderen Museen, dem Kunsthandel und vor allem von Sammlern bestückt war, verfolgte das Ziel, Rang und Eigenart der sächsischen Zinngießerkunst gegenüber der Nürnberger Produktion abzugrenzen und aufzuzeigen. Hauptleihgeber war der Zinnsammler und -experte Regierungsrat Dr. Hans Demiani aus Leipzig. Es war das Verdienst Berlings, daß nach Demianis Tod dessen hochbedeutende Zinnsammlung 1911 als Vermächtnis an das Kunstgewerbemuseum Dresden ging. I.A.J.

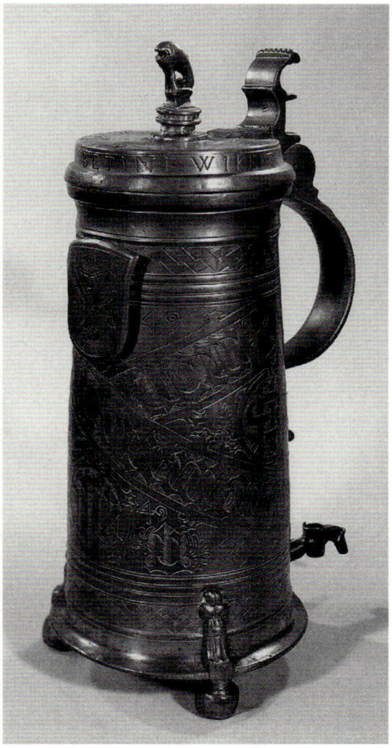
68

68 Schleifkanne einer Tuchmacherzunft
Böhmen, Olmütz ?, Meister OL,
datiert 1549.
Zwei Stadtmarken mit Adler (Hintze 1921-31, Bd. IV, 1395 ff.), eine unbekannte Meistermarke OL
(vgl. Hintze 1921-31, Bd. IV, 1053).
Zinn, graviert.
Höhe 52,5 cm.
1878 Ankauf vom Dresdener
Antiquar Salomon für 200 Mark.
Inv.-Nr. 6 644.

Schleifkannen oder Schenkkannen dienten dem Transport von Wein oder Bier vom Keller in die Schenkstube. Sie waren fester Bestandteil des repräsentativen Geschirrbesitzes einer Zunft und in die vielfältigen Trinkrituale der Zünfte eingebunden, indem sie bei Strafen, Ein- und Ausständen das zu spendende Maß vorgaben. Da Zünfte im Hinblick auf städtische Obrigkeiten besonderen Wert auf das hohe Alter ihrer Rechte legten, hatte alter Zunftbesitz legitimatorischen Wert. Deshalb hielten sich in diesen Gemeinschaften besonders lange eigentlich veraltete Formen. Als im Verlauf der ersten Hälfte des 19. Jahrhunderts die Zünfte aufgelöst wurden, waren ihre Gerätschaften bereits wertvolle Altertümer, die schnell ihren Weg in die Museen und Sammlungen fanden. Auch im Kunstgewerbemuseum bildeten sie den Kern der Zinnsammlung.
Die Schenkkanne trägt auf zwei über Kreuz eingravierten Schriftbändern die in Minuskeln gegebene lateinische Inschrift »verbum domini

manet in aeternum« deren Übersetzung am Deckelrand gegeben ist: »GOTES WORT BLEBET IN EWIKEIT AMEN«. Drei der vier Zwickel tragen Medaillons mit den verflochtenen Buchstaben J H S, dem Monogramm Christi, daneben Werkzeuge aus den textilen Berufen, Weberschiffchen, Schlaghölzer für Fachbögen und zwei Werkzeuge, wohl Aufrauher, in Form von Sonnengesichtern. Das aufgelötete Schild wiederholt die Zeichen Weberschiffchen, Schlaghölzer und fügt Fachbögen zur Filzherstellung und Distelkarden zum Aufrauhen der Tuche hinzu.

Die vielfach publizierte Kanne gehört zum ältesten Bestand der Zinnsammlung und vertritt die früheste Ziertechnik beim Zinn, das Gravieren.

I.A.J.

Lit.: Berling 1896, S. 32; Blätter für Architektur 1890, Taf. 17; Hintze 1921-31, Bd. IV, 1053; Berling 1919, S. 73, Abb. 46; Hintze 1924, S. 49; Pichelkastner 1964b, S. 82-85; Gotik und Renaissance 1981, Kat.-Nr. 205.

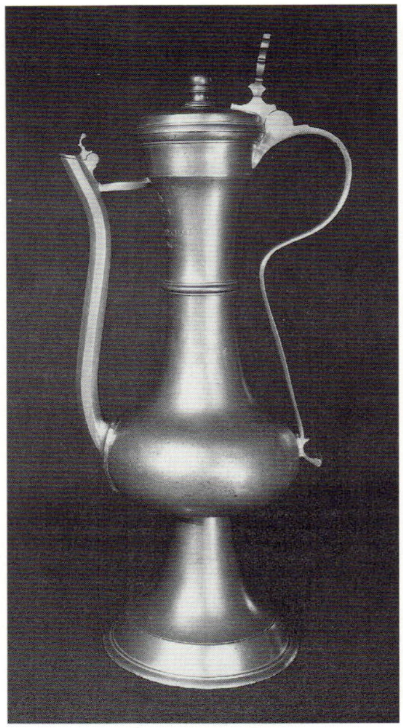

69

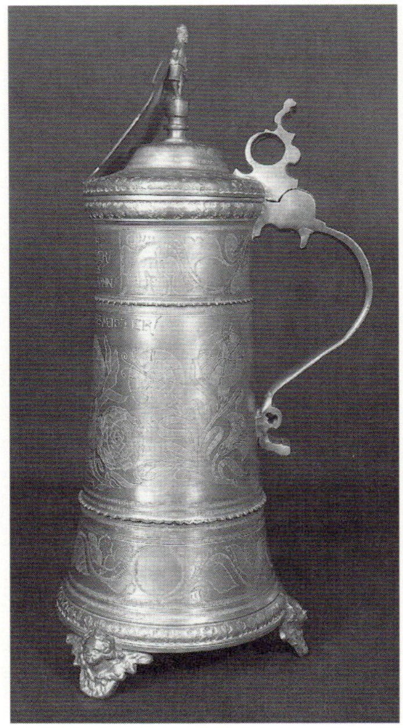

70

69 Zwei Kannen der Bergknappschaft zu Freiberg

Freiberg, Hans Günther d.Ä., 1628.
Eine Stadt-, zwei Meistermarken (Hintze 1921-31, Bd. I, 528).
Zinn, graviert.
Höhen 58,5 und 58,8 cm.
1890 als Leihgabe von der Bergknappschaft Freiberg übernommen.
Inv.-Nr. Lg 144/145.

Die »sich an den Orient anlehnende Form« der Kannen ist so ungewöhnlich altertümlich, daß Berling vermutete, »die eingravierte Jahreszahl 1628 scheint spätere Zutat«, und die Kannen auf die Mitte des 16. Jahrhunderts datierte (Berling 1896, S. 32). Doch die Gravur ist archivalisch abgesichert: Zu Luciae 1628 zahlte die Bergknappschaft Freiberg: »14 fl. 8 gr. 6 Pf. Hansen Güntern Kandelgießern von zehn großen zinnernen Schenkkannen umbzugißen, so 118 pfund gewog Inclusis 14 pfund Zien, so der Kandelgießer zugebußet, also vors pfund 21 Pf. umbzugießen und 6 gr. vor jedes pfund Zien, so zugebußet, laut des Kandelgießers Zetel.« (Mitteilungen 1902). Von den ehemals zehn Kannen mit der Inschrift »BERGK KNAPSCHAFT FREIBERG 1628« sind weitere vier im Stadt- und Bergbaumuseum Freiberg erhalten. Die charakteristische Form dieser halbgroßen sogenannten Balusterkannen läßt sich bereits im frühen 15. Jahrhundert auf Gemälden und ebenfalls in Steinzeug aus Siegburg, dann aber mit höher angesetzter, kürzerer Tülle nachweisen.

Daß sie in Freiberg noch 1628 neu gegossen wurden, mag mit Gebrauchstraditionen zusammenhängen. Die Kannen wurden nämlich außerhalb des Gebrauchs kopfüber mit dem breiten Fuß in hölzerne Borde mit entsprechenden Aussparungen gehängt. Da, wie die Quelle berichtet, zehn Kannen vielleicht von einem vollen Dutzend verschlissen waren, sicher aber noch das zugehörige Bord, eventuell auch ein Büfett, vorhanden war, lag es nahe, die neuen Kannen nach dem Muster der alten zu gießen, um das repräsentative Ensemble weiterverwenden zu können, denn gerade in seiner Altertümlichkeit verwies es auf den althergebrachten und damit schwerlich antastbaren Rechtsbesitz der Bergknappschaft.

I.A.J.

Lit.: Berling 1896, S. 32; Mitteilungen 1902, S. 103; Demiani 1897, S. 2, Anm. 1; Haedeke 1963, S. 243, Abb. 207; Zinnsammlung Zwinger 1966, Abb. 19; Deutsches Zinn 1980, Kat.-Nr. 40, Abb. S. 12; Reinheckel 1983, Kat.-Nr. 18, Abb. 17 und 18.

70 Schleifkanne einer Gemeinschaftszunft

vermutlich Christian Dürr, Joachimsthal, 1678.
Ungemarkt.
Zinn, graviert.
Höhe 54,5 cm.
1876 Ankauf vom Dresdener Antiquar A. Erichsohn für 60 Mark.
Inv.-Nr. 3 752.

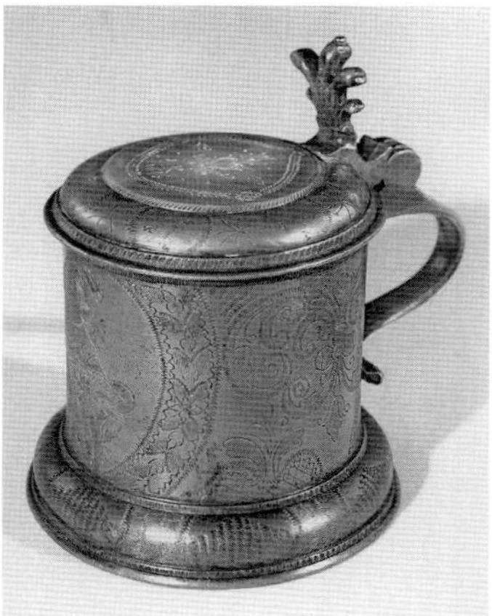

71

In kleineren Städten waren mehrere Handwerke zu einer gemeinsamen Zunft zusammengeschlossen. Die Schleifkanne trägt zwar neben der Jahreszahl »ANNO CHRISTI 1678« und den Zunftzeichen der Bäcker, Fleischer, Schmiede, Böttcher, Schlosser und Zimmerer die Namen von »USWALD KNOR; HEINRICH KREYEB; BENIAMIN KARES; LORENTZ BAVMANN: DIESER ZEIT OBERMEISTER«, leider aber nicht den Namen der Stadt, in der diese Zunft wirkte. Hergestellt wurde die Kanne, wie ein Vergleich der im Boden eingelassenen Medaille und des Henkels mit gesicherten Stücken ergab, im böhmischen Joachimsthal. I.A.J.

Lit.: Zinnsammlung Zwinger 1966, S. 17, Abb. 18; Reinheckel 1983, Kat.-Nr. 16, Abb. 15; Jenzen 1996, Abb. S. 136.

71 Deckelkrug

Görlitz, Melchior Schwarz d.Ä., datiert 1662.
Eine Stadt-, zwei Meistermarken (Hintze 1921-31, Bd. IV, 543).
Zinn, gegossen, graviert, geflechelt.
Höhe 16,0 cm.
1878 Ankauf vom Berliner Hofantiquar Lewy für 450 Mark.
Inv.-Nr. 6 738.

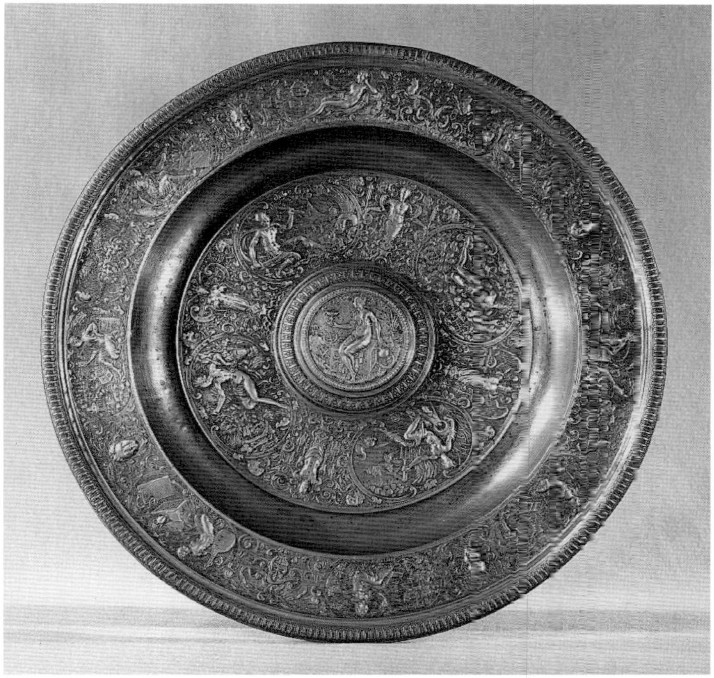

72

Melchior Schwartz d. Ä. erwarb am 25. April 1651, dem Tag seiner Hochzeit, das Bürgerrecht von Görlitz. Er starb dort am 3. März 1703.
Für den sächsisch-böhmischen Raum typisch ist die Graviertechnik des Flechelns. Dabei wird der Stichel an einer gedachten Linie entlang im Zickzack geführt. Es entsteht ein unscharf wirkendes Umrißbild, meist von floralen Motiven. Es ist eine Verzierungstechnik, die zwar im Museum dargestellt und besprochen wurde, die aber keinerlei Auswirkungen auf die zeitgenössischen Zinnarbeiten hatte. I.A.J.

Lit.: Hintze 1921-31, Bd. IV, 543; Reinheckel 1983, Kat.-Nr. 27/1.

72 Temperantiaschale

Entwurf François Briot um 1585.
Guß Isaak Faust, Straßburg, um 1630.
Eine Stadtmarke, eine Meistermarke (Hintze 1921-31, Bd. VII, 683).
Zinn, gegossen.
Durchmesser 45,3 cm.
1878 Ankauf von Bourgeois, Köln, für 600 Mark.
Inv.-Nr. 6 532.

Die Schale, zu der eine genau auf das Mittelmedaillon passende Kanne zu ergänzen wäre, wurde als Handwaschschale bei Tisch benutzt. Das ikonographische Programm reflektiert das humanistische Bildungsgut der Zeit. In der Mitte mischt Temperantia, die Mäßigkeit, Wasser in den Wein. Im Spiegel der Schale sind zwischen vier Hermen Personifikationen der Elemente und ihrer zugehörigen Götter dargestellt: AER (Luft) Merkur, AQUA (Wasser) Nymphe, TERRA (Erde) Ceres und IGNIS (Feu-

er) Jupiter. Die Fahne trägt einen Fries mit den sieben freien Künsten unter der Regentschaft der MINERVA, der Göttin der Wissenschaften: GRAMMATICA (Schreibkunst) mit Tafel und einem Felsenquell, DIALECTICA (Kunst der Gegenrede) mit Schlüsselbund, RHETORICA (Rede-, auch Lesekunst) mit Buch und entflammtem Herzen, MUSICA mit Laute und schließlich ARITHMETICA (Rechenkunst) mit Uhr, Kompaß und Stundenglas. »Den Zusammenhang zwischen diesen verschiedenen Darstellungen giebt der Gedanke, dass die Kräfte des Geistes und der Natur, wenn sie segenbringend und ihrer Bestimmung gemäss wirken sollen, von weiser Mässigung beherrscht sein müssen« (Demiani 1897, S. 12).
In der ersten Präsentation des Kunstgewerbemuseums spielte das ikonographische Programm der Schale keine Rolle. Im Vordergrund stand die Technik der Verzierung: »In der Renaissance ist man nun einen Schritt weiter gegangen (über die Gravur hinaus, I.A.J.) und zwar dadurch, dass man die Verzierungen gleichzeitig mit der Form goss und auf diese Weise letztere mit reliefierten Friesen umgab. Derartige Arbeiten sind die herrlichen Prunkschalen, Taufkannen und -becken, die auf den Franzosen François Briot (um 1550, gest. nach 1616), den Nürnberger Caspar Enderlein († 1633) und deren Nachfolgern zurückzuführen sind.« (Berling 1896, S. 30)
Die höchste Wertschätzung im Bereich des Zinns wurde dem Reliefzinn der Renaissance entgegengebracht. Das wird auch an dem Preis von immerhin 600 Mark deutlich, den das Kunstgewerbemuseum für die etwas spätere Ausformung der Temperantiaschale zu bezahlen bereit war. Man konnte noch nicht ahnen, daß 1911 durch das Vermächtnis des Zinnsammlers Dr. Hans Demiani zusammen mit einer der bedeutendsten Zinnsammlungen der Zeit nicht weniger als drei Temperantiaschalen in das Museum aufgenommen werden konnten. So besitzt das Museum heute vier Temperantiaschalen, deren eine von François Briot selbst, eine aus den originalen Formen von Isaak Faust gegossen und zwei von Caspar Enderlein nachgestochen wurden.

I.A.J.

Lit.: Berling 1896, S. 32; Demiani 1897, S. 90, Anm. 86; Gotik und Renaissance 1981, Kat.-Nr. 221; Richter 1992b, S. 92, Abb. 2.

73 Galvanoplastische Nachbildung einer Kanne

Bayerisches Gewerbe-Museum, Nürnberg, vor 1876.
Galvanoplastisch angereichertes Kupfer, verzinnt.
Höhe 30,0 cm.
1876 Ankauf vom Bayerischen Gewerbe-Museum zu Nürnberg für 30 Mark.
Inv.-Nr. 3 446.

In den Jahresberichten des Kunstgewerbemuseums wird in den achtziger Jahren des 19. Jahrhunderts stets der einleitende Hinweis wiederholt: »Die Zwecke des Königl. Kunstgewerbemuseums sind vorwiegend praktische, d.h. es werden nur solche Gegenstände gesammelt, welche nach irgend einer Richtung für die heimische Industrie als Vorbild oder Studienmaterial dienen können ... Um die für Erwerbungen vorhandenen Geldmittel zu schonen, ist das Museum nicht immer in der Lage, nur Echtes zu kaufen, sondern begnügt sich dort, wo dieses entweder nicht zu erlangen oder zu theuer ist, mit guten Copien.« (Graff in: Jahresberichte 1880–1885; Berichte 1885–1889)
Eine der rund 100 noch erhaltenen galvanoplastischen Kopien ist die Nachbildung der Kanne zur Temperantiaschale von Caspar Enderlein (1560–1633) aus der St. Lorenzkirche in Nürnberg, die vom Bayerischen Gewerbe-Museum hergestellt und nach Dresden verkauft wurde. Das Original der galvanischen Kopie ist ihrerseits keine getreue Kopie der Temperantiakanne von François Briot, sondern eine Nachschöpfung des berühmten Nürnberger Formschneiders und Zinngießers Caspar Enderlein mit einem eigenen Bildprogramm. Genau gleich ist die Form, die im Sinne der Renaissance den Kannentyp der griechischen Oinochoe wiederbelebt. Auch die Einteilung der Kanne in vier durch Profile getrennte Zonen ist gleich, doch die Flächen sind mit eigenen ornamentalen und figuralen Erfindungen gefüllt. Die Hauptzone trägt nicht wie bei Briot die drei christlichen Kardinaltugenden Glaube, Liebe, Hoffnung, sondern drei der vier Personifikationen der Erdteile EUROPA, AFRICA und AMERICA. Die Zone darüber zeigt Medaillons mit Darstellungen der Jahreszeiten: VER (Frühling), HYEMS (Winter) und AUTUMNUS (Herbst).
Die elektrochemische Technik der Galvanoplastik, die in der zweiten Hälfte des 19. Jahrhunderts auf dem Gebiet des Kunsthandwerks zur Perfektion entwickelt wurde, ermöglichte Kopien in zuvor unerreichter Wirklichkeitstreue. An einem leicht eingefetteten Original aus Metall lagern sich unter dem Einfluß eines Stromflusses Kupfermoleküle aus einer Kupfervitriollösung ab. Es entsteht ein sehr scharfes Negativ, von dem sich auf gleiche Weise ein wiederum sehr genaues Positiv in verschiedenen Metallen und beliebigen Stärken herstellen läßt. Galvanoplastiken lassen sich mit bloßem Auge nur an der Struktur der Rückseiten erkennen, weshalb die Kanne eine eingelötete Zunge im Ausguß und eine von unten eingeschraubte Bodenplatte besitzt. Ein leicht rötlicher Glanz verrät, daß die Kanne unter einer hauchdünnen Zinnschicht in der Hauptsache aus stabilem Kupfer besteht.

I.A.J.

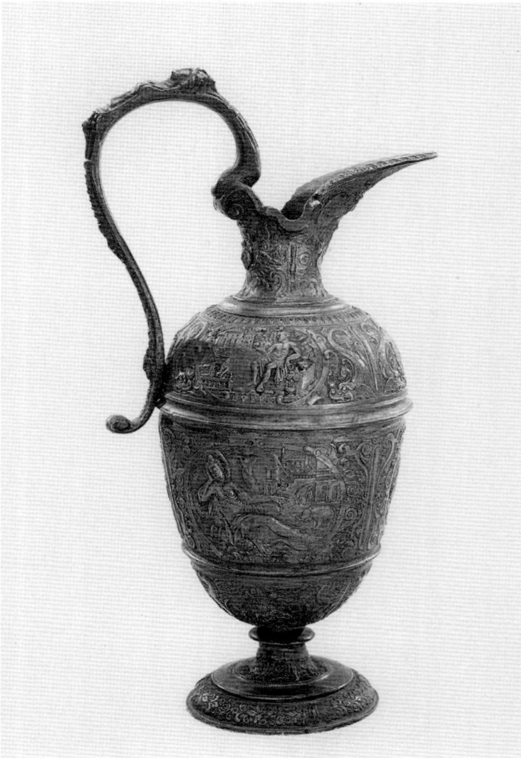

73

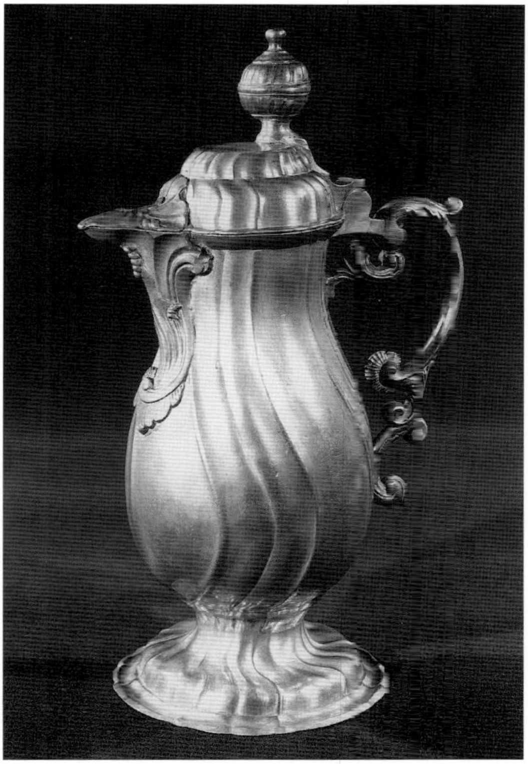

74

74 Kaffeekanne
Meister A.G. oder G.A., Stiegau,
2. Hälfte 18. Jahrhundert.
Zwei Stadt- und eine Meistermarke (Hintze 1921-31, Bd. IV, 1144).
Zinn.
Höhe 36,0 cm.
1882 Ankauf vom Münchener Antiquar Baur für 6 Mark.
Inv.-Nr. 14 320.

Die »Rokokokanne von vortrefflicher Form« diente in der ersten Präsentation des Museums der Demonstration von gestalterischen »Wechselbeziehungen von Zinn, Edelmetall und Porzellan« (Berling 1896, S. 32). Gemeint waren Formelemente, die ihre Entstehung der Treibarbeit verdanken, wie buckelige Wölbungen, solche, die den Eigenschaften des Porzellans verpflichtet sind wie die weichen Rocailleformen um den Ausguß und typische Gußformen der Zinngießer, wie der Henkel und vor allem der von Trinkkrügen herrührende Daumenknauf. Die ein wenig zwischen den Handwerken stehende Kanne wurde so hoch geschätzt, daß ihr eine der wenigen fotografischen Abbildungen des Metall-Führers gewidmet war. I.A.J.

Lit.: Berling 1896, S. 32f., Abb. 2

Edelmetall, Schmuck, Dosen und Email

Die Vorbildersammlung des Kunstgewerbemuseums war auch auf dem Gebiet der Edelmetallarbeiten und der Kleinkunst auf didaktische Breite angelegt. Es wurde versucht, alle Sparten, alle Zeiten und alle Länder zu berücksichtigen. Doch gerade auf diesem Gebiet stellte sich das Problem der Finanzierung. Edelmetallarbeiten haben bereits einen hohen Materialwert, und auch der künstlerische Wert wurde in der zweiten Hälfte des 19. Jahrhunderts von Sammlern und Liebhabern geschätzt. Anders als zum Beispiel bei Beschlägen oder Stoffen, die für kleines Geld in großen Konvoluten beim Trödler oder »Antiquar« gekauft werden konnten, galt es hier, jeden Ankauf zu erwägen. Wo immer möglich, erwarb man Kopien, die durch die Galvanotechnik in ausgezeichneter Qualität hergestellt und in Katalogen angeboten wurden. Bei Gegenständen, die aus verschiedenen Materialien zusammengesetzt sind, war eine solche Lösung nicht möglich. Dosen zum Beispiel mußten im Antiquitätenhandel für Preise erstanden werden, die dem Sammlerwert entsprachen. I.A.J.

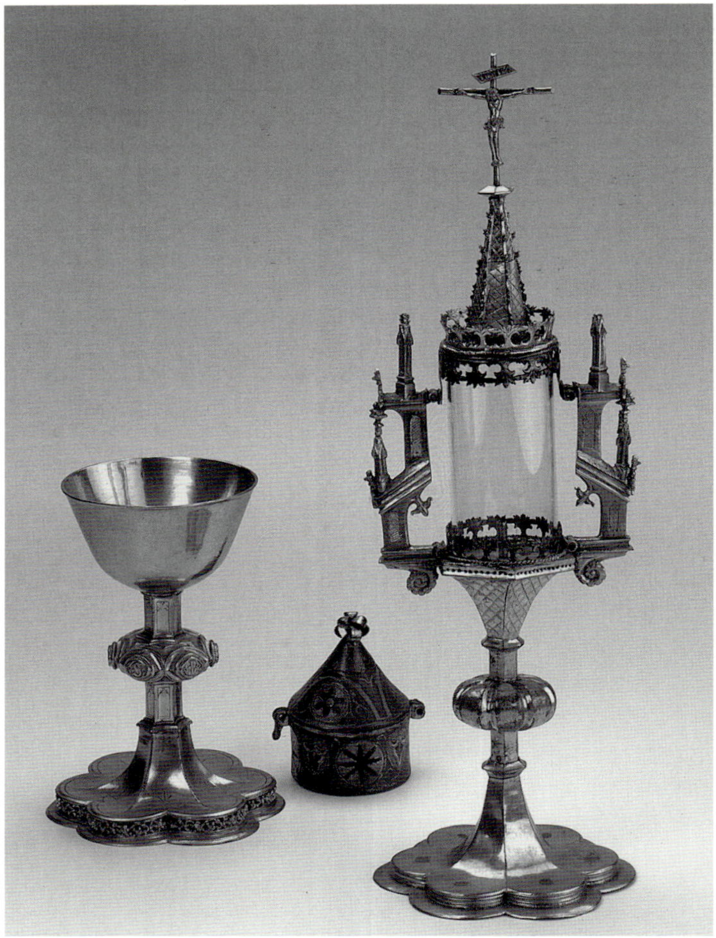

76, 75, 77

75 Pyxis

Niederrhein, 12./13. Jahrhundert.
Kupfer, emailliert in Rot, Blau, Weiß und Türkis.
Höhe 9,2 cm.
1878 Ankauf vom Nürnberger Hofantiquar A. Pickert für 140 Mark.
Inv.-Nr. 3 283.

In der Pyxis (lateinisch Büchse) wurden die geweihten Hostien für die Laienkommunion aufbewahrt und transportiert. Diese frühe Form einer runden Büchse mit Kegeldeckel wurde im 14. Jahrhundert auf einen Fuß mit Nodus montiert, wie er von den Kelchen bekannt war, und so zum Ciborium ergänzt.

Das Stück gehört zu den sehr frühen Ankäufen des Museums und vertritt in der Darstellung Berlings die mittelalterliche Technik des Grubenemails auf Kupfer. »Die breiten Stege, die diese Technik verlangt, die wenigen Farben, die man verwenden konnte, das billige Material des Grundes, alles das passt vortrefflich zu dem einfachen kräftigen deutschen Charakter besonders des romanischen Stiles im Gegensatz zu der orientalischen Prachtentfaltung der byzantinischen Arbeiten« (Berling 1896, S. 86). I.A.J.

Lit.: Berling 1896, S. 86 und Fig. 6; Gotik und Renaissance 1981, S. 175, Kat.-Nr. 176 mit Abb.; Kunsthandwerk Mittelalter bis Gegenwart 1988, S. 12, Kat.-Nr. 3 mit Abb.

76 Abendmahlskelch

Meister Hans von Reutlingen,
Aachen, um 1500.
Silber, vergoldet.
Höhe 18,4 cm.
1894 Ankauf vom Baden-Badener Kunsthändler Niemeyer
für 375 Mark.
Inv.-Nr. 25 207.

Auf sechspassigem Fuß mit durchbrochen gearbeiteter Zarge erhebt sich der sechseckige Schaft mit Nodus, dessen ovale Rotuli die Majuskeln »IHESAS« tragen. Über und unter dem Nodus sind die Flächen des sechsseitigen Schaftes mit maßwerkähnlichen Fensterstrukturen graviert. Hier deutet sich die Übernahme von architektonischen Formen in die Goldschmiedekunst an, die Berling nicht guthieß. I.A.J.

Lit.: Gotik und Renaissance 1981, S. 147, Kat.-Nr. 166 mit Abb.; Agricola 1994, Kat.-Nr. 1.51 mit Abb.

77 Monstranz

Niederrhein, 2. Hälfte
15. Jahrhundert.
Kupfer, vergoldet; Glas (ersetzt).
Höhe 43,0 cm.
1880 Ankauf vom Dresdener Antiquar
F. R. v. Berthold für 500 Mark.
Inv.-Nr. 12 668.

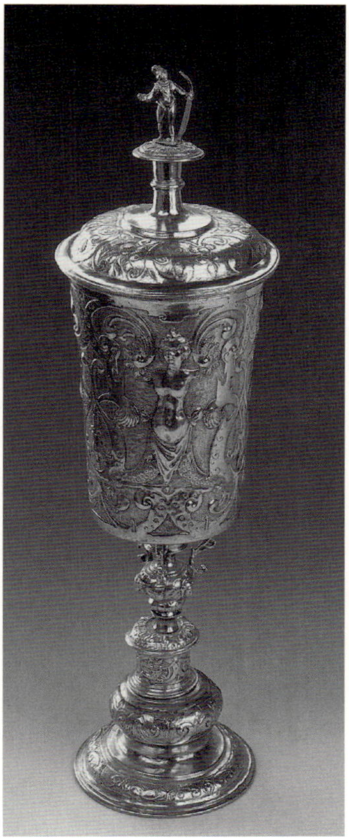

78

Für das kirchliche Gerät, das der Vorzeigung (monstrare, lat.: zeigen) des Allerheiligsten vor der Gemeinde während des Gottesdienstes diente, ist der Bezug zum Himmlischen Jerusalem bestimmend. Das mit Architekturelementen argumentierende Gehäuse ist als Abbreviatur der göttlichen Idealarchitektur zu verstehen. Berling hatte – wie seine Zeitgenossen – weniger die ikonographischen als die gestalterischen Zusammenhänge im Blick. Zudem kannte er die reichen, zuweilen inflationär überladenen, neogotischen Architekturmonstranzen, die in den fünfziger Jahren des 19. Jahrhunderts das Bild der Kirchenkunst prägten. Sicher war dies die Stoßrichtung seiner kritischen Würdigung der gotischen Goldschmiedekunst im Führer Metalle: »Wie das gotische Kunstgewerbe überhaupt, so hat auch die Goldschmiedekunst zuweilen unter dem Einflusse der Architektur zu sehr gelitten. Vor allem tritt uns der Übelstand bei den Monstranzen entgegen, die vielfach das ganze Rüstzeug der gotischen Kirchen, Strebebögen und -pfeiler, Wimperge und Fialen, Krappen und Kreuzblumen in verkleinertem Massstabe vor Augen führen.« (1896, S. 67) Hier sprach weniger der Kunsthistoriker als der Gestaltungslehrer. I.A.J.

78 Deckelpokal

David Roll, Augsburg, 1610-31.
Im Fuß Tremolierstich. Stadt- und Meistermarke (Rosenberg III, 131; Seling 1980, Bd. 3 1195).
Silber, getrieben, vergoldet.
Höhe 34,0 cm.
1875 Ankauf vom Münchener Antiquar und Hoflieferanten
A. S. Drey für 720 Mark.
Inv.-Nr. 3 191.

Zu den sehr frühen Stücken, die noch vor der offiziellen Gründung des Kunstgewerbemuseums angekauft wurden, gehört der Deckelpokal aus Augsburg. Sein Schöpfer, David Roll, wurde gegen 1577 geboren; in das Jahr 1605 fallen die Erwerbung des Meisterrechtes und die Heirat in Augsburg. Er starb dort zwischen 1638 und 1643. Die Gestalt seines Bechers war keine eigene Erfindung, sondern folgte einem Typus, der in der Goldschmiedezunft Augsburgs bereits in der 2. Hälfte des 16. Jahrhunderts entwickelt worden war.
Für die ornamentale Verzierung der Flächen verwendete Roll, wie es üblich war, Stichvorlagen, die von Künstlern für solche Zwecke produziert wurden. Die Stiche des Augsburger Kupferstechers Lukas Kilian († 1637) kommen hier wegen der bereits knorpelig aufgefaßten, sich verdoppelnden C-Schwünge am ehesten in Frage.

Die Darstellung einer möglichst lückenloser Folge der Ornamentstile war als Grundlage der Ausbildung in der Kunstgewerbeschule eines der Hauptanliegen des Kunstgewerbemuseums. Dank der exemplarischen Verwendung von Ornamentvorlagen fügt sich der Becher trotz des vergleichsweise hohen Preises problemlos in die Sammlungskonzeption ein. Dies ist erwähnenswert, weil solch prachtvolle Schaustücke in Dresden eigentlich die Domäne anderer Sammlungen war. I.A.J.

Lit.: Seling 1980, Bd. 3, 1198.

79 Gehäuse einer Halsuhr
Deutschland, 16. Jahrhundert.
Messing, durchbrochen, ziseliert, vergoldet.
Höhe 2,3 cm; Durchmesser 6,2 cm.
1880 Ankauf vom Dresdener Antiquar Erichsohn für 100 Mark.
Inv.-Nr. 12 222.

Vereinzelte Nachrichten von tragbaren Uhren sind bereits aus dem 15. Jahrhundert überliefert. Aber erst im 16. Jahrhundert wurde in den süddeutschen Handwerkerzentren Nürnberg, Augsburg und Regensburg ein Gehäusetyp entwickelt, der Bestand hatte. Die sogenannte Halsuhr war eine Verkleinerung der damals üblichen Tischuhr mit horizontalem Zifferblatt. Das aufwendige und vielfach durchbrochene glaslose Gehäuse schützte nur notdürftig das Werk und den Stundenzeiger. Da bis zur Erfindung der Unruhspirale in der zweiten Hälfte des 17. Jahrhunderts bei tragbaren Uhren die Ganggenauigkeit, ja sogar der Gang selbst, äußerst unzuverlässig waren und zudem die für eine Gemeinschaft verbindliche Zeit allein von der schlagenden öffentlichen Uhr bestimmt wurde, ist das Tragen einer Uhr im 16. Jahrhundert vor allem als ein Akt der Repräsentation zu verstehen. Entsprechend aufwendig ist die Gestaltung und der technische Aufwand dieser Uhren, die gerne auch astronomische Anzeigen, Schlagwerke und Wecker auf kleinstem Raum vereinten, übrigens unter Anhäufung von Reibungsverlusten und Fehlerquellen.
Auch die Halsuhr des Kunstgewerbemuseums besaß mindestens ein Schlagwerk, was an der Glockenaufnahme im Zentrum der Rückseite erkennbar ist. Für den Ankauf der werklosen Uhr war die aufwendige Gestaltung des Gehäuses ausschlaggebend. Auf der Zifferblattseite bilden vier Karyatiden und vier Puttenornamente zusammen mit Girlanden ein Gitter. Die Rückseite trägt ein Medaillon mit der allegorischen Darstellung der Astronomie, umgeben von einem durchbrochenen Fries mit Jagdszenen. Auch die Zarge der Uhr zeigt einen solchen durchbrochenen Jagdfries zwischen den vielfach profilierten Deckel- und Bodenrändern.
I.A.J.

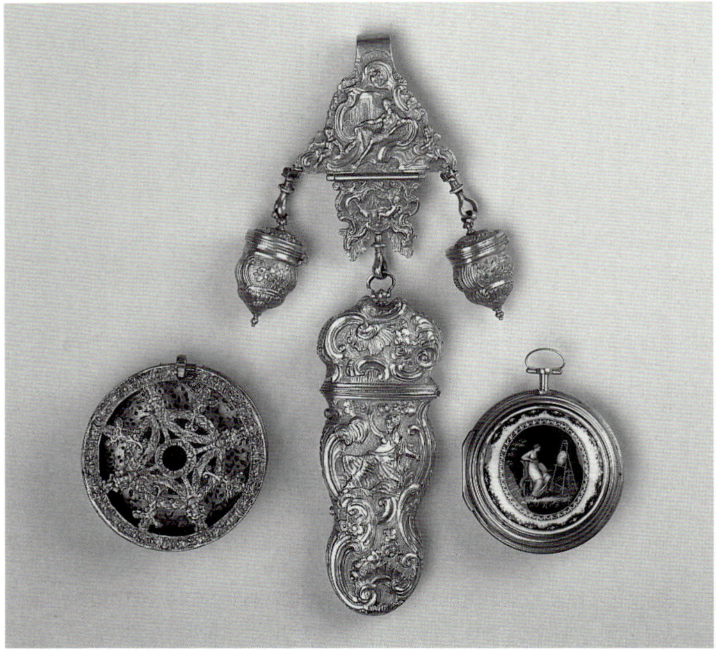
79, 84, 86

80 Anhänger
Deutschland, Mitte 17. Jahrhundert.
Silber, vergoldet; zwei Perlen, fünf Rubine.
Länge 6,0 cm; Breite 3,7 cm.
1880 Ankauf von Julie Sprengel, Warthof, für 40 Mark.
Inv.-Nr. 9 814.

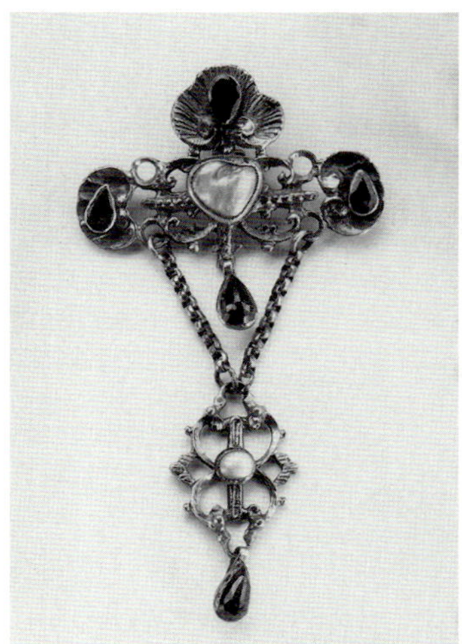
80

Von einer großen unregelmäßigen Perle aus entwickeln sich symmetrisch zwei vertikale Achsen, die wie knöcherne Rückgrate gebildet sind. Von diesen aus wachsen Blätter und Ranken und schließlich die beiden rubinbesetzten Muschelschalen. Das Arrangement ist im Stil des sogenannten Knorpelwerks gehalten, einer Variante des Groteskenwerkes, die sich in der ersten Hälfte des 17. Jahrhunderts aus dem Schweifwerk entwickelt. Es ist von einer rubinbesetzten Muschel bekrönt. Das zugehörige Ziergehänge verrät noch deutlicher als das Hauptstück die Nähe zum Schweifwerk. Zum Ornamentstil des Knorpelwerks gehört die unheimliche Atmosphäre der Grotten, des Gewässers und Gewürms. I.A.J.

SCHMUCKDOSEN

Bereits im hohen Mittelalter waren edle Dosen aus kostbaren Materialien oder aus einfachen Werkstoffen, aber schmuckvoll verziert, als Minnegeschenk beliebt. Im Feudalabsolutismus mit seiner streng hierarchischen Ständeordnung wurden Dosen, vor allem Tabatieren, begehrte Ehrengeschenke. Mit so einem Geschenk konnte auch ein verdienstvoller Untertan geehrt werden, dem die Verleihung eines Ordens aus Standesgründen verwehrt war. Ausgehend vom französischen Hof, verbreitete sich nicht nur die Sitte des Tabakschnupfens in ganz Frankreich und Europa, auch das Verschenken und Sammeln kostbarer Dosen nahm in Versailles seinen Anfang. An den Höfen absolutistischer Herrscher entstanden Zentren des Kunsthandwerks, die in ihren verschiedenen Gewerken, frei von jeglichem Zunftzwang, kostbarste Bijouterien aus Edelmetall, Schildpatt, Schmuckgestein, Bockshorn, Papiermaché, Bernstein – oder nach der Erfindung

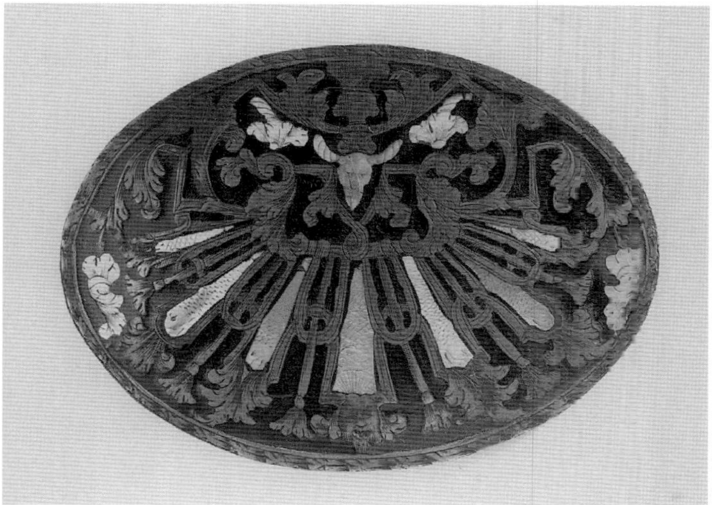

81

des europäischen Porzellans auch aus diesem – fertigten. Tabatieren wurden zum festen Bestandteil der Kleidung, das Tabakschnupfen gehörte zum Unterricht wie Konversation, Tanzen und Fechten. R.R.

81 Tabatierendeckel
Unbekannte Werkstatt, Dresden(?), um 1720.
Schildpatt, Bandel- und Laubwerkintarsie in Silber- und Perlmutt, Bohrlöcher als Reste des ehemaligen Scharniers.
5,1 x 7,0 cm.
1878 Ankauf von Herrn H. Klein, Dresden, für 12 Mark.
Inv.-Nr. 6 994.

Bemerkenswert bei dieser Dose ist der Einsatz von Schildpatt, das vorher einen anderen Verwendungszweck hatte. Die Eingravierungen (Schuppenmuster, Striche, Netz und Gesicht) zeigen, daß Schildpatt verwendet wurde, das schon einmal an einem anderen Ort als Schmuck diente oder dafür bestimmt war (Möbel, Uhrgehäuse und dergleichen). R.R.

82 Tabatiere oder Puderdose
(Abb. S. 102)
Wilhelm Krüger, Dresden, um 1730.
Schildpatt, Goldintarsie, Gravierungen und Einlagen in Pique-point-Technik, Teile der Goldeinlage fehlen.
5,4 x 7,4 x 1,3 cm.
1891 Ankauf vom Dresdener Antiquar Gerson für 75 Mark.
Inv.-Nr. 24 024.

Obwohl man praktisch den Panzer jeder Schildkröte verwenden konnte, wurde meist der Rückenpanzer der Karettschildkröte genommen, da dieser die schönsten und leuchtendsten Farben besitzt. Ein Rückenpanzer liefert das Rohmaterial in mehreren Blättern, die sich zur Verarbeitung von Schildpatt oder Schildkrot, wie es im 18. Jahrhundert hieß, eigneten. Heute fallen die selten gewordenen Karettschildkröten unter das Artenschutzgesetz und dürfen nicht mehr gejagt werden.
Die Goldeinlagen sind sowohl als Intarsie als auch in der sogenannten Pique-point-Technik gearbeitet. Bei der Intarsie werden in ausgehobenen, gravierten Vertiefungen Edelmetalleinlagen eingebracht. In der

Pique-point-Technik schlägt man feine Stifte, wie kleine Nägel aus Silber, oder Gold, dicht beieinander in das Grundmaterial. Die Dose zeigt zwei Darstellungen. Auf dem Deckel ist eine antikisierende Landschaft mit Tempelruine sowie Venus und Amor, denen eine Bedienung einen gefüllten Früchtekorb bringt, dargestellt, auf der Unterseite eine Hirtenszene. Beide Szenen sind durch eine erhabene Kartusche gerahmt, die durch vorheriges Pressen des Schildpatts entstanden ist. Um den Rand verläuft eine goldene Verzierung aus Grotesken und Laubwerk, von der einige Teile fehlen. Außer Dosen wurden von Wilhelm Krüger (1680–1756) und seinen Söhnen auch andere Bijouteriewaren hergestellt, wie Taschenuhrgehäuse, Stockgriffe u.a.

R.R.

Lit.: Arnold 1965/66, S. 110f. mit 2 Abb.; Haase-Messner/Reinheckel 1973, S. 89f., Kat.-Nr. D12 und D14 mit Abb.

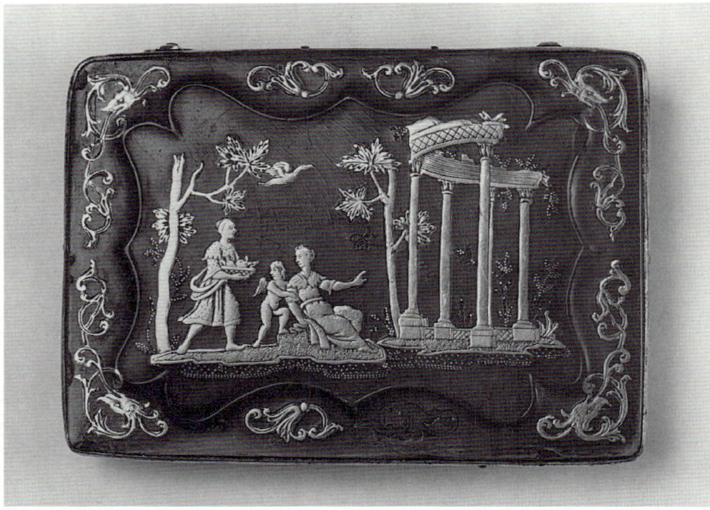

82

83 Tabatiere

Meißen (?), Mitte 18. Jahrhundert.
Porzellan, Unterglasurbemalung, Silberfassung, vergoldet, Deckel mehrfach gesprungen, Schleif- und Kratzspuren an Boden und Deckel.
2,7 x 7,5 x 6,0 cm.
1880 Ankauf von B. Bosin, Dresden, für 50 Mark.
Inv.-Nr. 10 396.

Die Hauptansicht ist auf der Innenseite des Deckels aufgemalt. Dargestellt ist eine Gruppe von vier geflügelten Eroten, die sich an einem Ufer tummeln und spielerisch hohes Gras mit Sicheln schneiden. Das Äußere der Dose ist bemalt mit zarten Streublümchen, meist verschiedenfarbigen Röschen. Beim Öffnen der Dose zum Tabakschnupfen wird das innere Bild sichtbar. Damit sollte ein gewisser »Aha-Effekt« erzielt werden.

R.R.

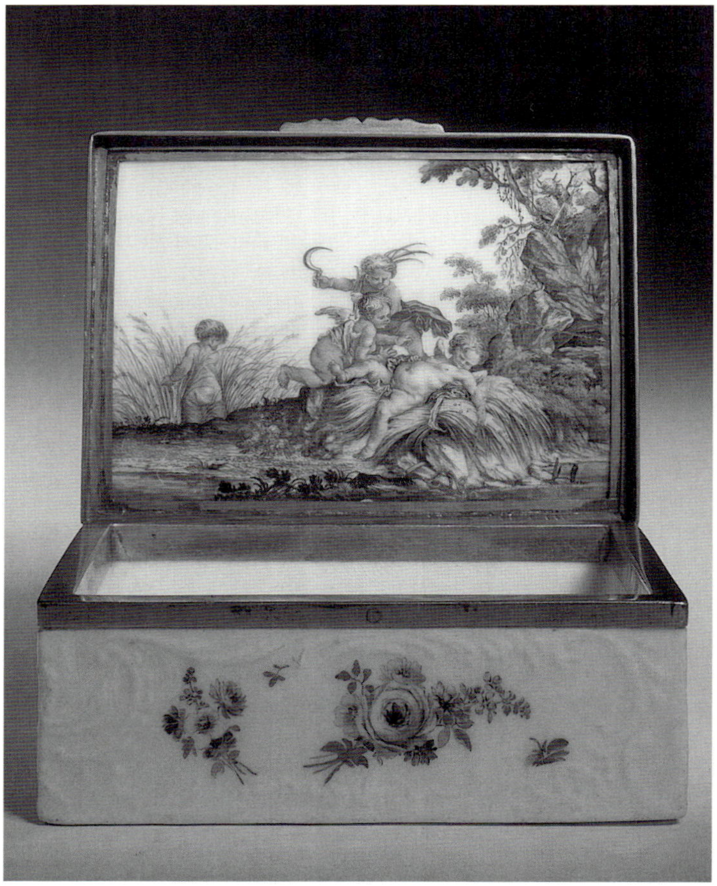

83

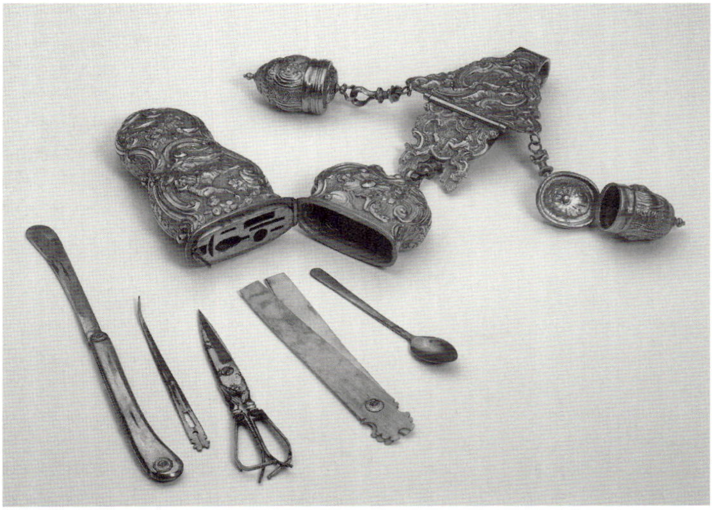

84

84 Chatelaine
Wohl England, Mitte 18. Jahrhundert.
Kupfer, teils gegossen, teils gepreßt, vergoldet.
Länge 20,0 cm.
1884 Ankauf vom Dresdener Antiquar Erichsohn für 110 Mark.
Inv.-Nr. 15 375.

Im 15. Jahrhundert bezeichnete der Ausdruck Chatelaine, französisch für Burgfrau, den Gürtel mit Schlüssel, den die Dame des Hauses als Ausdruck ihrer Herrschaft über die Vorräte und das Hausgesinde trug. Im 18. Jahrhundert bezeichnete man damit jene prächtigen Gehänge, an denen nun die Herren die Taschenuhr, ihren Schlüssel, ein Petschaft und ähnliche kleine Utensilien des Alltags an der Weste trugen. Diese Gehänge waren reich verziert, und ihr Klingeln war beim Gehen Bestandteil des Auftritts eines Edelmannes. Seltener wurden sie von Damen getragen.
Die vorliegende Chatelaine ist wohl die einer Dame. Sie trägt statt der Uhr ein Necessaire. Es beinhaltet einige Requisiten des Alltags: Schere, Nadel, Klappmesser und Löffel in kleiner Ausführung, eine Notiztafel aus Elfenbein und andere inzwischen verlorene Kleingeräte. Links und rechts vom Behältnis sind kleine Dosen angebracht, in denen Pillen, Gewürze oder Riechsalz mitgeführt werden konnten. I.A.J.

Lit.: Haase-Messner/Reinheckel 1973, Kat.-Nr. D 5 mit Abb.; Meisterwerke 1996, Kat.-Nr. 45 mit Abb.

85 Tabatiere
Süddeutschland (?), 2. Hälfte 18. Jahrhundert.
Kupfer, innen und außen vergoldet, mit Emailfarben bemalt.
Höhe 3,5 cm; Durchmesser 6,4 cm.
1887 Ankauf vom Dresdner Antiquar Müller für 90 Mark.
Inv.-Nr. 20 721

Auf eingezogener, mit Emailmalerei verzierter Fußplatte befindet sich eine gebauchte Wandung, die in eine weite Kehlung übergeht. Auf dem Deckel und am Boden sind in farbiger Emailmalerei galante Szenen in Parklandschaften dargestellt. Auf der Wandung eingravierter Blumen- und Rocaille-Dekor. R.R.

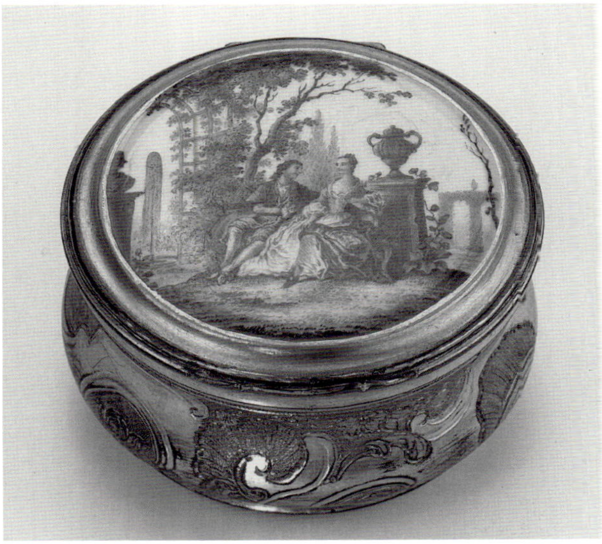

85

86 Herrentaschenuhr mit Schutzgehäuse
(Siehe Abb. S. 100)
Auf Zifferblatt und Platine bezeichnet »Breguet a Paris«, um 1800
Vollplatinenwerk mit Spindelhemmung, Kette und Schnecke.
Email-Zifferblatt mit arabischen Zahlen, Gehäuse grünes und rotes Gold,

Deckel mit Maleremail, am Rand leicht bestoßen.
Durchmesser 4,8 cm.
1898 Ankauf von Fräulein Heger, Dresden, für 163 Mark.
Inv.-Nr. 25 957.

Die Uhr trägt einen sehr berühmten Namen. Abraham-Louis Breguet (1747–1823) war der bekannteste französische Uhrmacher seiner Zeit, Mitglied der Académie des Sciences, Erfinder vieler entscheidender Verbesserungen in der Uhrentechnik, unter anderem des Tourbillons, des ersten brauchbaren Selbstaufzugs, einer Chronometerhemmung mit Wippe, einer speziellen Zylinderhemmung und nicht zuletzt des sogenannten Breguetzeigers, einem Zeiger für Taschenuhren und kleine Pendulen, der einfach und schlicht in einer Spitze endet und als einzige Verzierung zu Beginn des letzten Viertels seiner Länge einen kleinen hohlen Ring bildet.
Es sind unzählige Uhren mit seinem Namen versehen worden, um ihren Wert zu heben. Die Uhr des Kunstgewerbemuseums gehört dazu, was in Anbetracht des günstigen Preises offensichtlich auch bekannt war. Kaufentscheidend war also nicht der Name, der mit dem um 1800 absolut traditionellen und schlichten Werk nicht übereinstimmt, sondern ganz im Sinne der Vorbildersammlung das Maleremail auf der Rückseite, das in einem zart gerahmten Oval vor blauem Hintergrund die Allegorie der Malerei vor ihrer Staffelei zeigt. Gegen Ende des 18. Jahrhunderts wurden solch feine Malereien auf Uhrendeckeln in Paris modern. Sie waren meist - wie hier - mit der Verwendung mehrfarbigen Goldes kombiniert.

I.A.J.

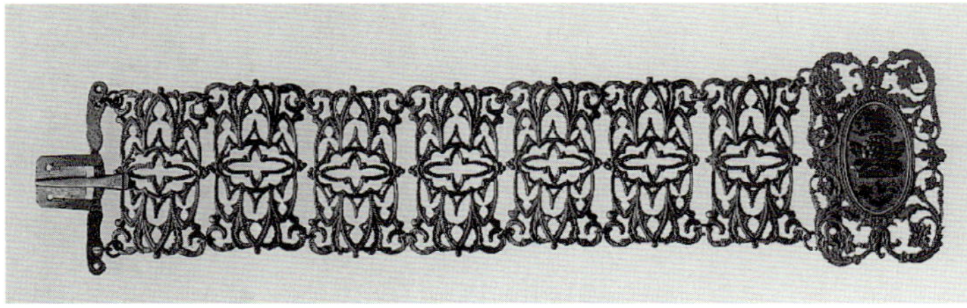

87

87 Armband

Königliche Eisengießerei Berlin, um 1820.
Eisen, gegossen, polierter Stahl.
Länge 20,6 cm.
1902 Ankauf von Anton Schön, Dresden, für 1,50 Mark.
Inv.-Nr. 26 980.

Gegen Ende des 18. Jahrhunderts waren durch die Einführung der Koksfeuerung und durch Konstruktionsverbesserungen der Schmelzöfen höhere Schmelztemperaturen und damit sehr viel feinere Eisengüsse möglich geworden. In der ersten Hälfte des 19. Jahrhunderts entstand eine eigene Kunstform: der gegossene Eisenschmuck. Vor allem Berliner Gießereien erreichten eine zuvor nie dagewesene Feinheit. Die matte, lichtschluckende Oberfläche des Materials kam der ernsten, auf die Linie konzentrierten Ästhetik des Klassizismus und seiner programmatischen Bescheidenheit entgegen. Meist zieren Miniaturen klassischer Reliefbildnisse oder wie hier Motive aus der bildenden Kunst die aus gegossenen Gliedern zusammengesetzten Schmuckstücke. Die Engel der Sixtinischen Madonna von Raffael, heute in der Gemäldegalerie Alte Meister in Dresden, deren einer das Verschlußstück ziert, sind seit der Künstlerbewegung der sogenannten Nazarener zu Anfang des vorigen Jahrhunderts bis heute ein äußerst beliebtes Motiv.
Mit den Befreiungskriegen gegen Napoleon 1813 bis 1815 bekam der Eisenschmuck eine patriotische Bedeutung, weil Damen als Beitrag zur Befreiung des Vaterlandes ihren Schmuck aus Edelmetall an die Kriegskasse stifteten und als Gegengabe solchen aus Eisen erhielten. Die Aktion »Gold gab ich für Eisen«, zu der erstmals Prinzessin Marianne von Preußen aufgerufen hatte, wurde auch in späteren Kriegen wiederholt.

I.A.J.

Lit.: Haase-Messner/Reinheckel 1973, Kat.-Nr. D 35 mit Abb.

EDELMETALL UND EMAIL DES HISTORISMUS UND JUGENDSTILS

88 Emailtafel mit Kopf der Minerva

Paul Soyer, Paris, 1870er Jahre.
Maleremail auf Kupfer.
7,9 x 6,4 cm.
1878 Ankauf von Paul Soyer, Paris, für 123 Mark.
Inv.-Nr. 7 455.

Die Emailtafel wurde zusammen mit sechs weiteren aktuellen Arbeiten aus Paris und Limoges angekauft. Sie sind in der Art der Emailarbeiten aus Limoges gearbeitet, das sich schon in der zweiten Hälfte des 15. Jahrhunderts zu einem Hauptzentrum des Maleremails entwickelt hatte. Bis zum 17. Jahrhundert blühte dort die von mehreren Künstlerdynastien betriebene serienähnliche Produktion von malerisch verzierten Sakral- und Gebrauchsgegenständen, wie zum Beispiel kleinen Tafeln zum Einbau in Kästchen und Kabinette.

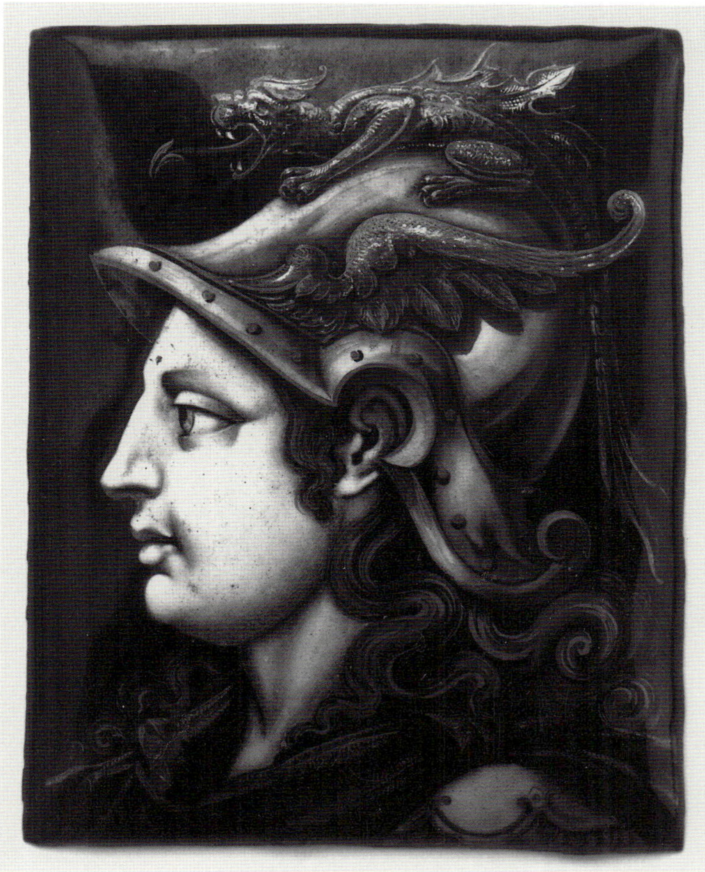

88

Das Maleremail ist die anspruchsvollste Emailtechnik. Werden beim Grubenemail die verschiedenfarbigen Emailpulver in separat ausgehobene Vertiefungen gestreut und beim Zellenemail mittels aufgelöteter Drähte die Farben voneinander getrennt, so mischt der Emailmaler die verschiedenen Emailpulver miteinander und benutzt die Kupfertafel als Malgrund. Erst nach dem Aufschmelzen der Pulver kommen die Farbeffekte zur Geltung. Eine Korrektur ist nicht mehr möglich.
Die Technik wurde auch während des 18. Jahrhunderts, vor allem gegen Ende desselben, gepflegt (siehe Taschenuhr Kat.-Nr. 81), allerdings – nach Meinung Berlings – nicht ganz auf dem gleichen hohen Niveau. Erst in der zweiten Hälfte des 19. Jahrhunderts erkannte er in Limoges wie auch in Paris eine erneute Blüte dieser Technik. »Nichts findet man mehr von den Fehlern, welche ältere Stücke meistens zeigen, dabei sind die Farben bei weitem zahlreicher und lebhafter. Diese zuletzt genannte Eigenschaft hat man hier und auch anderswo dadurch erreicht, dass man nicht mehr wie früher die Glasmasse und Farbe getrennt pulverisierte und so zusammenschmolz, sondern dass man gefärbte Glasflüsse zerstiess und, zu Brei angerührt, auftrug« (Berling 1896, S. 88). Der Ankauf und die Präsentation dieser Tafeln sollte die erfolgreiche Wiederbelebung der alten Kunst belegen. Tatsächlich darf die Tafel in ihrer Vielfarbigkeit mit opaken und transluziden Partien als technisches Meisterwerk gelten. Künstlerisch ist es ganz im Sinne der Neorenaissance ein perfektionierender Rückgriff auf das 16. Jahrhundert.

I.A.J.

89 Haarnadel

Ludwig Leigh und Karl Blum.
München vor 1879.
Am Schaft gestempelt »L & B« und Blumenrosette.
Silber, ziseliert, oxidiert, brüniert, teilweise vergoldet; 6 Perlen, 7 Saphire.
Länge 18,0 cm.
1879 Ankauf vom Bayerischen Kunstgewerbeverein, Nürnberg, »a conto Leigh und Blum« für 50 Mark.
Inv.-Nr. 8 822.

Im September 1879 tätigte das Kunstgewerbemuseum beim Baye-

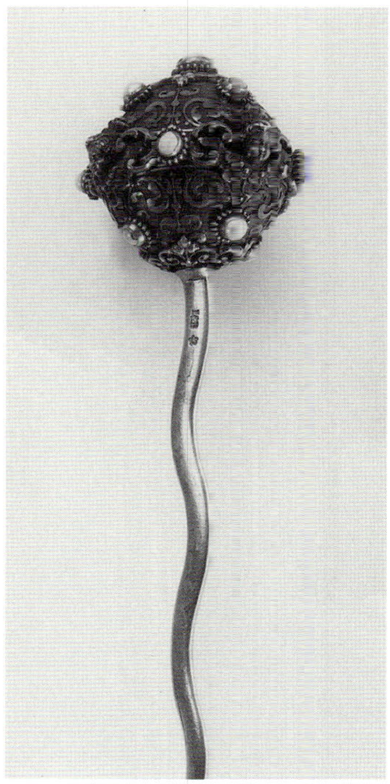

89

rischen Kunstgewerbeverein in Nürnberg einen größeren Ankauf moderner Arbeiten – vor allem Gläser und Schmuck – von verschiedenen Künstlern. Die »Haarnadel, modern, Renaissancestil« stammt vom Atelier Leigh und Blum in München, das für seine Neorenaissancearbeiten bekannt war. Sie ist ein sehr schönes Beispiel für den Umgang mit dem Vorbildstil, indem die Funktion und Form zeitgemäß sind, die verwendeten Maureskenornamente aber fast wörtlich dem 16. Jahrhundert entsprechen. Handwerklich vorbildlich ist sie durch die differenzierte Gestaltung der Silberoberfläche, die poliert und rauh, brüniert, geschwärzt und vergoldet gegeben ist. I.A.J.

90 Relief, Mutter mit Kind
Alexandre Charpentier, Paris,
um 1895.
Zinn, gegossen.
42,5 x 28,0 cm.
1896 Ankauf von der Dresdener
Kunsthandlung Ernst Arnold
für 270 Mark.
Inv.-Nr. 25 617.

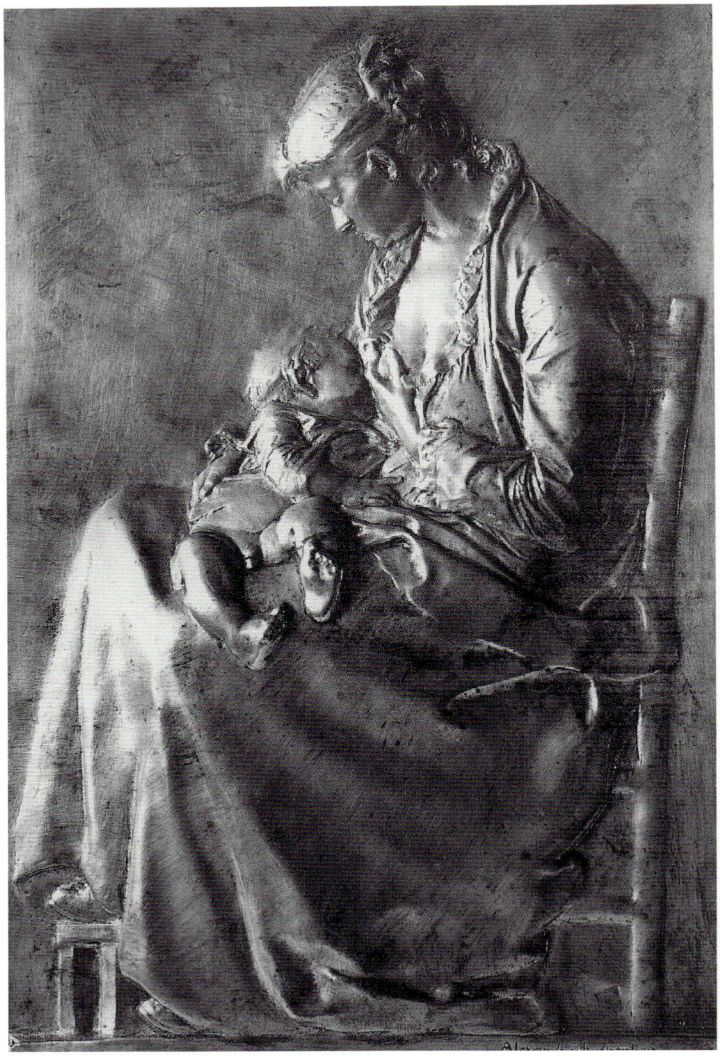

90

Die Verwertbarkeit der Zinnsammlung für moderne Gestaltungsfragen war durchaus fragwürdig. Die Begründung für die Beschäftigung mit Zinn fällt deshalb auch eher umständlich und beteuernd aus. »Haben aber auch Edelmetalle und Legierungen, Glas, Porzellan und Steingut das Zinn bis auf ein Geringes verdrängt, so besitzen doch die alten Zinnarbeiten für uns mehr als historisches Interesse, denn aus den vielen bei ihnen vorkommenden, zweckentsprechenden und eigenartigen Formen und Verzierungen lässt sich auch heute noch ausserordentlich viel lernen« (Berling 1896, S. 31).
Tatsächlich ist aus Berlings Schriften eher ein kunsthistorisches Interesse an Zinn abzulesen. Sein Buch »Altes Zinn« von 1919, welches die Geschichte und Formenvielfalt zinnerner Gegenstände behandelt, zählt zu den grundlegenden Arbeiten auf diesem Sammelgebiet. Im Metall-Führer allerdings betont er den Zweck der Vorbildersammlung: die Verwertbarkeit für den Gestalter. Da nun Alexandre Charpentier (1856–1909) ein geschätzter Bildhauer seiner Zeit und erklärter Erneuerer des Kunstgewerbes war, bedeutete der Kauf und das Ausstellen seiner Arbeiten einen Beweis der Modernisierungsfähigkeit des Zinngießerhandwerks. Charpentier, der zusammen mit Auguste Rodin und Jules Desbois zu den realistischen Erneuerern der Skulptur gezählt wird, hatte 1892 die Abteilung Kunstgewerbe im Salon der Société National des Beaux Arts mitbegründet. Neben seiner bildhauerischen Arbeit widmete er sich dem Entwurf von Möbeln, Innendekorationen, Gebrauchsgütern und vor allem einer Wiederbelebung der Zinngießerkunst. I.A.J.

Lit.: Berling 1896, S. 31f.; Kunsthandwerk und Industrieform 1976, Kat.-Nr. 210 mit Abb.; Richter 1992b, S. 97.

91 Gürtelschnalle mit dem Motiv eines Flamingos
Charles Boutet de Monvel, vor 1903.
Silber; Bügel Messing; rotes Glas.
Breite 6,5 cm.
1903 Ankauf von der Dresdener Kunsthandlung Ernst Arnold für 57 Mark.
Inv.-Nr. 27 508.

Die Schmuckentwürfe des 1855 in Paris geborenen Charles Boutet de Monvel zeichnen sich durch sehr skurrile Motive aus. Als Maler schuf Monvel zunächst Landschaften und Porträts im Stil des Symbolismus, bevor er ab 1898 Schmuck mit bizarren Motiven wie Insektenkadavern, Spinnen, Krebsen oder Polypen entwarf. Das vom Kunstgewerbemuseum angekaufte Stück ist mit seiner Darstellung eines Flamingos eher gemäßigt. Die besitzergreifende Geste und das große rote Auge des Tieres lassen allerdings die bizarre Formenwelt des Künstlers ahnen. Die Kunsthandlung Arnold war für Käufer modernen Kunsthandwerks die wichtigste Anlaufstelle in Dresden. Auch das Kunstgewerbemuseum kaufte dort regelmäßig ein. I.A.J.

Lit.: Kunsthandwerk Mittelalter bis Gegenwart 1988, Nr. 64 mit Abb.

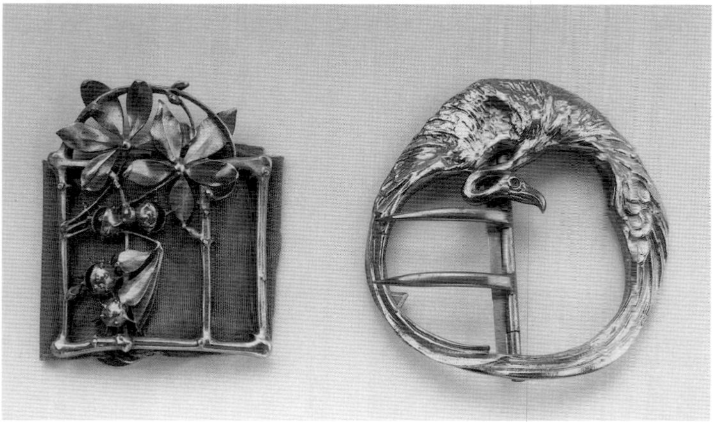

92, 91

92 Gürtelschnalle mit dem Motiv eines Kastanienzweiges
Juwelier E. Schöpfleisch, München, vor 1901.
Silber, vergoldet; rotes Glas.
5.5 x 4,5 cm.
1901 Ankauf vom Münchener Juwelier E. Schöpfleisch auf der Internationalen Kunstausstellung Dresden 1901 für 33 Mark.
Inv.-Nr. 26 881.

Auf der Internationalen Kunstausstellung in Dresden 1901 gab es eine umfangreiche Abteilung mit Kunsthandwerk. Gerade diese auch »Nutzkunst« genannte Abteilung war außerordentlich erfolgreich beim Publikum und bei der Kritik. So schrieb die »Dekorative Kunst«: »... gerade die Seite der diesjährigen internationalen Ausstellung, die dekorativer Kunst gewidmet ist, zeigt, dass hier nach dieser Richtung hin ein fröhliches Aufblühen im Werden ist« (Dekorative Kunst 1901, Bd. VIII, S. 377). Der Direktor der Kunstgewerbeschule und des Kunstgewerbemuseums Karl Groß hatte die Ausstellungsarchitektur entworfen und war Mitglied der Vorbereitungskommission. Das Kunstgewerbemuseum trat bei der Ausstellung nicht gesondert in Erscheinung, kaufte aber 19 Gegenstände an, davon allein 5 Gürtelschnallen verschiedener Münchener Ateliers, weitere Metallarbeiten, unter anderem von Richard Riemerschmid, sowie Kopenhagener Porzellane. I.A.J.

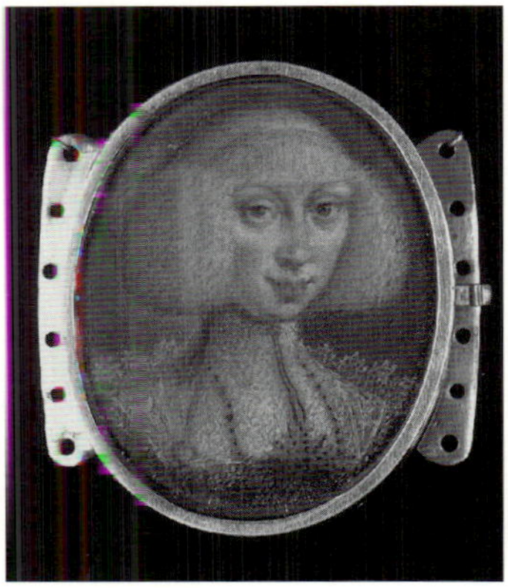

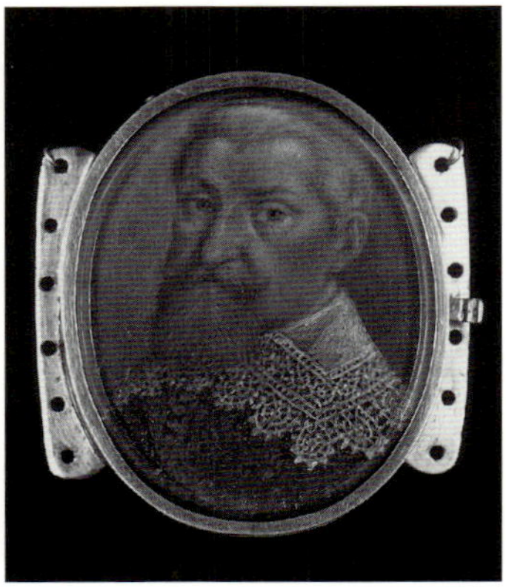

93

94 Bildnis der russischen Zarin Katharina I.

Unbekannter Künstler, St. Petersburg oder Deutschland, 1705.
Neben dem Porträt signiert und datiert: rechts »ÖB« (?), beziehungsweise in kyrillisch: »OW« (?), links »1705«.
Schildpatt, gepreßt, geschnitzt, graviert und poliert.
8,1 x 5,9 cm.
1886 Ankauf vom Dresdener Antiquar Gerson für 25 Mark.
Inv.-Nr. 17 939.

93 Zwei Miniaturen mit den Bildnissen des Kurfürsten von Sachsen Johann Georg I. und seiner Gemahlin Magdalena Sibylle

Unbekannter Miniaturmaler, Dresden (?), um 1620/30.
Öl auf Kupfer. Fassung in Silber, vergoldet und verglast.
Durchmesser 3,9 x 3,5 cm.
1886 Ankauf vom Dresdener Antiquar M. Salomon für je 60 Mark.
Inv.-Nr. 17 858 und 17 859.

Die beiden zusammengehörigen Bildnisse waren ursprünglich an einem Anhänger montiert, wie die Reste einer ehemaligen, mit Schraublöchern versehenen Montierung zeigen. Das kurfürstliche Paar ist in modischer Kleidung mit Spitzenbesatz des beginnenden 17. Jahrhunderts dargestellt. Johann Georg I. (1585/1611–1656) heiratete in zweiter Ehe die Tochter des Markgrafen Albrecht Friedrich von Brandenburg, Magdalena Sibylle (1586–1659). Nach dem frühen Tod seines Bruders Christian II. übernahm Johann Georg I. 1611 die Regierung, die er bis zu seinem Tode 1656 innehatte. Das Leben und die Regierung der beiden Dargestellten war geprägt durch den Dreißigjährigen Krieg, in dem Johann Georg I. keine glückliche Hand hatte und somit die Machtentfaltung Preußens durch seine schwache Haltung begünstigte. Im Frieden von Prag 1635 wurde die vertragliche Vereinbarung getroffen, daß die Herzogtümer Nieder- und Oberlausitz aus böhmischem Besitz in sächsischen übergingen. R.R.

Es ist ungewöhnlich, daß von der Gemahlin Peters I. (reg. 1682–1725) von Rußland schon 1705 ein Porträt als Zarin mit Krone angefertigt wurde, da Peter sie erst 1712 heiratete. Aber zu diesem Zeitpunkt hatte sie wohl schon gewisse Rechte einer Ehefrau erhalten. In den Jahren 1706 bis 1709 gebar sie dem Zaren drei

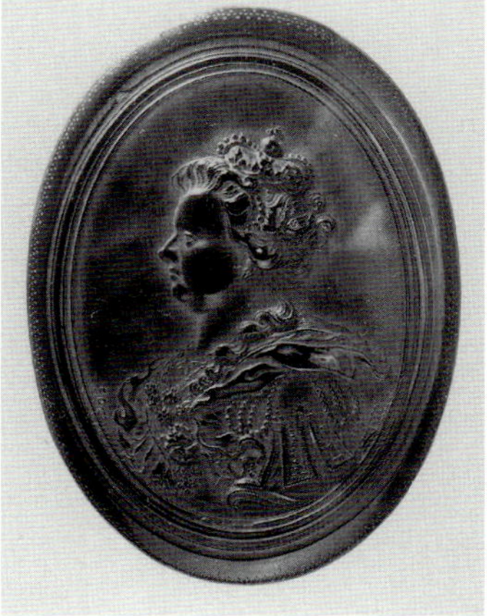

94

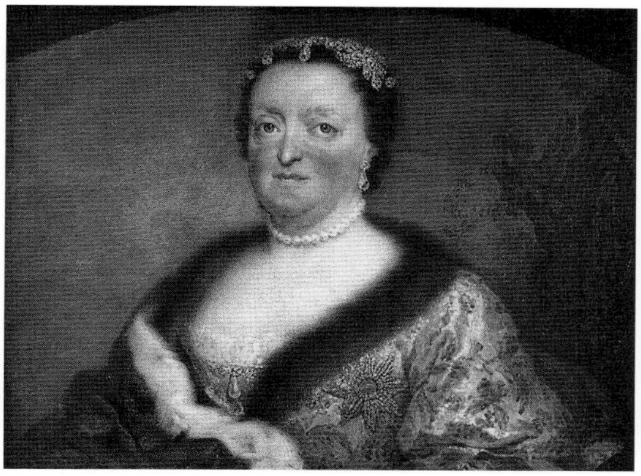 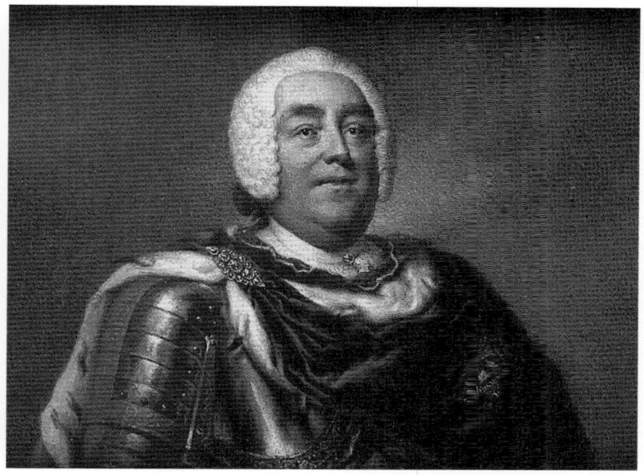

95

Kinder. Nach dem Tode Peters I. 1725 bestieg sie als Katharina I. (1679 oder 1684–1727) den russischen Thron. Schildpattarbeiten waren seit dem 17. Jahrhundert zunehmend beliebter geworden. Am Anfang des 18. Jahrhunderts waren Paris, Wien, Dresden und St. Petersburg Zentren für die Schildkrotverarbeitung (vgl. auch Kat.-Nr. 81, 82). R.R.

95 Zwei Miniaturen mit Bildnissen des Königs August III. von Polen und Kurfürsten von Sachsen (Friedrich August II.) und seiner Gemahlin Maria Josepha, Königin von Polen und Kurfürstin von Sachsen

Unbekannter Miniaturmaler, Dresden (?), Mitte 18. Jahrhundert.
Aquarell auf Papier.
5,8 x 8,2 cm (Inv.-Nr. 15 204) und 6,0 x 7,8 cm (Inv.-Nr. 15 203).
1883 Ankauf vom Dresdener Antiquar M. Salomon für je 100 Mark.
Inv.-Nr. 15 204 und 15 203.

Das Miniaturbildnis des Königs von einem unbekannten Maler lehnt sich stark an ein Pastellporträt aus der Gemäldegalerie Dresden an, das Anton Raphael Mengs im Jahre 1745 schuf. Dieses und weitere Pastellbilder schätzte man bei Hofe so sehr, daß der 18jährige Mengs im Jahre 1746 zum sächsischen Hofmaler ernannt wurde. Wie die Miniatur Augusts III. (reg. 1733–1763) geht das Bildnis Maria Josephas (1699–1757) wohl auch auf ein größeres Porträt zurück. Ob es sich dabei wiederum um ein Pastell von Mengs handelt, konnte bislang noch nicht festgestellt werden. Ähnlich wie kostbare Schnupftabaksdosen oder Ringe wurden kleine Herrscherbildnisse gern von den Dargestellten an Freunde, verdienstvolle Hofbeamte oder an Gäste verschenkt. R.R.

Lit.: Unter einer Krone 1997, Kat.-Nr. 542 und 543.

96 Damebrettstein mit Bildnis Wilhelms III. von England

(Abb. S. 110)
Prägeanstalt Friedrich Kleinert, Nürnberg, 1694.
Datiert auf der Rückseite: »1694«.
Pflaumenholz, geprägt.
Durchmesser 5,8 cm.
1879 Ankauf vom Dresdener Antiquar Wiedemann für 1,50 Mark.
Inv.-Nr. 8 326.

Im Jahre 1694 prägte Friedrich Kleinert (1633–1714) eine Silbermedaille auf die im gleichen Jahr stattgefundene Beschießung französischer Küstenstädte durch die englische Flotte Wilhelms III. (reg. 1689 bis 1702). Der Seeangriff galt als ein Vergeltungsschlag für die schweren Zerstörungen in Worms und in Speyer 1694 durch die Franzosen unter Ludwig XIV. (reg. 1661–1715).
Auf der Medaillenvorderseite ist Wilhelm III. als römischer Feldherr mit dem Donnerstab des Jupiter in der rechten Hand unter der auf ihn bezogenen lateinischen Inschrift »IOVI TONANTI« (Jupiter, der Donnerer) dargestellt, darunter die königliche Namensinschrift im Abschnitt »GUILIELMO III.D.G.M.BRITANN.REGI.«. Die Rückseite zeigt den Beschuß der Küste durch Schiffe unter einer im Zenit stehenden Sonne und der lateinischen Inschrift »URBES ASPICIT ACCENSAS; NEC TANTOS SUSTINET AESTUS« (Die Städte liegen in Brand, können die große Glut nicht ertragen), weiterhin im Abschnitt die Inschrift und Datierung »VIBRATA IN MARITIMAS GALLIAE URBES FULMINA. 1694« (Donner geschleudert gegen die Küstenstädte Frankreichs). Die Randinschrift zeigt neben der Signatur »F.K.« für Friedrich Kleinert eine das historische Ereignis erklärende lateinische Umschrift: »VANGIONVM NEMETVMQVE VRBES VLCISCITVR ANGLVS; DISCE TIMERE GRAVES NVNC LVDOVICE VICES« (Die Briten rächten die Städte Worms und Speyer. Lerne jetzt, Louis, schwere Vergeltung zu fürchten.).

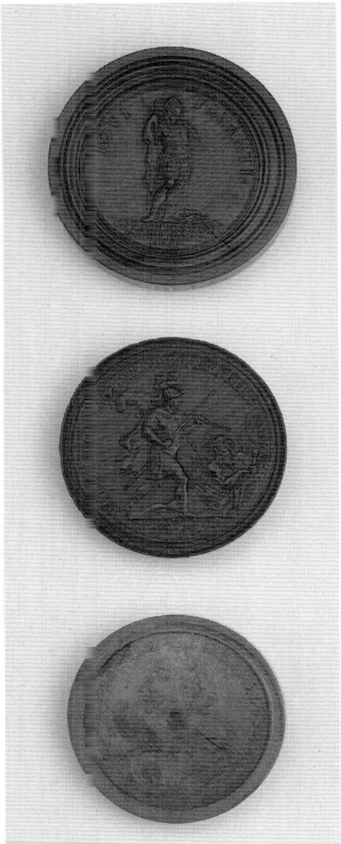

96, 97, 98 Avers

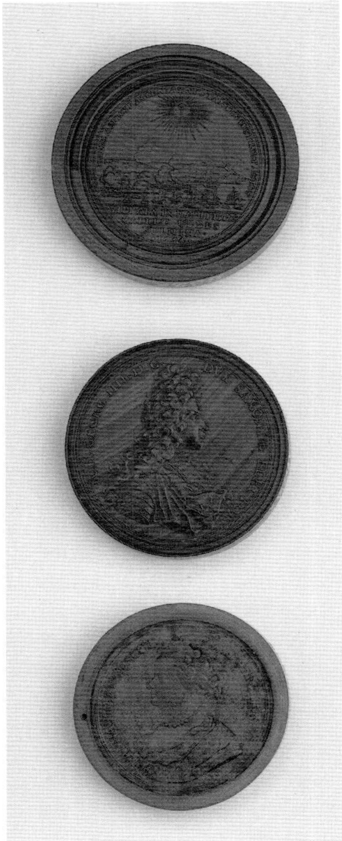

Revers

Der abgebildete hölzerne Damebrettstein aus dem Kunstgewerbemuseum ist auf Vorder- und Rückseite mit der Kleinertschen Silbermedaille identisch. Die Randinschrift der Silbermedaille fehlt jedoch. In der 1885 herausgegebenen »Metallic illustrations of British history« (Vol. II, S. 98f.) wurde ausdrücklich darauf verwiesen, daß nach dem Vorbild dieser Silbermedaille auch Damebrettsteine in Holz geprägt wurden.
Gemeinsam mit diesem sehr schönen Stein kaufte das Kunstgewerbemuseum vom Dresdener Antiquar Wiedemann ein weiteres Stück (Inv.-Nr. 8 325) ebenfalls für 1,50 Mark an.

G.H./T.B.

97 Damebrettstein mit zwei königlichen Bildnissen

Prägeanstalt Friedrich Kleinert, Nürnberg, nach 1704.
Medaillenseite mit Königin Anna signiert im Abriß der Schulter: »MB«.
Ahornholz, geprägt.
Durchmesser 5,0 cm.
1878 Ankauf von H. Klein, Dresden, für 3 Mark.
Inv.-Nr. 6 730.

Dieser Brettstein trägt auf einer Seite die nach links gerichtete, bekrönte Büste der Königin Anna von England und Schottland (reg. 1702–1714) unter der lateinischen Umschrift »ANNA.DG.ANGL.SCOT.FR.ET HIB.REG.«. Unten rechts im Abriß der Schulter befindet sich das Monogramm »MB« für Martin Brunner (1659–1725), der seit 1680 in seiner Geburtsstadt Nürnberg als Medailleur nachweisbar ist. Aus seiner Zusammenarbeit mit der Nürnberger Prägeanstalt Friedrich Kleinert gingen neben zahlreichen, schon damals hochgeschätzten Medaillen, auch viele Brettsteine hervor (Forrer 1902-30, Bd. 1, S. 170f.).
Der Medailleur für die Darstellung auf der anderen Brettsteinseite ist jedoch nicht bekannt. Unter der Umschrift »STANISLAVS.DG.REX.POL.M.DVX.L.D.B.M.M.« befindet sich hier die nach links gerichtete, lorbeerbekränzte Büste Stanislaus Leszcynskis (1677–1766), der in Konkurrenz zu den sächsischen Polenkönigen in den Jahren 1704 bis 1709 und 1733 bis 1736 als polnischer König regierte. Eine sehr ähnliche Darstellung des Königs ist im 1841 erschienenen »Gabinet medalow polskich« abgebildet (S. 301, Abb. 444).
Anders als bei dem Damebrettstein mit dem Bildnis Wilhelms III. (Kat.-Nr. 96) sind für den vorliegenden Brettstein zwei nicht miteinander korrespondierende Darstellungen verwendet worden. Sie kommen auch auf Medaillen nicht zusammen vor. Sicher stammen die zwei Darstellungen nicht aus einer Hand, denn die Randausbildungen auf beiden Seiten unterscheiden sich deutlich. Die stärker verschlissene Seite mit der Büste des Stanislaus legt die Vermutung nahe, daß hier die qualitativ hochwertige Darstellung der englischen Königin Anna mit einer vorhandenen, abgenutzten Prägeplatte aus dem Bestand der Werkstatt kombiniert wurde. Dieses auch aus ökonomischen Gründen angewandte Verfahren bei der Fertigung von Brettsteinen war nicht unüblich und wird für andere Medailleure in dem 1885 erschienenen »Medallic illustrations of British history« (Vol. II, S. 412, Nr. 276) bereits beschrieben.

Gemeinsam mit diesem Brettstein wurden noch zwei weitere Exemplare (Inv.-Nr. 6 731, 6 732) zum Gesamtpreis von 9 Mark erworben. G.H./T.B.

98 Medaille mit Bildnis Johann Georgs IV. von Sachsen

Medailleur Philip Heinrich Müller,
Prägeanstalt Friedrich Kleinert,
Nürnberg, 1692.
Signiert unter dem Kurfürstenbildnis: »P.H.M.« und datiert im Abschnitt der Siegesallegorie: »1692«.
Pflaumenholz, geprägt.
Durchmesser 5,3 cm.
1879 Ankauf vom Dresdener Antiquar Bergmann für 2 Mark.
Inv.-Nr. 8 102.

Die vorliegende Holzmedaille wurde von Philip Heinrich Müller (1654–1719) geschnitten und in der Nürnberger Prägeanstalt von Friedrich Kleinert (1633–1714) hergestellt. Diese Medaille erinnert an den 1691 stattgefundenen Feldzug der Reichsarmee gegen Frankreich. Im 1705 in Köln erschienenen »SAXONIA NUMISMATICA oder Medaillen-Cabinet« von Wilhelm Ernst Tentzel ist über diese Medaille folgendes zu finden: »… unsere vierdte Medaille ominieret einen glücklichen Feldzug an den Rhein / obschon der Churfürst selbst keinen vorgenommen / sondern nur seine Völker allda agiren lassen …« (Tentzel 1705, S. 6).
Die Vorderseite der Medaille zeigt unter der Umschrift »IOH.GEORG IIII.D.G. – DVX SAXONIAE ELECTOR.« das Brustbild des Kurfürsten in Allongeperücke, Harnisch und Hermelinmantel. Auf der Rückseite ist die Siegesallegorie unter der Devise »QUAE RITE INCEPTA – PARAVI, PERFICERE EST ANIMVS« (Was ich gut angefangen habe, bin ich gesonnen, auszuführen) zu sehen. Der antike Kriegsgott Mars mit dem Speer und dem Siegeszeichen über der linken Schulter überschreitet den Rhein. Dieser ist personifiziert durch einen alten Mann, der sich auf ein Wasser gebendes Gefäß und ein Ruder stützt und mit »RHENUS« bezeichnet ist. Im Abschnitt darunter ist die Medaille datiert »MARS VLTOR./.1692.«
Neben der hölzernen Medaille sind mit den gleichen Motiven auch Silbermedaillen gefertigt worden (Erbstein 1888, S. 296f.). Bei diesen wurde jedoch in der Randschrift neben den Buchstaben »F.K.« für Friedrich Kleinert noch die Losung: »MARS ADES, ET SATIA SCELERATO SANGVINE FERRVM, STETQVE FAVOR CAVSA PRO MELIORE TVVS.« (Mars komme und sättige das Schwert mit Schelmenblute und deine Gunst sei der gerechten Sache gewidmet) hinzugefügt.
Gemeinsam mit der hölzernen Medaille wurden drei Damebrettsteine (Inv.-Nr. 8 101, 8 103, 8 104) zum Gesamtpreis von 8 Mark erworben. G.H.

99 Bucheinbanddeckel

Jakob Krause, Dresden, 1580.
Zwei Stempel links in der Reformatorenrolle: »IK«.
21,6 x 17,7 cm.
1879 Übereignung aus der Königlichen öffentlichen Bibliothek, Dresden.
Inv.-Nr. 8 387.

Im Kunstgewerbemuseum wurden schon in den ersten Jahren Bucheinbände gesammelt und diese der Abteilung der Lederarbeiten zugeordnet (zum Beispiel 14 Ledereinbände, 16./17. Jahrhundert, Inv.-Nr. 2 783-2 796, 1876 Ankauf aus dem Münchener Antiquariat L. Rosenthal). Auf orientalische, italienische, französische und vor allem deutsche Buchbindekunst verweist Karl Berling in seinem Führer aus dem Jahre 1897. Unter anderem waren die »Buchdekken, zu denen die ehemals dazugehörigen Bücher fehlen, … in Passepartouts gefasst und meist an der Südwand des Lederzimmers«, dem Raum IV im alten Gebäude am Antonsplatz, zu sehen. »Die sächsischen Blindpressungen auf Schweins- oder Kalbsleder und Goldpressungen auf Pergament sind in vielen und guten Beispielen vertreten« (Berling 1897a, S. 85f.). Als der bedeutendste deutsche Buchbinder der Renaissance gilt der in Zwickau geborene Jakob Krause (1526/27–1585), der einige Zeit in Augsburg arbeitete und von hier 1566 in den Dienst des sächsischen Kurfürsten August I. (reg. 1553–1586) trat. In seiner Position als kurfürstlicher Hofbuchbinder führte Krause die damaligen Neuerungen auf dem Gebiet des Bucheinbandes in Sachsen ein.
Jakob Krause verbreitete in Deutschland auch die französische und italienische Bucheinband-Ornamentik. Er konnte seine Bücher sowohl »Teutsch« als auch »Frantzösisch oder Welsch« binden. Neben den prächtigen vergoldeten Kalbslederbänden und den einfachen in Pergament eingekleideten Büchern waren die Gebrauchsbände meist in Schweinsleder mit sogenannten blinden Druckornamenten ohne Vergoldung gearbeitet. Die sächsischen Fürsteneinbände, von denen in Dresden die Sächsische Landesbibliothek und das Sächsische Hauptstaatsarchiv sehr viele bewahren, zeichnen sich durch rechteckige, ornamentierte Platten- und Rollenpressung aus, die mit der Buchform übereinstimmt und von einem Gerüst einfacher, mit dem Streicheisen hergestellter Blindlinien betont wird. In der Regel zeigt der Einbanddeckel – wie an dem ausgestellten Beispiel – im Spiegel das eingepreßte sächsische Gesamtwappen mit dem Kurschild über der Bezeichnung: »VON GOTTES GNADEN AVGVSTVS HERZOG ZU SAXEN VND CHURFVRST«. Die Rankenrolle rechts und links, die Kandelaberrolle oben und unten sowie die Besitzer-Initialen und die Bindejahr-Datierung »A H Z S C« (August Herzog

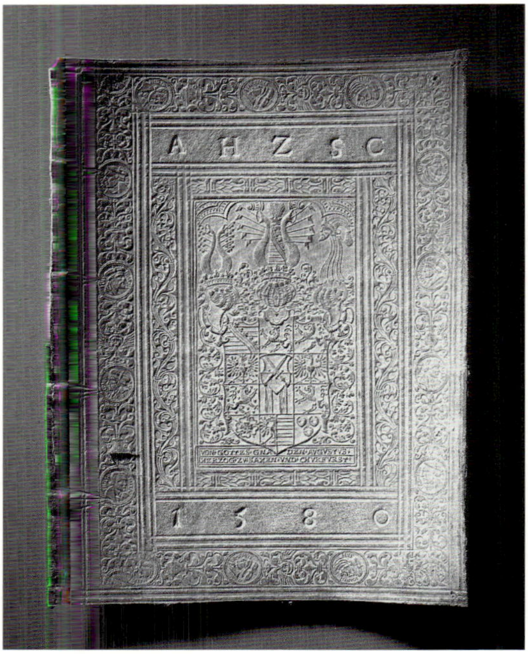

99

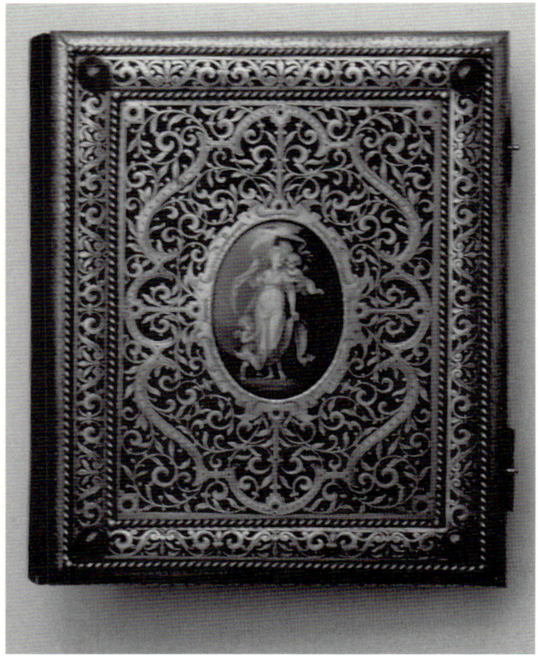

100

zu Sachsen Churfürst) »1580« begrenzen das Mittelfeld des Buchdeckels, der an den Außenkanten durch die sogenannte Reformatorenrolle gerahmt wird: Zwischen Blattstabornamenten befinden sich in Abständen von 24 Millimetern die bezeichneten Bildnismedaillons von Johann Hus, Erasmus von Rotterdam, Philipp Melanchthon und Martin Luther. In der linken Reformatorenrolle signierte Krause seine Arbeit mit dem Initialen-Stempel »IK«.

Vom 17. September 1896 bis zum 18. Februar 1897 stellte das Dresdener Kunstgewerbemuseum sächsische Bucheinbände aus. Im Mittelpunkt standen auch die prächtigen Arbeiten von Jacob Krause. Im Zusammenhang mit dieser wohl ersten Ausstellung zu diesem Thema erarbeitete Karl Berling eine grundlegende Monographie über den sächsischen Hofbuchbinder (Berling 1897b mit 12 Taf.) und stellte ein Verzeichnis der noch vorhandenen 170 Einbände in Dresden, Leipzig, Hamburg und London zusammen (Berling 1897b, S. 19). Das Interesse am Bucheinband scheint damals in Dresden überhaupt groß gewesen zu sein, denn auch der bekannte Dresdener Architekt und Historiker Professor Richard Steche (1837–1893) veröffentlichte 1878 ein Buch über die Geschichte des Bucheinbandes (Steche 1878), in dem Jacob Krause »in weiten Kreisen bekannt« gemacht wurde und dieser »seitdem in einer geschichtlichen Betrachtung über deutsche Buchbinder wohl kaum mehr fehlen wird« (Berling 1897b, S. 1). G.H.

Lit.: Schmidt 1923, Taf. 45-47: Rollen- und Plattenstempel.

100 Album

Leder- und Bronzewarenfabrik Ed. Pachtmann, Dresden, vor 1879.
Entwurf Carl Graff unter Verwendung einer Porzellanplatte von August Max Rade.
Papier mit Goldschnitt; Pappe; Holz, Samt; Bronze, durchbrochen, graviert, vergoldet; Porzellan.
31,5 x 27,6 x 7,7 cm.
1879 Ankauf von der Leder- und Bronzewarenfabrik Ed. Pachtmann für 140 Mark.
Inv.-Nr. 8 223.

Das außerordentlich aufwendig gestaltete Album ist für die Verwahrung und Präsentation von fotografischen Aufnahmen gedacht. Der Direktor der Dresdener Kunstgewerbeschule, Professor Carl Graff, entwarf für das junge Medium der Fotografie eine Würdeform, die von nichts geringerem als von Buchdeckeln mittelalterlicher Handschriften abgeleitet ist. Das betrifft die Verwendung von Gold und Edelsteinen (hier bemaltes Porzellan), die breite Rahmung sowie das Einsetzen einer Medaillonplatte (vergleiche Kat.-Nr. 1). Die Wirkung dieser Pathosformeln wird jedoch durch eine weitere Steigerung des Dekors abgemildert. Das scheinbare Paradoxon betrifft die Ausfüllung der gesamten Restfläche mit einem dichten Gespinst von Ranken- und Beschlagwerk, wie es in der Buchbinderkunst des 17. Jahrhunderts als Gold- oder Blindpressung auf Leder üblich war. Dieser Überzug auf grünem und rotem Samt bindet den Rahmen in die flimmernde Fläche ein. Er ist nur noch auf den zweiten Blick als solcher zu erkennen. Zentrum des Arrangements ist eine ovale Porzellanplatte in klassizistischer Wedgwood-Manier mit der Darstellung einer jungen Frau, die von zwei Putten umspielt wird. Ihre Identität und Funktion ist in der Schwebe gehalten. Selbst die naheliegende Interpretation der Gruppe als Venus mit Amor - dafür spricht neben der Andeutung eines Kusses auch der wehende Schleier - wird durch den zweiten Putto in Frage gestellt. Er hängt der jungen Frau wie ein Kind der Mutter am Rockzipfel und deutet damit die erotische in eine familiäre Atmosphäre um. Der Schöpfer dieser verbürgerlichten Liebesgöttin, Professor August Max Rade, war Musterzeichner und Lehrer für Dekorationsmalerei in der Dresdener Kunstgewerbeschule und Vertreter des Direktors. Das Werk, in dem sich Einflüsse aus Mittelalter, 17. Jahrhundert, frühem 18. Jahrhundert (Goldschnittprägung des Blocks in Bandelwerk) und schließlich der Zeit um 1800 mischen, verdankt sich also den beiden Hauptlehrern der Kunstgewerbeschule. Es zeigt programmatisch die perfekte Beherrschung, ausgiebige Nutzung und freie Kombination früherer Stile. Es zeigt freilich auch den Eklektizismus, gegen den die nächste Generation den Jugendstil setzte (vgl. auch Kat.-Nr. 30). I.A.J.

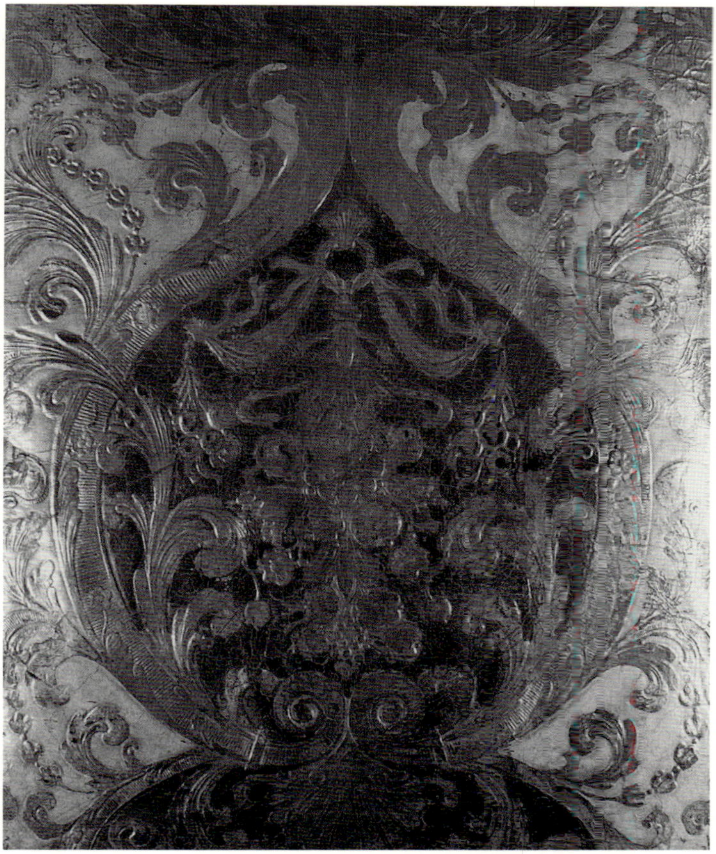

101

101 Ledertapetenfeld
Wohl Mechelen, 2. Hälfte 17. Jahrhundert.
Leder, gepreßt, gepunzt und bemalt.
57,5 x 75,5 cm.
1878 Ankauf von Stolzenberg, Roermond, mit weiteren 46 Ledertapetenfeldern für 705 Mark.
Inv.-Nr. 6 853.

Der Brauch, Wände mit ledernen Tapeten zu verkleiden, ist ursprünglich orientalisch. Er gelangte im frühen Mittelalter durch die Mauren nach Spanien und von dort ins nördliche Europa, wo er im 17. Jahrhundert eine letzte Blüte erreichte. Die Größe der Kalbs-, Ziegen- oder Schafshäute gab für gewöhnlich das Maß für den Rapport. Die Häute wurden feucht in einem geschnitzten Druckstock oder sogar mittels Walzen reliefiert und dann gepunzt und mit Ölfarben bemalt, auch mit Blattsilber belegt oder mit Goldfirnis verziert. Die so vorbereiteten, immer gleichen Lederstükke konnten leicht verhandelt und transportiert werden, um dann am Ort der Montage zusammengenäht zu werden. Diese rationelle Produktion gleichartiger Rapportstücke war für das flämische Mechelen typisch. Nachdem diese Art der Wanddekoration noch in der zweiten Hälfte des 17. Jahrhunderts an den Höfen Europas außerordentlich beliebt war, wurde sie allmählich von textilen Wandbespannungen, wie sie vom französischen Hof aus Mode wurden, verdrängt; zunächst allerdings nur in

der Residenzen. In den Jagdschlössern dagegen galten Ledertapeten im frühen 18. Jahrhundert als angemessen. Hier, fernab der offiziellen Etikette, wurde ein nicht artifizieller, eher natürlich-einfacher Stil bevorzugt. Schloß Moritzburg bei Dresden, das ehemalige Jagdschloß Augusts des Starken, besitzt noch heute eine beeindruckende Sammlung von Ledertapeten.
Von den 1878 angekauften 47 Tapetenfeldern wurden sechs weiterverkauft. Die restlichen genügten, einen Überblick über die technologischen und künstlerischen Varianten der Gattung zu geben. Das hier ausgesuchte hochbarocke Exemplar zeigt mit seinem großen, aus dem Granatapfelmotiv abgeleiteten Mittelmotiv die enge Verwandtschaft zu den gleichzeitigen Dekorationsstoffen. Mit seinen vergoldeten Ranken auf weißem Grund paßt es vortrefflich zu den schweren geschnitzten und vergoldeten Möbeln offizieller Repräsentationsgemächer. I.A.J.

102 Tapeten-Pilaster
Tapeten-Manufaktur Arthur & Robert, Paris, 1791.
Mehrfarbiger Handdruck, Papier auf Leinwand, verschiedene Oberflächenbeschädigungen.
382,0 x 61,5 cm.
1904 Geschenk des Prinzen Johann Georg, Herzog von Sachsen.
Inv.-Nr. 27 530.

Die acht Tapeten-Pilaster aus dem nördlichen Gartenpavillon des Palais des Prinzen Georg in Dresden an der ehemaligen Zinzendorfstraße wurden zunächst auf der großen Dresdener Kunstausstellung von 1904 gezeigt. Danach schmückten sie zusammen mit deutschen und französischen Arbeiten des Klassizismus den Empirepavillon des 1906 fertiggestellten neuen Museumsgebäudes an der Gintzstraße. Der Museums-

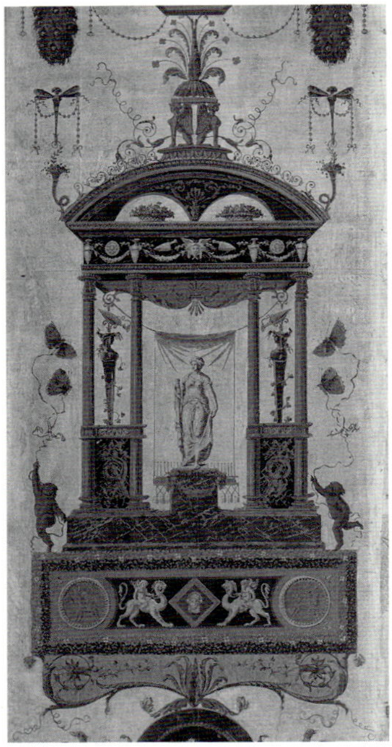

102

pavillon folgte dem Vorbild des Gartenhauses, wo die Pilaster wegen der Feuchtigkeitsschäden nicht mehr aufgestellt werden konnten (Berling 1907, S. 30).
Wandfüllende Papierpanneaux oder auch hohe schmale Paneele, die Wandflächen unterteilten oder vor Wandvorlagen angebracht wurden, ausgeziert durch bildliche und ornamentale Motive, erlebten im letzten Drittel des 18. Jahrhunderts eine besondere Blüte. In Konkurrenz mit traditionellen textilen Wandbespannungen in Schlössern und Palais ging dieser neuartige Wanddekor als Sieger hervor.
In Frankreich war es vor allem die Louis-Seize-Periode (1774–1792), in der unter dem Einfluß frühklassizistischer Ornamentik neue Dessins erfunden und verbreitet wurden. Beliebt waren Arabeskendekore nicht nur mit antikisierender Ornamentik, sondern auch mit Elementen aus dem Wandschmuck der Loggien des Vatikans in Rom, die der berühmte

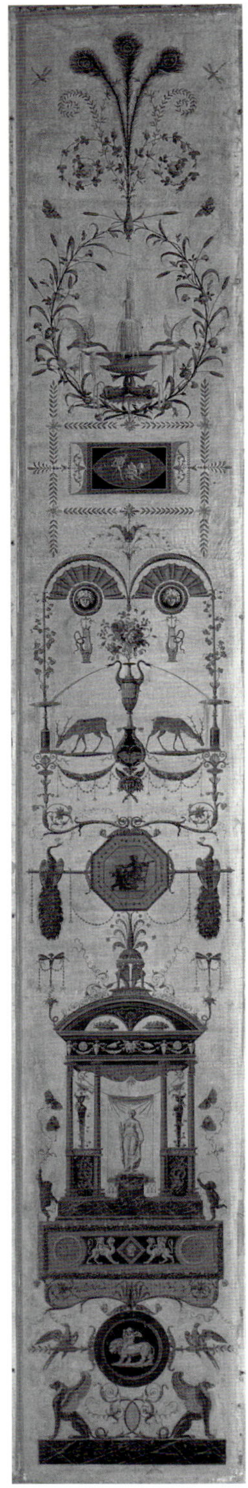

Renaissancemaler Raffael (1483 bis 1520) im Jahre 1519 schuf. Die Raffaelschen Malereien wurden zwischen 1772 und 1777 von Giovanni Volpato (1733–1803) in Form von Kupferstichen weit verbreitet. Den klassischen Arabesken fügte man am Ende des 18. Jahrhunderts noch Blütengirlanden, Blumenvasen und anderes hinzu. Diese neue Ornamentik paßte sich als lineare, raumlose Verzierung überall an, war beliebig addier- und kombinierbar. Auf den Dresdener Pilastern sind die Arabesken mit Rankenwerk, Architekturteilen, Medaillons, Tieren und Fabelwesen entlang einer vertikalen Achse in kunstvoller Folge angeordnet.
Arabeskentapeten gelten als ausschließlich französisches Produkt. Derartige Papiertapeten produzierte vornehmlich die königliche Manufaktur Jean-Baptiste Réveillon in Paris. Bis vor einigen Jahren wurden auch die Dresdener Tapeten-Pilaster dieser Manufaktur zugeschrieben, und zwar als Entwürfe des Dresdener Oberlandbaumeisters Christian Traugott Weinlig (1739–1799). Aber auch andere Pariser Firmen spezialisierten sich auf diese neue Tapetenart. So brachte die Manufaktur Arthur & Robert um 1790 die »Panneaux aux Lions et aux Griffons« (230 x 56 cm) und ein Jahr später das »Panneau au Temple« (229 x 55 cm) heraus, Dessins, die heute noch mehrfach erhalten sind. Wie neue Forschungen ergaben, bestehen die Dresdener Pilaster aus der Kombination beider Entwürfe: Über dem »Paneel mit dem Tempel« wurde die obere Hälfte der »Paneele mit den Löwen« angefügt. Auf diese Weise wurde die für die Pilaster im Gartenpavillon benötigte Höhe von knapp vier Metern erreicht. G.H.

Lit.: Gurlitt 1903, S. 559; Klopfer 1906, S. 43; Berling 1907, S. 30; Thieme/Becker 1968, S. 298f.; Haase 1978, S. 6 mit Abb.; Jacqué 1994, S. 83, 147ff. mit Abb., auch Abb. der oben genannten Paneele der Firma Arthur & Robert, mit Literatur- und Vergleichsangaben (erstmals dieser Manufaktur zugeordnet); Meisterwerke 1996, Kat.-Nr. 57 mit 2 Abb. und Literaturangaben.

103 Walzenkrug
Zöblitz, 1659.
Serpentin mit Granateinschlüssen, gedreht und geschliffen, ungemarkte Zinnmontierung, geflechelte Gravierungen. Auf dem Deckel bekröntes Wappen und Jahreszahl 1659.
Höhe 14,0 cm.
1875 Ankauf von Herrn Mösel, Nürnberg, für 6 Mark.
Inv.-Nr. 176.

Unter Serpentinit oder Serpentin versteht man ein Mineral aus Magnesiumsilikat. Besonders häufig kommt es im Erzgebirge in der Nähe des Bergstädtchens Zöblitz als Granatserpentin, eine besonderen Spielart des Serpentinits, vor. Die Einschlüsse verwitterter Granate zeigen sich als besonders dunkle Flecke im graugrünen, leicht geäderten geschliffenen Material. Serpentin läßt sich relativ gut bearbeiten, unter anderem auch drechseln und schleifen. Bereits seit dem 16. Jahrhundert fand Zöblitzer Serpentin als Schmuckgestein vielseitige Verwendung, unter anderem in der Gefäßherstellung. Zinnmontierungen oder Fassungen in Edelmetall erfolgten durch zünftige Zinngießer beziehungsweise durch Gold- und Silberschmiede im Erzgebirge oder in den großen Städten wie Leipzig oder Dresden. Seine Verwendung als Grundmaterial für die Herstellung zahlloser Bierkrüge, Becher und Schraubdosen verdankt der Serpentin neben ästhetischen Gesichtspunkten vor allem dem langanhaltenden Wunderglauben an seine giftabweisende Wirkung. R.R.

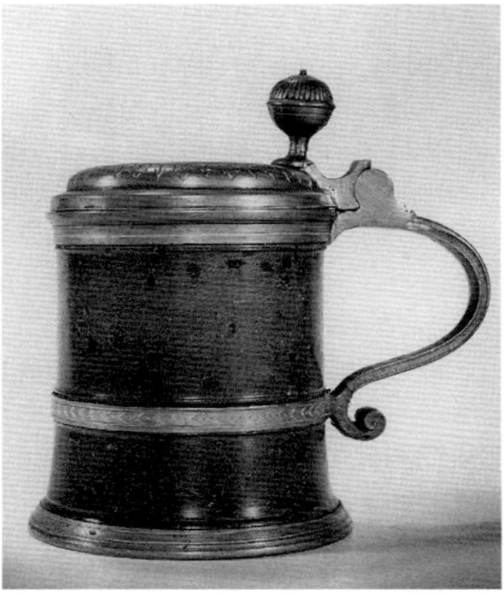
103

Lit.: Richter 1996, S. 117, mit Abb.

104 Zwei Alabasterreliefs
(Abb. S. 116)
Relief »Das letzte Abendmahl«
Meister »BvK«, Mechelen, 1. Hälfte 17. Jahrhundert.
An der untersten, abgeschrägten Alabasterkante in Gold bezeichnet: »B v K«.
Alabaster, geschnitzt und in Eichenholz gerahmt, Reste von Vergoldung, mehrfach gesprungen und geklebt.
17,0 x 13,5 cm (ohne Rahmen).
1879 Ankauf aus einer Berliner Auktion bei Rudolph Lepke für 100 Mark.
Inv.-Nr. 9 486.

Relief »Temperantia« (Mäßigkeit)
Unbekannter Meister, Mechelen, 2. Hälfte 16. Jahrhundert. Auf der Tafel in Höhe des Kopfes der Allegorie der Mäßigkeit beschriftet in Rot: »TEM PER ANTI A«.
Alabaster, geschnitzt und in Eichenholz gerahmt, Reste von Vergoldung, fünffach gesprungen und geklebt.
17,8 x 13,5 cm (ohne Rahmen).
1881 Ankauf vom Dresdener Hofantiquar M. Salomon für 130 Mark.
Inv.-Nr. 12 811.

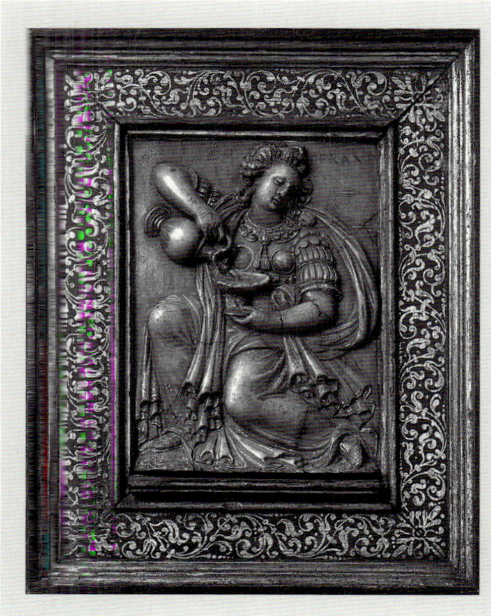

104a

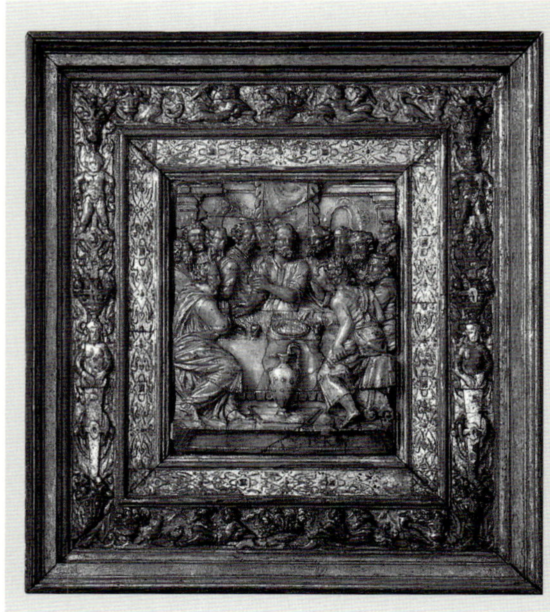

104b

Unter Alabaster versteht man eine gesinterte, kristallinische Art von Gips, eine weichere Variante von Marmor. Der Name leitet sich von der altägyptischen Stadt Alabastron her, in der Alabaster in vorchristlicher Zeit viel verarbeitet wurde, unter anderem zu Salbgefäßen (Alabastron), auf die später der Name auch überging – unabhängig davon, aus welchem Material sie bestanden. Zwei Eigenschaften vor allem waren es, die Alabaster seit alters her zum begehrten Rohstoff für künstlerische Arbeiten werden ließen. Zum einen war es seine relativ weiche Konsistenz – man kann den Werkstoff mit normalen Werkzeugen des Holzbildhauers bearbeiten -, und zum anderen war es seine Transparenz, die es sogar erlaubte, ihn als Fensterscheibe zu verwenden. Die umfangreichste europäische Alabaster-Produktion im Mittelalter bis zum ausgehenden 15. Jahrhundert war in England zu Hause. Aber auch in Italien, in Burgund, in der Gegend von Trier, in Sachsen und anderwärts war Alabaster ein beliebter Werkstoff für Bildhauer und Schnitzer. Im Laufe des 16. Jahrhunderts entwickelte sich Mechelen (deutsch: Mecheln, französisch: Malines) zum führenden Zentrum der Produktion von mittelgroßen und kleinformatigen Alabasterreliefs.

Ein Wegbereiter dafür war Conrat Meit (nach 1480–1550/51), der sich nach Wanderjahren (unter anderem zwischen 1506 und 1510 in der Wittenberger Werkstatt von Lucas Cranach d. Ä., 1472–1553) 1512 in Mechelen niedergelassen hatte. In der zweiten Hälfte des 16. Jahrhunderts entwickelte sich in Mechelen eine so umfangreiche Produktion von kleineren Hausaltären und Relieftäfelchen, daß ein schwunghafter Handel in ganz Europa betrieben werden konnte. Berühmte mittelformatige Altäre befinden sich heute zum Beispiel im Städtischen Museum Mechelen und im Nationalen Museum der Renaissance Ecouen in der Nähe von Paris. Die überwiegend kleinen Tafeln, meist mit Darstellungen von Themen aus dem Neuen Testament, die vor allem zu Ende des 16. und zu Beginn des 17. Jahrhunderts hergestellt wurden, finden sich verstreut in der ganzen Welt. Die wohl größte Anzahl besitzt das oben erwähnte Museum in Schloß Ecouen. Im Städtischen Museum Trier befindet sich mit 54 Mechelener Relieftafeln die zweitgrößte Sammlung.

Während das später entstandene Relief »Das letzte Abendmahl« in zahlreichen, ganz ähnlichen Varianten existiert, ist das allegorische Thema seltener von den »alabasterwerckers« und »cleynstekers«, wie die Bildschnitzer ortsüblich hießen, gefertigt worden. Michael K. Wustrack nennt in seiner umfangreichen Publikation zu diesem Thema mit »Visus« (Gesichtssinn), »Tactus« (Gefühlssinn), »Gustus« (Geschmackssinn) und »Avaritia« (Geiz) nur vier Allegorien überhaupt (Wustrack 1982, S. 176-357). Dazu gesellt sich als fünfte Allegorie die Dresdener »Temperantia« (Mäßigkeit). R.R.

105 »Amor mit Schmetterling«
John Gibson, Rom, 1. Hälfte
19. Jahrhundert.
An der Plinthe bezeichnet:
»OPVS JOHANNIS GIBSON ROMAE«.
Marmor.
Höhe 87,0 cm.
1900 Geschenk von Mary Adelaide
Yates, London.
Inv.-Nr. 26 487.

Der Figur wohnt nicht nur die strenge klassizistische Schule inne, die sich konsequent von Künstlern wie Alexander Trippel (1744–1793), Antonio Canova (1757–1822) und Berthel Thorwaldsen (1770–1844) herleitet, sondern auch der bereits beginnende Realismus der späten Phase dieses Stils kennzeichnet die Arbeiten Gibsons. Die Ponderation des im Gehen innehaltenden geflügelten Amors geht über das rein statuarische, klassische Schema der großen Vorgänger hinaus. Gibson gehört mit zu den bekanntesten klassizistischen Bildhauern, die über Jahrzehnte in Rom gelebt und gearbeitet haben; von den britischen war er zu seiner Zeit der berühmteste. 1790 in Conway (North Wales) geboren, erhielt er seine erste Ausbildung als Holzschnitzer in Liverpool. Nachdem er sich mit der Bildhauerei zunächst autodidaktisch beschäftigt hatte, zeichnete er in der Manier von John Flaxman (1755–1826) unter anderem eine »Psyche, von zwei Zephyrn getragen«. Ein danach ausgeführtes Relief stellte Gibson zusammen mit zwei Büsten auf der Ausstellung in der Londoner Royal Academy 1816 aus. Mit Empfehlungsbriefen an Antonio Canova ausgerüstet, ging Gibson 1817 nach Rom. Dort arbeitete er mehrere Jahre im Atelier Canovas, ließ sich aber auch von Thorwaldsen unterrichten. Seine erste eigenständige Gruppe, die ihn berühmt machte und zahlreiche Aufträge, besonders aus England zur Folge hatte, war »Mars und Cupido«. Sie entstand 1819. In den dreißiger Jahren des 19. Jahrhunderts begann er, zahlreiche Plastiken farbig zu fassen. Hochberühmt, von Aufträgen überschüttet, starb Gibson 1866 in Rom. R.R.

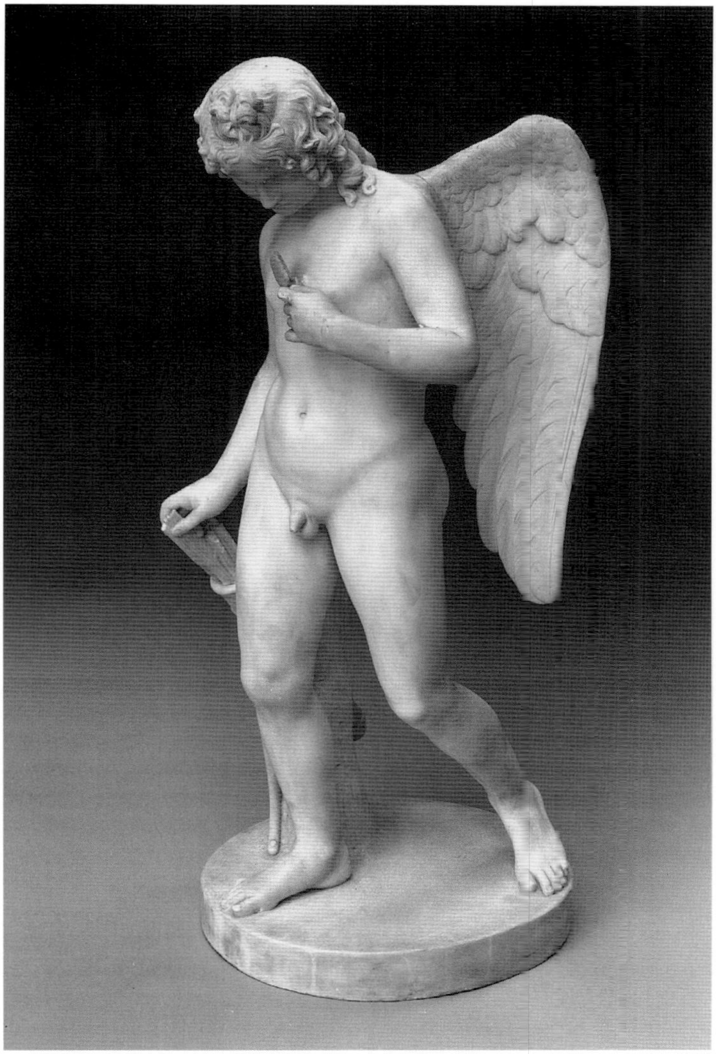
105

Ofenkacheln und Töpferwaren

Ofenkacheln und Töpferwaren gehören historisch gesehen eng zusammen. Seit dem Mittelalter, als aus der einfachen Herdstelle langsam der gewölbte Ofen entwickelt wurde, fertigten Töpfer aus einer Zylinderform nicht nur die nötigen Topf-, Schüssel-, Nischen- und Napfkacheln als Bausteine für Öfen. Auch für Aufbau, für Reparatur und Umsetzungen von Öfen waren die Töpfer, Hafner oder Euler zuständig. Als im 18. Jahrhundert Fayenceöfen in Manufakturen hergestellt wurden, änderte sich beim Errichten eines Ofens technologisch wenig. Weiterhin waren Töpfer für die Errichtung der Öfen zuständig. Erst in der zweiten Hälfte des 19. Jahrhunderts, als erst langsam, dann immer stärker sich die industrielle Kachelherstellung durchsetzte, entwickelte sich mit dem Ofensetzer ein neuer Berufszweig, der unabhängig von der Herstellung vorgefertigte Ofenkacheln verarbeitete. »... Der alte deutsche Kachelofen ist in den meisten Fällen architektonisch behandelt. Ein mächtiger schwerer Unterbau steht auf Füßen, die vielfach als kauernde Löwen oder ähnlich gebildet sind, er ist länglich viereckig und geht, da das Feuern ausserhalb des Zimmers geschah, auf der einen Seite in die Wand hinein. Darauf setzt sich ein meist schmälerer Oberbau von quadratischer, cylindrischer oder achteckiger Grundform, der nach oben durch bekrönende Glieder abgeschlossen wird. Diese allgemeine Form hat der Ofen in der Regel beibehalten, nur wird von der Renaissance an weniger massig gebildet und auch mit der Zeit von der Wand losgelöst und dann vom Zimmer aus geheizt ...« (Berling 1895). Berling beschrieb hier nur die Formveränderungen, ohne dabei auf kulturhistorische und sozialökonomische Gründe einzugehen, die den Wandel solcher Veränderungen mitbestimmten. Geschmückte Öfen, die ursprünglich nur in Stuben von Adligen, hohen Geistlichen und reichen Patriziern zu finden waren, eroberten sich immer mehr die Wohnungen des Bürgertums und der Landbevölkerung. Da die zahlreichen Öfen, die bis 1907 vom Dresdener Kunstgewerbemuseum erworben wurden, fest im neuen Haus an der Güntzstraße und im Schloß Pillnitz eingebaut sind, können in der Ausstellung keine gezeigt werden. Einer soll hier stellvertretend für die anderen im Katalog vorgestellt werden, ergänzt von Ofenkacheln und Töpferwaren des 16. Jahrhunderts. R.R.

106 Zwei Ofenkacheln mit der Darstellung einer Reiterin und eines Falkners

Oberrhein,
2. Hälfte 15. Jahrhundert.
Irdenware, ziegelroter reliefierter Scherben mit Bleiglasur in Grün.
15,4 x 15,2 und 15,3 x 15,2 cm.
1882 Ankauf von Herrn Krauth, Krefeld, für je 10 Mark.
Inv.-Nr. 4 226, 14 347.

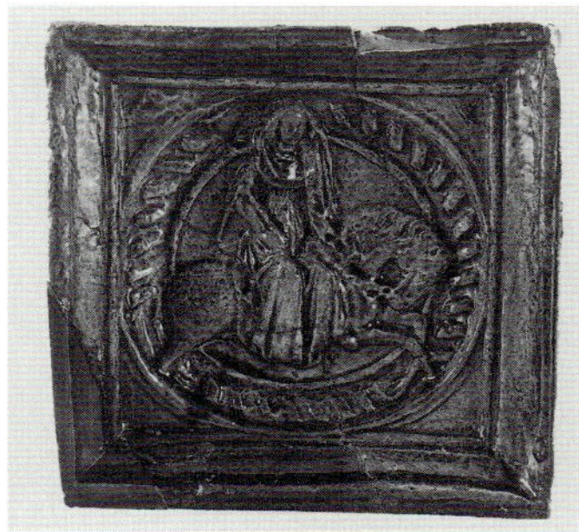

106a

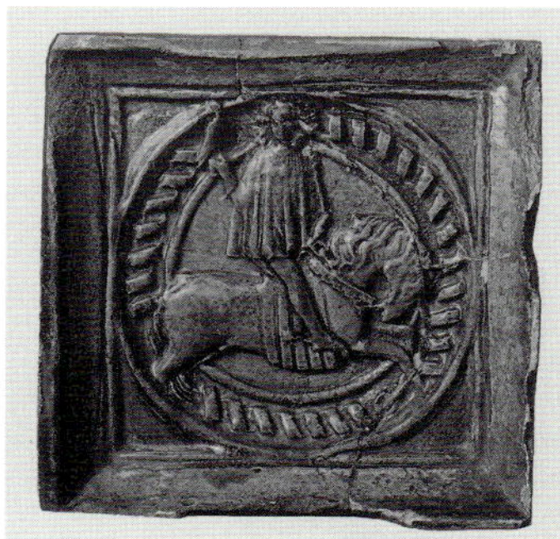

106b

Die beiden gleichgestalteten quadratischen Kacheln mit vorspringenden gekehlten Rahmen und inneren schmalen Rahmenleisten zeigen eine Reiterin und einen Falkner. Die Figuren sind jeweils in einen breiten Zweifachkreis modelliert, der mit parallel verlaufenden Schrägstreifen ausgefüllt ist. Die Füße der Pferde und die Köpfe von Reiterin und Falkner durchbrechen den Ring an mehreren Stellen. Sowohl die Reiterin als auch der Falkner, mit einem Beizvogel auf der Rechten, sind in höfischer spätgotischer Tracht wiedergegeben. Die Darstellung erinnert an graphische Vorlagen, die von zeitgenössischen Künstlern in der Umbruchzeit von Gotik zur Renaissance, wie zum Beispiel vom Meister »ES« gedruckt und vertrieben wurden. Karl Berling äußert sich in seinem Führer von 1895 über die frühen Ofenkacheln folgendermaßen: »Wenn man solche Kacheln im einzelnen betrachtet, so wird man wohl in den meisten Fällen vieles daran auszusetzen haben. Hin und wieder mag einmal die Form gut modelliert gewesen sein, aber das rohe Material hat auch nur einen rohen handwerksmässigen Abdruck zu Wege gebracht. Dazu kommt noch zum Teil eine geringe technische Fertigkeit, so dass der Rahmen nicht gleichmässig an die Kacheln ansetzt, die Kachel windschief ist oder ähnliches mehr« (Berling 1895, S. 39).

R.R.

Lit.: Franz 1981, S. 57, Abb. 122, 123; Gotik und Renaissance 1981, S. 104, Kat.-Nr. 98 und 97 mit Abb.

107 Drei Ofenkacheln

Reliefkachel mit Darstellung Gottvaters
Sächsisch-thüringischer Raum,
Werkstatt des Halberstädter Ofens,
um 1500.
Inschrift auf der Vorderseite: »ALSO SPRACH / DER HERR ZV MO/SE ICH BIN DER / GOT DEINER VE/TER DER AB/ RAHAM VND D/ER GOT ISAAC V/ND GOT JACOB«. Irdenware, hellgrauer Scherben mit polychromer Bemalung, transparente Bleioxidglasur in Ocker Grün, Blau, und Mangan, opake Zinnoxidglasur in Weiß.
Die Kachel ist quer durchgebrochen und wieder restauriert worden.
28,8 x 18,8 cm.
1880 Ankauf vom Dresdener Antiquar A. Erichsohn für 7 Mark.
Inv.-Nr. 10 770.

Ein schmaler rechteckiger Rahmen faßt eine Säulenarchitektur mit Rundbogen und Blütenornamenten ein. Im Bogenfeld befindet sich die Darstellung des bärtigen Gottvaters über den Wolken mit Weltkugel in der Linken. Die Rechte ist zum Segnungsgestus erhoben. Darunter be-

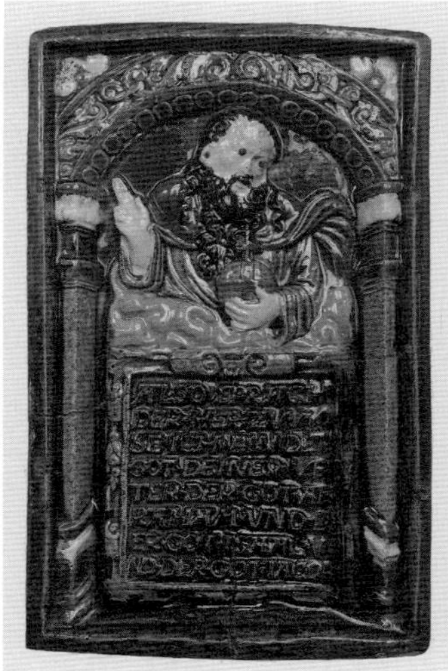

107a

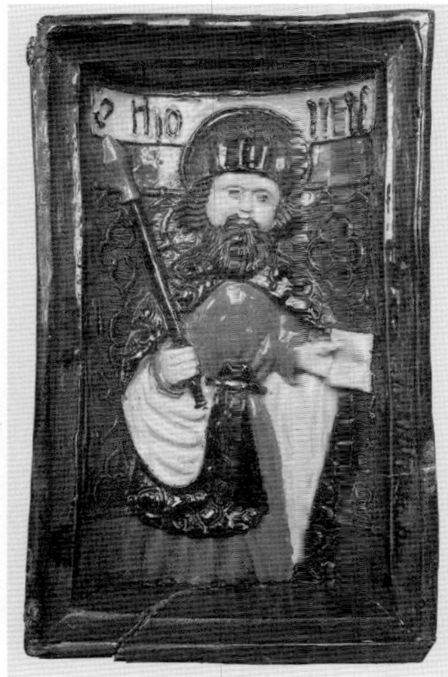

107b

findet sich eine von Rollwerk eingefaßte Schrifttafel mit oben angeführtem Text. Dieser bezieht sich auf die Berufung Mose (2. Mose 3,6). Karl Berling erwähnt in seinem Führer von 1895 diese Kachel mit drei weiteren im Zusammenhang mit »... eine(r) Anzahl anderer Arbeiten ..., die in verschiedenen Sammlungen, Kirchen u. a. O., besonders Sachsens, zerstreut sind. Das Museum besitzt an derartigen Arbeiten noch folgende: 4 Stück Kacheln von einem ehemals in Halberstadt befindlichen Ofen. ... Zwei, wohl aus der zweiten Hälfte des 15. Jahrhunderts stammend, zeigen die Hohlkachelform der Gotik mit den Darstellungen von Gottvater ... buntfarbig auf schönem ockergelbem Grunde. Die beiden anderen, wohl 30 oder 40 Jahre später ... Die Farben sind vortrefflich im Brande gelungen ...« (Berling 1895, S. 41f.).

R.R.

Lit.: Berling 1895, S. 41f.; Franz 1981, S. 84, Abb. 219; Gotik und Renaissance 1981, S.106, Kat.-Nr. 102 mit Abb.; Kunst der Reformationszeit 1983, S. 419, Kat.-Nr. F 39.2 mit Abb.; Zeit und Ewigkeit 1998, S. 77, Kat.-Nr. 1.80 (2) mit Abb.

Reliefkachel mit Darstellung des Heiligen Thomas

Sächsisch-thüringischer Raum,
Werkstatt des Halberstädter oder Goslarer Ofens,
Ende 15. Jahrhundert.
Schriftband mit gotischen Lettern: »THO / MAS«.
Irdenware, hellgrauer Scherben mit polychromer Bemalung, transparente Bleioxidglasur in Grün, Blau, Ocker und Mangan, opake Zinnoxidglasur in Weiß. Rückseitiger Steg abgebrochen. Rechts unten am schmalen Rahmen ausgebrochene Fehlstelle ergänzt und gekittet, linke obere Ecke abgestoßen.
31,2 x 19,7 cm.
1875 Ankauf vom Germanischen Nationalmuseum Nürnberg für 25 Mark.
Inv.-Nr. 584.

Die reliefierte Nischenkachel verrät deutlich die Form des Zylinders, aus dessen längshalbiertem Körper ursprünglich je zwei Kacheln geschaffen wurden. Die Reliefs entstammen einem Model, das ein Modelschnitzer oder der Töpfer selbst nach zeitgenössischen Graphiken schuf. Manchmal wurden auch Abformungen von bereits vorhandenen Kacheln gefertigt, die aber in der Reliefzeichnung weniger scharf und deutlich ausfielen. Die Gestalt des Heiligen Thomas hält seine Attribute Lanze und Buch in den Händen. Der Hintergrund wird durch einen drapierten Vorhang mit reliefierten Vierpaßornamenten gebildet. Darüber läuft ein Schriftband mit dem von einem Nimbus durchbrochenen Namen in gotischen Lettern »thomas«. Der Heilige gehört zu den zwölf Aposteln und ging der Legende nach als Architekt nach Indien, wo er unter anderem seinen Auftraggeber, König Gundoforus, zum christlichen Glauben bekehrte, aber schließlich den Märtyrertod durch die Lanze des erzürnten Oberpriesters des Sonnengottes erlitt. Seine Attribute können Schwert und Winkelmaß, seit dem 13. Jahrhundert auch die Lanze sein. Oft wurde der Heilige zusammen mit seinen beiden ebenfalls heiliggesprochenen Namensträgern, Thomas Becket von Canterbury (1118–1170) und Thomas von Aquino (um 1225–1274) dargestellt. R.R.

Lit.: Berling 1895, S. 41f.; Sachs/Badstübner/Neumann 1973, S. 321f.; Franz 1981, S. 56, Abb. 114; Gotik und Renaissance 1981, S. 103, Kat.-Nr. 96 mit Abb.; Arnold 1985, S.12-14, Kat.-Nr. 11 mit Abb.; Thomas Müntzer 1990, S. 5 mit Abb.

Reliefkachel mit Darstellung des Gekreuzigten

Sächsisch-thüringischer Raum, um 1550.
Inschrift über der Kreuzigung: »INRI« und darüber »4 GELITTEN VNTER PONCIOPI/LATO GECREVTZIGT«.
Irdenware, hellgrauer Scherben mit polychromer Bemalung, transparente Bleioxidglasur in Grün, Blau, Ocker und Mangan, opake Zinnoxidglasur in Weiß. Rückseitiger Steg abgebrochen, links oben am schmalen Rahmen ausgebrochene Fehlstelle.

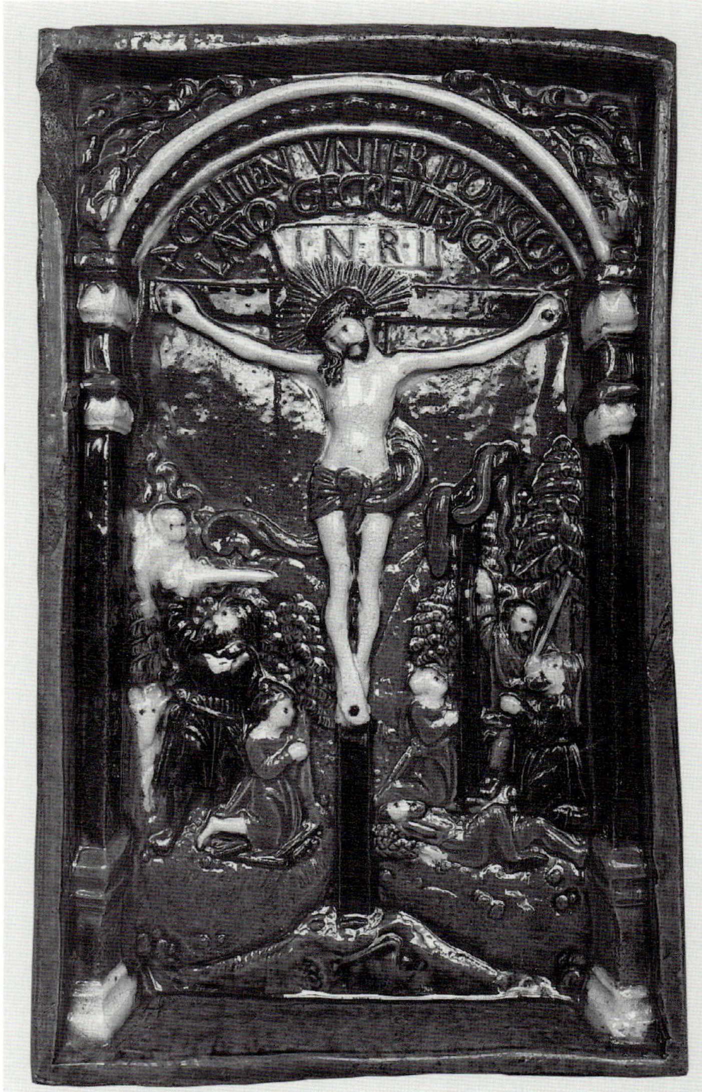

107c

28,9 x 17,2 cm.
1875 Ankauf vom Dresdner Antiquar A. Erichsohn für 36 Mark.
Inv.-Nr. 1 749.

Die rechteckige Kachel ist durch eine Säulenarchitektur mit Rundbogen gerahmt, die beiden oberen Zwikkel wurden mit Blattwerk ausgefüllt. Im Bogenfeld befindet sich die Darstellung des gekreuzigten Christus mit alttestamentarischen Szenen im Hintergrund mit kreuztypologischen Bedeutungen. Zum einen ist Abrahams Opfer (1. Mose, 22), zum anderen die Errichtung der ehernen Schlange durch Mose (4. Mose, 21, 6-9) zu sehen. Über dem durch drei Nägel Gekreuzigten stehen die Buchstaben »INRI« für Jesus von Nazareth, Rex Judeorum, und unter dem mit Perlstab und Rosetten ausgezierten Bogen die Worte: »4 GELITTEN VNTER PONCIOPI/LATOGECREVTZIGET«. Auf das gleiche Urmodel, von dem weitere Model abgeformt worden sind, gehen noch weitere Kacheln zurück, die von mehreren zwischen Sachsen und Österreich nachgewiesenen Öfen stammen. Zum Beispiel von dem Ofen mit Darstellungen der zehn Gebote und der Artikel des protestantischen Glaubensbekenntnisses aus Schloß Grafenegg bei Krems, der im Zweiten Weltkrieg zerstört wurde (Franz 1981, S. 84). Die Reliefdarstellung des Gekreuzigten ist zweifach auf einem prächtigen Annaberger Krug aus dem Jahre 1569 zu finden, der sich ebenfalls im Dresdener Kunstgewerbemuseum befindet (Kat.-Nr. 114). R.R.

Lit.: Berling 1895, S. 41f.; Franz 1981, S. 84, Abb. 207f.; Gotik und Renaissance 1981, S. 106-107, Kat.-Nr. 103 mit Abb.; Berlin 1983, S. 418, Kat.-Nr. F 39.1 mit Abb.; Arnold 1985, S.14-16, Kat.-Nr. 15 mit Abb.; Zeit und Ewigkeit 1998, S. 77, Kat.-Nr. 1.80 (3) mit Abb.

108 Kachelofen

(nicht in der Ausstellung)
Georg Vest der Ältere, Nürnberg oder Frankfurt am Main, um 1610.
Inschrift im Gußeisen: »DIE WEISHEIT SICH ENTDECKT / BERGEN KONT SICH NICHT DIE MVTTER LIEBE / EIN SOLCHES GERICHT DER KONIG TRIEBE. - DER GROSSE TAG KOMPT AN. / CHRISTUS IST AUF DIE BAHN / SOLCHEN BETRACHT O MENSCHENKIND I VND BEWEINE DEINE SVNDT. - AVFF NASSAV I. REG. VM. III. CAP. VSINGISCHEN / EISEN. MATTHAEI 25. CAP. HVTTEN«.
Irdenware, grauer, reliefierter Scherben, mit Graphit geschwärzt; Feuerkasten aus gußeisernen Platten.
1880 Ankauf von der Sächsischen Ofen- und Schamottefabrik Ernst Teichert, Cölln bei Meißen, für 508 Mark.
Inv.-Nr. 9 880.

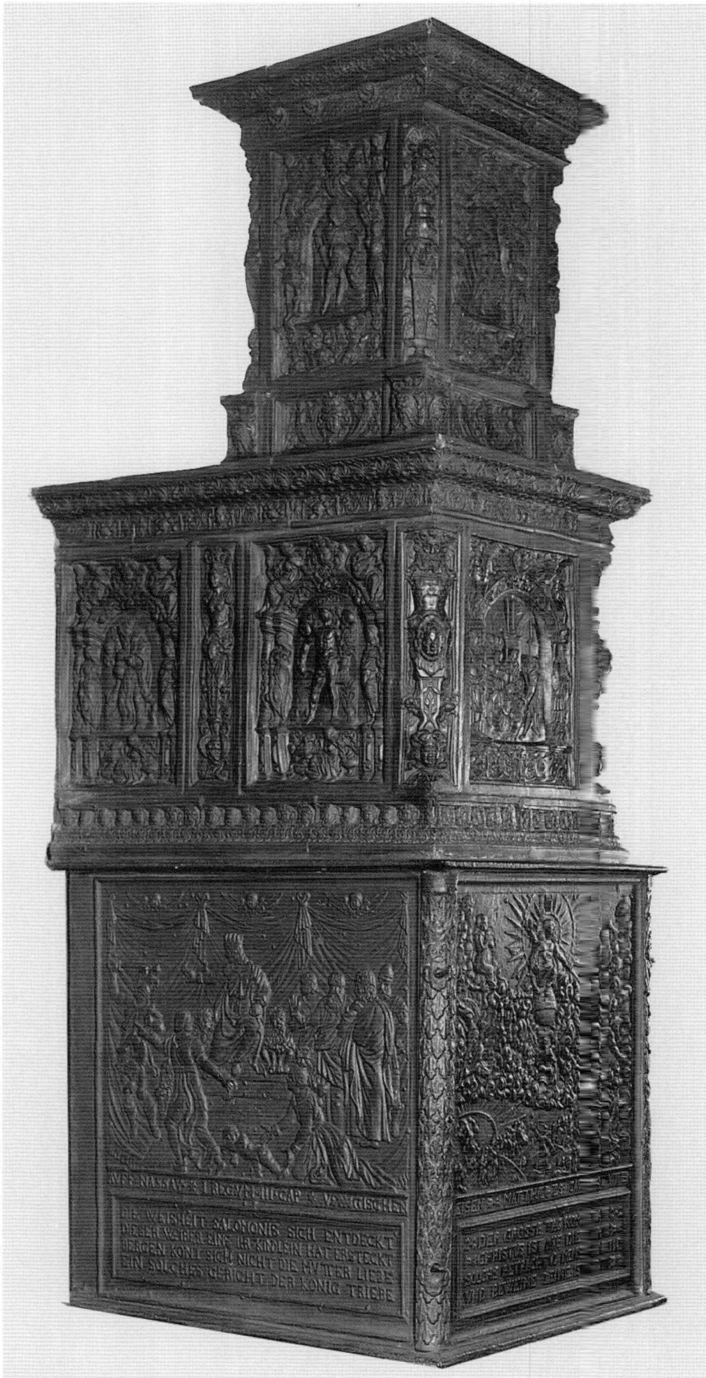

108

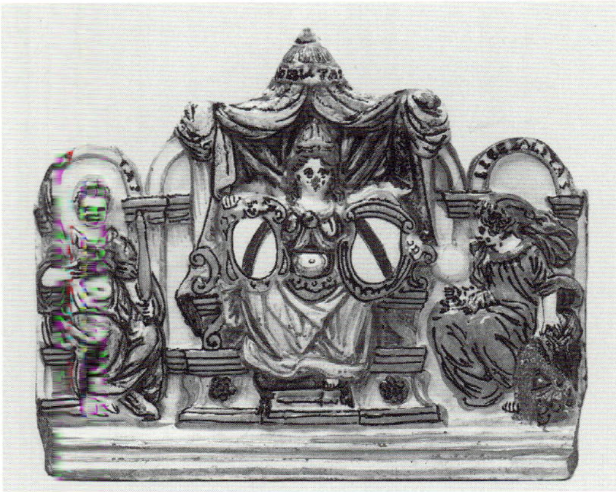

109a

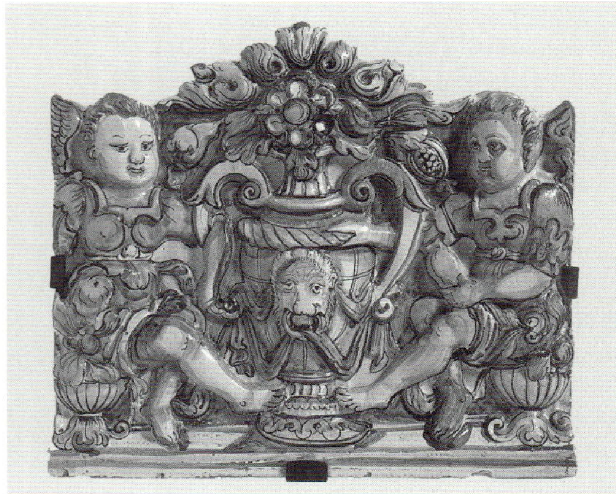

109b

Der mehrgeschossige Ofen steht auf einem gemauerten Sockel, der nicht zum Ofen gehört. Auf den Gußplatten des Feuerkastens sind an den Seitenwänden zweimal das »Salomonsurteil« (Altes Testament, Buch der Könige) und an der Vorderwand das »Jüngste Gericht« (verschiedene Berichte aus dem Alten und Neuen Testament) dargestellt. Zu den Reliefbildern stehen die oben angeführten erläuternden Texte. Über dem Eisenkasten befindet sich ein zweigeschossiger Aufbau aus graphitierten Reliefkacheln aus der Werkstatt von Georg Vest dem Älteren. Die Kacheln zeigen in einer reich ausgeschmückten Säulenarchitektur allegorische Figuren, die Jahreszeiten darstellend. Vorn auf der Schmalseite befindet sich eine Huldigungsszene. Die Kachelgesimse sind ausgeziert mit Engels- und Löwenköpfen, Maskarons, Fruchtgirlanden und Akanthusblättern.

Der Ofen befindet sich im Renaissanceraum des Museumsgebäudes an der Güntzstraße, in dem eine schöne geschnitzte und bemalte Kassettendecke mit Blumenreihen und sächsischem Wappen aus der Mitte des 16. Jahrhunderts fest eingebaut wurde. Die Decke (Inv.-Nr. 36 215) stammt aus dem Nossener Schloß und wurde um 1880 vom Dresdener Landbauamt dem Kunstgewerbemuseum übereignet. Sie war bereits im alten Haus am Antonsplatz fest eingebaut. R.R.

Lit.: Berling 1895, S. 37; Franz 1981, S. 131, Abb. 429f.; Gotik und Renaissance 1981, S. 108f. mit Abb.

109 Zwei Simskacheln

Schweiz, Winterthur (?),
2. Hälfte 17. Jahrhundert.
Beschriftung bei Inv.-Nr. 10 055:
Über dem Thron am Baldachin:
»NOBILITAS« (Adel); über den Assistenzfiguren, links: »PO … TAS«(?), rechts: »LIBERALITAS« (Freigebigkeit).
Fayence, ziegelroter Scherben mit weißer und farbiger opaker Zinnoxidglasur; Bemalung in Weiß, Blau, Mangan, Grün und Gelb; transparente Bleiglasur. Rückseitige Stege abgebrochen, leichte Bestoßungen an den Rändern; Inv.-Nr. 20 724 in zwei Teile zerbrochen und geklebt.
21,5 x 26,5 cm (Inv.-Nr. 10 055) und 28,6 x 32,6 cm (Inv.-Nr. 20 724).
1880 (Inv.-Nr. 10 055) Ankauf von der Königlichen Porzellanmanufaktur Meißen für 20 Mark.
1888 (Inv.-Nr. 20 724) Ankauf vom Antiquar Krauth, Frankfurt am Main, für 16,40 Mark.
Inv.-Nr. 10 055, 20 724.

Von all den reichhaltigen Themen aus der Geschichte, der antiken oder christlichen Mythologie, oft in moralisierender Weise in Bild und Wort auf Tiroler und Schweizer Fayencekacheln gemalt, verraten die beiden Simskacheln nichts. Diese Darstellungen waren den großen rechteckigen Ofenkacheln vorbehalten. Die Ofenbekrönungen bestanden gewöhnlich aus einem Kranzgesims, das aus reich geschmückten Simskacheln zusammengesetzt war, die zwar stilistisch zum gesamten Ofen paßten, aber fast nichts über den ikonographischen Inhalt verrieten. Die kleinere Kachel (Inv.-Nr. 10 055) bildet mit ihrer Beschriftung eine Ausnahme. In der Mitte sitzt eine bekrönte weibliche Gestalt mit zwei Schilden auf den Knien auf einem baldachinüberspannten Thron. Die Beschriftung »NOBILITAS«(Adel) über ihr weist wohl auf verbriefte Rechte eines Adligen. In der Schweiz kann es auch im übertragenen Sinn auf eine bestimmte Person, Stadt oder Gemeinde übergegangen sein. Die beiden Assistenzfiguren, von denen sich ein Name nicht mehr entziffern läßt, verkörpern adelige oder bürgerliche Tugenden, wie zum Beispiel die Freigebigkeit. Üppiger in den Formen zeigt sich die zweite Bekrönungskachel mit zwei Putten, die

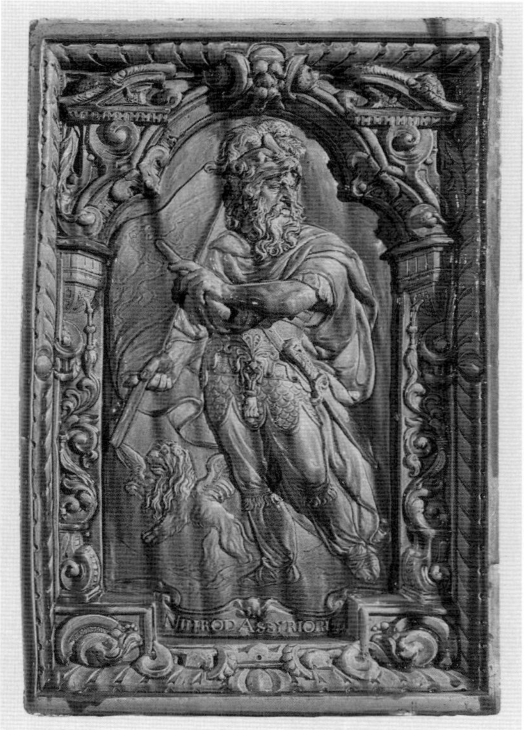

110a

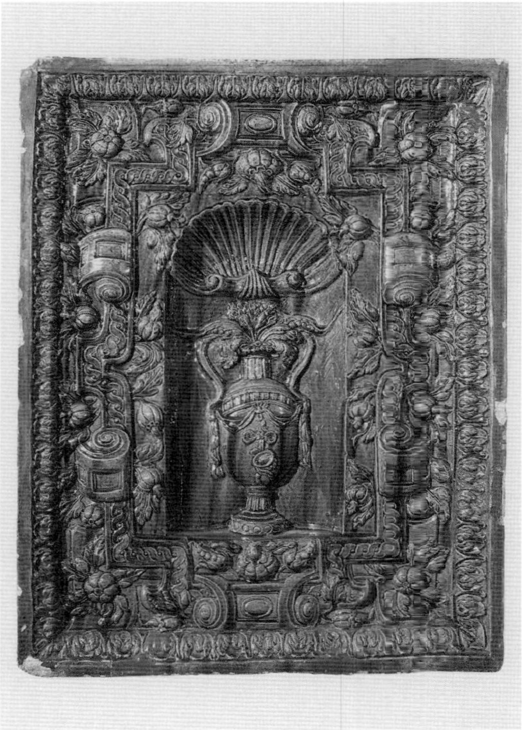

110b

eine maskaronverzierte Blumenvase flankieren. Im Museumsführer von 1895 äußerte sich Karl Berling unter anderem auch über Schweizer Kacheln: »... Eine grosse Anzahl der im Museum befindlichen Kacheln ist Schweizer Ursprungs. Auch hier findet man in der älteren Zeit die grüne Glasur vorherrschen, dann wurde mehr Nachdruck auf die Modellierung gelegt, endlich trat aber die Plastik wieder bedeutend, ja fast ganz zurück und überliess der Malerei die Verzierung, die hier mit einer reichen Farbenpracht zu Werke ging...« (Berling 1895, S.43). Die den Ofen gleichermaßen bekrönenden und verzierenden Simskacheln vom Ende des 17. Jahrhunderts künden von der einstmaligen Pracht Schweizer Ofenplastik, bevor sie dann »der Malerei die Verzierung überließ«. R.R.

Lit.: Berling 1895, S. 43.

110 Zwei Ofenkacheln mit König Nimrod von Assyrien und mit großer Blumenvase

Süddeutschland, 1. Hälfte 17. Jahrhundert.
Irdenware, hellgrauer Scherben mit Reliefstruktur, transparente Bleioxidglasur in Grün. Rückseitig breite Stege.
Inschrift auf Inv.-Nr. 3 258: »NIMROD ASSYRIORUL«.
64,8 x 42,0 cm (Inv.-Nr. 3 258) und 59,5 x 45,0 cm (Inv.-Nr. 15 999).
1876 (Inv.-Nr. 3 258) Ankauf vom Nürnberger Antiquar Pickert für 60 Mark.
1885 (Inv.-Nr. 15 999) vom Münchener Antiquar Schwab für 87,50 Mark.
Inv.-Nr. 3 258, 15 999.

Vermutlich stammt die reich ornamentierte Kachel aus der Hafnerwerkstatt Leupold in Nürnberg und gehörte zu einem Ofen, der die Darstellung der »Vier Monarchien« aus dem Buch Daniel im Alten Testament zum Inhalt hatte. Nach dieser Legende des Propheten Daniel übernehmen nacheinander vier Monarchien die Herrschaft über die Welt. Die vier Weltreiche wurden symbolisiert durch ihre Herrscher Nimrod oder Nebukadnezar für Assyrien mit dem geflügelten Löwen als Attribut, Cyrus mit einem Bären für Persien, Alexander der Große mit einem vierköpfigen Leoparden für das griechische Reich, und für das römische Weltreich kommen mehrere Möglichkeiten bzw. Darstellungen in Betracht: Romulus, Julius Cäsar Augustus oder auch Carolus Magnus (Karl der Große), jeweils mit einem Fabeltier mit mehreren Hörnern als Attribut. Auf der Kachel ist in einer frühbarocken Säulenarchitektur Nimrod mit dem geflügelten Löwen in Kriegskleidung mit gegürtetem Schwert in Herr-

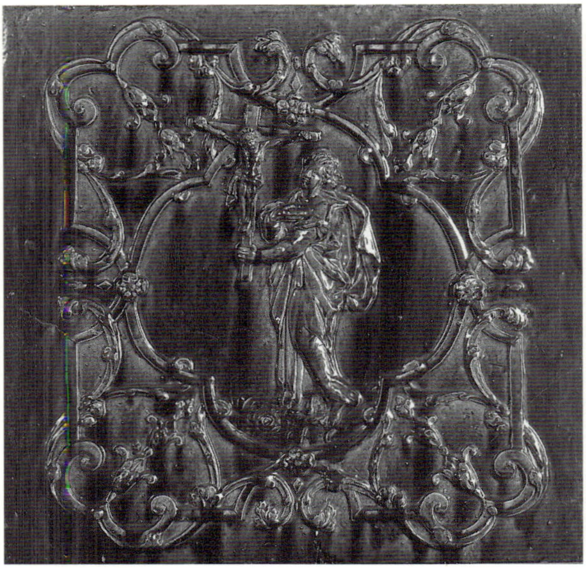

111

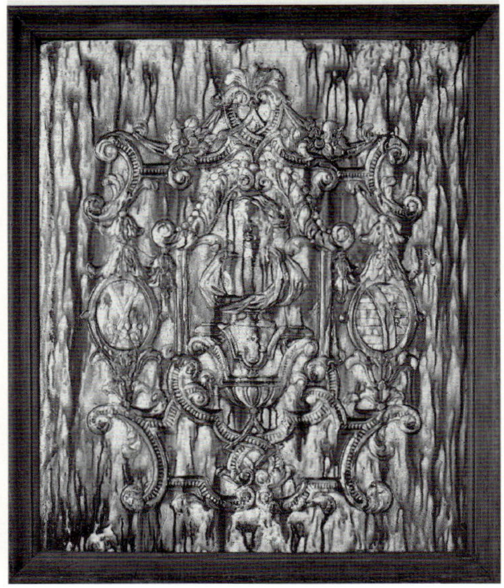

112

scherpose dargestellt. In der Rechten hält er eine Fahne, in der Linken das Zepter. Es darf vermutet werden, daß die Kachel nach einem Modell entstand, das Georg Vest d.Ä. (1574 bis 1619) für die Leupold-Werkstatt in Nürnberg schuf. Die Ausformung dieses Exemplars könnte allerdings auch später, in der Mitte des 17. Jahrhunderts und danach, erfolgt sein.
Die zweite Kachel, noch reicher gerahmt mit Knorpelwerk und vegetabilischen Ornamenten, zeigt in einer muschelbekrönten Nische eine mit Festons verzierte Blumenvase. Auch diese Vase könnte von einem Modelleur aus der Familie der Vests stammen und in einer Nürnberger oder Augsburger Töpferei gefertigt worden sein. In seinem keramischen Museumsführer erwähnt Karl Berling beide Kacheln: »Mit dem 17. Jahrhundert kam insofern ein anderes Prinzip zur Geltung, als man statt wie bisher auf die Vielfarbigkeit nunmehr größeres Gewicht auf die Modellierung legte. Die Kacheln nahmen an Größe zu, Säulen, Pilaster, Hermen belebten die Flächen, die einzelnen Gliederungen wurden reicher und in größerer Anlehnung an die Architektur gestaltet. Im Museum sind zwei gute Beispiele hierfür vorhanden (Westwand links), grosse, grün glasierte Kacheln ..., welche in reich volutierten Nischen die eine eine kräftige Männergestalt (‚Nimrod Assyrioru'), die andere eine Vase enthält« (Berling 1895, S.42). R.R.

Lit.: Berling 1895, S. 42.

111 Ofenkachel mit Fides-Darstellung

Süddeutschland oder
Österreich (?), 1720/30.
Irdenware, hellgrauer Scherben
mit flacher Reliefstruktur,
transparente Bleioxidglasur in Grün.
Rückseitiger Steg.
55,0 x 58,0 cm.
1885 Ankauf von Herrn Schwab,
München, für 87,50 Mark.
Inv.-Nr. 16 000.

Die große repräsentative Ofenkachel zeigt in einem von Bandelwerk mit kräftigen C-Schwüngen umgebenen Vierpaß eine weibliche Figur, die ein großes Kruzifix als Symbol des christlichen Glaubens (Fides), vor sich herträgt. Außer dem Gekreuzigten gelten der Kelch (Blut Christi), Buch und Schriftenrolle (Bibel) als Attribute von Fidesdarstellungen. In Österreich und in Süddeutschland wurde in der ersten Hälfte des 18. Jahrhunderts eine große Anzahl von Öfen hergestellt, die in der Ofenmitte auf der Schauseite Reliefdarstellungen in Bandelwerkkartuschen besitzen. Dargestellt sind meist Motive aus der christlichen und antiken Mythologie, aber auch Schäferszenen. Nach der Jahrhundertmitte werden diese beliebten Öfen immer größer und wuchtiger. Um der großen Nachfrage Herr zu werden, werden Zierate immer häufiger auch in Stuck ausgeführt. R.R.

112 Kachel mit sächsischem Wappen
Sachsen, Dresdener Raum (?), Mitte 18. Jahrhundert.
Irdenware, hellgrauer Scherben mit Reliefstruktur, farbige, in sich verlaufende Zinn-Blei-Glasur in Weiß und Grün. Rückseitig breiter Steg. Die Kachel ist in Holz gerahmt.
47,3 x 39,8 cm.
1875 Ankauf vom Dresdener Antiquar Lorenz für 18 Mark.
Inv.-Nr. 579.

Das schöne Relief wird durch die camaïeuartige in sich verlaufende grün-weiße Glasur fast unkenntlich. Dargestellt ist eine Vase mit einer weiblichen Büste darüber in einer doppelten Bandelwerkrahmung mit ausgeprägt kräftigen C-Schwüngen. Auf der äußeren Rahmung befinden sich links und rechts je ein Medaillon mit den sächsischen Wappeninsignien: links die beiden sächsischen gekreuzten Schwerter, die zum einen das Kurfürstentum, zum anderen das Erzmarschallamt repräsentieren. Im Medaillon auf der rechten Seite befindet sich das sächsische Rautenwappen. Mitte des 18. Jahrhunderts wurde es in Sachsen üblich, Herrenhäuser und Landschlösser mit Öfen auszustatten, deren Kacheln mit solchen Laufglasuren geschmückt waren. Dabei kommt die weiße Farbe immer vor, die zweite, manchmal auch noch eine dritte Farbe kann variieren. Außer Grün findet man Blau, Braun und Rotbraun. Es gab Öfen, die durchweg aus solchen Kacheln bestanden, und solche, die durch weiße Rahmen- und Gesimskacheln gegliedert waren. Obwohl die Forschung bislang diese Öfen weitgehend ausgeklammert hat, darf mit großer Wahrscheinlichkeit angenommen werden, daß sie nicht nur in Dresden, sondern auch in anderen sächsischen Städten und in der Oberlausitz hergestellt worden sind. Das wohl repräsentativste Beispiel eines solchen Ofens befindet sich im Gebäude des Kunstgewerbemuseums von 1907 und ist leider zur Zeit nicht zugänglich (Inv.-Nr. 26 837: Berling 1895, S. 21). Es handelt sich um den Ofen aus dem ehemaligen Herrenhaus derer von Lemmel in Kleincarsdorf bei Possendorf unweit von Dresden. R.R.

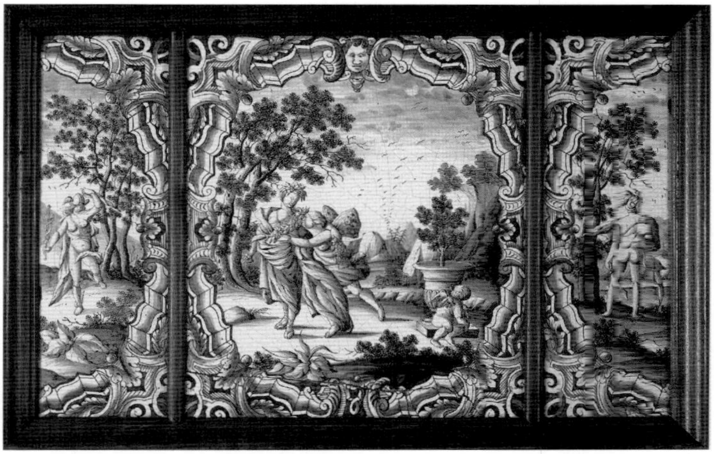

113

113 Dreiteilige Ofenkachel
Hamburg, 1. Hälfte 18. Jahrhundert.
Fayence, gelblich-rötlicher Scherben, weiße Glasur, Bemalung in Blau und Mangan, in Holz dreiteilig gerahmt. Die gesamte Kachel ist von feinen Haarrissen überzogen.
Mittelstück: 35,5 x 30,0 cm,
Seitenteile: 35,0 x 12,3 cm.
1885 Ankauf von M. Kaufherr, Hamburg, zusammen mit 30 weiteren Ofenkacheln für insgesamt 50 Mark.
Inv.-Nr. 17 532 a-c.

Im 18. Jahrhundert sind in wohl allen norddeutschen Hansestädten und auch andernorts Fayenceöfen in Scharffeuerbemalung in verschiedener Weise hergestellt worden. Die berühmtesten Städte norddeutscher Ofenproduktion sind Kiel, Stockelsdorf, Stralsund, Elbing, Danzig und Hamburg. Besonders die Hamburger Öfen mit den Bemalungen in Kobaltblau sind für ihre schönen Darstellungen von Landschaften, Städteansichten, Kauffahrtei- und mythologischen Szenen bekannt. Von den fünf Hamburger Öfen, die sich im Dresdener Kunstgewerbemuseum befinden, ist seit vielen Jahren nur einer öffentlich zu sehen. Einer ist deponiert, drei sind in zur Zeit noch zweckentfremdeten Räumen im Gebäude von 1907 an der Güntzstraße fest eingebaut. Der eine von ihnen, Inv.-Nr. 17 375, zeigt auf seiner Schauseite eine schöne Vedute von Hamburg. Im Museumsführer von 1895 widmet der Keramikspezialist Karl Berling den Hamburger Öfen eine längere Passage, weil er den künstlerischen Wert wohl besonders schätzt: »Etwa um die Mitte des vorigen Jahrhunderts war auch in Hamburg die Ofenproduktion zu einer besonderen Blüte gekommen, allerdings völlig unter dem Einfluss der Delfter Fayencen stehend. ... Das Museum ist reich an einzelnen Teilen und ganzen Öfen, die auf Hamburg zurückzuführen sind. Am Eingange ist ein Ofen aufgebaut, der, aus verhältnismässig früher Zeit noch am deutlichsten den Einfluß von Delft erkennen lässt, hier sind auch die Kacheln mit holländischen Landschaften verziert« (Berling 1895, S. 43f.). Obwohl die Hamburger Öfen in der

Regel in Kobaltblau bemalt sind, zeigt die dreigeteilte Hamburger Ofenkachel, daß es auch Ausnahmen gab. Eine leicht ovale Kartusche in Blau-Weiß, gebildet aus Akanthusblättern, Voluten und einem Maskaron, rahmt im Mittelteil eine Szene aus Ovids Metamorphosen. In Manganviolett dargestellt ist eine arkadische Landschaft, in der ein blumengeschmücktes Mädchen als Symbol des Frühlings vom geflügelten Zephyr, dem milden Wind des Westens, ergriffen wird. Die beiden in gleicher Weise bemalten schmalen Seitenkacheln zeigen den Götterboten Merkur sowie den Kriegsgott Mars. Als Maler könnten möglicherweise der in Meißen und Hamburg tätige Porzellanmaler und Modelleur Johann Otto Lessel (gest. Hamburg, nach 1790) oder Cord Michael Möller (1706 bis 1772) in Frage kommen. Alle beide waren in Hamburg als Fayencemaler unter anderem in den Fayencewerkstätten von Heinrich Camp, Hennings und Volgrath tätig. R.R.

Lit. Berling 1895, S. 43f.

114 Großer Henkelkrug des Merten Koller

Unbekannter Töpfermeister,
Annaberg, 1559.
Irdenware mit Reliefauflagen,
hellgrauer Scherben mit polychromer Bemalung, transparente Bleioxidglasur in Grün, Blau, Ocker und Mangan, opake Zinnoxidglasur in Weiß; Zinnmontierung des Zwickauer Meisters Hans Weiss (Hintze 1921, Nr. 1372).
Höhe mit Deckel 57,0 cm.
1876 Ankauf vom Dresdener Antiquar A. Erichsohn für 600 Mark.
Inv.-Nr 3 642.

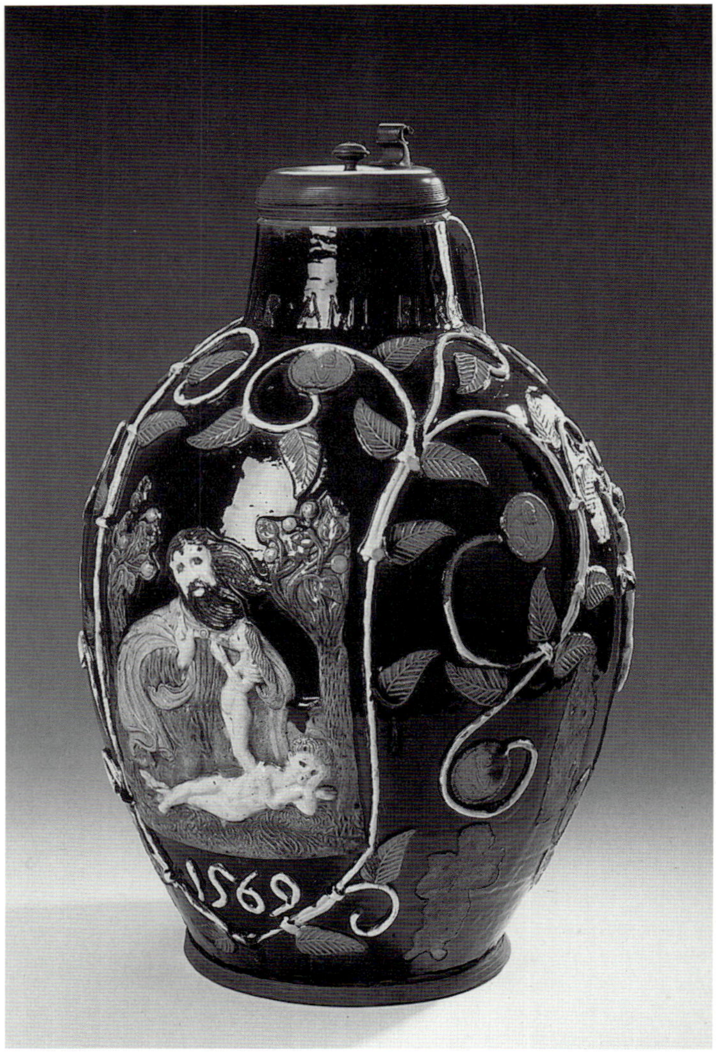

114

1559 schuf ein unbekannter Töpfermeister mit diesem Prunkkrug in Annaberg eine Meisterleistung sächsischer Töpferkunst. Über ein Jahrhundert lang hielt man den am Hals eingeritzten Namen »MERTEN KOLLER ANEBERCK« für den eines Annaberger Töpfermeisters, der den Krug auch geschaffen habe. Neuere Annaberger Lokalforschungen belegen aber, daß es keinen Töpfermeister dieses Namens in Annaberg gegeben hat, wohl aber einen Steiger, der Merten Koller hieß. »Bisher war man der Meinung, in den Namensinschriften ... einen sicheren Hinweis auf den Hersteller zu besitzen. Merten Koller zählte man deshalb zu den kunstfertigen Annaberger Töpfermeistern. Merten Koller aber war Bergmann. Er wird im Taufbuch später auch als Steiger aufgeführt, und die Taufpaten seiner Kinder lassen darauf schließen, daß er Ansehen in der Annaberger Bürgerschaft genoß. Als Bergmann besorgte er für die Töpfer den Ton, der bergmännisch am Pöhlberg abgebaut wurde. Die Töpfermeister waren als Mitgewerken an der Tongrube am Pöhlberg zur Mitarbeit bei der Tongewinnung verpflichtet, und so mag sich zwischen den Töpfern als Grubenarbeitern und dem Bergmann als Steiger ein enges Freundschaftsverhältnis entwickelt haben. Der kostbare Krug ist als Ehrengeschenk der Annaberger Töpferinnung an den Bergmann und Steiger Merten Koller anzusehen …« (Unger 1997, S. 10). Den massigen eiförmigen Körper mit konischem Hals bedeckt tiefblaue Kobaltfarbe mit transparenter Bleiglasur. Das Innere des Kruges ist ockergelb glasiert. Die Zinnfassung schuf der Zwickauer Meister Hans Weiss, der am 10. Dezember 1567 das Stadtrecht von Zwickau erworben hatte. Gegenüber dem breiten, doppelt gefurchten Bandhenkel über der Jahreszahl 1569 inmitten von weißen Ranken mit gelben Blättern befindet sich das Hauptrelief mit der Darstellung der Erschaffung Evas, wohl nach einer graphischen Vorlage modelliert. Von den ehemals auf der Wandung befindlichen Kreuzigungsgruppen nach einer Vorlage von Lucas Cranach d. Ä. sind einige Relieffiguren verlorengegangen. Der Gekreuzigte ähnelt in frappanter Weise dem Christus auf der Ofenkachel (Kat.-Nr. 107), die etwa zur gleichen Zeit entstand. Wahrscheinlich geht die Vorlage nicht allein auf Cranach zurück, sondern auch auf ein gemeinsames Urmodel, denn auch die Größen der Corpora Christi stimmen bei Krug und Ofenkachel überein. Obwohl sich die Töpfer der 1497 gegründeten Stadt Annaberg bereits 1533 zu einer Innung zusammengeschlossen hatten, kann man zur Zeit der Entstehung des Kruges noch nicht von einer alten Töpfertradition sprechen. Aber in eine relativ junge und reiche Stadt - und Annaberg im 16. Jahrhundert war beides - zog es natürlich auch Meister aus anderen Städten. Karl Berling konnte zwar noch nicht wissen, daß Merten Koller kein Töpfer war, aber er brachte der sächsischen Töpferkunst des 16. Jahrhunderts große Achtung entgegen. »Der Annaberger Krug steht aber keineswegs als einziges Beispiel in Sachsen da, es lassen sich ihm vielmehr eine Anzahl anderer Arbeiten anreihen, die in verschiedenen Sammlungen, Kirchen u. a. O., besonders Sachsens, zerstreut sind. Das Museum besitzt an derartigen Arbeiten noch folgende …« (Berling 1895, S. 40f.). Im Anschluß zählt Berling Kacheln des »Halberstädter Ofens« und das keramische Bruchstück aus der Strehlaer Kirche auf, die ebenfalls in diese Ausstellung aufgenommen wurden (Kat.- Nr. 107, 115). R.R.

Lit.: Berling 1895, S. 40f. mit Abb. (Fig. 7); Arnold 1985, S. 6, Kat.-Nr. 3, Abb. S. 62; Richter 1989, S.168ff. mit Abb.; Richter 1990, S. 426, Kat.-Nr. 684, Abb. S. 409; Richter 1994, S. 136 mit Abb.; Haase 1995a, S. 31, mit Abb.; Unger 1997, S.10.

115 Relieffragment mit Darstellung des tempelzerstörenden Simson

Melchior Tatzen, Strehla, 1565.
Irdenware. Grauer Scherben
Bemalung in Schwarz, Graugrün und Gelb. Transparente Bleiglasur.
32,5 x 27,5 cm.
1894 Ankauf vom Strehlaer Töpfermeister Hötzsch für 20 Mark.
Inv.-Nr. 25 233.

Im Inventarbuch des Dresdener Kunstgewerbemuseums findet sich über den Erwerb dieses Reliefs ein interessanter Vermerk eingetragen: »Mit dem Herrn Hötzsch ist das Abkommen getroffen, daß er, sollte ihn (sic!) aus dem Verkaufe Unannehmlichkeiten entstehen, gegen 20 M das Stück zurückfordern kann.«
Bereits ein Jahr nach dem Ankauf dieses Fragments erwähnt es Karl Berling in seinem Führer durch das Kunstgewerbemuseum im Zusammenhang mit Sachsens Töpferwaren des 16. Jahrhunderts: »… Bruchstück einer Kachel mit der Darstel-

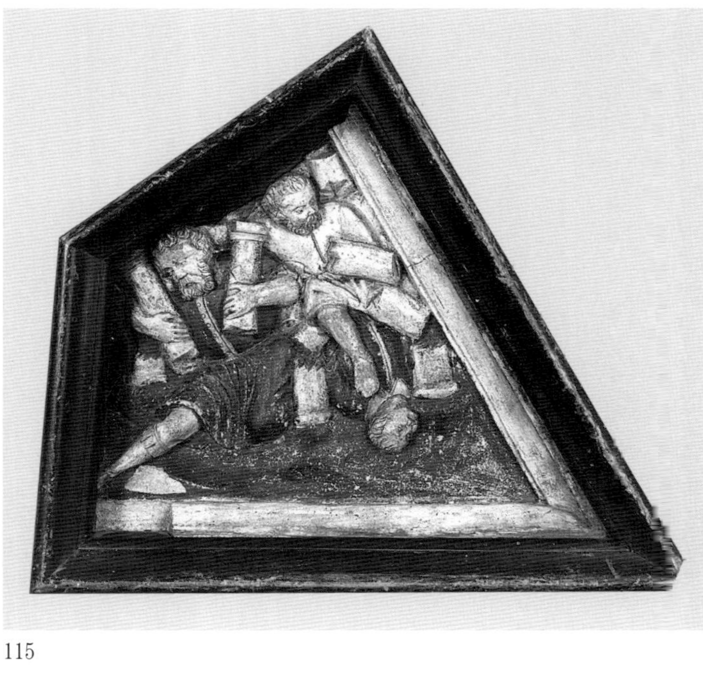

115

lung: Simson, den Tempel zerstörend, aus freier Hand modelliert ... ehemals zur Kanzel in Strehla a. d. Elbe gehörig. ... Dieses treffliche Werk (Berling meint die gesamte Kanzel. R.R.) ist laut Inschrift von dem im 24. Lebensjahre stehenden ›Töpfer und Bildschnitzer‹ Melchior Tatze im Jahre 1565 zu Strehla gefertigt worden« (Berling 1895, S. 42).

Das Relieffragment stammt von der Tür der keramischen Kanzel, die der dort lebende Töpfer Melchior Tatzen als Sühnearbeit für die Stadtkirche »Corpus Christi«, gewissermaßen im Selbstauftrag, schuf. Das rhomboide Relief zeigt den blinden Simson, der den Tempel einreißt, dessen Trümmer alles unter sich begraben. Die heute noch bis auf Tür und Schalldecke vorhandene Kanzel aus Holz mit farbigen keramischen Reliefs wird von einer lebensgroßen Mosesfigur getragen. Die Reliefs zeigen das Paradies mit der Erschaffung Evas, den Sündenfall und die Vertreibung, Abrahams Opfer, Hiob in seinem Elend, die Christgeburt, Gefangennahme, Kreuzigung, Auferstehung und Himmelfahrt Christi, den Sturz des Paulus sowie das Jüngste Gericht. Sie werden ergänzt durch die entsprechenden Bibelstellen in lateinisch und deutsch. Auf der Säulenbasis unter den Füßen der Mosesfigur steht in umlaufender Schrift: »IM JARE NACH CHRISTI GEBVRT 1·5·6·5 IST DIESE CANTZEL GOT ZU EHREN GEMACHT DVRCH MICH MELCHER TATZEN TOPFER VND PILDENSCHNITZER ZV STREHLEN MEINES ALTERS IM XXIIII IARE«. Die Kanzel reiht sich ein in eine Folge sächsischer Architekturkeramiken des 15. und 16. Jahrhunderts. Dazu gehören zum Beispiel die Christus-Apostel-Reihe aus der ersten Hälfte des 15. Jahrhunderts, die Peter Breuer später für die Predella des Flügelaltars der Kirche zu Neudorf verwendete (Kat.-Nr. 2 mit Abb. der Apostel), ebenso wie die keramischen Figuren des Kaisers Heinrich II. und seiner Gemahlin Kunigunde aus dem Jahre 1476 vom Portal der Kunigundenkirche in Rochlitz oder der mehr als 30 Meter lange Fries mit Christusköpfen und gotischen Ranken vom ehemaligen Dominikanerkloster St. Paul in Leipzig vom ausgehenden 15. Jahrhundert (Kunstgewerbemuseum Dresden, Inv.-Nr. 36 142 a, b, 36 143, 36 144: Gotik und Renaissance 1981, S. 96ff. mit Abb. Haase 1995, S. 23f. mit Abb.). Auch das Wandgrab in der Zwickauer Marienkirche, das der Töpfermeister Hans Elsesser 1575 für seine Ehefrau schuf, muß in diesem Zusammenhang genannt werden. R.R.

Lit.: Berling 1895, S. 42; Späth 1980, S. 3-8; Behrends 1990, Heft 2, S. 94f.; Zeit und Ewigkeit 1998, S. 76, Kat.-Nr. 1.80 (5) mit Abb.

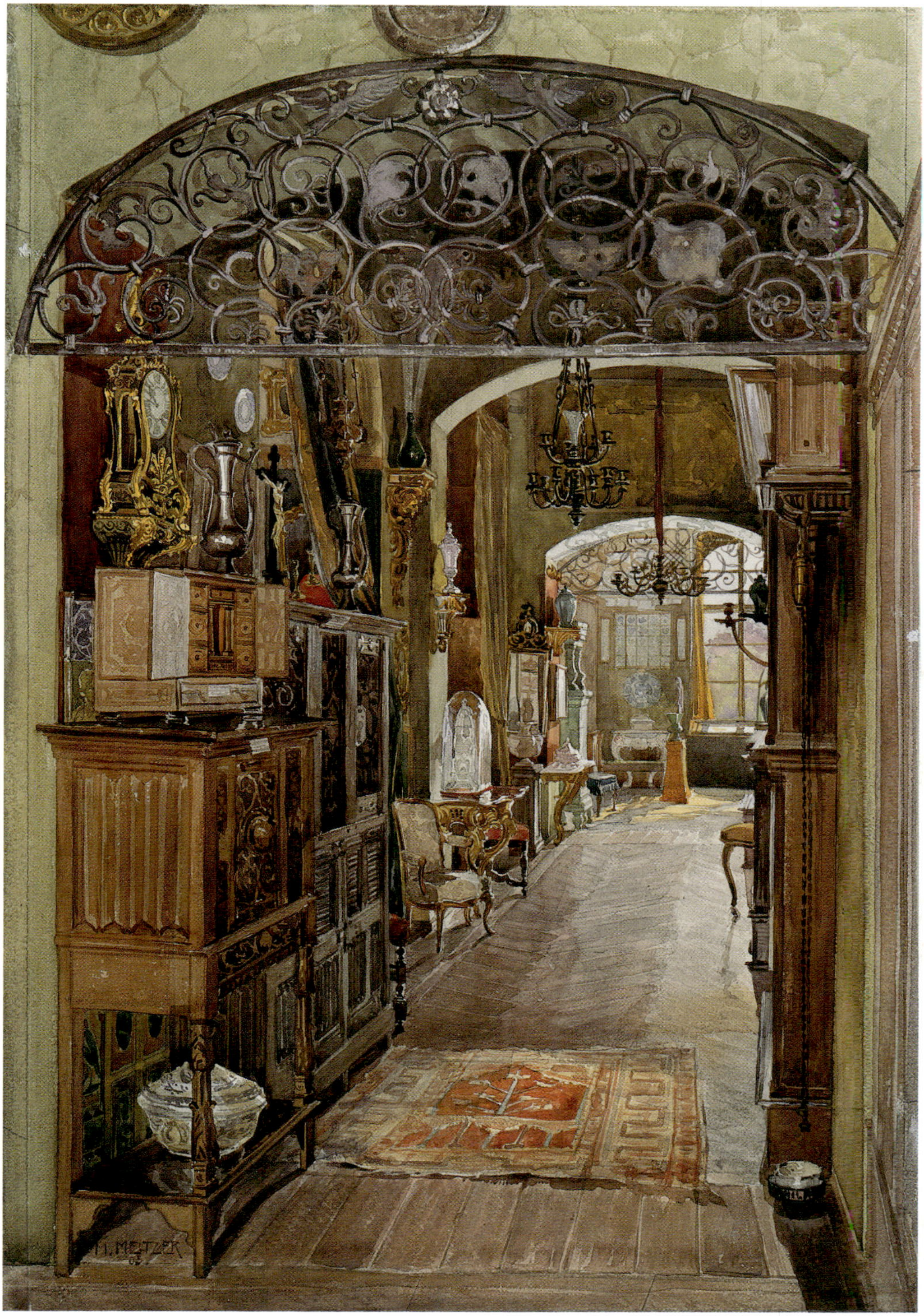

Max Meltzer 1905, Altes Kunstgewerbemuseum, erster Verbindungsgang

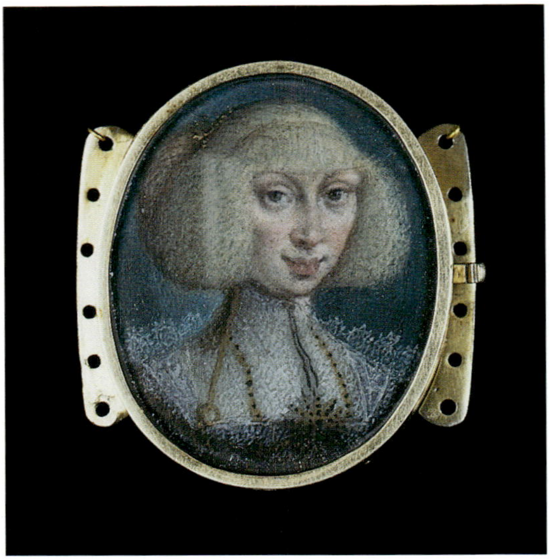

Kat-Nr. 93a

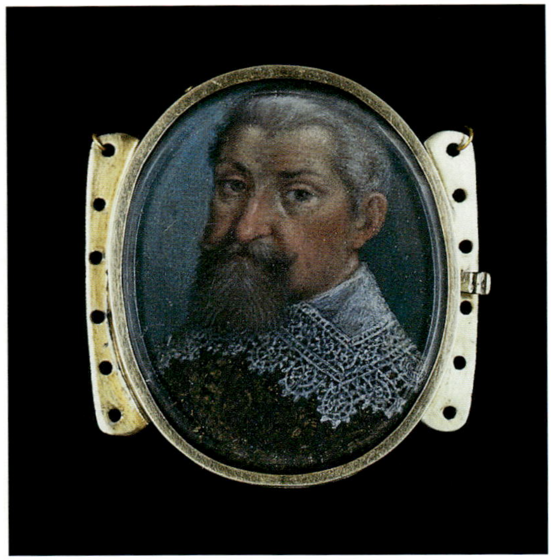

Kat-Nr. 93b

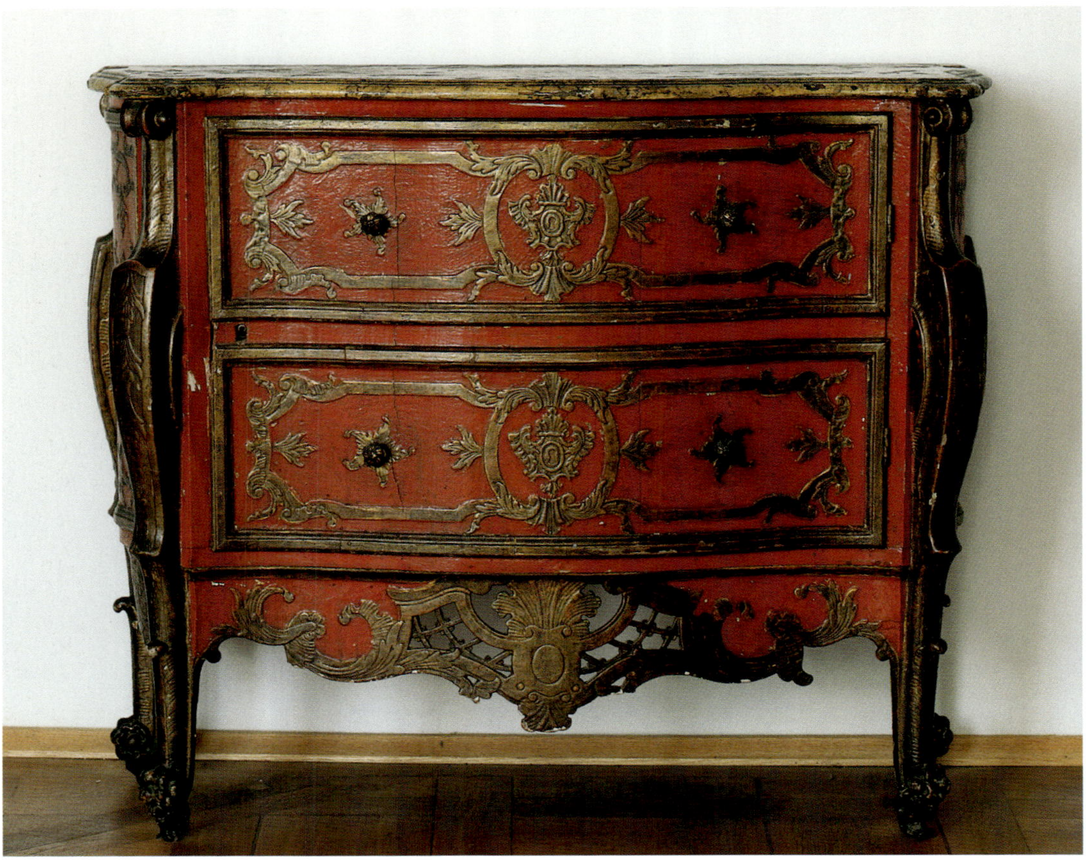

Kat-Nr. 21

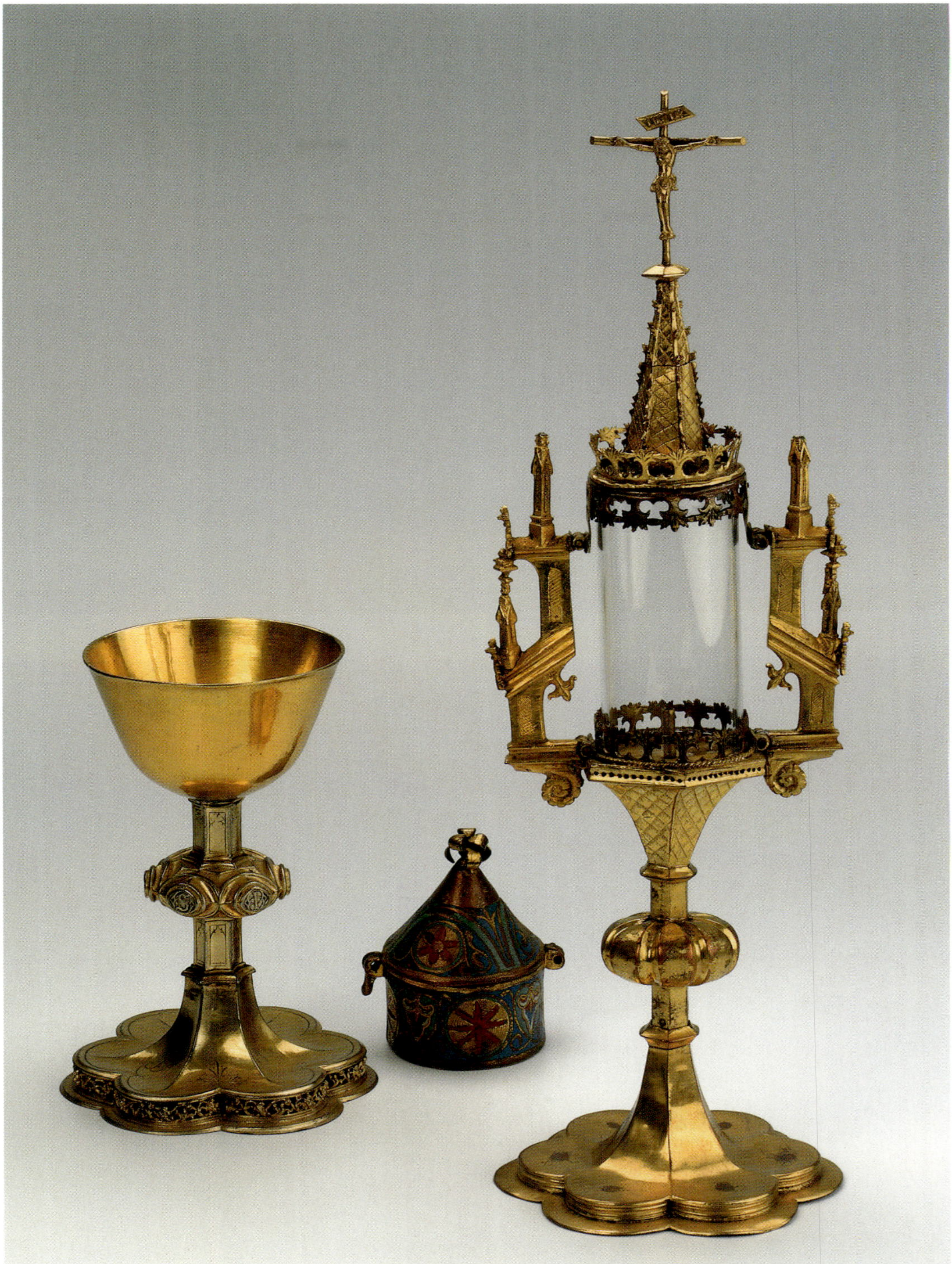

Kat-Nr. 75

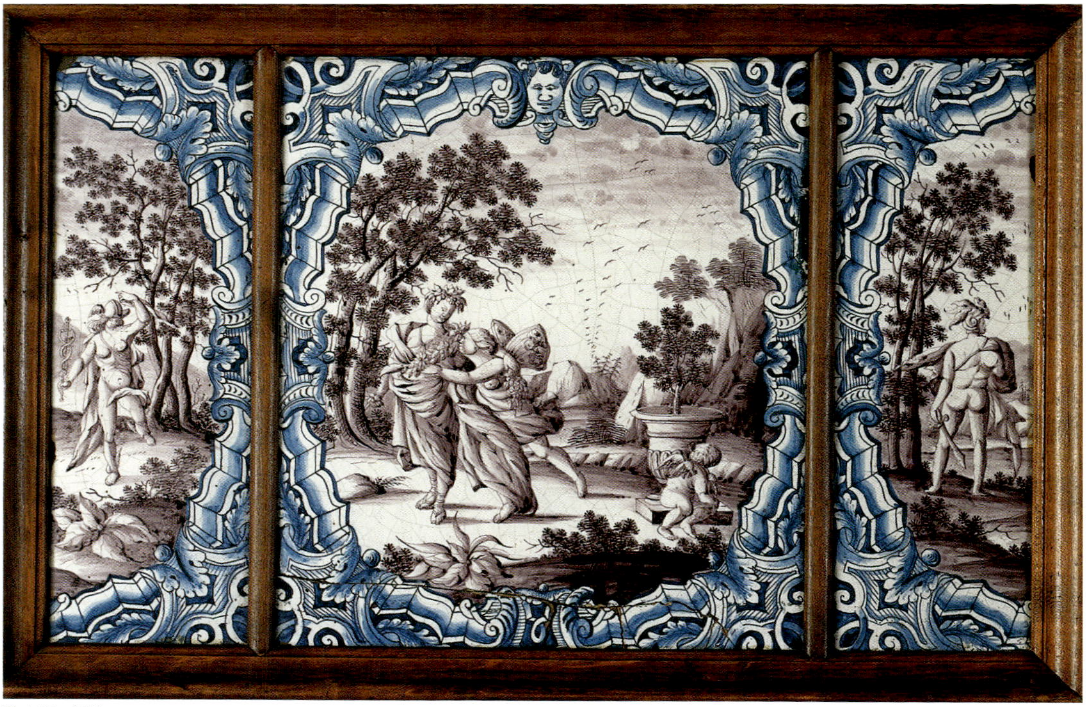

Kat-Nr. 113

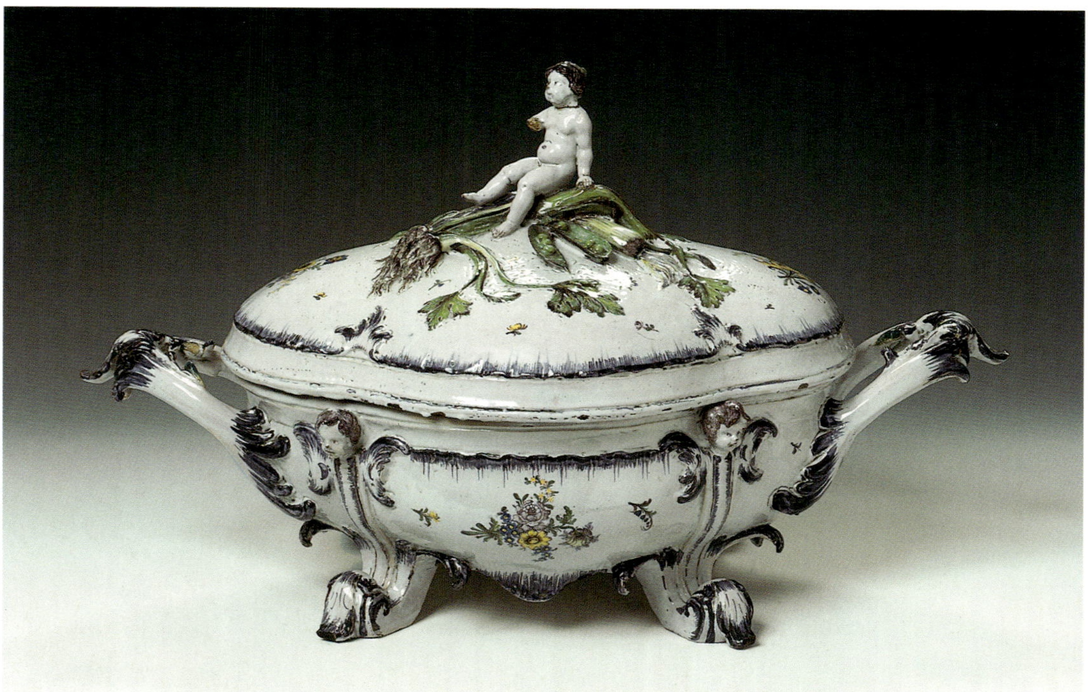

Kat-Nr. 129

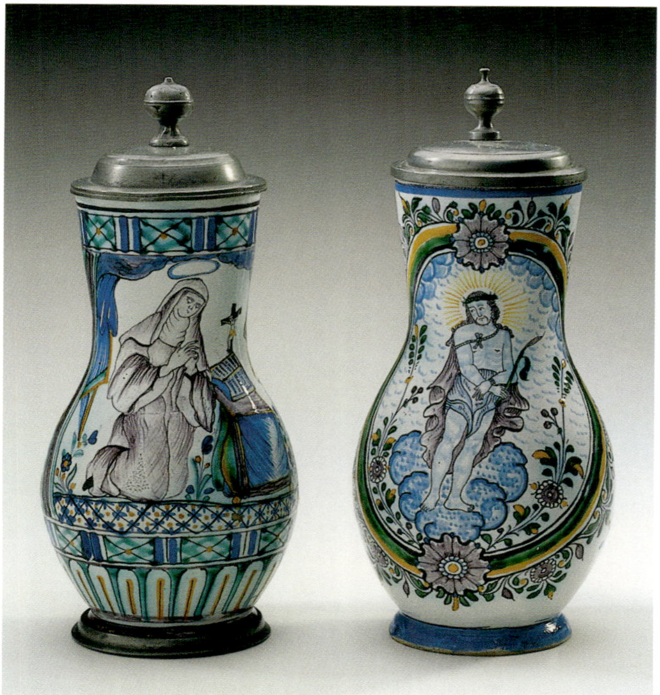

Kat-Nr. 132

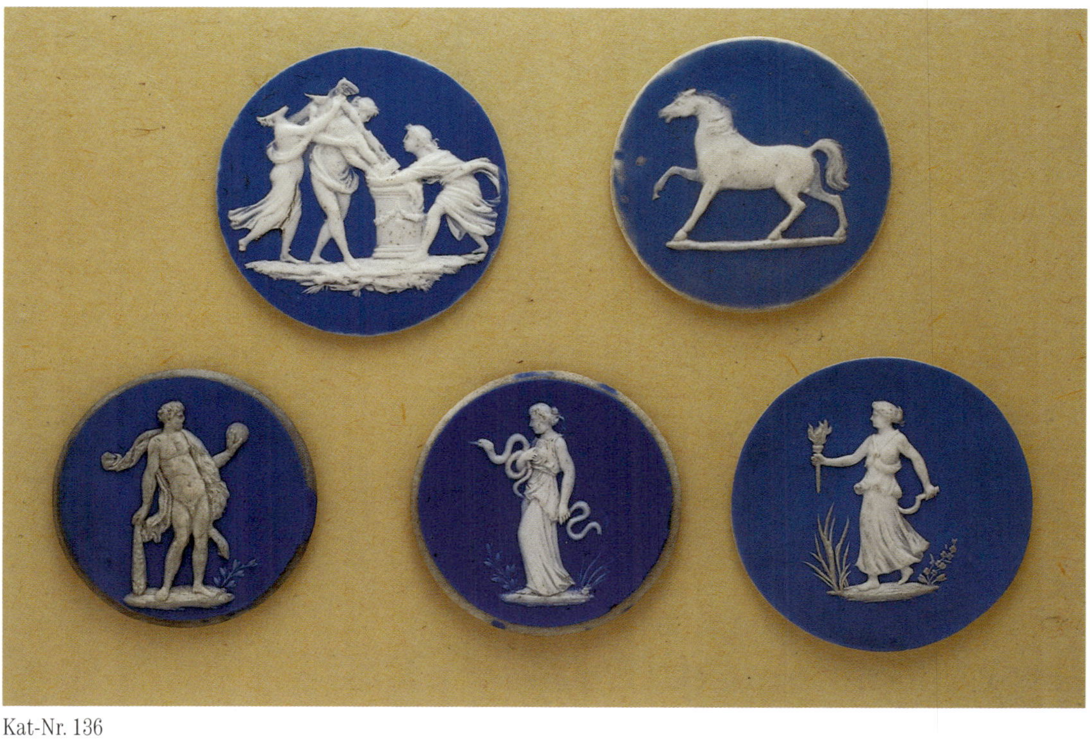

Kat-Nr. 136

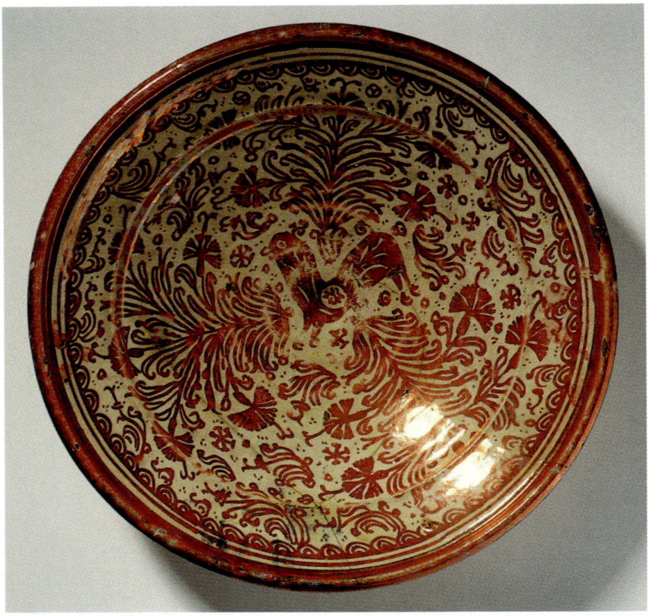

Kat-Nr. 138

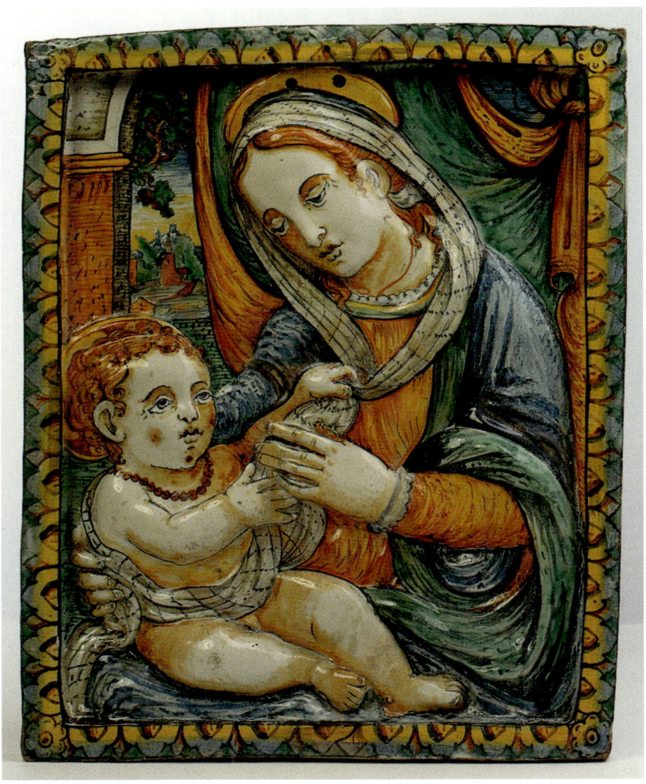

Kat-Nr. 141

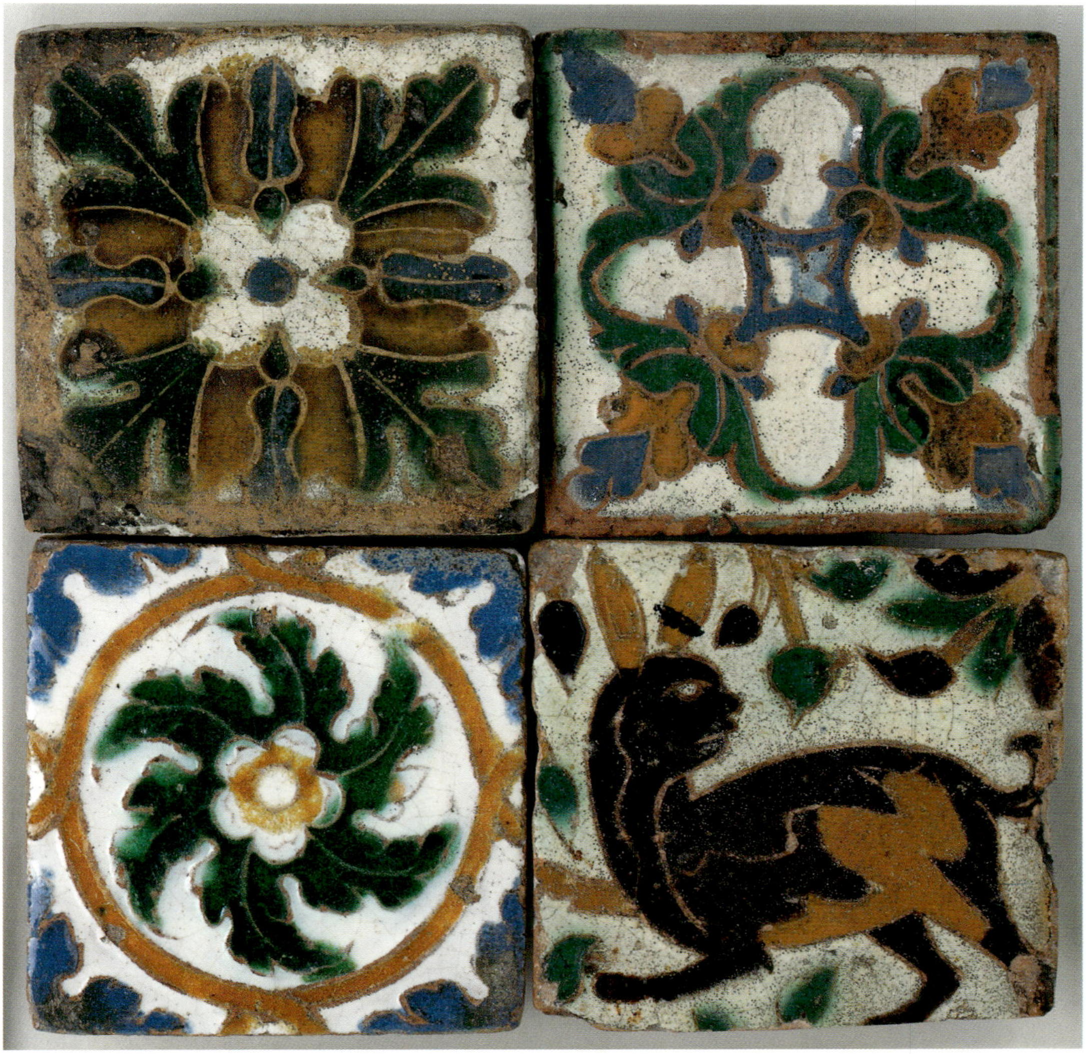

Kat-Nr. 143

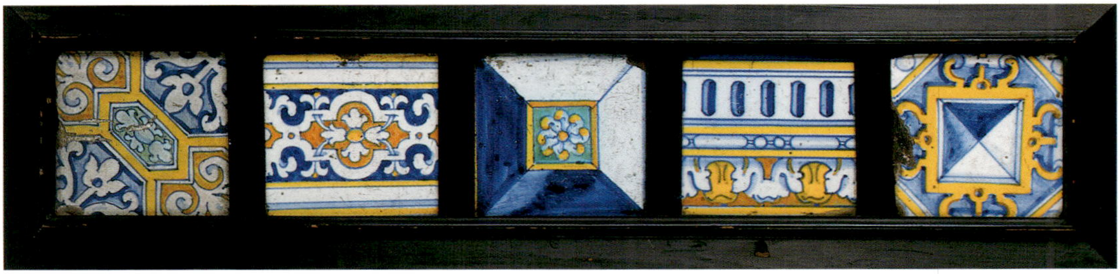

Kat-Nr. 144

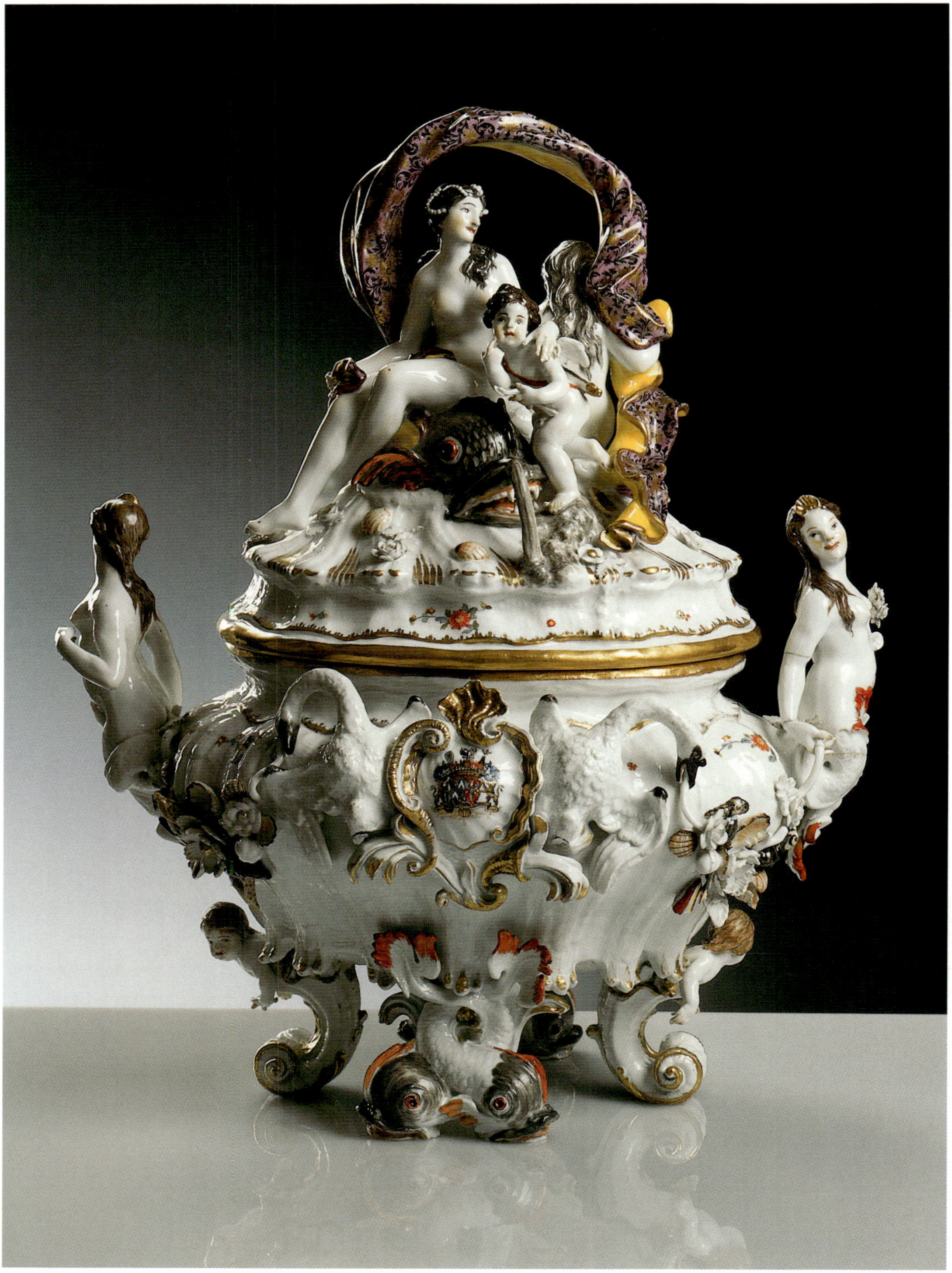

Kat-Nr. 152

Steinzeug

Steinzeug gehört zu den dichtgebrannten, gesinterten, also wasserundurchlässigen Töpferwaren. Um Steinzeug brennen zu können, sind zwei Dinge Voraussetzung: Zum einen werden Temperaturen von über 1200 °C benötigt und zum anderen Ton, der so hohe Temperaturen auch aushält. Von einigen zufälligen Bränden abgesehen, war man erst im 13./14. Jahrhundert in der Lage, Öfen zu bauen, deren Holzfeuerung Temperaturen von 1200 bis 1350 °C erreichte. Deshalb ist das Steinzeug entwicklungsgeschichtlich noch relativ jung. Es haben sich in entsprechenden Gegenden mit geeignetem Tonvorkommen Steinzeugzentren in Deutschland herausgebildet. Zu den frühesten gehören das Rheinland mit Siegburg, Köln, Frechen und Raeren, Sachsen-Thüringen mit Waldenburg, Altenburg und dem Erzgebirge, der Westerwald mit den Orten Höhr, Grenzhausen und Grenzau, Franken mit Creußen, die Ober- und Niederlausitz mit dem Muskau-Triebeler Gebiet sowie Niederschlesien mit Bunzlau und Umgebung. Später kamen auch noch andere Steinzeuggebiete außerhalb Deutschlands dazu. Da man einerseits die verschiedenen Steinzeugtone voneinander durch die Farbe des Scherbens unterschied und sich andererseits lokale Traditionen in den Dekortechniken entwickelt haben, galt es am Ende des 19. Jahrhunderts, das Steinzeug zu unterscheiden und in typischen Exemplaren zu sammeln und zu dokumentieren. Berling zählt in seinem Führer von 1895 zu Recht das von Johann Friedrich Böttger in Dresden erfundene rotbraune »Böttgersteinzeug« auch zu dieser Sinterware, das Feinsteinzeug Wedgwoods aber nicht.

R.R.

116 Krug

Raeren, 2. Hälfte 16. Jahrhundert.
Schriftband unter dem Bauerntanzrelief: »GERHET: DU: MUS:DAPER: BLASEN: SO: BVREN: ALS: WEREN. SI: RASENFRSVT: SPRICHT: BASTOR: ICH: VERDANS: DY: KAP: MI: KOP«(?)
Steinzeug, hellgrauer Scherben mit Reliefauflagen, durch braune Engobe und oxydierenden Sinterbrand braune Oberfläche, Salzglasur; Nürnberger Zinnmontierungen, Kanne mit Jahreszahl »1561« und Zinnmarke mit »H B« (Hans Beham, erwähnt 1544–1563) im Deckel.
Abschürfungen an den Profilen.
Höhe 25,0 cm.
1876 Ankauf vom Dresdener Antiquar A. Erichsohn für 115 Mark.
Inv.-Nr. 3 687.

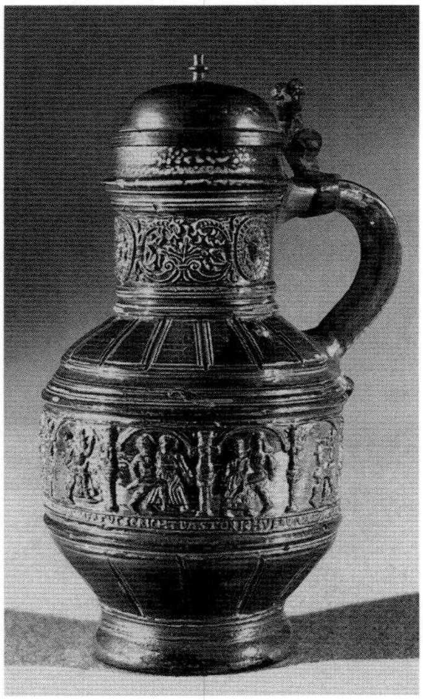

116

Dominierend bei dem Krug ist der zylindrische Mittelteil mit den Bauerntanzdarstellungen und dem Schriftband. Sowohl die Schulter als auch der untere Teil zwischen Mittelteil und Fuß verlaufen konisch und sind durch Einkerbungen in trapezförmige Felder aufgeteilt. Um den zylindrischen Hals verläuft ein Fries mit Maskarons und Ranken. Im Vergleich mit Frechener Krügen bemerkt Karl Berling in seinem Führer von 1895 folgendes: »... Raeren (bei Aachen), die überhaupt den Frechnern in vielem ähneln. Die Formen sind indessen nicht so gedrungen, sondern mehr in die Höhe gezogen, so dass ein cylinderförmiger Bauch entsteht, der einen guten Platz zur Anbringung von Reliefstreifen abgegeben hat. Die übrigen Teile des Gefässes zeigen eine grosse Anzahl fein gegliederter Bandfriese und pflanzlichen und geometrischen Ornamentes. Die Hauptblüte Raerens und Frechens ist von der zweiten Hälfte des 15. Jahrhunderts bis tief hinein ins 16. Jahrhundert anzunehmen. Die im Museum befindlichen Arbeiten dieser beiden Städte, welche manche gute nachahmenswerte Form zeigen, befinden sich im Schrank 4, Fach 3 und 4, von denen ein Bartmännerkrug (um 1500) und zwei hohe Raerener Krüge, der eine mit Kurfürsten, der andere mit einem Bauerntanz im Relief, hervorgehoben sein mögen« (Berling 1895, S. 50). R.R.

117 Zwei Bartmannskrüge
Frechen, 1. Hälfte 17. Jahrhundert.
Steinzeug, grauer Scherben mit Reliefauflagen, durch oxydierenden Sinterbrand braune gesprenkelte Oberfläche, Salzglasur. Brandfehler und Bestoßungen.
Höhe 22,5 und 19,5 cm.
1875 (Inv.-Nr. 541) Ankauf vom Weinhändler Scherer, Bamberg, für 5 Mark.
1904 (Inv.-Nr. 27 561) Ankauf aus der Dresdener Sammlung Baron von Alvensleben für 10 Mark.
Inv.-Nr. 541 und 27 561.

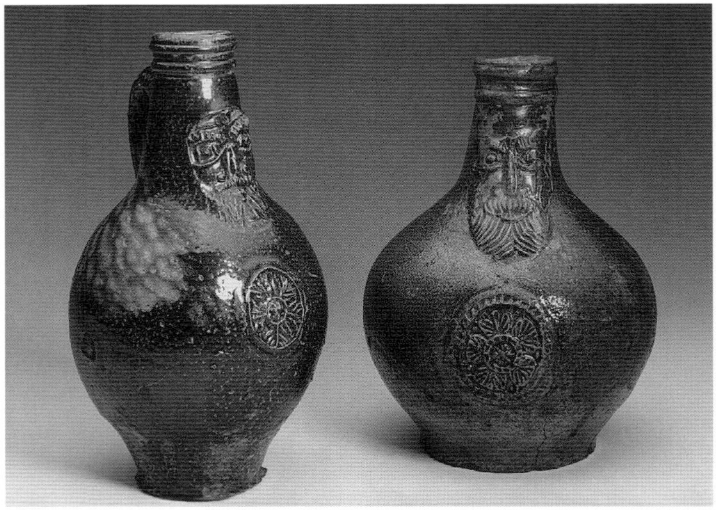
117

Durch Grabungsfunde weiß man heute, daß bereits im 15. Jahrhundert in der nahe bei Köln gelegenen kleinen Stadt Frechen Steinzeug getöpfert wurde (Reineking von Bock 1986). Ebenso wie Köln war Frechen besonders für seine Bartmannskrüge bekannt. Besonders schöne Exemplare wurden im 16. und beginnenden 17. Jahrhundert mit Silber beschlagen und zum Teil vergoldet. Aber wie in fast allen Töpferorten bestand das hauptsächliche Produktionsaufkommen in der Herstellung einfacher, preiswerter Gebrauchswaren. Beide Krüge mit aufgelegten Bartmannsmasken am Hals und Wappen auf der Schauseite am Bauch gehören zur Gebrauchsware, die sich besonders zur Vorratshaltung von Getränken wie Wein, Most, Obstsaft und Bier, aber auch für Sirup, Latwerge und Essig eigneten. Zusammen mit Kölner, Aachener, Raerener und Siegburger Steinzeug wurde Frechener Keramik von Köln aus bis nach England, Skandinavien und ins Baltikum verhandelt. Im Museumsführer von 1895 widmet Karl Berling auch dem Frechener Steinzeug einen kleinen Abschnitt: »Frechen (bei Köln). Am häufigsten sind hier die rundbauchigen oder etwas birnförmige Krüge, die zuweilen die Maske eines bärtigen Mannes unter dem Ausguss haben (Bartmännerkrüge). Es macht sich hier das Bestreben bemerkbar, die altertümlichen Formen möglichst lange beizubehalten. Die Arbeiten haben eine braune Farbe von verschiedenen Nüancen und eine feuerfunkelnde Glasur« (Berling 1895, S. 49-50). R.R.

118 Kugelbauchkanne, Enghalskanne und Kugelbauchkrug
Westerwald, Ende 17. Jahrhundert.
Steinzeug, grauer Scherben mit Reliefauflagen, durch reduzierenden Sinterbrand graue Oberfläche, Bemalung in Kobaltblau und Mangan, Salzglasur; Zinnmontierung.
Höhe 21,3 cm (Inv.-Nr. 518);
25,1 cm (Inv.-Nr. 525);
20,5 cm (Inv.-Nr. 529).
1875 Ankauf vom Weinhändler Scherer, Bamberg, ohne Preisangabe.
Inv.-Nr. 518, 525, 529.

Bereits in seiner Frühzeit besaß das Dresdener Kunstgewerbemuseum eine Reihe von Westerwälder Steinzeuggefäßen, und Karl Berling konnte schon 1895 in seinem Museumsführer darüber folgendes schreiben: »Das ›Kannenbäckerland‹ Nassau mit Grenzhausen und Höhr an der Spitze. Bei den hier gefertigten Arbeiten zeigt sich ein grösserer Formenreichtum, ausser dem gewöhnlichen Gebrauchsgeschirr findet man runde oder flache Krüge mit engem Halse, Ring- oder Wurstkrüge, Schreibzeuge, Salzfässer u.a.m. Die Masse hat eine blaugraue Färbung; die Verzierung besteht aus Rosetten, Sternen, Diamantquadern, Riefeln u.s.w., wobei entweder der Grund oder das Ornament in Kobaltblau gehöht ist. Vom Ende des 17. Jahrhunderts tritt noch in einzelnen Fällen ein durch Mangan hergestelltes Violett hinzu« (Berling 1895). Berling beschreibt dann noch einige Ornamente Westerwälder Steinzeugs und fügt zum Schluß folgende interessante Bemerkung an: »Die Fächer 2, 3 und 4 des Schrankes 5 sind mit einer reichen Anzahl solcher Arbeiten gefüllt, die in ihren einfachen, dem groben Materiale angemessenen Verzierungen und anspruchslosen Formen wohl hin und wieder als Muster gelten können (Siehe auch Fig. 4b)« (Berling 1895). Die von Berling angeführte »Fig. 4b« bezieht sich auf

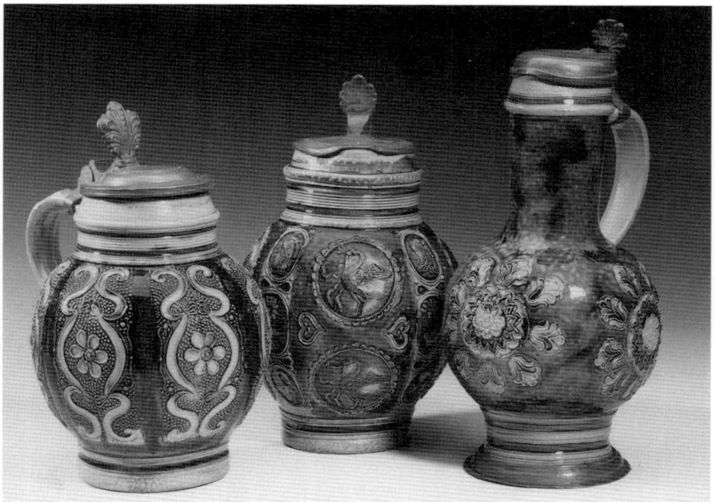

118

eine von Prof. Max Rade geschaffene Zeichnung, die Berling in seinem Führer auf Seite 11 als Anschauungsmaterial abbilden ließ. Die als Umzeichnung wiedergegebene »Nassauer Weinkanne« ähnelt auffällig der Enghalskanne mit der Inv.-Nr. 525.

R.R.

Lit.: Berling 1895, S. 49.

119 Zwei Krüge (Apostelkrug, Krug mit Bärenjagd)

Creußen, um 1700.
Steinzeug, brauner Scherben mit Reliefauflagen, Salzglasur und Emailbemalung; ungemarkte Zinnmontierungen.
Höhe 16,8 cm (Inv.-Nr. 555) und 10,2 cm (Inv.-Nr. 562).
1875 Ankauf vom Weinhändler Scherer, Bamberg, für jeweils 18 Mark.
Inv.-Nr. 555, 562.

Man weiß nicht genau, seit wann Creußener Töpfer Steinzeug brannten. Erfahrungsgemäß sind frühe, noch nicht künstlerisch gestaltete Stücke der einsetzenden »Kunstproduktion« vorausgegangen. Datiertes reliefiertes Steinzeug aus Creußen ist seit 1622 bekannt. Später kam die Bemalung dazu, und die Datierungen an den Krügen wurden häufiger.
Daß am Ende des 19. Jahrhunderts noch wenig über Creußen bekannt war, geht auch aus den Beschreibungen Karl Berlings hervor, der sich in seinem Museumsführer von 1895 zwar über dieses Steinzeug äußerte, aber dieses dabei auch mit Dippoldiswalder und Annaberger Steinzeug vermischte: »Kreussen (bei Bayreuth). Hier sind vor allem Krüge von derber, schwerer Form, und zwar entweder einfach cylindrisch oder sich mehr der Birnform nähernd, gemacht worden, ... Der Scherben ist chokoladenbraun mit dunkelbrauner, später schwärzlicher Glasur. Als Verzierungen findet man Figuren und Ornamente in kräftigem Relief. Mit Ausnahme der nicht tadellos aus dem Brande hervorgegangenen Gegenstände sind alle Arbeiten mit Emailfarben gehöht worden, wodurch meist ein farbenkräftiger Eindruck hervorgerufen wird. (Hier irrt Berling, denn anfangs hat man in Creußen Emailfarben noch nicht verwendet und später wurden durchaus auch Gefäße ohne Bemalung hergestellt und verkauft. R.R.) Die Kreussener Arbeiten sind in Schrank 7 untergebracht. Von ihnen zeichnen sich aus: Fach 1 ein birnförmiger Apostelkrug, ... Fach 3 einige unbemalte Gegenstände und drei sogenannte Trau-

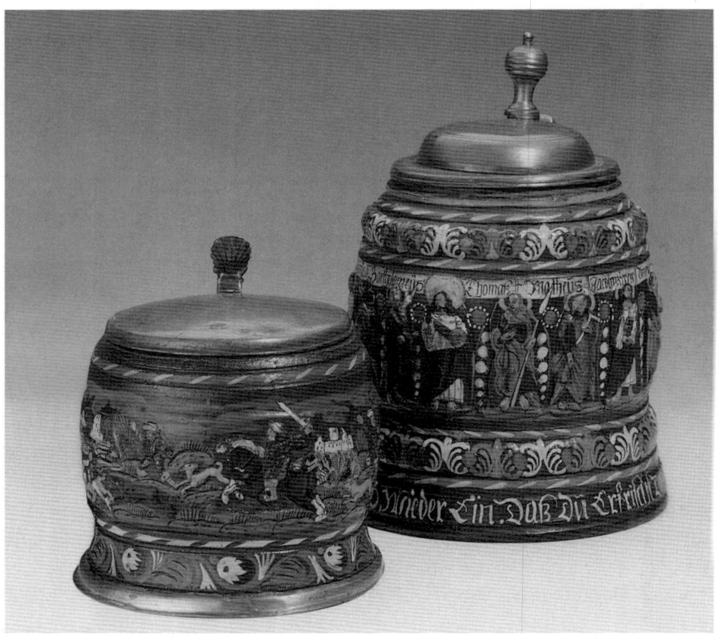

119

erkrüge aus graublauer Masse mit gekerbtem und mit Schwarz und Weiss oder mit Blau und Weiss gehöhtem Ornamente verziert. (Bei den Trauerkrügen und den in Schwarz-Blau-Weiß verzierten Gefäßen handelt es sich um Krüge, die Freiberg und seit kurzem Dippoldiswalde zugeschrieben werden. R.R.) In Fach 4 sind diejenigen Arbeiten untergebracht, bei denen der Kreussener Ursprung angezweifelt werden muss« (Berling 1895, S. 50f.). R.R.

Lit.: Horschik/Hausmann 1993, S. 166, 174, 258, Abb. 29, 38, 12.

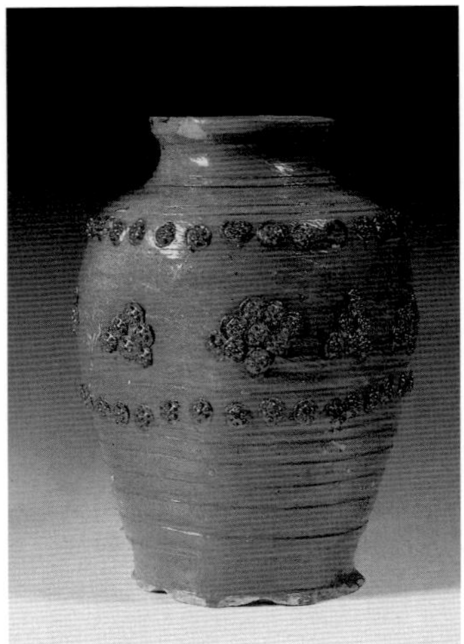

120

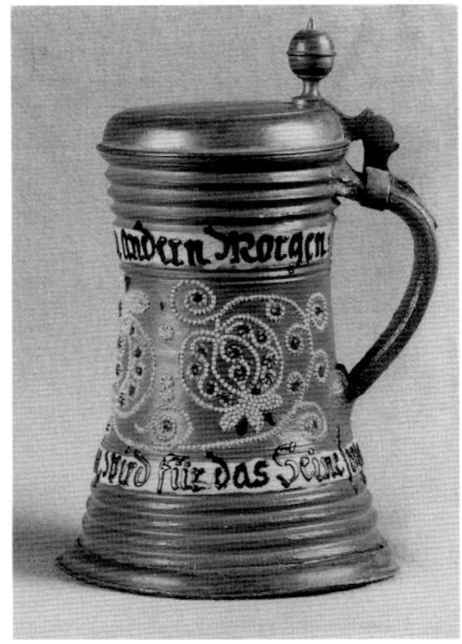

121

120 Vierkantflasche (Kruke)
Waldenburg oder Altenburg,
Ende 16. Jahrhundert.
Steinzeug, hellgrauer Scherben mit Reliefauflagen, durch oxydierenden Sinterbrand rotbraune Oberfläche, transparente Salzglasur. Auf Wandung und Schulter Reliefauflagen in Form von Brombeernoppen.
Höhe 16,2 cm.
1675 Ankauf vom Weinhändler Scherer, Bamberg, für 25,80 Mark.
Inv.-Nr. 548.

Neben dem rheinischen Steinzeug aus Siegburg, Köln und Raeren gehört das Waldenburger zu dem frühesten in Europa. Die seit 1388 bestehende Waldenburger Töpferordnung ist die älteste im gesamten deutschen Sprachraum. Anfangs – etwa bis nach der Mitte des 16. Jahrhunderts – waren die Waldenburger Gefäße noch ziemlich schmucklos und allein vom praktischen Nutzen bestimmt, wie von Gregorius Agricola (1494–1555) zu erfahren ist. 1546 vollendete er sein noch im gleichen Jahr in Basel erschienenes Werk »De natura fossilium«. In diesem Buch gliedert er die Minerale nach einem neuen System in Erden, Gemenge, Steine, Metalle usw. Dabei untersucht Agricola auch verschiedene Keramiken in Hinsicht auf ihre Gebrauchseigenschaft, und im Vergleich mit Siegburger Steinzeug schreibt er über die Waldenburger Sinterware: »In Deutschland haben die (Keramiken, R.R.) von Waldenburg – sie sind nicht besonders schön, aber brauchbar - leicht die erste Stelle inne, die zweite die von Si(eg)burg. Beide saugen keine Flüssigkeit auf ... Doch liegt es nicht nur an der Dichte, daß die Gefäße die Flüssigkeit nicht aufsaugen, sondern auch an der Mischung und am Brennen. Aus diesen Gründen stehen die Waldenburger Gefäße in besonders gutem Ruf, und sie sind von den Apothekern begehrt; auf weiteste Entfernung werden sie verkauft; in ihnen bewahrt man nämlich Latwergen und Tropfen auf ...« (Agricola 1958, S. 52f.). Doch schon bald nach der Mitte des 16. Jahrhunderts zierten die Waldenburger Töpfer ihre Waren mit Reliefdekor. Die Brombeernoppen gehörten neben Wappen und Maskarons gleichermaßen zu den bekanntesten und frühesten Waldenburger Zieraten. Berling erwähnt in seinem Führer von 1895 Waldenburger Steinzeug noch nicht. Aber später weiß er in seiner 1929 veröffentlichten Publikation »Die Kurfürstin Anna und das Waldenburger Steinzeug« darüber um so interessanter zu berichten. Man erfährt zum Beispiel, daß im Jahre 1556 die Kurfürstin Anna von Sachsen ihrer Mutter, der Königin von Dänemark, einige Waldenburger Steinzeuggefäße schickte, gefüllt mit Quittensaft und Latwerge, und daß die gleiche Kurfürstin in den Jahren von 1573 bis 1585 jährlich jeweils eine ganze Wagenladung mit »allerley Waldenburgische erdene gefehß »an ihre Freundin Anna, Gemahlin Herzog Albrechts von Bayern, nach München sandte (Berling 1929). Den künstlerischen Höhepunkt erreichten Waldenburger Töpfereien im 17. Jahrhundert. Von hier gingen mannigfaltige Anregungen aus auf die später entstehenden Steinzeugzentren wie Bürgel und Altenburg in Thüringen, das Erzgebirge und vielleicht auch auf das berühmte Creußen in Oberfranken. R.R.

Lit.: Berling 1929, S. 144f.

121 Perlkrug
Altenburg, um 1705/1710.
Umschrift auf weißen Schriftbändern über und unter der Mittelzone: »Sorget nicht für den anderen Morgen/den der morgende Tag wird für das seine sorgen«.
Steinzeug, hellgrauer Scherben mit Reliefauflagen, durch oxydierenden Sinterbrand braune Oberfläche, in Mittelzone weißer Perldekor mit blauen Emailtupfen; zinnmontierung mit drei gleichen Marken auf der Innenseite des Deckels: in einem Oval mit Anker die Buchstaben »GFK« und »1810« (vielleicht Oschatz).
Höhe (ohne Deckel) 21,7 cm.
1875 Ankauf vom Dresdener Antiquar Erichsohn für 30 Mark.
Inv.-Nr. 269.

Nach Waldenburg wurden im sächsisch-thüringischen Raum in weiteren Städten bedeutende Geschirre aus Steinzeug mit Reliefdekor produziert. Die ältesten Altenburger Steinzeugkrüge sind von den Waldenburger Erzeugnissen kaum zu unterscheiden, da die gleichen Tonvorkommen genutzt wurden. Aber schon bald erlangten Altenburger Töpfer Ruhm mit ihren besonders schön geschmückten Schraubkruken und Trinkkrügen. Außer durch ihre dekorative rotbraune Farbe zeichnen sich Altenburger Krüge besonders durch das aus winzigen weißen Tonkügelchen bestehende Perldekor aus. Hin und wieder findet Kobaltblau oder – vor einem zweiten Brand – auch Emailbemalung Verwendung. Rosetten, Perlschnüre, Wappen, Reichsadler, Hochzeitspaare sind neben den aufgelegten Sprüchen die häufigsten Auszierungen. Karl Berling äußert sich in seinem keramischen Führer folgendermaßen über Steinzeug aus dem mitteldeutschen Raum: »Wie bei den Fayencen, so ist die Bedeutung Sachsens auch auf diesem Gebiet nicht genügend bekannt. Gewöhnlich werden nur die sogenannten Perlkrüge auf Sachsen oder richtiger wohl Sachsen-Altenburg zurückgeführt. Es sind dies meist mit Zinn montierte hohe Krüge, vielfach leicht nach unten ausgeschweift, welche eine gelbbraune Farbe und Perlen und Rosetten in Weiss, Schwartz und (misslungenem) Violett und kleine eingedrückte Quarzstücke als Verzierungen zeigen« (Berling 1895, S. 51).
R.R.

Lit.: Horschik 1978, S. 129ff., Abb. S. 171 und S. 447; Richter 1996, S. 119 mit Abb.

122 Birnkrug
Muskau, 2. Hälfte 17. Jahrhundert.
Steinzeug, rostbrauner Scherben mit Reliefdekor, schwarzbraune Braunsteinengobe, Salzglasur, Emailbemalung in Weiß, Gelb, Grün und Hellblau; ungemarkte Zinnmontierung.
Höhe 23,5 cm.
1875 Ankauf von E. Thomas, Reichenau, für 30 Mark.
Inv.-Nr. 689.

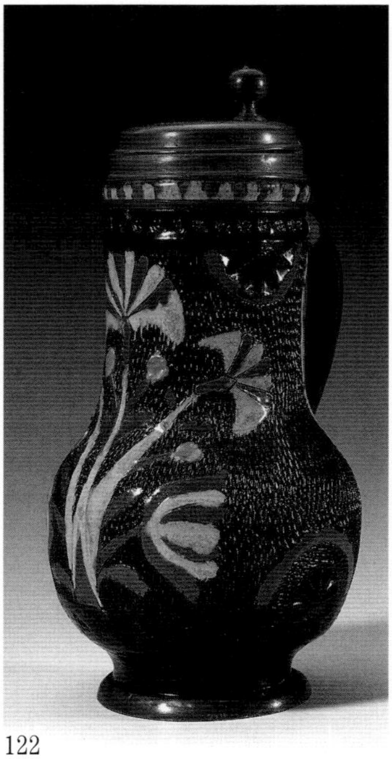
122

Die Lausitz ist ein uraltes Töpfergebiet, in dem Keramik schon seit dem Neolithikum, der Latène- und Völkerwanderungszeit, und später immer noch – oder schon wieder – hergestellt wurde. Die frühesten Töpferwaren der »Lausitzer Kultur« wurden sogar namensgebend für einen wichtigen Abschnitt der frühen keramischen Geschichte. Ebenso wie die obersächsischen und thüringischen Produktionszentren von reliefgeschmückter Sinterware stellten Steinzeugtöpfer in Muskau in der Oberlausitz qualitätvolles Steinzeug, sowohl im oxydierenden als auch im reduzierenden Brennvorgang, her. Obwohl seit dem 16. Jahrhundert in der Muskau-Triebeler Gegend Steinzeug gebrannt wurde, erhielt es seine schönen Schmuckformen erst im 17. und beginnenden 18. Jahrhundert, um dann im Verlaufe des 19. Jahrhunderts allmählich zu verflachen. Nach der Mitte des 19. Jahrhunderts tendierte die Entwicklung immer stärker in die Richtung einfacher Gebrauchswaren.
Der Birnkrug mit feinem vertikalem Netzwerk auf der Wandung, gestempelten Blätter- und Rosettenfriesen, zeigt auf der Schauseite eingeritzte Nelken, Tulpen und blühenden Ranunkulus, die mit Emailfarben ausgemalt sind. Während der Netzdekor noch auf westsächsische Dekortechniken (Dippoldiswalde, Annaberg) hindeutet, stellt das farbig ausgelegte Ritzdekor schon ein unverkennbares Dekormerkmal der Niederlausitz dar, das man auch später noch bis ins 19. Jahrhundert auf Steinzeug aus dieser Region finden kann. Es darf vermutet werden, daß im Verlauf des 17. Jahrhunderts durch wandernde Töpfergesellen oder zugereiste Meister Dekortechniken aus der Erzgebirgsregion nach Muskau gelangt sind.
R.R.

Lit.: Horschik 1978, S. 295ff., Abb. S. 473.

123 Zwei Kannen
Bunzlau, Niederschlesien, 2. Hälfte 18. Jahrhundert.
Steinzeug, hellgrauer Scherben mit brauner Lehmglasur, weißgraue Reliefauflagen, im Inneren weißer Anguß, kleeblattförmige Mündung über eingezogenem Hals.
Inv.-Nr. 22 601 mit Zinnmontierung.
Höhe 23,9 cm (Inv.-Nr. 18 966) und 25,3 cm (Inv.-Nr. 22 601).
1887 Ankauf (Inv.-Nr. 18 966) vom Münchener Antiquar Zieschang für 18 Mark.
1889 Ankauf (Inv.-Nr. 22 601)vom Zittauer Antiquar Liske für 5 Mark.
Inv.-Nr. 18 966 und 22 601.

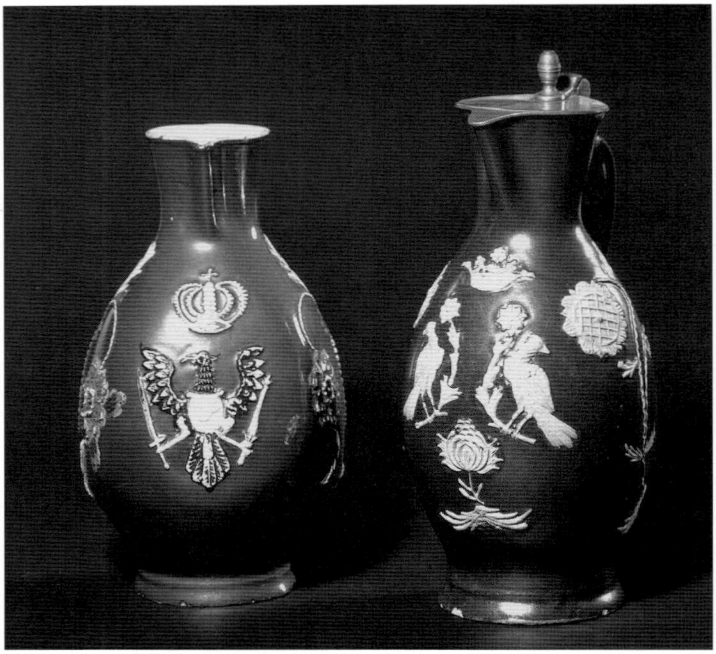
123

Die eine Kanne (Inv.-Nr. 18 966) zeigt vorn auf der Schauseite zwischen Blumen den preußischen Adler mit Königskrone, die zweite, etwas größere Kanne (Inv.-Nr. 22 601) ein symmetrisch angeordnetes Vogel-Blumen-Dekor. Der bekannte Forscher auf keramischem Gebiet, Josef Horschik, schrieb in seinem 1978 in Dresden veröffentlichten Werk »Steinzeug 15. bis 19. Jahrhundert, von Bürgel bis Muskau« unter anderem über das Bunzlauer Steinzeug: »Das Bunzlauer Braungeschirr war im 18. und 19. Jahrhundert eine beliebte und weit verbreitete Töpferware. Seine Widerstandsfähigkeit gegen raschen Temperaturwechsel gestattete manche Verwendung in der Hauswirtschaft, die anderen Steinzeugarten nicht zugemutet werden durfte. Daher findet man unter den Bunzlauer Gefäßen einige Gebrauchsformen, die sonst nirgends aus Steinzeugtonen gedreht wurden« (Horschik 1978, S. 365). Genau diese hier von Josef Horschik geschilderte Tatsache kennzeichnet diese Töpferware als eine Stufe zwischen einfacher lehmglasierter Irdenware und Steinzeug (vgl. Richter 1992a). Beim Bunzlauer Braungeschirr handelt es sich um eine nur zum Teil gesinterte Irdenware, die zwar wasserdicht ist, aber noch nicht so spröde wie echtes Steinzeug mit durchgesintertem Scherben, das raschen Temperaturwechsel nicht verträgt und bald zerspringen würde. Obwohl sich Bunzlauer Geschirr mit dem schönen Reliefdekor bereits seit den 1880er Jahren im Dresdener Kunstgewerbemuseum befand, wird es von Berling in seinem Museumsführer von 1895 nicht erwähnt. R.R.

Lit.: Horschik 1978, S. 365ff., Abb. S. 483.

Fayencen, Feinsteinzeug und Steingut

Die Geschichte der Fayenceherstellung ist sehr alt. Bereits im vorchristlichen Ägypten, Babylon und Assyrien wurden Keramiken hergestellt, die in einem zweiten Brand einen zinnoxidhaltigen opaken Glasurüberzug, das Charakteristikum von Fayence, erhielten. Obwohl bereits im 16. Jahrhundert einzelne Töpfer teilweise mit Zinnoxid glasierten und es bereits im 17. Jahrhundert schon sogenannte Weißtöpfer gab, die Fayencen herstellten, kann erst ab Mitte des 17. Jahrhunderts von einer größeren Fayenceproduktion in Europa gesprochen werden. Ausgehend von Holland breitete sich die Fayenceherstellung schnell über die gesamten Niederlande und nach Deutschland aus. Da Fayencen einen zweiten, mitunter auch einen dritten Brennvorgang benötigten, beschleunigte die anfallende vielgestaltige Arbeit die Entwicklung zur manufakturiellen Produktion. Diese größeren Manufakturen wurden in Deutschland in der Regel durch Fürsten oder vermögende Grundherren gegründet, privilegiert oder weitestgehend finanziert.

Gegen Ende des 18. Jahrhunderts, als das von England kommende Steingut (Creamware), eine keramische Gattung mit cremefarbigem bis weißem Scherben und transparenter Bleiglasur, immer beliebter wurde, wandelte man einige Fayencemanufakturen in Steingutfabriken um. In Deutschland waren das zu Beginn Rendsburg, Kassel, Magdeburg, Rheinsberg, Proskau und Hubertusburg. In den ersten Jahrzehnten des 19. Jahrhunderts erfolgte ein zweite große Welle der Gründung zahlreicher Steingutfabriken in Frankreich, Deutschland, Belgien und Böhmen. Besonders in Deutschland und in Nordböhmen produzierten diese Fabriken außer Steingut auch Feinsteinzeug, ähnlich den englischen Erzeugnissen Wedgwoods (Jasperware, Black-Basalt) oder Surrogate von ihnen, die als Siderolith, Terralith oder Hydrolith in die Keramikgeschichte eingingen. R.R.

124 Schraubkruke (Apothekenflasche)

Arnstadt, 1618.

Bezeichnet und datiert: Auf der Schauseite kursächsisches Wappen, Jahreszahl »1618«, »I G M S« (ligiert) sowie die Initialen »·H·V·C·Z·S·«.

Fayence, sandfarbener Scherben, grauweiße Blei-Zinnoxidglasur mit Bemalung in Kobaltblau; Zinnmontierung; Drehrillen unter dem Fuß.

Höhe mit Verschluß 19,5 cm.

1878 Ankauf aus der Dresdener Kunsthandlung Lorenz für 60 Mark.

Inv.-Nr. 6 270.

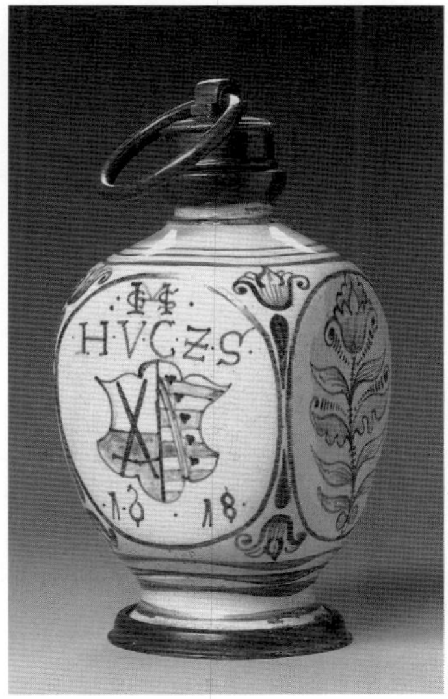

124

Drei Seiten der vierseitig abgeflachten Kruke sind ausgeziert mit vegetabilischem Dekor in Form von Blüten, Rispen und Blattstengeln, umrahmt von jeweils einer leicht ovalen Linie. In der Schulter- und Ablaufzone befinden sich insgesamt acht glockenförmige Blüten, auf der Schulter und in der Fußzone Ringdekore. Die Schauseite zeigt über dem kursächsischen Wappen und der Jahreszahl »1·6 1 8« die ligierten Buchstaben »I G M S«, die Initialen für Johann Georg I. (reg. 1611–1656) und seine zweite Ehefrau Magdalena Sibylle (1586–1659). Die darunter befindliche zusätzliche Buchstabenreihe »·H·V·C·Z·S·« bedeutet »Herzog und Churfürst zu Sachsen«. Derartig geformte Kruken, für die kurfürstliche Apotheke bestimmt, wurden, ebenso wie zeitgenössische Sechskantgefäße, seit dem ausgehenden 16. Jahrhundert auch von Töpfereien im sächsischen Waldenburg, ab 1615/20 im fränkischen Creußen und etwas später im Westerwald gefertigt. Allerdings bestanden diese aus einer anderen keramischen Gattung, aus Steinzeug. Im Gegensatz zu dem in Kobaltblau gemalten Dekor der Arnstädter Kruke waren diese Stein-

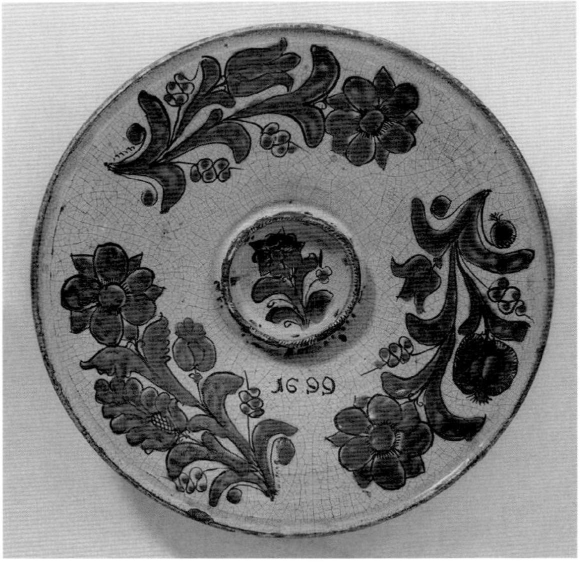

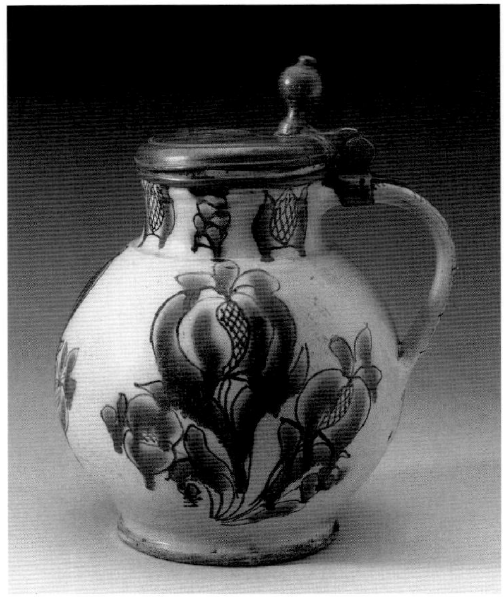

125

zeuggefäße mit aufgelegten Reliefs verziert. Daß es aber auch Arnstädter Fayencen mit Reliefverzierung gab, beweist eine bei Walter Stengel (Stengel o.J., S. 71) abgebildete Kruke, die leider zu den Kriegsverlusten des Dresdener Kunstgewerbemuseums gehört (Inv.-Nr. 4 332). Karl Berling hielt die Schraubkruke noch für eine sächsische Arbeit: »Im Schrank 6, Fach I (im Fayencezimmer, R.R.) sind zwei sehr interessante sächsische Arbeiten, eine grosse (Inv.-Nr. 4 332) und eine kleine Flasche mit Zinnschraubenverschluss, in einfacher Blaumalerei verziert, aufgestellt. Beide sind mit dem Monogramm Joh. Georgs und der Magdalena Sibylle, dem Kursächs. Wappen, der Jahreszahl 1618 und dem aus S L gebildeten Monogramm des Verfertigers bezeichnet« (Berling 1895, S. 34f.). R.R.

Lit.: Berling 1895, S. 34f.; Stengel o.J., S. 71; Arnstädter Fayencen 1997, S. 95 mit Abb.

125 Platte und Krug
Zittau oder Umgebung, unbekannte Fayencetöpferei 1699 und 1717.
Platte auf der Vorderseite datiert: »1699«.
Krug auf dem Deckel bezeichnet und datiert: »R. S. M. 1717«.
Fayence, sandfarbener Scherben, auf der Vorderseite grünlichweiße Zinnglasur mit Bemalung in Mangan und Grün. Krug mit Zinnmontierung.
Platte Durchmesser 33,0 cm (Inv.-Nr. 15 046),
Krug Höhe mit Deckel 20,0 cm (Inv.-Nr. 15 047).
1883 Ankauf aus der Münchener Kunsthandlung Zieschang für 14 und 20 Mark.
Inv.-Nr. 15 046, 15 047.

Die eigenständige Gruppe der sogenannten »Zittauer Fayencen« gehört zu den »echten« Fayencen, deren genauer Herstellungsort bisher nicht lokalisiert werden konnte. Das Zentrum des ehemaligen Verbreitungsgebietes dieser Fayencen ist die Gegend zwischen Zittau und Görlitz. Wahrscheinlich sind sie auch dort oder in der Umgebung hergestellt worden. Da die meisten Stücke mit Jahreszahlen versehen sind, kann der Produktionszeitraum zwischen 1656 und 1800 ziemlich exakt bestimmt werden. Untersuchungen der Zittauer Fayence ergaben, daß Teller, Platten und Schüsseln mit vegetabilischem Dekor dominieren, oft ergänzt durch Jahreszahlen und kursächsische Wappen. Krüge, Kannen und Becher sind in viel geringerer Zahl hergestellt worden. Die Farbgebung beschränkt sich auf Kupfergrün und Mangan. Bei älteren Stücken aus dem 17. Jahrhundert ist vereinzelt auch Antimongelb und Kobaltblau zu finden. Die Herkunft dieser Keramiken erklärt man sich mit eingewanderten Töpfern aus Böhmen oder Mähren. R.R.

Lit.: Unter einer Krone 1997, S. 129, Kat.-Nr. 115 und 116.

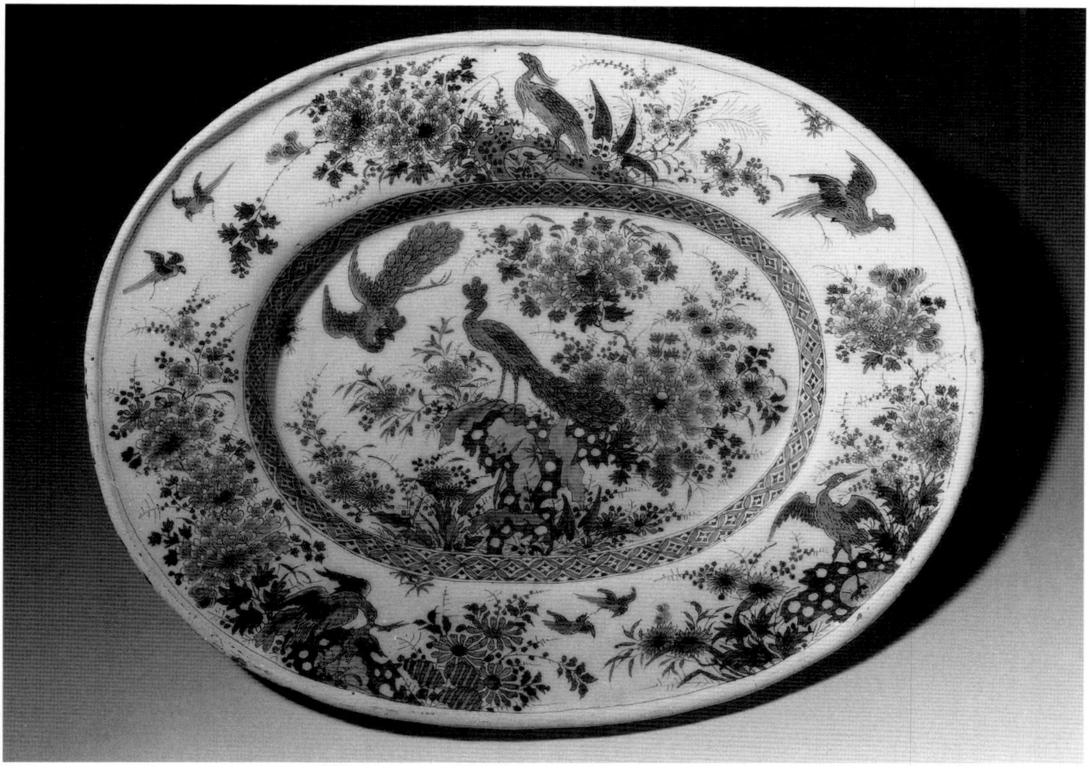

126

126 Schüssel
Werkstatt »De Grieksche A« unter Adrian Kocks, Delft, um 1700.
Werkstattmonogramm am Plattenboden: ligiertes »AK« in Kobaltblau.
Fayence, sandfarbener Scherben, kobaltblaue Bemalung.
Durchmesser 54,0 x 43,0 cm.
1878 Ankauf vom Dresdener Antiquar M. Salomon für 60 Mark.
Inv.-Nr. 7 722.

Die holländische Kleinstadt Delft, in der Nähe von Den Haag gelegen, stieg in der zweiten Hälfte des 16. Jahrhunderts zum bedeutendsten Zentrum der niederländischen Fayenceproduktion auf. Diese Vorrangstellung konnte sie dann auch über 100 Jahre lang behaupten. Unter frühen »Delfter Fayencen« sind im allgemeinen zinnglasierte, weiß-opake Keramiken, die chinesisches Porzellan imitieren, zu verstehen. Um den Glanz dieses ostasiatischen Porzellans, das zu einer ganz anderen keramischen Gattung gehört und das man in Europa bis 1708 nicht herzustellen vermochte, annähernd zu erreichen, überzogen die Delfter Fayenciers ihre Produkte noch zusätzlich mit einer transparenten Bleiglasur.
Die Delfter Fayencefabrik »De Grieksche A«, gegründet 1658, produzierend bis nach 1818, gehörte zu den bekanntesten holländischen Keramikfabriken. Adriaen Kocks führte die Werkstatt von 1686 bis 1701, danach kam sie in die Hände von Pieter Kocks, dessen Witwe sie 1722 an Jacobus van der Kool verkaufte. Nach mehrmaligem Besitzerwechsel existierte der Betrieb, der zuletzt auch Steingut nach englischem Vorbild herstellte, bis ins 19. Jahrhundert. Die besondere Qualität der Erzeugnisse dieser Fayencefabrik bestand in der fein nuancierten Farbabstufung der kobaltblauen Dekore und in zarten Schattierungen der Glasur von Weiß über helle Grautöne bis hin zu klarem Hellblau. Adriaen Kocks verstand es, wie hier bei dieser Schüssel, chinesische und europäische Stilelemente harmonisch miteinander zu verbinden. Die Erzeugnisse seiner Werkstatt waren so beliebt, daß berühmte und hohe Persönlichkeiten wie König Wilhelm III. von Oranien (reg. 1689–1702) zu den Kunden gehörten. In den Schilderungen der Fayence-Erzeugnisse im alten Orient, in Persien, in der Türkei, in Spanien, Italien, Frankreich usw. räumt Karl Berling in seinem keramischen Museumsführer von 1895 den Delfter Erzeugnissen breiten Raum ein, und er hebt diese Fayenceplatte, die er als Schale be-

zeichnet, besonders hervor: »Bei den Holländern war es nicht der über Italien geleitete, sondern wieder einmal der direkte orientalische Einfluss, welcher der heimischen Keramik den Anstoss zu einer kräftigen Fortentwicklung geben sollte. ... In diesem Bestreben, den Import möglichst durch eigene Fabrikation zu decken, hat man die Triebkraft zu suchen, welche die Gründung der holländischen Fayencen, deren Hauptblüte wir von der Mitte des 17. bis Anfang des 18. Jahrhunderts ansetzen müssen, herbeigeführt hat. ... Die im Museum gut vertretenen Delfter Fayencen sind grösstenteils in Schrank 8 untergebracht. ... Fach 3. An der Rückwand prächtige ovale Schale (wohl Inv.-Nr. 7 722), die den Einfluss von Nevers zeigt« (Berling 1895, S. 30ff.). R.R.

Lit.: Berling 1895, S. 30ff.; Haase-Messner/Reinheckel 1973, S. 111, Kat.-Nr. F 1, mit Abb.; Meisterwerke 1996, S. 21, Kat.-Nr. 6 mit Abb.

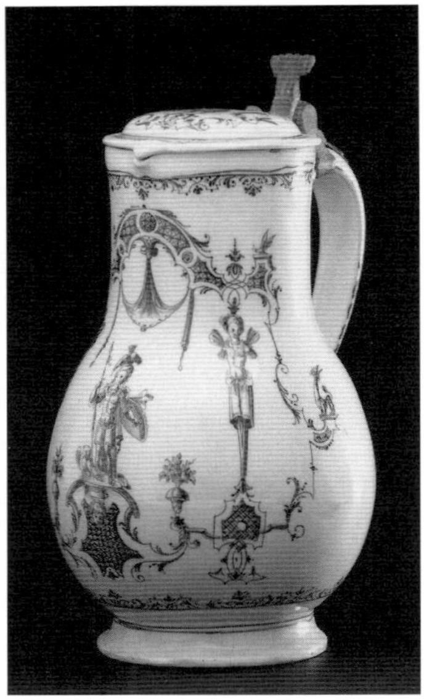

127

127 Kanne
Clérissy-Manufaktur, Moustiers, um 1720/30.
Fayence, heller sandfarbener Scherben, Bemalung in Kobaltblau; Fayencedeckel; Zinnmontierung.
Höhe 22,5 cm.
1880 Ankauf vom Münchener Antiquar und Hoflieferanten A. S. Drey für 77 Mark.
Inv.-Nr. 11 734.

Ebenfalls wie in Deutschland und im nördlichen Frankreich nahm seit dem letzten Drittel des 17. Jahrhunderts auch im Süden Frankreichs die Zahl der Fayencemanufakturen zu. 1728 bestanden allein in Moustiers im Departement Alpes-de-Haute-Provence acht Betriebe. Doch drei Familiennamen erlangten im Verlaufe von mehreren Generationen überdurchschnittliche Bedeutung für die Fayencekunst dieser kleinen südfranzösischen Stadt, die weit über die Grenzen Frankreichs hinausging. Die Familie Clérissy führte ihre Manufaktur seit 1679 über 100 Jahre lang. Die zweite bedeutende Fayencemanufaktur der Familie Olérys bestand von 1738 bis zum Ende des 18. Jahrhunderts. Mit der Manufaktur Clérissy ist der Name der Malerfamilie Viry eng verbunden, die mit den schönen Dekoren, wie zum Beispiel dem Berain-Muster auf dieser Kanne, sehr viel zum Ruhm dieser Manufaktur beitrug. Es wird behauptet, daß die Übernahme des Berain-Dekors auf Fayencen überhaupt durch die Clérissys erfolgte. Erst später führten auch andere Fayencemanufakturen diesen Dekor ein.
Das symmetrische Muster besteht aus einem Zentralmotiv, welches von ähnlichen Formen flankiert wird, in denen sich Grotesken mit Lambrequins unterschiedlichster Art befinden. Der Ornamentstecher Jean Berain d.Ä. (1637–1711) publizierte eine Sammlung dieser Ornamente im Jahr 1710. Kurz darauf übernahm der Maler Viry diese Formen für die Fayencen der Clérissy-Manufaktur. Auch Karl Berling wies in seinem keramischen Führer eben auf diese

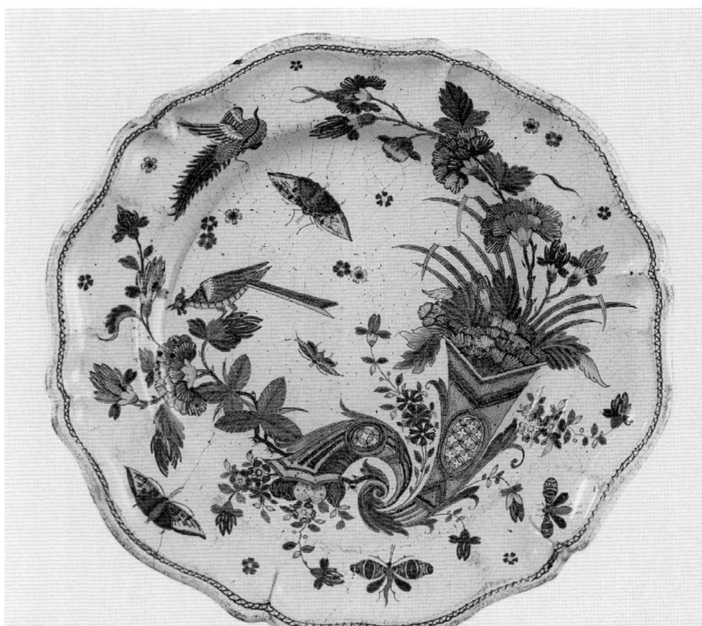

128

Besonderheit der südfranzösischen Manufaktur hin, wenn er schreibt: »... Was Rouen für den Norden gewesen ist, das war Monstiers (sic!) für den Süden ... Auch hier findet man meistens eine einfache Form, aber eine treffliche und eigenartige Zeichnung ... und zwar sind dies meist Grotesken mit Lambrequins im Sinne der französischen Kleinmeister. Im Schrank 3 befinden sich von diesen Arbeiten ... eine einfache Henkelkanne und eine Vase Inv.-Nr. 3 427« (Berling 1895, S. 29f.). R.R.

Lit.: Meisterwerke 1996, S. 53, Kat.-Nr. 27 mit Abb.

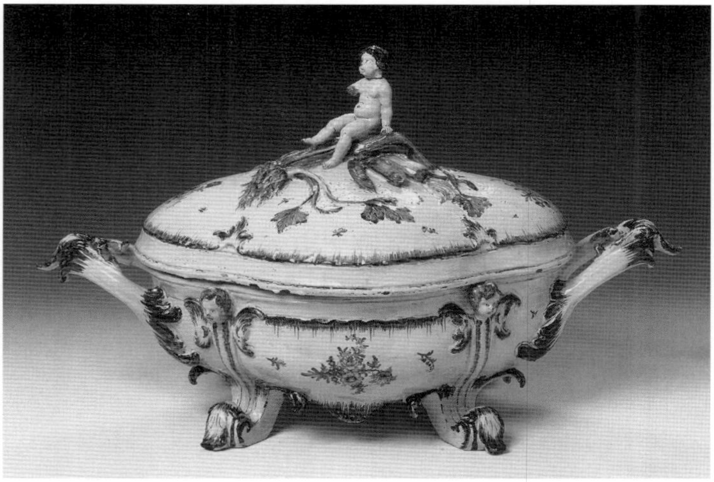

129

128 Teller
Rouen, Mitte 18. Jahrhundert.
Fayence, grauer Scherben, ins Bläulich-Weiße gehende Zinnglasur mit rötlichen Randstellen, Scharffeuerbemalung in Blau, Gelb, Mangan, Eisenrot und Graugrün.
Durchmesser 38,0 cm.
1881 Ankauf vom Gewerbemuseum Hamburg für 36 Mark.
Inv.-Nr. 13 686.

Der Dekor des Tellers verbindet europäisches Formengut mit ostasiatischem. Das ist ein typisches Erscheinungsbild der Chinoiserie im 18. Jahrhundert in ganz Europa und beschränkt sich nicht auf Frankreich. Japanischer Arita-Porzellandekor mit der Köchervase (»corne tronquée«, gestutztes Horn), mit Streublumen und fliegenden Insekten, in Scharffeuerfarben aufgemalt, gilt als ein charakteristisches Merkmal Rouener Fayencen in der Mitte des 18. Jahrhunderts. Karl Berling charakterisiert in seinem Führer von 1895 diese Fayencen aus der Normandie folgendermaßen: »Dann, und zwar zur Zeit Louis XV., nahm man ›galante Figuren‹ hinzu oder bildete im chinesischen Charakter Trophäen und Köcher oder Füllhörner, Blumen und Insekten. Die letzte Dekoration zeigt ein Teller (Fensterkasten 3)« (Berling 1895, S. 29). Gegen Ende des 18. Jahrhunderts war der Niedergang der Fayenceproduktion wie in beinahe allen europäischen Manufakturen kaum noch aufzuhalten. 1786 bestanden noch 18 Manufakturen, 1802 nur noch sechs. Seit 1807 stellten die letzten vier Betriebe einfachste Fayencen und Steingut nach englischem Vorbild her. Im Gefolge des wachsenden Interesses am Historismus werden seit Ende des 19. Jahrhunderts ältere Fayencen nach Rouener Muster von fremden Manufakturen kopiert. In seiner Vorbildersammlung für den Praktiker »Kunstgewerbliche Stilproben« von 1898 bildet Berling diesen Teller als ein typisches Beispiel für spätbarocke Dekortechnik ab (Berling 1898, S. 24). R.R.

Lit.: Berling 1895, S. 29; Berling 1898, S. 24, Abb. Tafel XVII, (Barock 2); Meisterwerke 1996, S. 81, Kat.-Nr. 47 mit Abb.

129 Deckelterrine
Stralsund, um 1770.
Fayence, weißer, rosa durchscheinender Scherben, rosa-gelbe Glasur, manganfarbene, gelbe, grüne und blaue Scharffeuerbemalung.
Höhe 4,0 cm,
Durchmesser 45,0 x 33,6 cm.
1884 Ankauf von Adolf Fröschels in Hamburg für 225 Mark.
Inv.-Nr. 15 581.

Obwohl im alten Museumsgebäude am Antonsplatz ein spezieller Raum für die Präsentation der Fayencesammlung vorgesehen war, befanden sich verschiedene Gefäße auch in anderen Sälen. Im Möbelzimmer auf dem Schweizer Büfett (Kat.-Nr. 12) standen Terrinen in Form eines Kraut- und eines Schweinskopfes (Kriegsverlust, Inv.-Nr. 207) und am »Anfang des Zimmers« eine »Terrine von besonderer Größe«, die »vielleicht gleichfalls Stralsund zuzuschreiben« (Berling 1895, S. 35) ist. Dieses prächtige Tafelgefäß auf Füßen in Form von Akanthusvoluten mit geflügelten Putten auf den lisenenartigen Ausläufern der Füße und mit dem auf einem Gemüsearrangement sitzenden Putto am Deckel, ist eine der schönsten und originärsten

Fayenceschöpfungen der 1755 gegründeten Stralsunder Manufaktur. Hier wurden besonders nach 1766 unter Johann Ludwig Ehrenreich (1723–1803) künstlerisch verfeinerte Formen mit plastischen und malerischen Dekoren in Muffel- und Aufglasurfarben entwickelt. Vorbilder dafür waren oftmals Silber- und Porzellangeschirre. Davon zeugen Musterbezeichnungen wie »Silber« oder auch »Stralsunder Modell«. Die ausgestellte Terrine entspricht dem »Meißner, Dresdener oder Sächsisch Modell«, das sicherlich an das Meißner Porzellanvorbild geformt wurde. Die Musterangabe der Bemalung lautet »Teutsche Blume«, die als gelbe, grüne und blaue Streublumen oder in kleinen Buketts vereint auf der Terrinenwandung angeordnet sind. Die plastischen Teile und Ränder werden durch violette Markierungen mit grünen Innenstreifen betont.
Das Germanische Nationalmuseum in Nürnberg besitzt eine gleich geformte Deckelterrine mit sogenannter »trockener« Blumenmalerei und der Fayencemarke »E« für den Stralsunder Pächter Ehrenreich. Aus diesem Grund ist das ungemarkte Dresdener Gefäß nunmehr eindeutig der Stralsunder Fayenceproduktion zuzuordnen. G.H.

Lit.: Berling 1895, S. 35, Fig. 6 (Zeichnung von Professor Max Rade); Stöhr 1920, S. 537, Abb. 250; Messner 1965, S. 49, Abb. 144; Kunsthandwerk 18. Jahrhundert 1967, Kat.-Nr. F. 20 mit Abb.; Haase-Messner/Reinheckel 1973, Kat.-Nr. F 20; Schulz-Berlekamp 1991, Kat.-Nr. 888; Haase 1995a, S. 72f. mit Abb.

130 Balustervase
Zerbst, 1730/40.
Fayence, hellgrauer Scherben, weiße Glasur, Bemalung in Kobaltblau.
Höhe 32,5 cm.
1887 Ankauf vom Dresdener Antiquar M. Salomon für 50 Mark.
Inv.-Nr. 17 949.

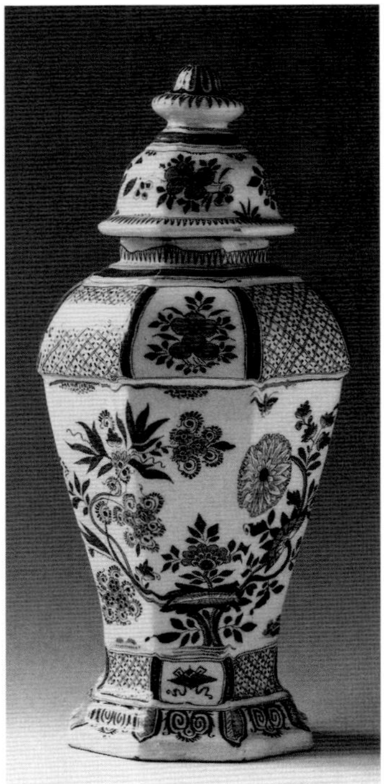

130

Am 19. Mai 1721 unterzeichneten die beiden erfahrenen Braunschweiger Fayenciers Daniel van Kayck (Lebensdaten nicht bekannt) und Johann Caspar Ripp (1681–1726) in der kleinen Residenzstadt Zerbst einen Vertrag zur Gründung der Manufaktur. Damit besaß auch der Duodezfürst Johann August von Anhalt-Zerbst (1677–1742) eine eigene Fayencemanufaktur, die in wechselvoller Geschichte bis 1799 bestand. Ihren Höhepunkt in künstlerischer und wirtschaftlicher Sicht hatte die Manufaktur zwischen 1740 und 1770. Zu Beginn dieser Periode entstand diese Balustervase, bei der sowohl Berliner als auch Meißener Einflüsse deutlich werden. Auf der achtkantigen Deckelvase wechseln alternierend acht Felder jeweils mit Blütenblattmustern und Feldern mit einem Gittermusterdekor mit Punkten. Auf der Wandung befindet sich ein wohl von Meißen übernommenes »Zwiebelmusterdekor«, ein von China überkommener, anfangs mißverstandener, weil unbekannter Dekor aus den stilisierten Früchten Pfirsich, Granatapfel und Melone. Lutz Miedtank hält diese Vase in seiner Publikation »Zwiebelmuster. Zur 300jährigen Geschichte des Dekors auf Porzellan, Fayence und Steingut« für das früheste bekannte Beispiel einer Zwiebelmusterdekorierung auf einem Fayencegefäß (Miedtank 1991, S. 31ff.). In der Fußzone befinden sich vier Felder mit chinesischen Glückszeichen, die ähnlich wie in der Schulterzone mit ebenfalls vier Gittermusterfeldern alternieren. Am Fuß wechseln sich in einem Fries Blattornamente mit Spiralmustern ab. R.R.

Lit.: Miedtank 1991, S. 31ff., Abb. S. 88; Schmerenbeck 1996, Kat.-Nr. 9 und 68, Abb. S. 37 und 96.

131 Walzenkrug
Töpferei Messerschmidt, Dresden, um 1800.
Ungemarkt, mit aufgemaltem Spruch: »Wer Gott vertraut, braf um sich haut, der gehet nicht zu schanden«.
Fayence, hellgrauer Scherben, weiße Glasur, Scharffeuerbemalung in Blau, Gelb, Mangan und Grün; am Wulsthenkel blaues Streifenmuster.
Höhe 16,5 cm.
1879 Ankauf vom Berliner Hofantiquar J. A. Lewy für 12 Mark.
Inv.-Nr. 8 465.

Der 1772 als Meister in die Dresdener Töpferinnung aufgenommene Christian Gottlieb Messerschmidt (geboren um 1750 in Radeberg, 4. Juni 1772 Meister in Dresden, 1781 Werkstattübernahme, gestorben um 1812), Sohn des aus Radeberg stammenden Dresdener Töpfermeisters Georg(e) Gottfried Messerschmidt (bis 1772 mehrere Jahrzehnte Meister in Radeberg, ab 23. Mai 1772 Meister in Dresden, gestorben um 1781), produzier-

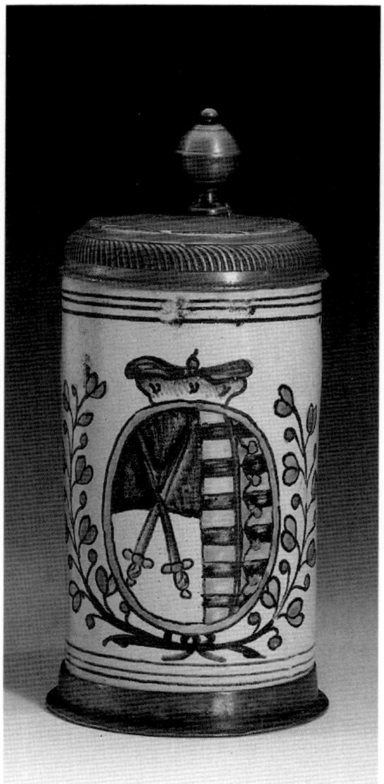

131

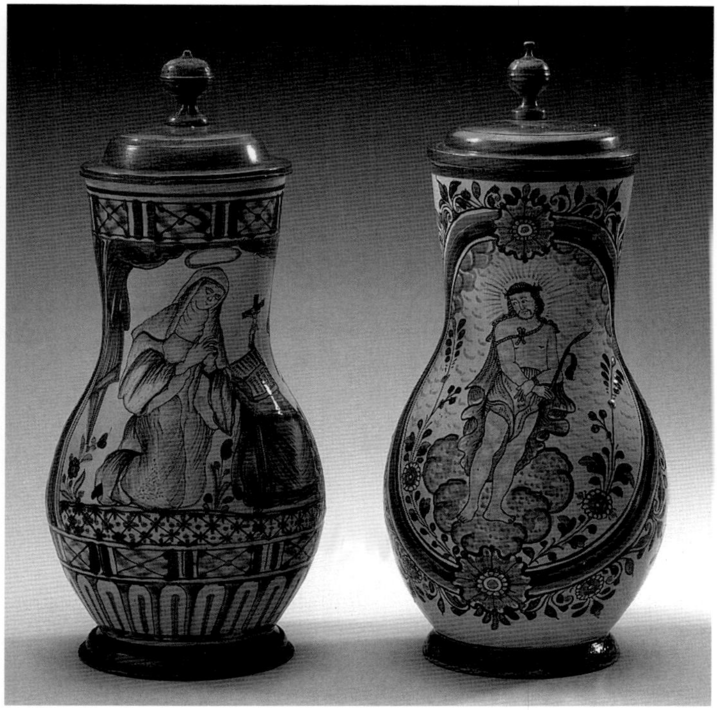

132

te in einer handwerklich geführten Werkstatt mit geringer Arbeitsteilung – nicht wie üblich in einer Manufaktur – Bierkrüge mit volkstümlicher Malerei in Scharffeuerbemalung in Fayencetechnik. Diese Krüge tragen einfache Darstellungen von kleinen Bildchen, Wappen, Handwerkerzeichen und Girlanden, zum Teil komplettiert durch simple, martialische Sprüche wie »Wer Gott vertraut, braf um sich haut, der gehet nicht zu schanden« oder ganz patriotisch und deswegen oft angewandt »Gott beschütze Sachsenland, und segne unsere Waffen, so können wir in Ruh und Fried bei Weib und Kindern schlafen«. Da auf sehr vielen Krügen sächsische Wappen mit Kurhut zu sehen, aber keine Wappenkrüge mit der sächsischen Königskrone (Sachsen war seit dem 20. Dezember 1806 Königreich) bekannt sind, darf wohl angenommen werden, daß die Fayenceproduktion dieser noch bis um 1840 bestehenden Töpferei gegen 1812 zum Erliegen kam. Die Werkstatt wurde bis zu ihrer Schließung weitergeführt von Christian Gottlieb Messerschmidt d.J. (Meister seit dem 18. Juni 1812, gestorben 1850).

R.R.

132 Zwei Birnkrüge

Salzburg, 3. Viertel 18. Jahrhundert.
Fayence, sandfarbener Scherben, weiß-rosa Glasur mit Scharffeuerbemalung in Blau, Gelb, Grün und Mangan; Zinnmontierung; Manganmarke am Boden (Inv.-Nr. 25 046): »K« und Monogramm im Zinndeckel: »F. K.«.
Manganmarke: »F« (Inv.-Nr. 25 970).
Höhe je 20,5 cm.
1893 Ankauf von Frau Scholz, Dresden, für 10 Mark (Inv.-Nr. 25 046).
1898 Ankauf vom Dresdener Antiquar Klein, für 12 Mark (Inv.-Nr. 25 970).
Inv.-Nr. 25 046, 25 970.

Anders als in Deutschland, wo seit dem späten 17. Jahrhundert im Zeitraum von etwa 50 Jahren in beinahe allen Fürstentümern Fayencemanufakturen nach dem Vorbild holländischer Betriebe entstanden, entwikkelte sich in Österreich die Fayenceproduktion aus kleinen Töpfereien. Die deutschen Unternehmen von Hanau über Frankfurt, Bayreuth, Dresden, Berlin, Kiel, Proskau usw. waren straff organisiert, von hoher Arbeitsteilung gekennzeichnet und umsatzorientiert. Auf Messen in Frankfurt am Main und Leipzig wurden Fayencen verhandelt, später auch Porzellan. Diese Unternehmungen betrieben in gewisser Weise Grundlagenforschung und suchten bewußt Absatzmärkte, konkurrierten untereinander, markten ihre Erzeugnisse, um sie zu schützen, fälschten Marken, um den Absatz zu erweitern und den Umsatz zu erhöhen. Nicht durch Zufall gelang die Erfindung des roten

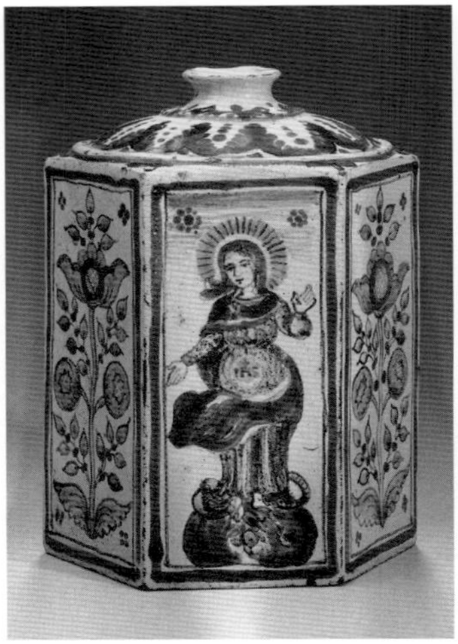

133a

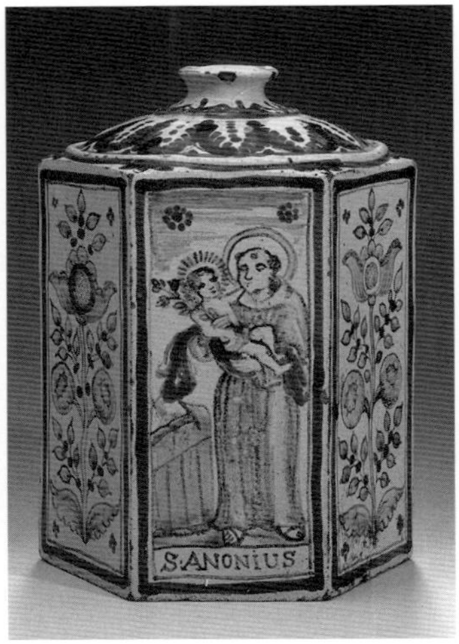

133b

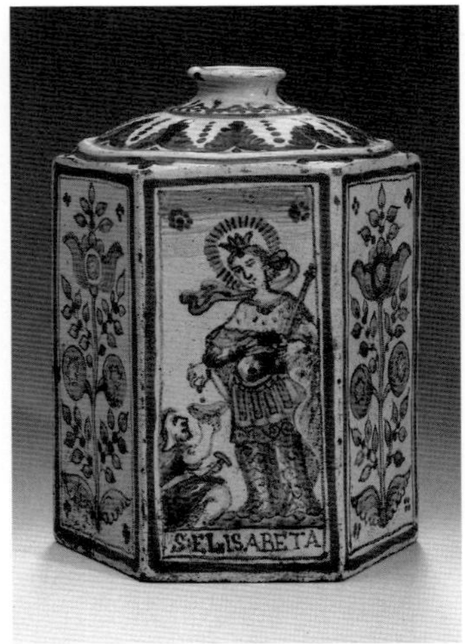

133c

Steinzeugs und europäischen Porzellans in Dresden einem Manne, der gleichzeitig eine Fayencemanufaktur und eine Spiegelschleife leitete. Ganz anders verlief die Entwicklung in Österreich. Hier betrieben einfache Töpfereien auf der Grundlage »ehrwürdigen Handwerks« bei sehr geringer Arbeitsteilung eine einfache werkstattorientierte Produktion von Fayencegeschirr. Der Absatz war in der Regel ausgerichtet auf die eigene Stadt und deren nächste Umgebung, allenfalls noch nach dem grenznahen Oberbayern. In Österreich bestand damit auch keine Notwendigkeit, die Erzeugnisse zu marken und zu signieren. Das erschwert sowohl die Herkunftsbestimmung nach Orten als auch die Händescheidung innerhalb der zahlreichen Töpferorte in Oberösterreich, Niederösterreich, Burgenland, Steiermark, Tirol und Salzburg.

Der mit reicher Ornamentik in Scharffeuerfarben bemalte Birnkrug (Inv.-Nr. 25 046) zeigt auf der Schauseite ein von Blüten und Rollwerk gerahmtes Bildfeld mit der Darstellung einer betenden Heiligen mit Nimbus. Die äußere Bemalung des Dekors ist gewissenhaft, aber nicht mit ganz lockerer Hand ausgeführt, so daß angenommen werden darf, die Bemalung sei von zwei verschiedenen Malern ausgeführt worden. Vielleicht ging auch in manchen kleineren österreichischen Werkstätten die Arbeitsteilung so weit, daß man einen Maler für das Ornament einsetzte und einen anderen für die anspruchsvollere Figurenmalerei. Für das »K« findet man in Hermann Langers grundlegendem Buch »Österreichische Fayencen« den Namen Antonius Kmell, der 1781 als Geselle (Maler?) in der Salzburger Werkstatt Pisotti d.Ä. nachgewiesen werden konnte (Langer 1988, S. 29ff.). Der zweite Birnkrug (Inv.-Nr. 25 970), anders im Dekor – hier wird die Bildkartusche gerahmt von einer Blütenborte mit Blättern sowie großzügig angelegten Spiralornamenten –, zeigt in der Kartusche den Heiland mit einer strahlenden Gloriole auf einer Wolke stehend. Auch bei diesem Krug haben vermutlich zwei Maler gearbeitet. R.R.

133 Sechskantige Flasche

Gmunden, Mitte 18. Jahrhundert.
Fayence, sandfarbener Scherben, weiße Glasur mit Scharffeuerbemalung in Blau, Gelb, Grün und Mangan, ungemarkt.
Auf zwei Seiten beschriftet: »S · ANTONIUS« und »S · ELISABETA«.
Höhe 17,5 cm.
1878 Ankauf von A. Erichsohn, Dresden, für 30 Mark.
Inv.-Nr. 6 573.

Die Felder der sechsseitigen fußlosen Flasche mit enger, eingekehlter Öffnung sind alternierend mit je einer Heiligenfigur und Blumenstaudendekor bemalt. Dargestellt sind die Maria auf der Himmelskugel, der Heilige Antonius mit dem kleinen Christkind im Arm und die bekrönte Heilige Elisabeth Almosen verteilend. Auf dem leicht gewölbten Bauch der Maria stehen die Buchstaben »I H S« (für Jesus – Heiland – Seligmacher) als Hinweis, daß Maria die Gottesmutter ist. Die Flasche trägt keine Signatur, ist jedoch in der Art bemalt wie ein 1757 datierter Kelch, der dem Gmundener Weißhafner Simon Pesendorfer (1727 bis 1757) zugeschrieben wird (Langer 1988, S. 50). Natürlich ist das eine

Vermutung mit einem großen Fragezeichen, denn die Zuschreibung dieser Flasche an eine bestimmte Werkstatt oder gar die Verbindung mit einem konkreten Namen ist schwierig. Im Gegensatz zu Salzburg, wo immer nur eine Weißtöpferei tätig war, gab es in Gmunden mehrere gleichzeitig arbeitende Fayencetöpfereien. R.R.

Lit.: Langer 1988, S. 50, Kat.-Nr. 137, S. 181 und Abb. S. 73.

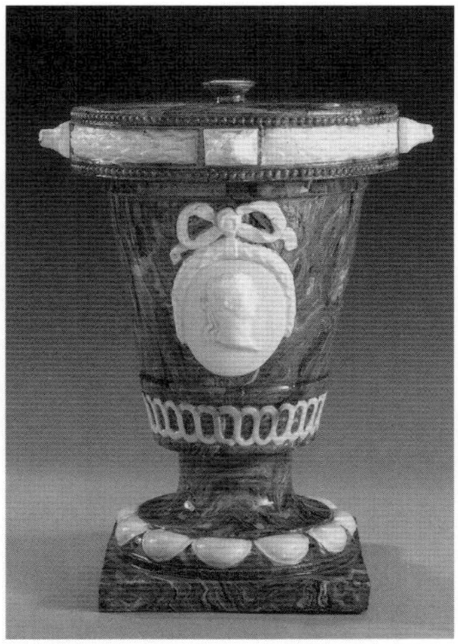

134

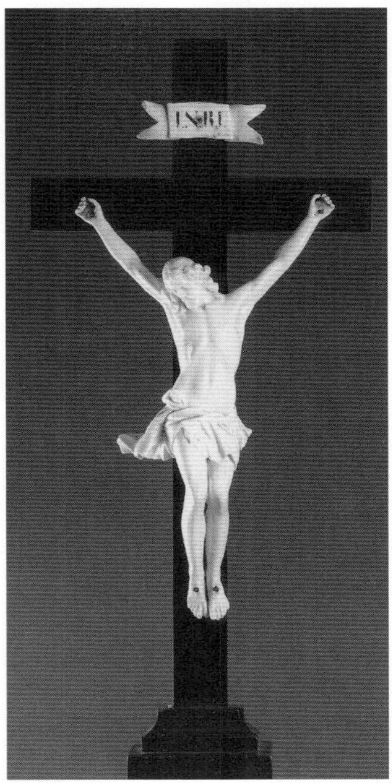

135

134 Deckelgefäß
Hubertusburg, 1780/90.
Marmoriertes Steingut mit Reliefdekor.
Höhe 23,0 cm.
1906 Ankauf aus dem Nachlaß des Dresdener Porzellansammlers Dr. Spitzner für 60 Mark.
Inv.-Nr. 27 955.

Auf dem europäischen Kontinent versuchten im ausgehenden 18. Jahrhundert zahlreiche keramische Betriebe, die neuen, vom Klassizismus geprägten Steingutwaren des Engländers Josiah Wedgwood (1730 bis 1795) nachzuahmen. In Burslem, später in Etruria (Staffordshire) stellte Wedgwood diese keramische Gattung neben anderen Waren wie Black-Basalt-Steinzeug, Jasperware oder Achatware etwa seit 1770 her und belieferte damit beinahe ganz Europa. Das marmorierte Steingutgefäß aus Hubertusburg lehnt sich eng an die sogenannte Achatware an, mit der die Wedgwood-Manufaktur natürliche Steine wie Achat, Granit oder Marmor imitierte, indem verschieden gefärbte Tonmassen miteinander vermischt wurden. Die Königlich Sächsische Steingutfabrik Hubertusburg ging aus der 1770 von Johann Samuel Friedrich Tännich gegründeten Fayencemanufaktur hervor. Unter der Oberleitung von Camillo Graf Marcolini (1739–1814) produzierte der Betrieb seit 1776 Steingut. Damit gehört die sächsische Fabrik neben Rendsburg, Kassel, Magdeburg, Rheinsberg und Proskau zu den frühesten Steingutproduzenten in Deutschland. Die meisten Steinguterzeugnisse waren weiß, oftmals mit Kupferdruckdekor, ebenfalls eine englische Erfindung, ausgeziert. Manchmal erhielten die Geschirre auch einen farbigen Lack- oder Firnisanstrich und stellten so als Siderolith ein Surrogat des englischen Black-Basalts oder des sogenannten Rosso-antico dar. Zu den Kriegsverlusten des Kunstgewerbemuseums gehört unter anderem eine weiße Hubertusburger Steingutkanne mit Maskarons in ägyptisierenden Spitzovalen (Inv.-Nr. 22 799: Berling 1891, S. 25). Diese Kanne und die dazugehörigen Serviceteile sind zum Beispiel ebenfalls in Siderolith ausgeführt worden (Inv.-Nr. 48 292-48 294: Richter 1987a, S.31ff.).
Nach mehrmaligem Besitzerwechsel stellte der Hubertusburger Betrieb 1848 seine Produktion ein. Das ungemarkte Deckelgefäß mit den elfenbeinfarbenen, von Schleifen und Festons umrahmten Reliefbüsten galt lange für ein Kasseler Erzeugnis, obwohl es bereits 1921 durch Gustav E. Pazaureks »Steingut. Formgebung und Geschichte« (Pazaurek 1921) als ein Hubertusburger Erzeugnis erkannt und publiziert worden war. Außerdem bestehen die marmorierten Gefäße aus der Kasseler Steingutfabrik von Simon Heinrich Steitz aus einer ganz anders zusammengesetzten Massemischung, wie schon ein einfacher Vergleich offenbart. R.R.

Lit.: Berling 1891, S. 25, Abb. Tafel II; Pazaurek 1921, Abb. Taf. 19; Richter 1987a, S. 31ff. mit Abb.; Meisterwerke 1996, S. 106, Kat.-Nr. 64 mit Abb.

135 Kruzifix
Hubertusburg,
Ende 18. Jahrhundert.
Steingut, weißer Scherben, transparente Bleiglasur; Montierung auf Ebenholzkreuz. Der ehemals am Fuß des Kreuzes befindliche Totenschädel ging verloren.
Höhe der Figur 32,0 cm.
1891 Geschenk des katholischen Pfarrhauses zu Hubertusburg.
Inv.-Nr. 24 026.

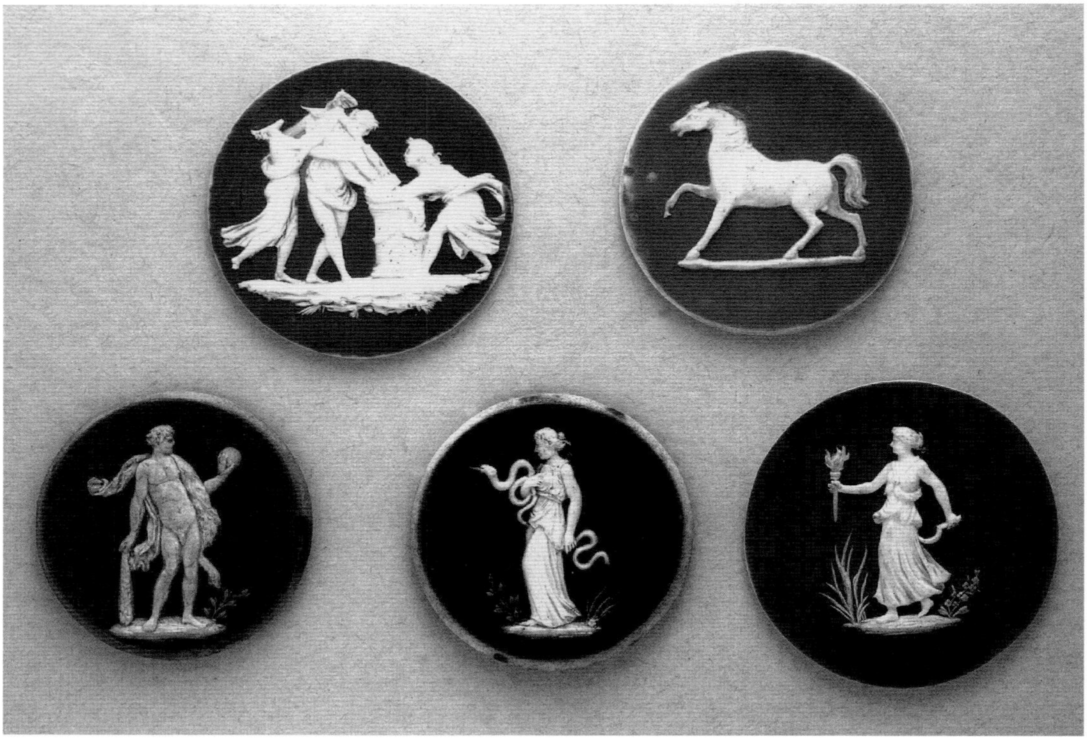

136

Eines der Verdienste Karl Berlings, das bisher kaum gewürdigt wurde, war seine frühe, bereits 1891 erschienene Publikation »Die Fayence- und Steingutfabrik Hubertusburg. Ein Beitrag zur Geschichte der sächsischen Keramik«. Als »Nestor« der Steingutgeschichte gilt nach wie vor Gustav E. Pazaurek, der sein Werk zur Geschichte des europäischen Steingutes »Steingut – Formgebung und Geschichte« erst dreißig Jahre später geschrieben hatte. In seinem Führer schreibt Berling unter anderem: »Von den Steingutarbeiten Deutschlands sind diejenigen von Hubertusburg, der leistungsfähigsten Fabrik aus früherer Zeit, besonders reich und gut vertreten. Die hier im Jahre 1770 gegründete Fayencefabrik hatte man 1776 in eine Steingutfabrik umgewandelt und dann bis 1835 eine grosse Anzahl einfacher Arbeiten geschaffen (Von 1776–1835 in Kurfürstl. bez. Königl. Sächs. Besitz, dann bis 1848 in Privathänden.). Als besonders gelungen mögen in Schrank 6 ... zwei Vasen in Fach 3 und dann das vortrefflich modellierte Kruzifix im Renaissancezimmer erwähnt werden« (Berling 1895, S. 25). Im Hinblick auf andere frühe Steingutfabriken in Deutschland wie Rendsburg, Kassel oder Magdeburg muß Berlings Meinung, Hubertusburg sei die leistungsfähigste Fabrik gewesen, indes relativiert werden. Gleichwohl sind sein frühes Verständnis für das Steingut und seine Schilderungen lackierter, gefirnister und bronzierter Keramik, sogenannter Siderolithware, als verdienstvoll zu bezeichnen. Bereits auf Seite 5 in seinem Führer von 1895 geht er auf dieses Thema »der Vollständigkeit wegen« ein. Auch in Hubertusburg wurden bereits zu Beginn des 19. Jahrhunderts Siderolithwaren hergestellt, unter anderem diese Christusfigur auch als bronzierte Ausführung. R.R.

Lit.: Berling 1891, S. 25, Abb. Tafel IV; Berling 1895, S. 46; Richter 1988, S. 87, Kat.-Nr. 151, mit Abb.

136 Fünf Medaillons

Wedgwood-Manufaktur, Etruria, Staffordshire, Ende 18. Jahrhundert.
Jasper-Ware in Blau-Weiß.
Durchmesser zwischen 3,4 und 3,8 cm.
1896 Ankauf von R. Wagner, Berlin, für je 4,20 Mark.
Inv.-Nr. 25 657, 25 658, 25 659, 25 660, 25 661.

Neben dem Black-Basalt gehört die Jasper-Ware zu den bedeutendsten und originellsten Erfindungen, die Josiah Wedgwood (1730–1795) im Bereich der Keramik gelungen sind. Nach langen Versuchen war die Entwicklung am Jahresende 1774 abgeschlossen, und Wedgwood konnte an seinen Freund und späteren Geschäftspartner Thomas Bentley (1730–1780) schreiben: »Auch den blauen Scherben kann ich jetzt in fast jeder Schattierung herstellen, und ich habe ein schönes Meergrün und verschiedene andere Hintergründe für Kameen, Gemmen usw.« Jasper-Ware ist ein Feinsteinzeug, das in der Masse gefärbt ist. Auf einem hellen, in der Regel blauen, hellblauen oder olivgrünen Hintergrund werden meist weiße Reliefs aufmodelliert. Die häufigste, weil beliebteste Farbkombination war Blau-Weiß. Die kleinen zweifarbigen Bildplaketten waren zu ihrer Entstehungszeit hochmodern, erinnerten sie doch an antike Gemmen, die nach den Ausgrabungen von Herkulaneum und Pompeji ungemein beliebt und populär waren. Steingutfabriken und berühmte Porzellanmanufakturen versuchten in verschiedener Weise Wedgwoods Jasper-Ware zu imitieren. Anfangs stellte die Wedgwood-Manufaktur diese Bildplaketten für Möbel, Kamine und Schmuckgegenstände her, später wurden auch Gefäße damit dekoriert. Als Designer und Modelleure dafür beschäftigte Wedgwood berühmte Künstler wie George Stubbs (1724–1806), James Tassie (1735–1799) und John Flaxman (1755–1826). R.R.

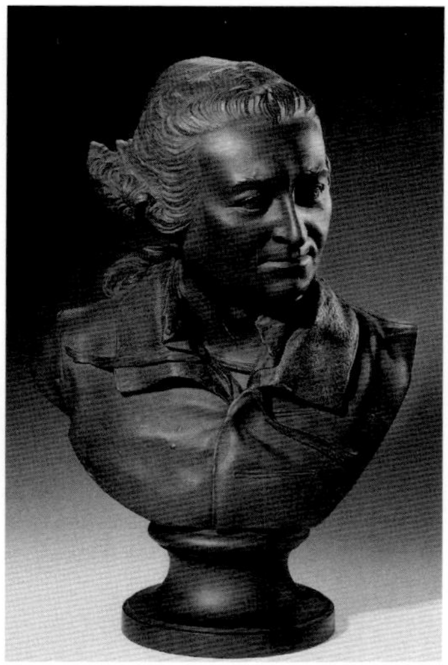

137

137 Büste des Schauspielers David Garrick

Modell: Joseph Nellekens (?), 1760.
Modelleur: William Hackwood.
Ausführung: Wedgwood & Bentley, Etruria, Staffordshire in England, 1779/80.
Preßstempel auf der Unterseite und am Fuß: »Wedgwood & Bentley« und »Garrick«.
Black-Basalt-Steinzeug.
Höhe 48,0 cm.
1906 Ankauf aus der Dresdener Kunsthandlung Salomon für 500 Mark.
Inv.-Nr. 28 520.

Der englische Schauspieler und Dramatiker David Garrick (1717–1779) war berühmt wegen seiner ungekünstelten und natürlichen Darstellungen von Shakespeare-Charakteren. Besonders trat er hervor mit seiner Interpretation Hamlets. Auch als Theaterdirektor und Dramatiker leistete er Vorzügliches. Die fast lebensgroße Porträtplastik zeigt den prüfenden und zuhörenden Schauspieler, der sensibel auf seine Umwelt reagiert. Unkonventionell gekleidet, mit offenem Hemdkragen zeigt sich Garrick als ein willensstarker und aktiver Mensch, der um die Höhen und Tiefen des menschlichen Daseins wußte. Schwarz entsprach dem Zeitgeschmack des Klassizismus und wandte sich bewußt gegen die überbetonte Farbigkeit des Rokoko.

Der englische Keramiker Josiah Wedgwood (1730–1795) war mit seinen vielen neuen Keramiksorten auch außerhalb Englands berühmt geworden. Im Jahre 1768 entwickelte er mit einer durch Mangan und Eisen schwarz gefärbten, steinzeugartig harten und dichten Masse die Basalt-Ware. Mit dieser auch »Egyptian Black« genannten Ware ließen sich mit großer Präzision nicht nur dünnwandiges Geschirr, sondern auch Plaketten und Plastiken herstellen. Der Name erklärte sich aus der Ähnlichkeit mit vulkanischem Basaltgestein und steht im Zusammenhang mit englischen Ausgrabungen antiker Vasen.

Laut archivalischen Aufzeichnungen in den Akten der Wedgwood-Firmen wurde die Garrick-Plastik stets gemeinsam mit einer Shakespeare-Büste angeboten. Das Modell für Garrick soll der Bildhauer Joseph Nellekens im Jahre 1769 geschaffen haben. Eine gleiche Büste wurde 1879 in einer Ausstellung in Liverpool gezeigt (Liverpool Art Club Exibition, Ausstellungskatalog 1879. S. 141, Nr. 1121). G.H.

Lit.: Haase-Messner/Reinheckel 1973, Kat. Nr. F 22 mit Abb.; Kunsthandwerk Mittelalter bis Gegenwart 1983, Kat.-Nr. 54 mit Abb.; Richter 1995b, S. 126ff. mit Abb.

Majolika

Majolika ist die ältere Bezeichnung für Fayence, also für eine keramische Gattung, die nach dem ersten Brand, dem sogenannten Schrühbrand, eine deckende und dichtende Zinnoxidglasur. Wir kennen drei Versionen für die Ableitung des Namens: von Mallorca, der Insel im Mittelmeer, von welcher im Mittelalter die spanischen Fayencen nach Italien und in andere Länder gelangten, von Malaga als einem Entstehungsort dieser Keramik oder von dem Genueser Handelsgeschlecht Majolo, das unter anderem auch mit Keramik handelte. Seit dem 14. Jahrhundert bezeichnete man die spanischen Lüsterwaren als Majolika und übertrug den Namen auf zinnglasierte Erzeugnisse, die seit der Mitte des 15. Jahrhunderts auch in Italien selbst produziert wurden. Die Hersteller der italienischen Fayencen nennen sich bis ins 19. Jahrhundert »maiolicari« und ihre Produkte »maioliche«. Die italienische Majolika erlangte gegen Ende des 15. Jahrhunderts nicht nur technische und künstlerische Vollkommenheit. Auch ihr Ansehen und ihre Wertschätzung stiegen vor der Erfindung des europäischen Porzellans in zunehmendem Maße, und so gingen zum Beispiel in Faenza um 1600 zahlreiche Bestellungen aus fürstlichen Häusern für weiße, mit Wappendekoren versehene, Service ein. Heute besitzt das Dresdener Kunstgewerbemuseum einen großen Teil eines Services mit dem sächsischen Gesamtwappen, das dem Kurfürsten von Sachsen Johann Georg I. (reg. 1611–1656) vor 1619 aus Faenza geliefert worden war. Ein Zeitgenosse Giorgio Vasaris (1511–1574), der Cavaliere Cipriano Piccolpasso (1524–1579), begriff die Majolika als einen Mikrokosmos, und er äußerte sich Mitte des 16. Jahrhunderts bewundernd darüber: »Alle Dinge, die der große Gott in dieser Welt geschaffen hat, so klein und unscheinbar sie auch sein mögen, haben dennoch ihren eigenen, eigentümlichen Wert. Wenn jemand ihre Macht erforschen und untersuchen würde, so würde er ungeahnte Dinge entdecken, so wie der, welcher die Farbkompositionen für die Majolikamalerei zusammenfügte, aus welcher Kombination die größte Schönheit der Kunst sich herleitet ...« (Hausmann 1972, S. 352f.). Zu den bedeutendsten Zentren der Majolikaproduktion in Italien gehörten unter anderem Faenza, Florenz, Deruta, Gubbio, Castel Durante, Urbino und Castelli. Die spanischen Majoliken unterscheiden sich von den italienischen Keramiken im wesentlichen durch die von den Mauren übernommene Gold- und Kupferlüsterglasur. Zentren dieser Majoliken waren Valencia und das nahe gelegene Manises. Es ist erstaunlich, daß Karl Berling den italienischen Majo-

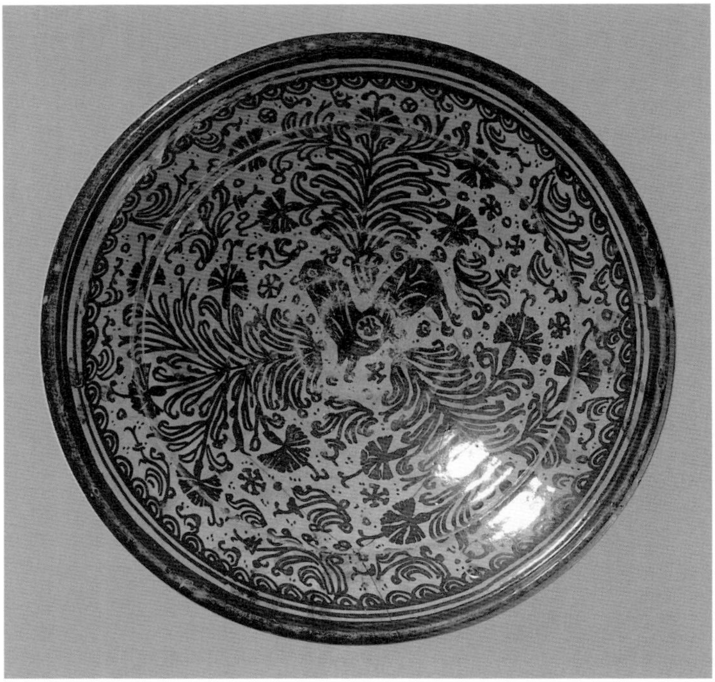

138

liken weniger Liebe entgegenbrachte und zu hohe Ankaufskosten vorgab, wenn er in seinem Führer von 1895 dazu bemerkt: »Im Übrigen sind die italienischen Fayencen, weil ihr Nutzen als Vorbilder nicht im richtigen Verhältnis zu den grossen Anschaffungssummen steht, in der Sammlung nicht zahlreich vertreten« (Karl Berling 1895, S. 25). R.R.

138 Schüssel

Manises oder Valencia, 2. Hälfte 17. Jahrhundert.
Majolika, grauer Scherben mit gelblichweißer Zinnoxidglasur, Bemalung mit einer stark glänzenden kupferroten, purpurn irisierenden Lüsterglasur; mehrfach gesprungen, an der Unterseite mit alten Eisenklammern zusammengehalten; Sprünge teilweise neu gekittet.
Durchmesser 35,5 cm.
1877 Ankauf von Herrn Th. Lorenz, Dresden, für 32 Mark.
Inv.-Nr. 4 542.

Die stark gemuldete Schüssel ist auf der Vorderseite üppig über die gesamte Fläche bemalt. Im Zentrum steht ein Hahn, von Nelken umgeben. Den Rand bildet ein Doppelkreis. Ein Vergleich mit einem Teller aus dem Kunstgewerbemuseum Berlin, der auf ganz ähnliche Weise dekoriert ist, ergibt den Hinweis auf Valencia, denn: »Der Goldlüster Valencias beginnt sich in der 2. Hälfte des 16. Jahrhunderts zu röten und wandelt sich dann im 17. Jahrhundert zu einem glänzenden, kaum noch changierenden Kupferton« (Hausmann 1972, S. 32, Kat.-Nr. 11, Abb. S. 33). Karl Berling schreibt in seinem Museumsführer von 1895 im Vergleich mit alten persischen Lüsterfayencen folgendes über die spanischen Keramiken: »Mit der Ausbreitung der Lehre Muhameds war die Kunst der Fayencebereitung ... nach Sicilien und Spanien gedrungen. ... Beide (die sizilianischen und spanischen, R.R.) haben mit den ältesten Fayencen Persiens den eigenen, prächtig wirkenden goldfarbigen Metallschimmer gemeinsam, sie zeigen aber einen bei weitem geringeren Reichtum im Ornament und in den Farben als die späteren persischen Arbeiten. Flache Schalen und Vasen, die manchmal eine recht phantastische Gestalt erhalten haben, sind vor allem, die uns hier entgegen treten. Drei solcher Schalen, von denen die eine ausser Goldschimmer noch Blau zeigt, sind in der Mitte der nördlichen Wand angebracht« (Berling 1895, S. 16f.). R.R.

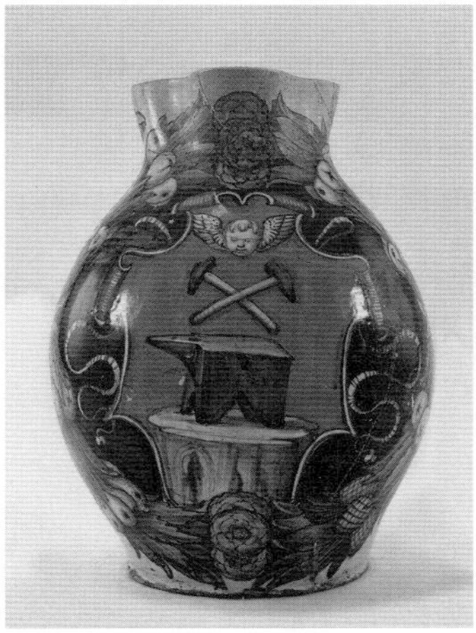

139a

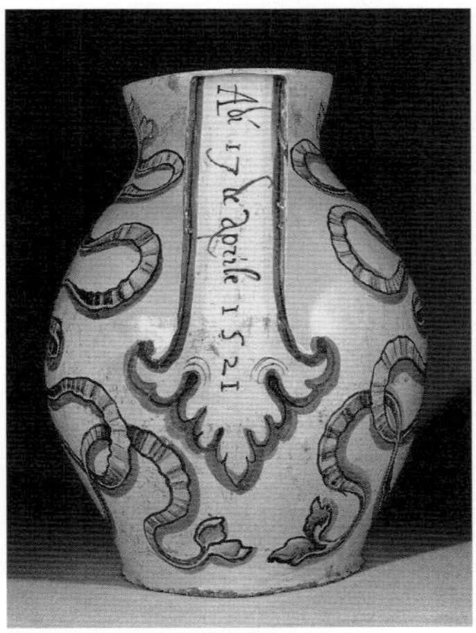

139b

139 Zunftkanne der Schmiede

Castel Durante, 1521.
Inschrift am Rücken des Bandhenkels: »A^{di} 17de aprile 1521«.
Majolika, sandfarbener Scherben, weiße Zinnoxidglasur, Bemalung in Gelb, Blau, Grün, Ocker und Mangan.
Höhe 37,1 cm.
1876 Ankauf vom Münchener Antiquar und Hoflieferanten A. S. Drey für 200 Mark.
Inv.-Nr. 2 810.

Das große bauchige, aus der Kugel entwickelte Gefäß erhebt sich über einen nur ganz leicht abgesetzten Standring. Zum ausladenden Hals verengt es sich wieder, um dann in eine weite gekniffene Kleeblattöffnung zu münden. Auf dem breiten Bandhenkel steht die Jahreszahl 1521. Auf der Schauseite in einer Rollwerkkartusche steht auf einem Baumstumpf ein Amboß mit darüber gekreuzten Hämmern. Die Kartusche wird oben abgeschlossen mit einem geflügelten Engelsköpfchen. Um die Wandung ist ein breiter Blatt- und Früchtekranz herumgeführt. Ähnliche bauchige Kannen mit gekniffenen Öffnungen, aber mit figürlichen Darstellungen, befinden sich zum Beispiel im Herzog Anton Ulrich Museum Braunschweig (Lessmann 1979, S. 142ff.). R.R.

Lit.: Gotik und Renaissance 1981, S. 133, Kat.-Nr. 146 mit Abb.

140 Apothekengefäß

Faenza, 1. Hälfte 16. Jahrhundert.
Majolika, sandfarbener Scherben mit opaker Zinnoxidglasur und Bemalung in Blau, Gelb, Orange, Grün und Weiß; Risse am Mündungsrand und Abstoßungen am Fuß.
Höhe 31,1 cm.
1877 Ankauf vom Dresdener Antiquar Bosin für 300 Mark.
Inv.-Nr. 4 389.

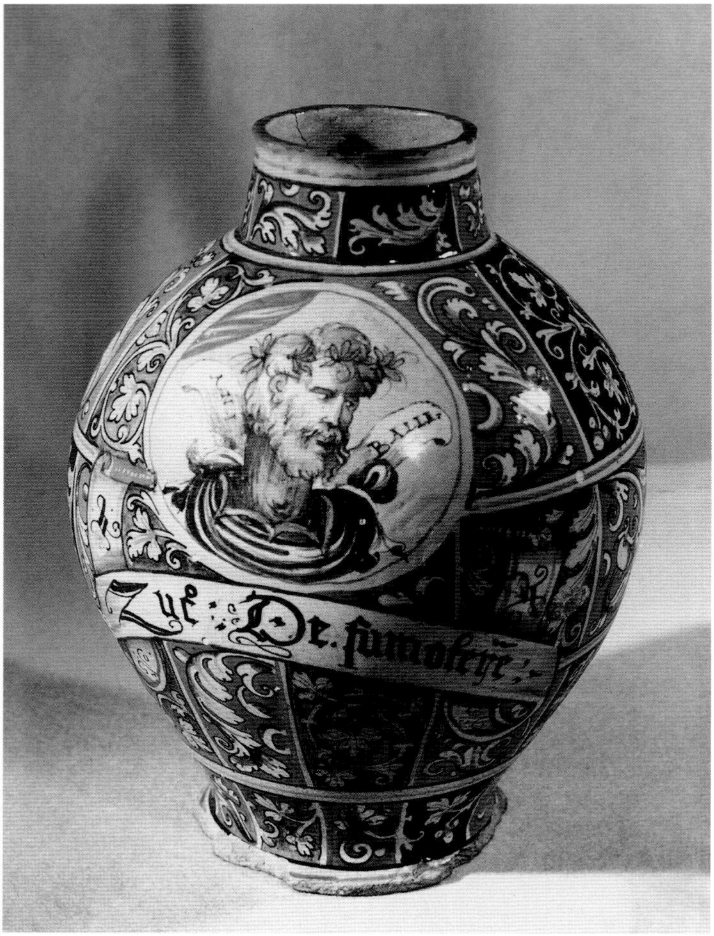

140

Auf einem eingezogenen Fuß mit abgesetztem Standring erhebt sich der eiförmige Körper mit kurzem, leicht konischem Hals. Durch aufgemalte horizontale und vertikale Linien wurde die Oberfläche in unregelmäßige viereckige Felder, die mit Akanthusranken gefüllt sind, aufgeteilt. Auf der Schauseite befindet sich ein Medaillon mit dem Brustbild des antiken Feldherrn Hannibal. Darunter steht auf einem Spruchband: »Zuc^{o}: De. Fumofere«, als Hinweis auf den Inhalt, für die das Gefäß geschaffen wurde. Es handelte sich dabei um eine flüssige Arznei, die Fumaria enthielt. Fumaria ist eine in Asien und Europa heimische Pflanze, die schon in der Antike zu verschiedenen Heilzwecken verwendet wurde. Der Name wird auf das lateinische Wort fumus (Rauch) zurückgeführt, da der in der Heilkunde verwendete Saft der Fumaria wie Rauch die Tränendrüsen reizt (Wasilewski 1991, S. 84ff.). Ähnliche, ältere Apothekengefäße aus Faenza sind im Berliner Kunstgewerbemuseum zu finden (Hausmann 1972, S. 141f., Kat.-Nr. 105-107 mit Abb.), etwas jüngere sind von Pierre-Alain Mariaux abgebildet und beschrieben in »La Majolique« (Mariaux 1997, S. 87ff., Kat.-Nr. 55 mit Abb.). R.R.

141 Relief mit Darstellung der Muttergottes mit Kind

Deruta, 1. Hälfte 17. Jahrhundert.
Majolika, sandfarbener Scherben, opake Zinnoxidglasur in Grün, Blau, Graublau, Gelb, Ocker, Mangan und Weiß.
44,5 x 38,3 cm.
1880 Ankauf vom Dresdener Antiquar M. Salomon für 300 Mark.
Inv.-Nr. 10 486.

In einem Rahmen mit aufgemalten, stilisierten Rosetten ist Maria mit dem Christusknaben auf dem Schoß vor einem Vorhang als Hochrelief dargestellt. Auf der linken Seite ermöglicht ein Fensterausschnitt in typischer Renaissancemanier einen Durchblick auf eine bergige Landschaft mit Burgenarchitektur. Die Darstellung der Heiligen Jungfrau mit Kind gehört zu einer Reihe von Majolikareliefs, die in Deruta wohl sehr zahlreich in leicht abgewandelter Form hergestellt wurden. Als Vorlage diente ein Renaissancerelief aus Marmor, das Benedetto da Maiano (1442–1497) zugeschrieben wird und das sich heute in der Blumenthal Collection in New York befindet. Ob das Marmorrelief Maianos, über dessen ehemaligen Standort im 17. Jahrhundert nichts bekannt ist, direkt als Vorbild für die Derutaer Majoliken diente oder ob der Weg über eine Abformumg in Terrakotta oder Stuck ging, läßt sich nicht nachweisen. Ähnliche Reliefs dieses Typs gibt es zum Beispiel im Fitzwilliam Museum Cambridge und im Bowes Museum Barnard Castle, letzteres 1633 datiert (European Pottery 1986, Nr. A.5, S. 12, Abb. S. 9). Eine weitere später entstandene Platte aus Schweizer Besitz bildete Pierre-Alain Mariaux in seinem Buch »La Majolique« ab (Mariaux 1997, S. 112, Kat.-Nr. 76 mit Abb.). R.R.

Lit.: Gotik und Renaissance 1981, S.140, Kat.-Nr. 157 mit Abb.

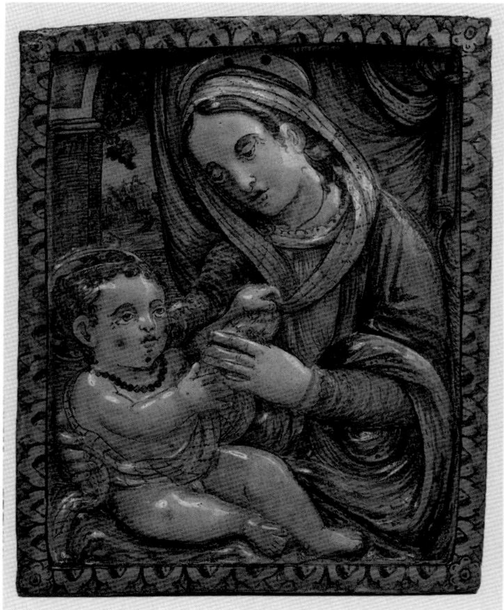

141

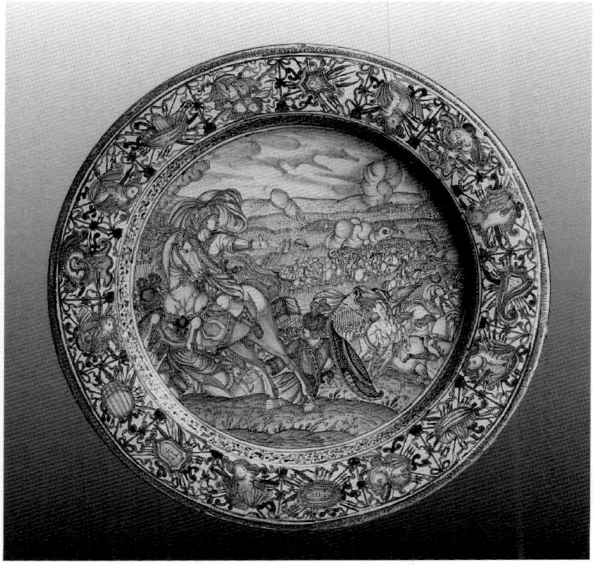

142

142 Platte mit Kriegsszene
Art des Antonio Lolli, Castelli,
1. Hälfte 17. Jahrhundert.
Majolika, sandfarbener Scherben,
opake weiß-graue Zinnoxidglasur,
Bemalung in Gelb, Blau, Grün,
Ocker und Mangan.
Durchmesser 39,4 cm.
1880 Ankauf vom Salzburger Hofantiquar A. Pollack für 32 Mark.
Inv.-Nr. 10 582.

Die große flache Platte mit kurzem, steil ansteigendem Steigbord und breiter Fahne zeigt im Spiegel eine antike Schlachtenszene. Im Vordergrund flieht ein den Rückzug ordnender König zu Pferde in orientalischer Kleidung mit Kronenturban. Im Mittelgrund sind kriegerische Scharen und im Hintergrund befestigte Heerlager mit aufsteigenden Rauchwolken zu sehen. Auf dem schmalen Streifen des Steigbords sind auf gelbem Untergrund Arabesken in Manganbraun, den breiten Rand der Fahne zieren drei sich wiederholende Trophäen.
In dem altehrwürdigen Töpferort Castelli erfuhr im 17. und beginnenden 18. Jahrhundert die Majolikaherstellung eine letzte große Blüte. Dadurch wurde die kleine Stadt am Nordhang des Gran Sasso in den Abruzzen, in der bereits im 15. und 16. Jahrhundert Majolika hergestellt wurde, weit über die Grenzen Italiens hinaus in ganz Europa bekannt. Um 1700 soll dort in über dreißig Werkstätten getöpfert worden sein. »Der Aufstieg der Stadt vollzog sich in Stufen: jede Generation wurde vom Hauptmeister übertroffen, bis schließlich im letzten Viertel des (17.) Jahrhunderts der größte Maler sein Werk begann: Carlo Antonio Grue .... (Er) unterwies in der Kunst der Malerei auf Keramik nicht nur seine vier Söhne, sondern auch den hervorragenden Carmine Gentili und die Brüder Cappaletti. Seine Nachfolger trennten sich und gründeten neue Manufakturen in Atri, Teramo, Neapel und Bussi, doch behielten ihre Arbeiten das einheitliche Gepräge...« (Hausmann 1972, S. 353f.). Die Farbskala der Castelli-Majolika ist eng begrenzt. Helle, erdige Töne, manchmal leicht mit Gold gehöht, sind harmonisch zueinander abgestimmt und wirken sehr edel. Die Arbeiten aus dem 17. Jahrhundert weisen Szenen aus christlicher und antiker Mythologie, Hirten, Heilige, aber auch Jagd- und Schlachtenszenen auf. Im 18. Jahrhundert nimmt die Produktion von Bildtafeln mit Landschaftsdarstellungen den breiteren Raum ein. Die bei Berling abgebildete Castelli-Vase aus Zimmer I, Fig. 5 gehört leider zu den Kriegsverlusten (Berling 1895, S. 21), zwei weitere sehr schöne Vasen, von Carmine Gentili (1678–1763) um 1720 bemalt, kamen erst viel später in das Dresdener Kunstgewerbemuseum (Inv.-Nr. 43 567, 43 568: Meisterwerke 1996, S. 50, Kat.-Nr. 25 mit Abb.). R. R.

Lit.: Richter 1995a, S. 328, Kat.-Nr. 415.

143 Vier Fliesen (Azulejos)

Spanien oder Portugal,
16. Jahrhundert.
Irdenware, rötlich-gelber Scherben in Cuerda(Corda)-seca Technik und im Aresta- oder Cuenca-Verfahren transparentfarbig bleiglasiert in Grün, Gelb, Weiß und Blau.
Jeweils etwa 10,0 x 9,5 cm.
1879 Ankauf von Professor F. Krauthe, Mannheim, für je 5 Mark, Inv.-Nr. 8 969 für 20 Mark.
Inv.-Nr. 8 965, 8 966, 8 967 und 8 969.

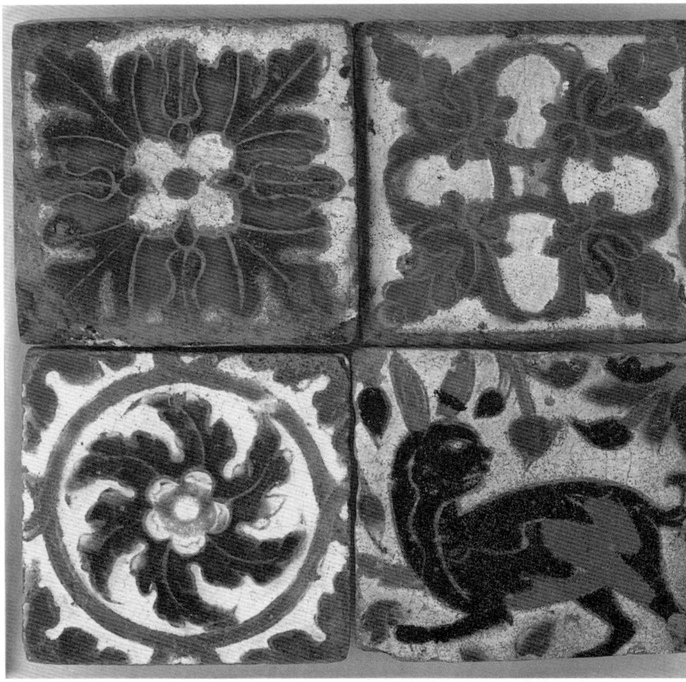

143

Ebenso wie in Spanien hatten die Mauren die frühe Technik der Fliesenherstellung auch im Gebiet des heutigen Portugal eingeführt. Es gibt drei klassische, aus dem Maurischen übernommene Verfahren, um verschiedenfarbige reliefierte Fliesen herzustellen: die Mosaik-, die Cuerda-seca- und die Cuenca-Technik. Im Mosaik-Verfahren werden verschiedenfarbige Stücke, die aus der noch ungebrannten Tonmasse geschnitten und einzeln farbig glasiert wurden, zu einer Fliese mit bestimmtem Muster zusammengesetzt. Diese älteste Verfahrenstechnik ist sehr arbeitsaufwendig. Beim Cuerda-seca-Verfahren werden, um das Ineinanderlaufen der Farben beim Brennen zu verhindern, auf der flachen vorgefertigten Fliese Trennungslinien in Form von kleinen Stegen aufgebracht. Diese Trennungslinien bestehen aus einer schwer schmelzbaren manganhaltigen Mischung. Im dritten Verfahren, der Cuenca-Technik, werden mit Stempeln Formen in die noch weiche Tonmasse gepreßt, die anschließend mit eingefärbten Glasuren ausgefüllt und dann gebrannt werden. » Auch in Spanien haben bei der Wandverkleidung die Fayencefliesen eine große Rolle gespielt. Diese Azulejos (wie sie hier genannt werden) zeigen in den seltensten Fällen Metallschimmer. Bei ihnen ist vielmehr eine ganz eigenartige schwierige Technik zur Anwendung gebracht worden, die mit der des Grubenemails viel Ähnlichkeit hat. Das meist einfache geometrische Muster ist vertieft hineingepresst, so dass zwischen den einzelnen Formen Stege stehen bleiben, welche das Zusammenlaufen der verschiedenen Farben … beim Aufschmelzen verhindern« (Berling 1895, S. 17). R.R.

144 Fünf Fliesen

Holland, Amsterdam (?), vor 1600.
Fayence, sandfarbener Scherben, opake Zinnoxidglasur, Bemalung in Gelb, Blau und Grün; in einen Holzrahmen eingefaßt.
Jeweils etwa 13,0 x 13,0 cm.

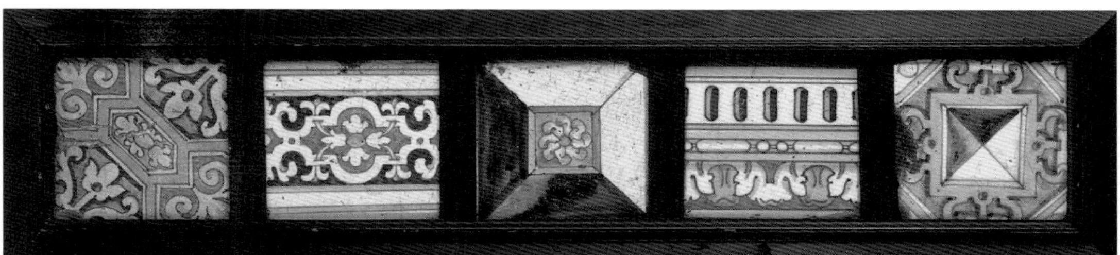

144

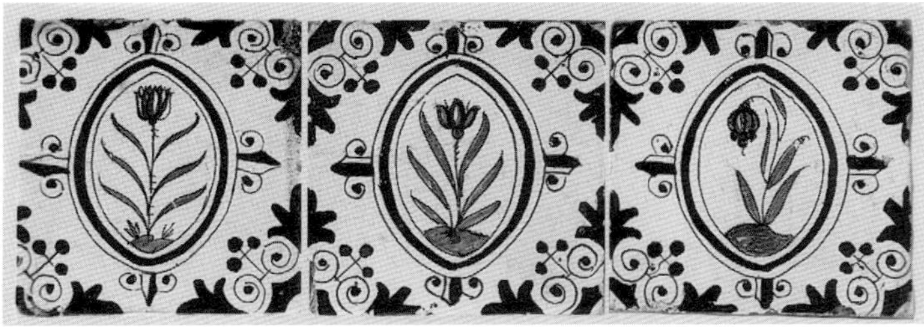

145

1879 Ankauf von Professor F. Krauthe, Mannheim, für je 5 Mark, Inv.-Nr. 8 995 und 8 996 zusammen für 21 Mark.
Inv.-Nr. 8 990, 8 992, 8 995, 8 996, 15 033. Die Fliese mit der Inv.-Nr. 15 033 wurde erst im Jahre 1883 inventarisiert.

Die fünf Fliesen gehören zu den frühesten, die in Holland oder in Flandern hergestellt wurden. Bemalt in den klassischen keramischen Scharffeuerfarben, verraten die Ziermotive noch Renaissanceformen, die man in ihrer plastischen Form auch in der Architektur und an Möbeln findet. Zuweilen trifft man auch auf Ziermotive dieser Zeit, die ihre Vorbilder spanischen Textilmustern entlehnen. R.R.

145 Drei Fliesen mit Blumen in der Mandorla
Holland, Amsterdam (?),
Mitte 17. Jahrhundert.
Fayence, sandfarbener Scherben, opake Zinnoxidglasur, Bemalung in Gelb, Blau und Grün.
13,4 x 13,4 cm.
1877 Ankauf von M. M. van Galen, Amsterdam, zusammen für 20,30 Mark.
Inv.-Nr. 4 517, 4 518, 4 519, 4 520.

Die Fliesen zeigen Blumendarstellungen in einer Mandorla sowie sogenannte Ochsenkopfmotive in ihrer archaischen Form jeweils in den vier Ecken. Im dänischen Museum Tondern befinden sich ähnliche, um 1640 datierte Fliesen mit Blumendarstellungen im Doppelkreis und chinesischen Mäander-Eckmotiven (Fliesen 1964, S. 154f.).
»Ausser den ... Gefässen waren es in Delft auch noch Fliesen, welche bei der Fayencebereitung in Betracht kamen. Zunächst dienten dieselben wohl nur dazu, Teile der Wand und des Fussbodens vor der ausstrahlenden Wärme der Öfen zu schützen. Dann aber hat man sie zur Auskleidung ganzer Zimmer, Küchen, Fluren u.s.w. verwandt, was sich in den feuchten Marschlanden als besonders praktisch erwies« (Berling 1895, S. 32). R.R.

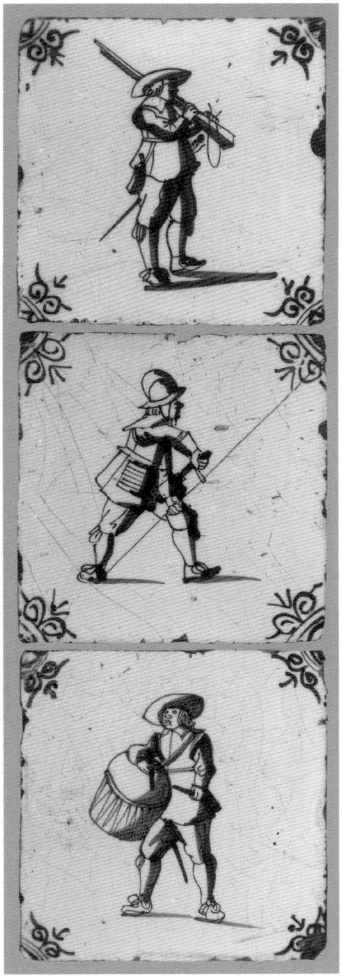

146

146 Drei Fliesen mit Soldatendarstellungen
Holland, Amsterdam,
17. Jahrhundert.
Fayence, sandfarbener Scherben, weiße Zinnoxidglasur, kobaltblaue Bemalung.
12,8 x 12,8 cm.
1878 Ankauf von Herrn Hugo Klein, Dresden, für jeweils 0,20 Mark.
Inv.-Nr. 6 716, 6 718, 6 719.

Die quadratischen Fliesen zeigen Musketiere bei der Waffenübung. Die Eckmotive werden von stilisierten, sogenannten Ochsenköpfen gebildet. Nach der Einführung der soldatischen Exerzierregeln durch Moritz von Oranien (gest. 1625) veröffentlichte der holländische Kupferstecher Guilliam de Gheyn (1. Hälfte 17. Jahrhundert) Stiche mit Darstellungen dieser Regeln, die vielfach als beliebte Vorlagen für die Bemalung von holländischen Fliesen dienten. Ähnliche Fliesen mit abgewandelten Eckmotiven befinden sich in mehreren Museen, unter anderem im dänischen Museum Tondern, das eine überaus große Sammlung niederländischer, meist holländischer Fliesen besitzt (Fliesen 1964, S. 154f. mit Abb.). R.R.

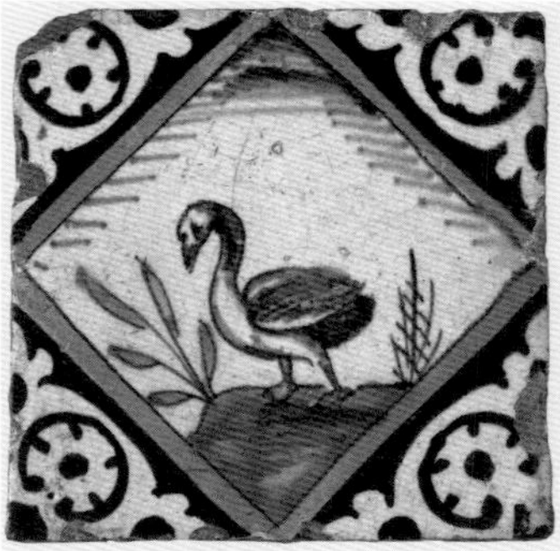

147

147 Fliese
Holland, Amsterdam oder Delft,
1. Viertel 17. Jahrhundert.
Fayence, rötlicher Scherben, opake Zinnoxidglasur, Bemalung in Gelb, Blau und Grün; Beschädigungen an Rändern und zwei Ecken.
13,2 x 13,1 cm.
1879 Ankauf vom Dresdener Antiquar Klein für 1 Mark.
Inv.-Nr. 8 648.

Die quadratische Fliese wurde mit den klassischen Scharffeuerfarben Kobaltoxidblau, Kupferoxidgrün und Antimongelb bemalt. In einem auf der Spitze stehenden Quadrat ist eine laufende Gans in einer Landschaft dargestellt, die vier Ecken sind mit einem archaischen Ochsenkopfmotiv in Reservetechnik, das hier noch an Maureskenornamente erinnert, ausgeziert. Solche Fliesen mit ähnlichen Ornamenten und gleicher Farbigkeit besitzt das Museum Huis Lambert van Meerten in Delft. Gleichartige, etwas später entstandene Fliesen mit Vögeln im Doppelkreis befinden sich im dänischen Museum Tondern (Fliesen 1964, S. 154f. mit Abb.; Kaufmann 1973, S. 120f. mit Abb.). R.R.

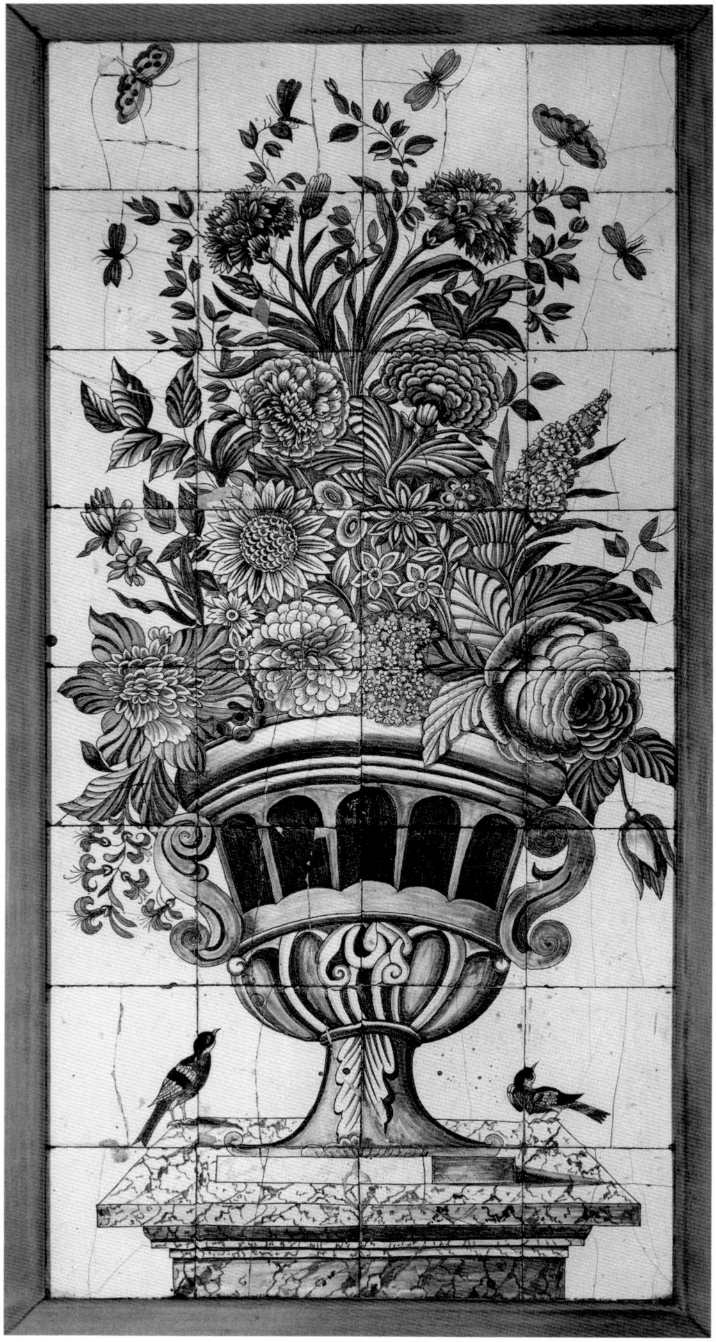

148

148 Fliesentableau
Delft oder Rotterdam, um 1700.
Fayence, heller sandfarbener Scherben, kobaltblaue, antimongelbe und manganviolette Bemalung.
104,0 x 52,0 cm.
1877 Ankauf vom Brüsseler Antiquar Coolz für 96 Mark.
Inv.-Nr. 4 570.

Das aus zweiunddreißig quadratischen Fliesen bestehende Fliesenbild zeigt eine zweihenkelige, üppig gefüllte Blumenvase mit Insekten und Vögeln. Die für große Wandflächen vorgesehene Tableaus lehnen sich an zeitgenössische holländische Tafelbilder an und erfreuten sich bis zum Ende des 18. Jahrhunderts größter Beliebtheit. Auch in Deutschland wurden niederländische Fliesen über die Seehäfen Hamburg, Bremen, Rostock und auf den Binnenwasserstraßen Havel, Elbe und auf Kanälen verhandelt. Berling erwähnt in seinem Führer von 1895 solche Tableaus im alten Kunstgewerbemuseum in Zimmer V neben dem Schrank mit niederländischen Fayencen: »Neben Schrank 8 sind die Fliesen, teilweise in zusammengehörigen Tableaus, untergebracht…« (Berling 1895, S. 3). R.R.

Lit.:. Haase-Messner/Reinheckel 1973. Kat.-Nr. F4, S. 108f. mit Abb.; Kunsthandwerk Mittelalter bis Gegenwart 1988, S. 43, Kat.-Nr. 36 mit Abb.

149 Fliese
Holland, Delft (?),
Mitte 18. Jahrhundert.
Fayence, rötlicher Scherben, opake Zinnoxidglasur, Bemalung in Mangan, Blau und Hellgrün.
13,0 x 13,0 cm.
1881 Ankauf vom Leipziger Antiquar F. F. Jost für 0,25 Mark.
Inv.-Nr. 12 949.

Die Fliese ohne Eckmotive zeigt eine seltene Darstellung einer hängenden Tulpe mit ungewöhnlich eingeknickten, die ganze Fläche ausfüllenden

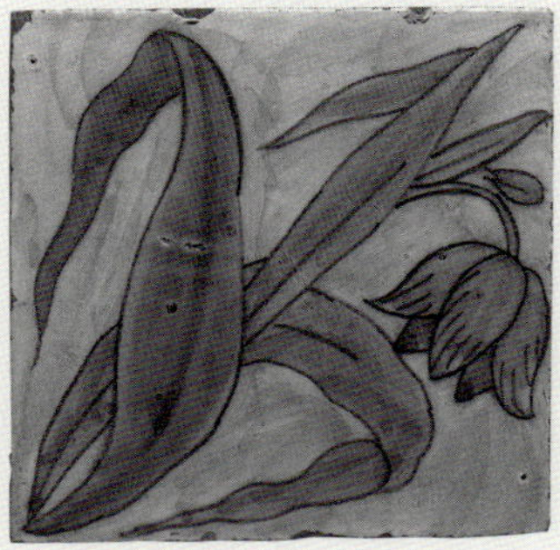

149

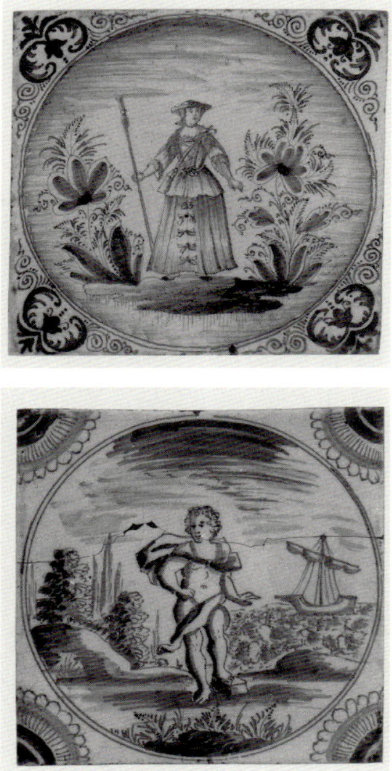

150

Blättern. Im Gartenhaus von Schloß Seußlitz an der Elbe befinden sich mehrere Fliesenbilder und ein Fries mit gleichen Tulpenfliesen, allerdings nicht in situ. Diese Fliesen hatte der ehemalige Besitzer und Kunstsammler Fritz von Harck Anfang des 20. Jahrhunderts dort anbringen lassen. Von den drei Fliesentableaus wurde eines bei Umbauarbeiten während der fünfziger Jahre unseres Jahrhunderts leider zerstört. R.R.

150 Zwei Fliesen
Nürnberg, Mitte 18. Jahrhundert.
Fayence, heller rötlichgelber Scherben, weiße Zinnoxidglasur, kobaltblaue Bemalung; Kratzspuren auf beiden Fliesen, bei Inv.-Nr. 210 Fehlstelle in der Glasur.
19,5 x 19,0 cm (Inv.-Nr. 209);
19,1 x 18,8 cm (Inv.-Nr. 210).
1875 vom Nürnberger Antiquar Rothermundt für 2,57 Mark angekauft.
Inv.-Nr. 209 und 210.

Die annähernd quadratischen Fliesen zeigen im Doppelkreis figürliche Darstellungen. Zwischen stilisierten Blumen steht eine Dame in der Kleidung und Kopfbedeckung aus der Zeit nach 1700. In der Rechten hält sie einen langen Stab, wahrscheinlich bestimmt für ein geselliges Spiel im Freien. Die zweite Fliese zeigt einen nackten Knaben mit wehendem Tuch vor einer Küstenlandschaft mit Segelschiff. Außer dem erwähnten Doppelkreis sind die sorgfältigen Blaumalereien bis hin zu den Eckmotiven für Nürnberger Fayencefliesen charakteristisch. Im Zusammenhang mit Delfter Fayencen erwähnt Karl Berling in seinem Führer von 1895 auch Fliesen und ihre Verwendung in früherer Zeit: »Ausser den erwähnten Gefässen waren es in Delft auch noch Fliesen, welche bei der Fayencebereitung in Betracht kamen. Zunächst dienten dieselben wohl nur dazu, Teile der Wand und des Fussbodens vor der ausstrahlenden Wärme der Öfen zu schützen. Dann aber hat man sie zur Auskleidung ganzer Zimmer, Küchen, Flure u.s.w. verwandt … Von Holland aus hat sich über einen grossen Teil Norddeutschlands diese Sitte ausgebreitet …« (Berling 1895, S. 32). R.R.

Lit.: Stahl 1977, S. 34-36, Abb. S. 174 und S. 176.

BÖTTGERSTEINZEUG UND PORZELLAN

151 Walzenkrug
Meißen, 1. Viertel 18. Jahrhundert.
Böttgersteinzeug, marmoriert;
größere Fehlstelle am Lippenrand,
durch den Zinndeckel verdeckt;
ungemarkte Zinnmontierung.
Am Deckel eingraviert: »J.G.G.«
und »N. 25.«.
Höhe 21,3 cm.
1906 Ankauf vom Dresdener Antiquar P. Weicholdt für 175 Mark.
Inv.-Nr. 28 516.

»Böttgers Steinzeuge, die aus einem aus Okrilla bei Meissen stammenden Thon gefertigt waren, sind jaspisartig und von rotbrauner Farbe, sie sind schwer und besitzen eine ausserordentliche Härte, so dass sie poliert werden konnten. ... Von 1704 an hergestellt, zuerst äusserst beliebt, dann durch das Porzellan mehr und mehr verdrängt, sind sie wohl kaum noch nach 1730 gemacht worden. Trotz der kurzen Zeit kann man in ihrer Entwicklung folgend fünf Perioden unterscheiden: I. Schwärzliches Äussere, entstanden durch unvollkommene Technik. II. Das Äussere ist rotbraun, meist mit chines. Figuren in Relief verziert ... III. Die Verzierungen sind hineingeschliffen und graviert, das Übrige poliert. IV. Anwendung einer aus Thon, Blei, Zinn und anderen Bestandteilen bestehenden Glasur. V. Neben der Glasur noch eine Verzierung in Gold und Silber« (Berling 1895, S. 52f.). Es ist erstaunlich, daß Berling marmoriertem Böttgersteinzeug überhaupt keine Aufmerksamkeit geschenkt hatte. Obwohl der Walzenkrug erst nach Berlings Publikation ins Kunstgewerbemuseum gelangte, dürfte ihm diese sechste Gruppe kaum entgangen sein. Der Walzenkrug aus Böttgersteinzeug stellt ein schönes Beispiel für marmoriertes Böttgersteinzeug dar. Sein besonderer ästhetischer Reiz liegt sowohl in der Marmorierung als auch in der handwerklich hervorragend gearbeiteten Oberflächenpolierung. Die Marmorierung entstand durch das Vermischen von zwei oder mehreren unterschiedlich eingefärbten Tonmassen. Dieses Verfahren wurde etwas später auch für andere keramische Gattungen angewandt. So gibt es in der Grafschaft Staffordshire in England mehrere keramische Betriebe, die diese Technik für Steingutmassen mit transparenter Bleiglasur verwendeten, allen voran die berühmte Wedgwood-Manufaktur in Etruria. R.R.

Lit.: Richter 1996, S. 129 mit Abb.

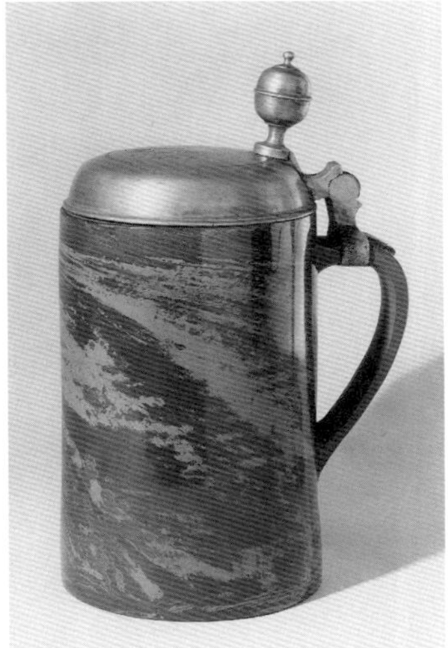

151

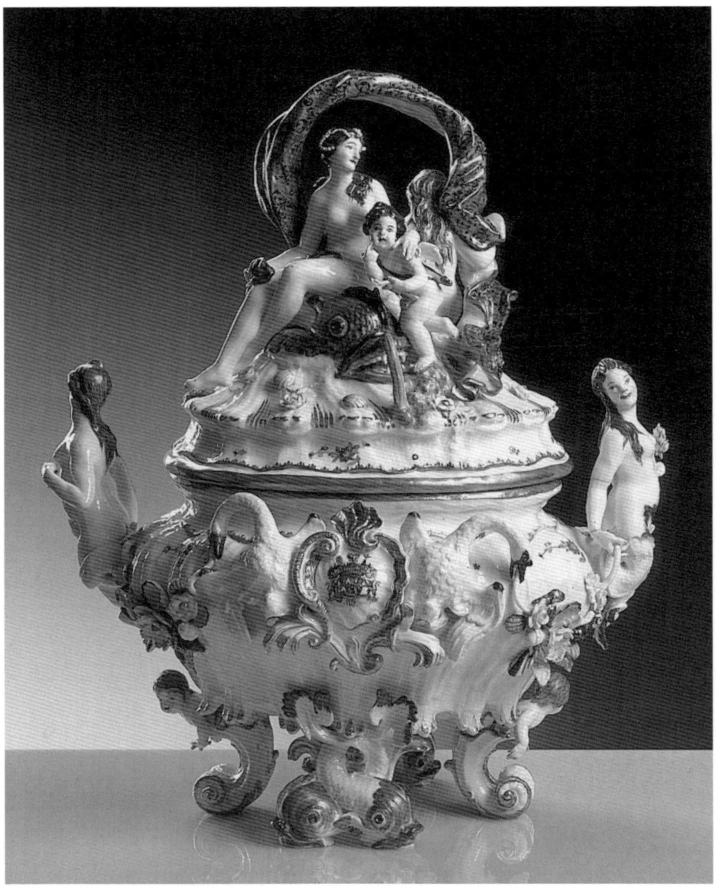

152

152 Terrine aus dem Schwanenservice des Grafen Heinrich von Brühl.
Modell von Johann Joachim Kaendler, 1738.
Ausführung: Königliche Porzellanmanufaktur Meißen, Formernummer: 25, Meißen, um 1740.
Porzellan, Schmelzfarbenmalerei und Goldstaffierung.
Höhe 53,5 cm; Breite 27,0 cm.
1907 als Leihgabe der Grafen von Brühl an das Dresdener Kunstgewerbemuseum. 1962 im Austausch an die Porzellansammlung.
Porzellansammlung
Inv.-Nr. P.E. 1450;
Kunstgewerbemuseum
Leihgabennummer Lg. 779.

Zwischen 1737 und 1742 wurde das 2200 Teile umfassende und damit größte Porzellanservice von der Manufaktur Meißen für den sächsischen Premierminister Heinrich Graf von Brühl (1700–1763) geschaffen. Es markiert den Höhepunkt der künstlerischen Geschirrgestaltung des Spätbarock. Die Modelleure Johann Joachim Kaendler (1706–1775) und Johann Friedrich Eberlein (1696–1749) wurden mit den Entwürfen und Modellen beauftragt, die gestalterisch der Flora und Fauna des Wassers sowie seiner allegorischen und mythologischen Gestalten gewidmet sind. So diente als Deckelbekrönung der Terrine die Figur der Galathea, während die muschelförmigen Teller und andere Gefäße mit einem Reliefdekor geschmückt sind, der zwei auf den bewegten Wellen eines schilfgesäumten Gewässers schwimmende Schwäne als Hauptmotiv zeigt.
Der größte Teil des Services befand sich bis 1945 im Schloß Pförten/Niederlausitz, dem Stammsitz der Familie von Brühl. Aus diesem Konvolut von etwa 1400 Teilen erhielt Karl Berling 1907 und 1920 insgesamt 40 Leihgaben für das Dresdener Kunstgewerbemuseum, die er selbst dort abholte: »In dunkler Oktobernacht wurde die Reise angetreten. In Kisten auf einen Kälberwagen verladen, rumpelte die wertvolle Last dahin auf 27stündiger romantischer Fahrt. Der Direktor (Berling) selbst saß neben dem Kutscher auf dem Bock, ein Museumsaufseher lagerte mit geladenem Revolver auf den Kisten. So wanderte die zerbrechliche Ware auf Landstraßen und durch Wälder ihrem neuen Aufbewahrungsort zu« (Servaes 1921, S.166ff.). Für das Schwanenservice war diese Leihgabe nach Dresden ein großes Glück im Unglück, denn 1945 wurde der größte Teil der in Pförten verbliebenen Stücke von den Soldaten der Roten Armee zerstört. Zwar wurden aus den Dresdener Beständen während der kriegsbedingten Auslagerung in Schloß Reichstädt elf Stücke entwendet, aber alles übrige kann heute in der Dresdener Porzellansammlung bewundert werden. U.P.

Lit.: Berling 1900, Fig. 102; Franz Servaes 1921, Nr. 7, S. 166ff.; Zimmermann, 1926, Tafel 31; Albiker 1935, Abb. 261.

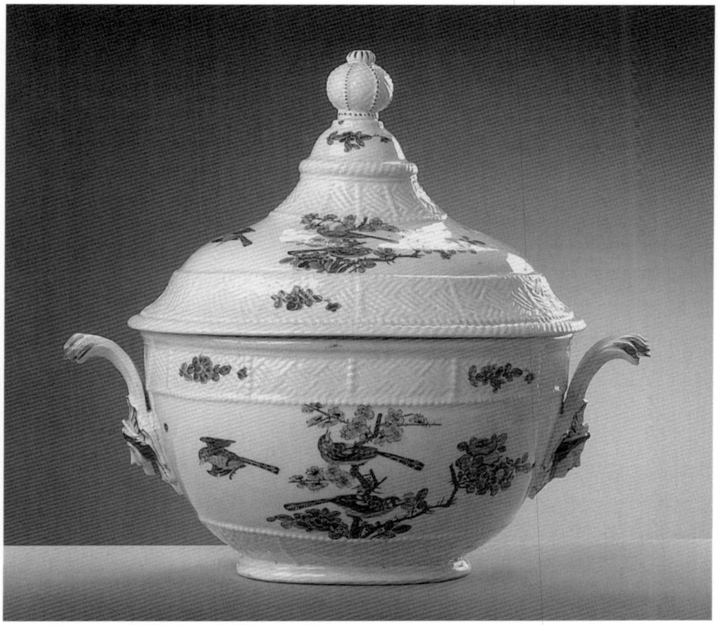
153

153 Terrine mit Sulkowski-Ozier-Relief
Modell: Johann Joachim Kaendler, Meißen 1733.
Ausführung: Königliche Porzellanmanufaktur Meißen, um 1740.
Marke: unterglasurblaue, gekreuzte Schwerter, Formernummer: 28.
Porzellan, Schmelzfarbenmalerei mit Vogelbaumdekor.
Höhe 33,8 cm, Breite 35,5 cm.
1888 Ankauf vom Dresdener Antiquar Ball für 100 Mark.
1962 im Austausch an die Porzellansammlung.
Porzellansammlung
Inv.-Nr. P.E. 3626 a-b;
Kunstgewerbemuseum
Inv.-Nr. 20 999.

Terrinen mit Korbflechtrand wurden von Johann Joachim Kaendler (1706–1775), dem Modelleur der Meißener Porzellanmanufaktur, bereits 1733 für den Grafen Alexander Joseph von Sulkowski (1695–1762) gefertigt, ob sie auch schon mit hohem Haubendeckel versehen waren, der in einem kronenartigen Kugelknauf endete, ist nicht gesichert. Die Ausformung des vorliegenden Stücks geschah nach 1739, da es mit einer der Formernummern bezeichnet ist, die erst in diesem Jahre eingeführt wurden. Die Bemalung mit indianischen Blumen und Vögeln ist ein in Meißen nach chinesischem Vorbild entwickelter feststehender Dekortyp, der nach 1740 nur noch selten Verwendung fand. U.P.

154 Die Glückseligkeit des Schlafes

Modell: Christian Gottfried Jüchtzer, Meißen, 1786.
Ausführung: Königliche Porzellanmanufaktur Meißen.
Marke: gekreuzte Schwerter, eingeritzt Modell-Nr.: J 13.
Biskuitporzellan.
Höhe 36,0 cm.
1897 Ankauf vom Dresdener Antiquar Schulze für 120 Mark.
1962 im Austausch an die Porzellansammlung.
Porzellansammlung Inv.-Nr. 427; Kunstgewerbemuseum Inv.-Nr. 25 868.

In der Nachempfindung antiker Großplastik schuf Christian Gottfried Jüchtzer (1752–1823) in der klassizistischen Periode der Meißener Porzellanmanufaktur zahlreiche Figuren und Gruppen, deren Ausführung in Biskuitporzellan dem Charakter von Marmorplastiken entspricht. 1786 modellierte er: »1 große Antique Figur als Compagnionin zu der Hoffnung den Somnus oder die Glückseligkeit des Schlaffs mit Trapporie (Draperie) und brennender Fackel reinlich ausgestellet.« U.P.

Lit.: Berling 1910, S. 80, Abb. 180; Zimmermann 1926, S. 299, Abb. 111.

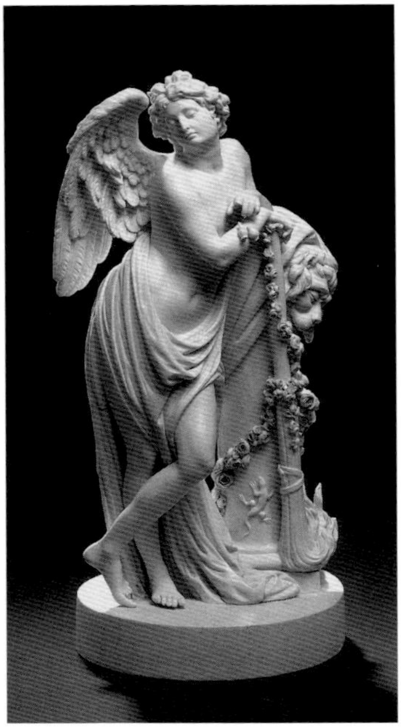

154

155 Vier Medaillons mit Allegorien der Jahreszeiten beziehungsweise Lebensalter

Modell: Berthel Thorvaldsen, Rom, 1836.
Medailleur: Christen Christensen.
Ausführung: Königliche Porzellanmanufaktur Kopenhagen, 1843–1885.
Biskuitporzellan.
Inv.-Nr. 27 732 (Sommer) zerbrochen und seit 1912 geklebt.
Durchmesser 13,4 cm.
1905 Ankauf vom Dresdener Antiquar P. Weicholdt für je 7,50 Mark.
Inv.-Nr. 27 731, 27 732, 27 733, 27 734.

Bereits als Schüler der Kopenhagener Kunstakademie 1794 beschäftigte sich Berthel Thorvaldsen (1770 bis 1844) im Auftrag seines Lehrers Nicolai Abraham Abildgaard (1743 bis 1909) mit dem Thema der Vier

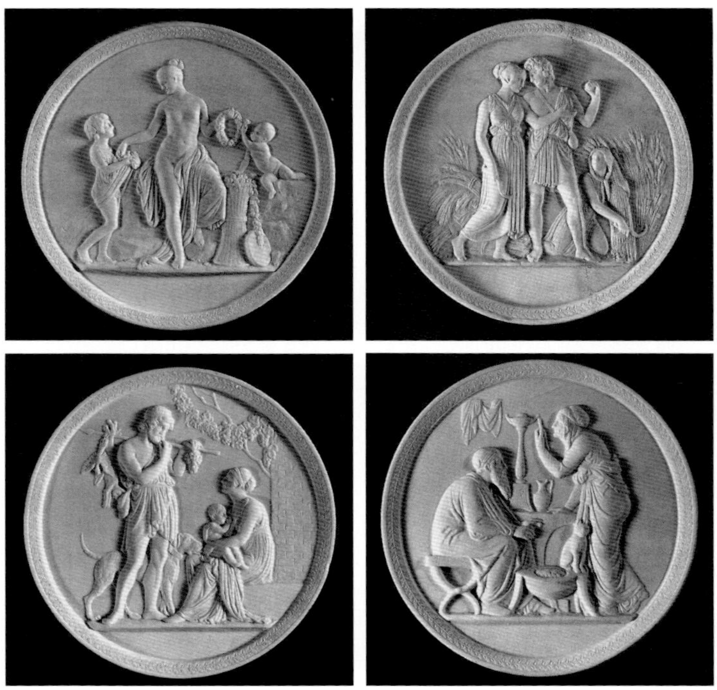

155

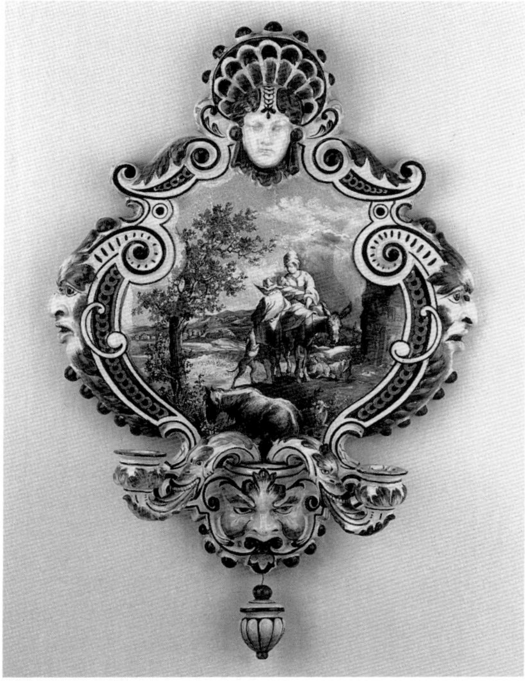

156a

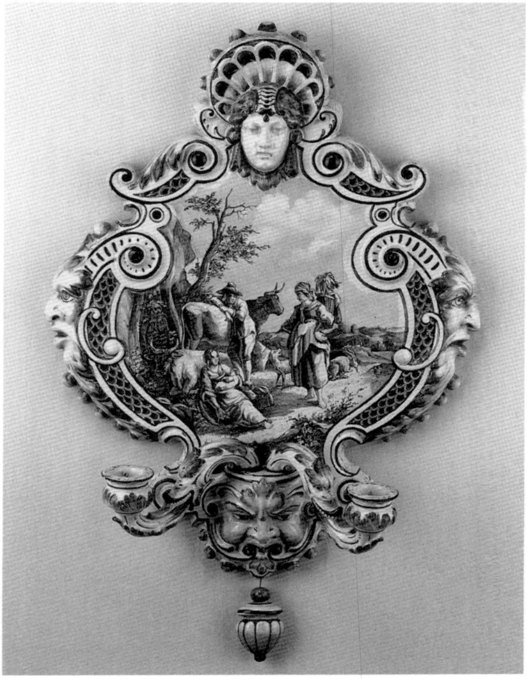

156b

Jahreszeiten. Über vierzig Jahre später widmete er sich in Rom erneut diesem Thema. Nach den runden Gipsmodellen Thorvaldsens schuf Johann Scholl (geb. 1805, seit 1839 tätig in Thorvaldsens Atelier in Rom) die Marmorausführung mit je einem Durchmesser von 69,5 cm (Künstlerleben 1992, S. 561, Kat.-Nr. 5,8 a-d mit Abb.). Die Darstellungen sind gleichermaßen Sinnbilder für die Jahreszeiten und für die Lebensalter. Der Frühling wird verkörpert durch eine junge Frau mit Blütenkranz und Tamburin, die von Kindern umgeben ist. Die Kinder versinnbildlichen den frühesten Lebensabschnitt. Der Sommer und die Jugend werden durch ein junges Paar mit Ähren sowie ein junges Mädchen bei der Kornernte dargestellt. Ein heimkehrender Jäger mit erlegtem Wild und Weintrauben verkörpert Herbst und reiferes Alter, und das letzte Medaillon zeigt für Alter und Winter ein altes Paar, das sich an einer Herdstelle wärmt. Seit 1824 stellte die Königliche Porzellanmanufaktur Kopenhagen unter der Leitung des Architekten und Designers Gustav Friedrich Hetsch (1788–1864) verkleinerte Nachbildungen von Thorvaldsens Skulpturen und Reliefs her. Die Medaillons mit den Allegorien der Jahreszeiten beziehungsweise Lebensalter produzierte die Königliche Kopenhagener Porzellanmanufaktur ab 1843. Etwa zur gleichen Zeit vertrieb die Königliche Hof-Terrakottafabrik Enke Ipsens (1815 bis nach 1941) auf Bornholm die gleichen Reliefs aus Terrakotta in etwas größerem Format. R.R.

KERAMIK UND PORZELLAN DES HISTORISMUS UND DES JUGENDSTILS

156 Zwei Wandleuchter
Entwurf: Carl Graff, Dresden, um 1875.
Ausführung: Fayence-, Majolika- und Ofenfabrik Christian Seidel & Sohn Dresden.
Bezeichnet auf der Rückseite: (Inv.-Nr. 6 552) in Blau »Entw. Prof. Graff. Chr. Seidel & Sohn Dresden«. (Inv.-Nr. 6 553) in Schwarz »Entw. Prof. Graff. Ausgeführt Chr. Seidel & Sohn Dresden«.
Fayence., weiße Glasur, Bemalung in Kobaltblau.
52,0 x 35,0 cm.
1878 Ankauf von der Dresdener Majolika- und Ofenfabrik Christian Seidel & Sohn für 48 Mark.
Inv.-Nr. 6 552 und 6 553.

Es gibt wohl kaum ein beredteres Beispiel, was der Lehrer und Professor Carl Graff unter guter zeitgenössischer Formgebung und unter Stilverarbeitung vergangener Zeiten verstand, als die beiden Neorokokoleuchter, die das Kunstgewerbemuseum unter seiner Leitung ankaufte. In der Manier von Delfter Barockfayencen mit C-Schwüngen und mit Malerei im niederländischen Genrestil des 17. Jahrhunderts verband Graff Elemente des Hochbarocks mit denen des Rokoko. Am Rande befinden sich verschiedene Maskarons. Die Bilder zeigen zwei Varianten der »Flucht nach Ägypten«. Ähnliche Stilverbindungen versuchten zu dieser Zeit auch andere Hersteller von historistischem Kunsthandwerk zu kreieren. So kennt man gotische Formen, die sich mit Renaissance-Elementen zum »altdeutschen Stil« vereinigen, oder türkische Muster, die sich mit ostasiatischen Dekoren verquicken (zum Beispiel Kat.-Nr. 159). Die Fayence-, Majolika- und Ofenfabrik Christian Seidel & Sohn Dresden ist aus einer schon um 1800 bestehenden Töpferei hervorgegangen. Sie bestand bis etwa 1910. R.R.

157 Drei Wandteller
Hermann Robert Bichweiler,
Kunstgewerbliche Werkstatt,
Hamburg, 1880.
Ovaler Prägestempel: »R. BICHWEILER«; »HAMBURG« und Modell-Nr. »30 A«, »30 B« und »31«.
Irdenware mit Reliefdekor, grauer Scherben, Bemalung in Grün, Rotbraun, Ocker, Mangan, Blau, Weiß und Schwarz., transparente Bleiglasur.
Durchmesser 35,5 cm.
1880 Ankauf von der Fleischmannschen Hofkunsthandlung in München für je 54 Mark, Inv.-Nr. 12 434 für 45 Mark.
Inv.-Nr. 12 432, 12 433, 12 434.

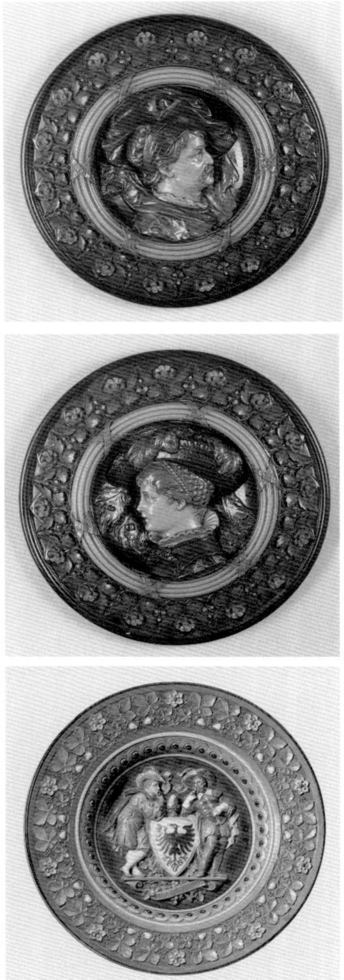

157

Hermann Robert Bichweiler (tätig 1872–1893) war ein vielseitiger Architekt, Bildhauer und Kunsthandwerker, der in Hamburg seit 1872 Möbel, Kamine, Öfen und ganze Wohnungseinrichtungen entwarf. 1878 gründete er zusammen mit dem Unternehmer Dr. E. Berlien (1842 bis 1892) die »Kunstgewerbliche Werkstatt« in Hamburg, wo er seit 1879 mit Silber- und Kupferarbeiten experimentierte. Die Werkstätte produzierte auch Gläser in »venizianischer Art«. Vor allem aber belebte er die zeitgenössische historistische Keramik durch seine mannigfaltige vielfarbige Reliefkeramik mit hartgebranntem Scherben und transparenter Bleiglasur, die er als »Majolika« bezeichnete. Es entstand eine Vielzahl an prächtigen Bildplatten, Tellern, Schalen, Kannen und Krügen nach eigenen Entwürfen oder nach Modellen der Bildhauer Carl Börner (1822 bis 1905) und Friedrich Küsthardt (1830–1900). Die Hamburger Werkstatt lieferte ihre Erzeugnisse in zahlreiche Länder bis nach den USA. Ein besonders schöner Kamin mit reich verzierten Platten gelangte im Auftrag des rumänischen Königshauses nach Schloß Sinaia. Bichweiler belebte mit seinem eigenartigen Mischstil von Gotik und Renaissance nicht nur die damalige zeitgenössische Keramik, sondern übte in den 1870er und 1880er Jahren großen Einfluß auf die gesamte Hamburger Kunstindustrie aus. 1882 wandelte man die »Kunstgewerbliche Werkstatt« in eine Aktiengesellschaft um, die von da an, nach Altona verlegt, allein von E. Berlien bis zu ihrem Ende 1892 geleitet wurde. Die reich ornamentierten Wandteller mit breiten vegetabilischen Randzonen zeigen in der Mitte ein nach links gewendetes Frauenporträt mit einem von Straußenfedern geschmückten Renaissancebarett, einen nach rechts gewendeten schnurrbärtigen Mann mit einer ähnlicher Kopfbedeckung des 16. Jahrhunderts und schließlich zwei Landsknechte in der Tracht um 1600, auf einen Schild mit schwarzem Adler gestützt. Zwischen letzteren steht ein überschäumender Becher. Während der linke Landsknecht das Kinn mit der rechten Hand aufstützt, hält der rechte eine niederländische keramische Tabakspfeife in der Hand. Unter der Gruppe steht auf einem geflochtenen Band der Trinkspruch »ergo bibamvs« (also laßt uns trinken). R.R.

Lit.: Meisterwerke 1996, S. 141, Kat.-Nr. 87.

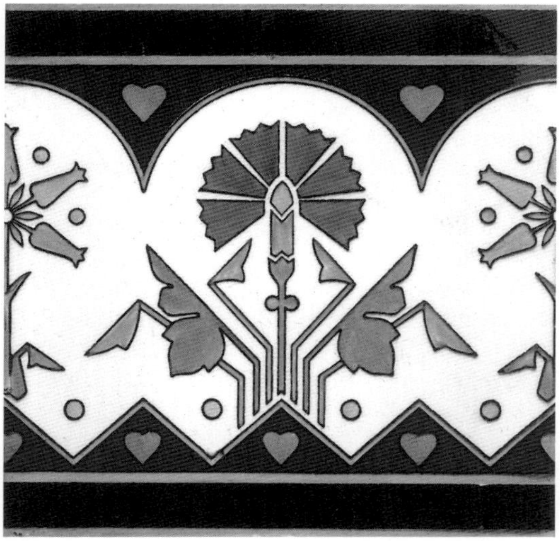

158a

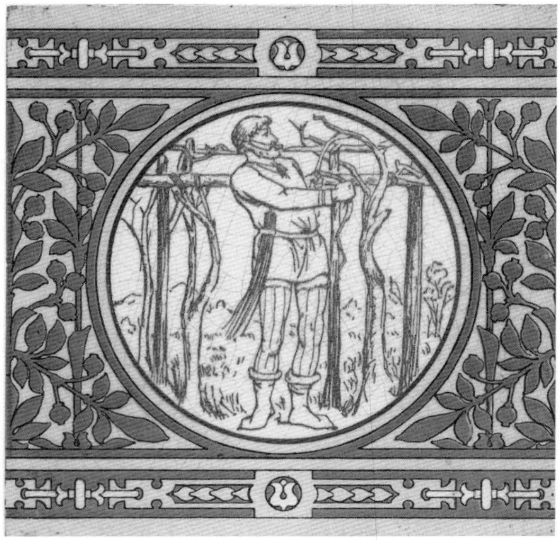

158b

158 Zwei Fliesen
Mintons China Works, Stoke-on-Trent, England, um 1875.
Beide Fliesen mit Prägestempel auf der Rückseite: Um einen Globus mit Aufschrift »MINTON« zwei Schriftbänder »STOKE on TRENT.« und »WALSROOCK. LONDON.« und in größeren Schriftzeichen: »MINTON S CHINA WORKS STOKE ON TRENT«.
Steingut, weißer Scherben mit farbiger Schablonenmalerei (Inv.-Nr. 3 742) in Blau, Gelb und Grau, weiße Stellen ausgespart, Druckdekor in Schwarzgrau; Vorderseite glasiert mit transparenter Bleiglasur (Inv.-Nr. 3 744) in Blau, Gelb, Umbra, Grün, Violett und Schwarz, weiße Stellen ausgespart, allseitig glasiert mit transparenter Bleiglasur.
20,5 x 20,5 cm.
1876 Ankauf von Thierry und Breul, Maison anglaise, München, für je 3 Mark.
Inv.-Nr. 3 742 und 3 744.

Die beiden Fliesen gehörten mit ihrem Schablonendekor mit zu den frühesten Erzeugnissen ihrer Art. Während die auf allen Seiten (auch an den Seitenrändern) glasierte vielfarbige Fliese (Inv.-Nr. 3 744) rein mit Schablonendekor versehen ist, zeigt die andere (Inv.-Nr. 3 742) im inneren Kreis ein Druckdekor. Dargestellt ist ein Obstbauer, der Spalierobst mit Pfropfen versieht. Diese neue Art der Dekorierung erlaubte eine größere Massenfertigung als das übliche Bemalen mit der Hand. Dadurch verbilligten sich natürlich die Erzeugnisse und es erhöhte sich damit der Absatz. Karl Berling erwähnt in seinem Führer diese und andere englische Fliesen im Zusammenhang mit seiner Schilderung über die Verwendung Delfter Fliesen, nämlich Wände und ganze Räume mit Fliesen auszukleiden: »..., von der man wohl am Schlusse des vorigen Jahrhunderts abgegangen ist, um aber heutzutage, wo man den Wert derselben für gewisse Räume (Küchen, Milch- und Fleischerläden u.s.w.) wohl erkannt hat, in verstärktem Masse darauf zurückzukommen. (Eine Anzahl moderner englischer Fliesen von Minton & Graven, Dunnhill & Co., Jackfield in Schropshire befinden sich im I. Verbindungsgang.)« (Berling 1895, S. 32). R.R.

159 Tabouret
(Abb. S. 161)
Bordeaux, Vieillard & Comp., um 1878.
Eingepreßt am Boden: »J. VIEILLARD & Co.«, darunter zwischen jeweils drei ligierten »C«: »Bordeaux 276«; eingeritzt: »T«.
Irdenware (Steingut), weißer Scherben, mit dicken Emailfarben bemalt in Rot, Grün, Hellgrün, Blau, Gelb und Gold.
Höhe 66,5 cm; Durchmesser 55,0 cm.
1878 Ankauf beim Hersteller in Bordeaux für 600 Mark.
Inv.-Nr. 7 966.

Die gesamte Oberfläche ist überreich im Zeitgeschmack mit Kartuschen, Arabesken sowie Ranken- und Blütendekor verziert. Die hohe Wertschätzung, die Vieillardschen Erzeugnissen um 1880 entgegengebracht wurde, zeigt sich auch an dem relativ hohen Ankaufspreis. Seit der Wiener Weltausstellung von 1873 hatte sich unter den orientalischen Formen und Dekoren zunehmend islamische Pracht durchgesetzt. Das führte dazu, daß eine Menge keramischer Betriebe in ganz Europa türkische und persische Muster in ihr Produktionsprogramm aufnahm und mehr oder weniger frei verarbeitete bzw. direkt kopierte. So arbeitete die Manufaktur Boulenger aus Choisie-le-Roi nach originalen Vorbildern aus dem Orient. Vilmos Zsolnay in Pecs adaptierte historische türkische Keramik aus Iznik, dem alten Nicäa, in Florenz griff Ulisse Cantagalli (1839 bis 1901/04) orientalische Motive auf, gleichermaßen von alten Originalen sowie neuen Keramiken von Théodore Deck (1823–1891) angeregt. Die Manufaktur Ginori in Doccia/Sesto Fiorentino fertigte neben historistischen Majoliken auch Fayencen nach hispano-mauresken Vorbildern.

Die prunkvollen, sehr farbigen Steingutwaren von Jules Vieillard in Bordeaux weisen oft eine Mischform orientalischer Stile auf. Sowohl ostasiatische als auch indische, persische und türkische Motive fanden, wie bei dem Tabouret, Eingang in die Gestaltung. Auf profiliertem Sockel stehend, tragen fünf geschwungene Beine eine gebauchte Wandung, die in eine darüberliegende breite Platte übergeht. Reiche orientalisierende Ornamentik mit islamischen und ostasiatischen Einflüssen überspannt farbenprächtig die gesamte Keramik. Auf der Oberseite des Sockels stehen auf grünem Grund in einem roten Medaillon die orientalisierenden gelben Initialen: »J V« (ligiert), »B C« mit kleinem eingeschlossenem »o« für den keramischen Betrieb »J. Vieillard & Co. Bordeaux«. R.R.

Lit.: Richter 1995a, S. 389, Kat.-Nr. 540 mit Abb.

160 Schale

Bordeaux, Vieillard & Comp.,
um 1878.
Irdenware (Steingut), weißer Scherben, mit dicken Emailfarben bemalt in Rot, Grün, Hellgrün, Blau, Gelb, Mangan und Weiß.
Runder Preßstempel am Boden: »VIEILLARD BORDEAUX« um drei »C« (ligiert) und »1 32 T«, gemaltes Zeichen: »D. 65 SVBL« (ligiert).
Durchmesser 14,2 cm.
1878 Ankauf beim Hersteller in Bordeaux für 20 Mark.
Inv.-Nr. 7 967 b.

Die Schale mit ihrem flachgedrückt-kugeligen Körper, dem leicht konisch verlaufenden zylindrischen Hals mit verdicktem Lippenrand, verrät sowohl in der Formgebung als auch in der reichen farbenprächtig-sinnlichen Bemalung den orientalisierenden Geschmack, der noch durch die kräftigen arabesken Schriftzeichen verstärkt wird. Auf der Unterseite befinden sich mehrere aufgemalte Kartuschen mit geflochtenen weißen Bändern und Punkten in Ocker und Gelb, zwischen den Kartuschen auf dunkelblauem Grund dreifarbige Blüten. R.R.

Lit.: Kunsthandwerk und Industrieform 1976, S. 98, Kat.-Nr. 125 mit Abb.; Richter 1995a, S. 356, Kat.-Nr. 539 mit Abb.

161 Schale mit Frauenbildnis »Livia bella«

Doccia, Manufaktur Ginori, um 1875.
Bezeichnet auf der Unterseite in Blau: über einer fünfstrahligen Krone »Ginori«, »18-219«.
Schriftband: »LIVIA BELLA«.
Majolika, rötlicher Scherben mit weißgelber Glasur, Bemalung in Dunkelblau, Grün, Ocker, Violett und Schwarz.
Durchmesser 26,0 cm.
1876 Ankauf beim Nürnberger Antiquar Pickert für 80 Mark.
Inv.-Nr. 3 241.

Die in der Form gepreßte Schale mit Ringfuß besitzt eine durchbrochene Wandung. Im Spiegel ist das Porträt einer schönen jungen Frau im Renaissancestil des 16. Jahrhunderts mit geflochtener Haube dargestellt. In vier Kartuschen sind Amoretten, umgeben von Grotesken und Blättern um das Porträtmedaillon verteilt. Die seit 1735 bestehende Manufaktur Ginori stellte seit der Mitte des 19. Jahrhunderts, ebenso wie die Manufakturen Giovanni Spinacci in Gubbio, Minghetti in Bologna, Molaroni in Pesaro und Cantagalli in Florenz historistische Keramiken in Anlehnung an Majoliken des 15. und 16. Jahrhunderts her (Krutisch/Lessmann 1995). R.R.

Lit.: Kunsthandwerk und Industrieform 1976, S. 102, Kat.-Nr. 133 mit Abb.

162 Schale

Bordeaux, Vieillard & Comp., um 1878.
Irdenware (Steingut), weißer Scherben, mit dicken Emailfarben bemalt in Dunkelblau, Grün, Hellblau, Ocker, Weiß und Gold.
Preßstempel am Boden: »J. VIEILLARD & C. BORDEAUX, 324, 2«; eingeritzt: »T«; Manganmarke: »D 66 VBL«.
Durchmesser 26,5 cm.
1878 Ankauf beim Hersteller für 96 Mark.
Inv.-Nr. 7 968.

Die Schale mit senkrechtem Steigbord und horizontaler Fahne steht auf drei Füßen. Im Fond befindet sich ein großer zentraler Stern mit Blütendekor in orientalischer Farbenpracht, umgeben von einem Ornamentband in Gold auf tiefblauem Grund. Dazwischen in den Überlappungen der Ornamentglieder befinden sich schmale Streifen in Ocker. Der Steigbord ist innen und auf der Außenseite mit einem umlaufenden Dreipaßdekor geziert, die Fahne mit

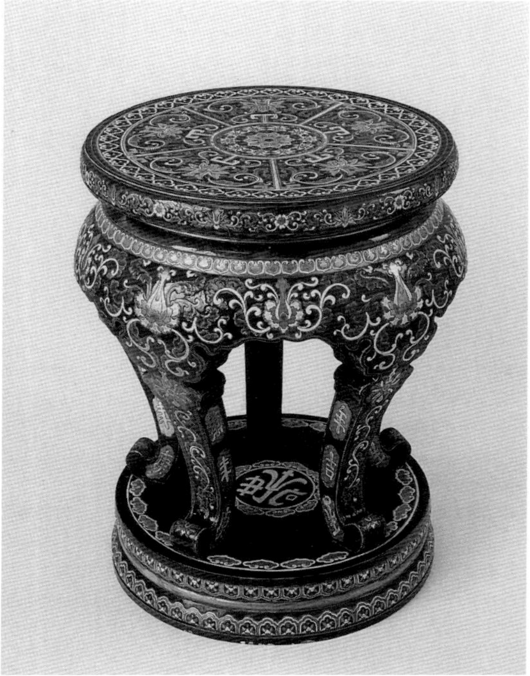

159

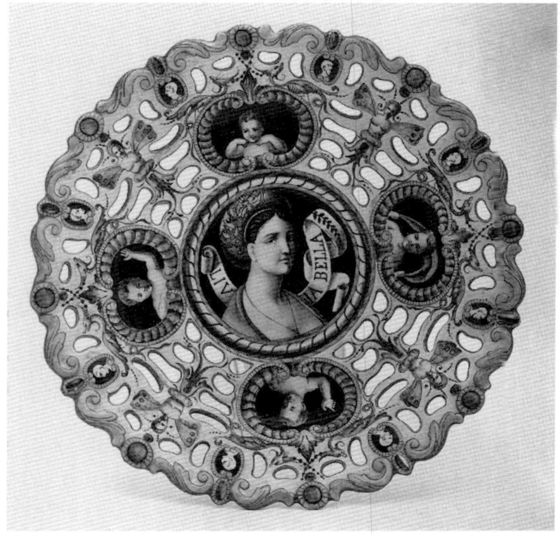

161

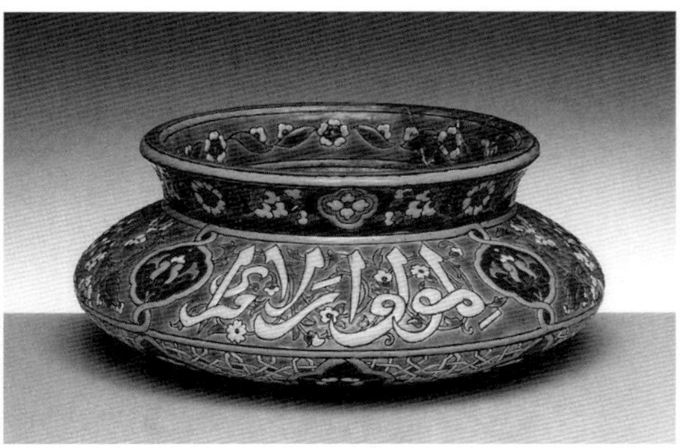

160

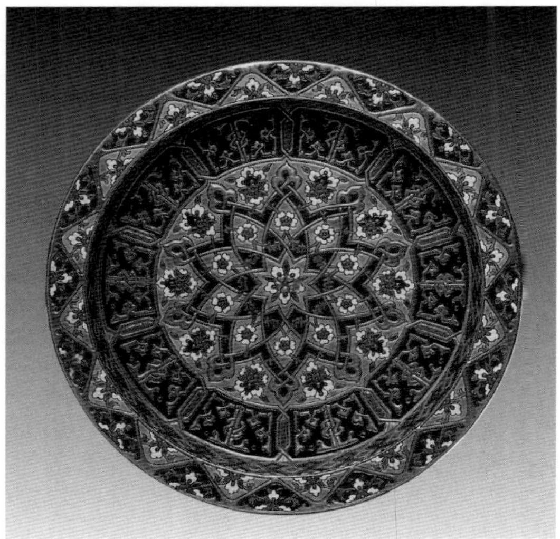

162

goldenem Zickzackband, in dessen alternierenden hell- und dunkelblauen Dreieckfeldern Blütendekor aufgemalt ist. Seit der Wiener Weltausstellung 1873 hatten sich besonders islamische Formen und Dekore durchgesetzt. In Frankreich gehörte die keramische Werkstätte Vieillard & Comp. in Bordeaux zu den Herstellern, die mit ihren orientalisierenden Erzeugnissen international ausstrahlten. Diese Schale war mit ihrem Mischstil von persisch-türkischem Dekor für das Dresdener Kunstgewerbemuseum so wichtig, daß es diese für den damals relativ hohen Preis ankaufte. R.R.

Lit.: Richter 1995a, S. 388, Kat.-Nr. 537 mit Abb.

163 Vase
Joseph Théodore Deck, Paris,
um 1875.
Steingut mit Fayenceglasur,
Bemalung in Rotbraun auf weißem Grund, im Inneren Glasur in Türkis.
Preßstempel »JTH (ligiert) DECK«.
Höhe 33,5 cm.
1879 Ankauf bei Thierry und Breul,
Maison anglaise, München,
für 225 Mark.
Inv.-Nr. 9 004.

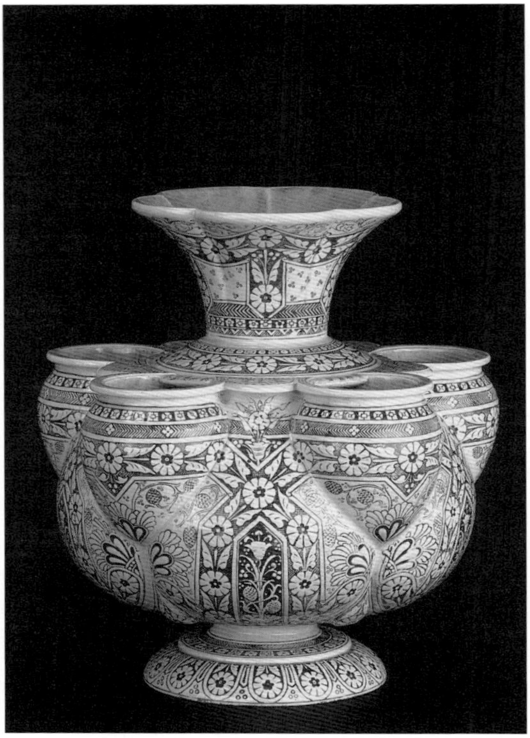

163

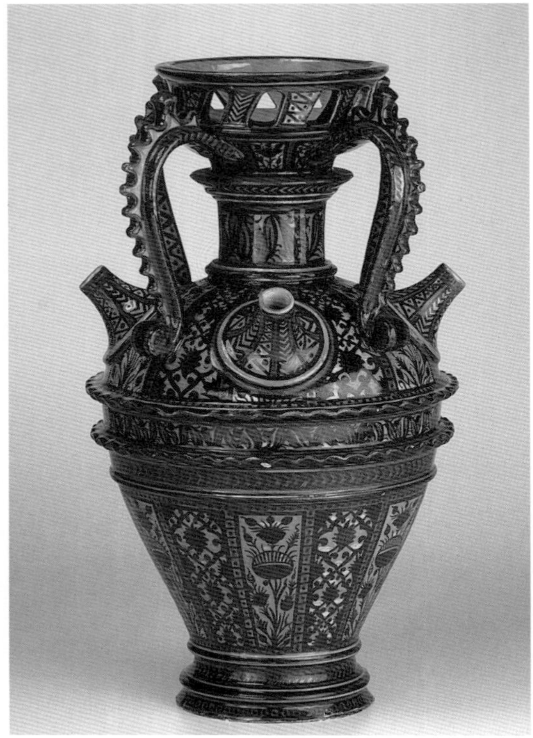

164

Auf abgesetztem kräftigem Fuß erhebt sich ein weitbauchiger aus einer Kugelform abgeleiteter Körper mit abgeplatteter Schulter. Aus dem breiten Bauch wölben sich fünf kugelige Ansätze mit abgeflachten Öffnungen. Der aufgesetzte Hals weitet sich in eine ausgefächerte fünfpassige Öffnung mit ausladendem Lippenrand. Die Oberfläche überspannt ein reicher Dekor aus Blütenbändern und geometrisch aufgeteilten Mustern. Hier vereinte Deck europäische Formen, zum Beispiel die holländischer Tulpenvasen mit orientalischen und solchen aus seiner freien Phantasie. Über Deck und dessen orientalisierende Arbeiten äußerte sich Berling wie folgt: »Noch besser (als die Iznik-Nachbildungen Zsolnays, R.R.) sollen derartige Erzeugnisse dem berühmten Pariser Keramiker Th. Deck (1823–1891) gelungen sein, von dessen vortrefflichen Nachahmungen anderer orientalischer Arbeiten zwei im Zimmer I dekorativ aufgestellte Vasen einen deutlichen Beweis geben« (Berling 1895, S. 18).

Joseph Théodore Deck, einer der Protagonisten alter orientalischer Stile, war 1861 mit ersten Kopien von Iznik-Keramiken an die Öffentlichkeit getreten. Diese hatten ihn mit einem Schlag berühmt gemacht. Vom einfachen Töpfer hatte sich Deck durch praktische Arbeit und intensive Studien in Straßburg, Berlin und Paris zum angesehensten Keramiker in Frankreich entwickelt. Sein großes Wissen auf dem Gebiet der Keramik, erworben durch langjährige Experimente mit Tonerden und Glasuren, gipfelte in seiner maßgeblichen Publikation von 1887 »La Fayence«. Im selben Jahr noch wurde Deck zum Direktor der Manufacture Nationale in Sèvres berufen. R.R.

164 Vierhenkelkrug (Canteralla)

Manufaktur Cantagalli, Florenz, um 1885.
Majolika, sandfarbener Scherben, rötlich-blaue Bemalung, Lüsterglasur.
Blaumarke am Boden: schreitender Hahn und »11«.
Höhe 42,6 cm.
1887 Ankauf von Tranchini Gras, Liverpool, für 60 Mark.
Inv.-Nr. 17 977.

Ebenso wie das Atelier Deck in Paris, die Firmen Vieillard & Comp. in Bordeaux, Ginori in Doccia und Vilmos Zsolnay in Pecs stellte die florentinische Manufaktur Cantagalli historistische Keramiken nach alten Vorbildern her. Dieser aus dem eiförmigen Körper entwickelte Vierhenkelkrug ahmt eine eigenständige Sonderform nach. Solche Gefäße schufen valen-

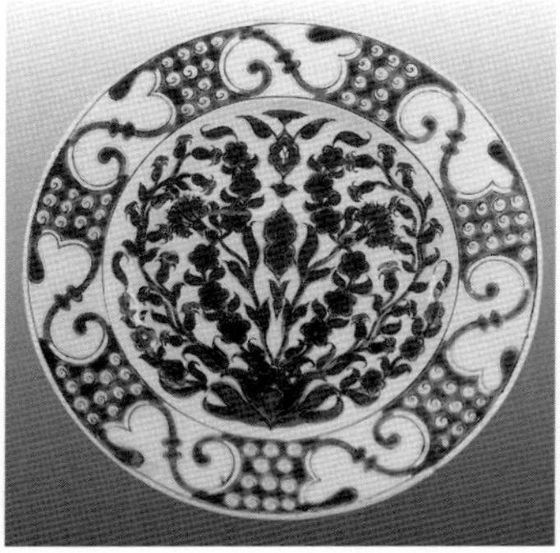
165a

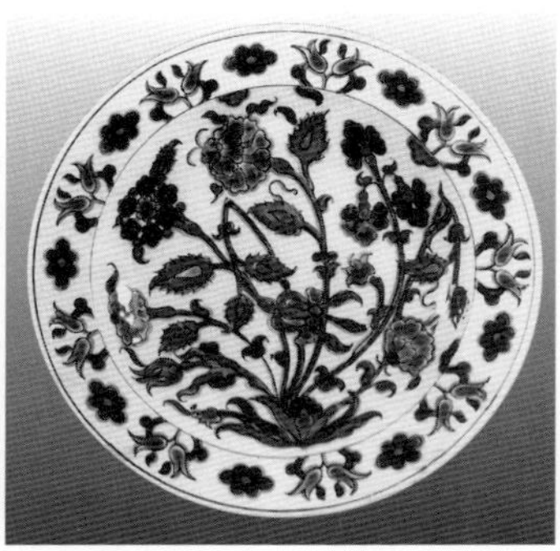
165b

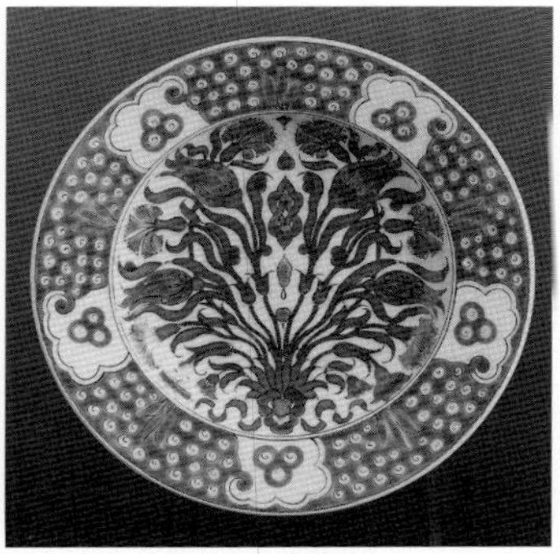
165c

cianische Töpfer im 15. Jahrhundert. Vergleicht man Cantagallis Cantarella mit einem originalen Gefäß, zum Beispiel mit dem Vierhenkelkrug aus dem Berliner Kunstgewerbemuseum (Hausmann 1972, S. 26f. mit Abb.), wird offenbar, daß es sich bei der Keramik aus dem 19. Jahrhundert nur um eine Nachahmung und nicht um eine Kopie handelt. Beides haben die oben angeführten keramischen Betriebe und zahlreiche andere, hier nicht genannte Unternehmen praktiziert. In der Herstellung von Kopien erreichte Ulisse Cantagalli (1839 bis 1901) mit über 30 für ihn tätigen Kunsthandwerkern eine solche Vollkommenheit, daß auch Fachleute mitunter das alte Original nicht von der Neuschöpfung des 19. Jahrhunderts zu unterscheiden vermochten. Berling erwähnt in seinem Museumsführer von 1895 Cantagalli im Zusammenhang seiner Beschreibung von alten Lüsterkeramiken im alten Haus am Antonsplatz nicht namentlich, so daß wir nur vermuten können, daß er unter anderem auch diesen Vierhenkelkrug gemeint hat: »Die Nachbildung von einer grösseren und einer kleineren spanisch-maurischen sog. Valenciavase befinden sich im Zimmer IV, Pultschrank 2, und im I. Verbindungsgang auf dem deutschen Renaissance-Schrank. Sie sind moderne italienische Arbeiten, welche aber vortrefflich den rötlichen Kupferlüster auf der eigenartigen phantastischen Form zeigen« (Berling 1895, S. 17). R.R.

165 Drei Teller

Vilmos Zsolnay, Pecs (Fünfkirchen), 1878/1879.
Steingut, weißer Scherben, Bemalung in Blau, Rot, Grün und Schwarz; geringe Vergoldung; transparente Bleiglasur. Eingepreßt am Boden: »1 - Z:W:PECS«. Blaumarke: Zsolnay Pecs 1878 (fünf Kirchtürme), »T. J. M.« (für die Vornamen von Zsolnays Kindern Terés, Júlia, Miklós) und abseits stehend »M«.
Durchmesser 25,4 cm (Inv.-Nr. 8 400); 24,7 cm (Inv.-Nr. 8 401) und 25,4 cm (Inv.-Nr. 8 403).
1879 Ankauf vom Hersteller in Pecs für je 12,19 Mark.
Inv.-Nr. 8 400, 8 401 und 8 403.

Alle drei Teller entlehnen - allerdings leicht abstrahiert - den farbigen Dekor türkischen Quarzfritte-Keramiken mit Unterglasurmalerei und transparenter Blei-Alkali-Glasur aus der Zeit des 16. bis 18. Jahrhunderts, die im 19. Jahrhundert in Europa noch als »Rhodos-Ware« bezeichnet wurde. Mit den schönen Unterglasurfarben und der glänzenden durchsichtigen Bleiglasur kamen die Keramiken Zsolnays dem Erscheinungsbild der historischen Vorlagen aus Iznik und Kütahya besonders nahe. Majolikatöpfereien in Italien, wie zum Beispiel in Padua, hatten bereits Ende des 16. Jahrhunderts versucht, zeitgenössische türkische Keramiken nachzuahmen. Die leuchtenden Farben und den strahlenden Glanz wie die türkischen Originale erreichten sie nie. Das gelang verschiedenen keramischen Betrieben in Europa erst in der zweiten Hälfte des 19. Jahrhunderts. Dazu ist bei Berling in seinem Führer von 1895 zu lesen: »Die nachahmende Richtung unseres heutigen Kunstgewerbes lässt es begreiflich erscheinen, dass man auch auf diese überaus wirkungsvollen keramischen Erzeugnisse verschiedentlich zurückgegriffen hat. So sind von Zsolnay in Fünfkirchen (Ungarn) recht gute Rhodosnachahmungen gemacht worden, von denen eine Anzahl Teller und Schüsseln an der Ostwand des I. Verbindungsganges angebracht sind« (Berling 1895, S. 18). R.R.

Lit.: Kunsthandwerk und Industrieform 1976, S. 98f., Kat.-Nr. 126 mit Abb. (Inv.-Nr. 8 400); Richter 1995a, S. 385, Kat.-Nr. 525 mit Abb.

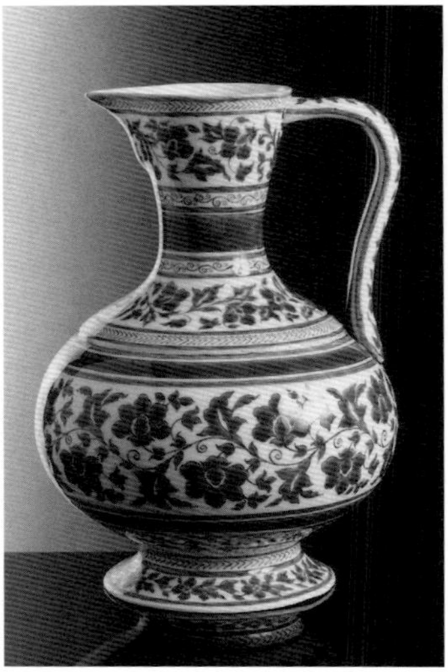

166

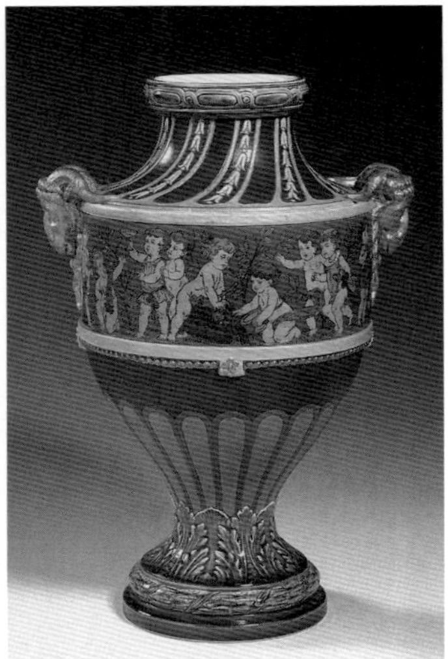

167

166 Kanne
Vilmos Zsolnay, Pecs (Fünfkirchen), 1878 oder 1879.
Steingut, weißer Scherben, Bemalung in Blau, transparente Bleiglasur.
Eingepreßt am Boden: »D 413 - Z:W:PECS 7«; Blaumarke: Zsolnay Pecs 1878 (fünf Kirchtürme) und »T. J. M.« (für die Vornamen von Zsolnays Kindern Terés, Júlia, Miklós).
Höhe 28,5 cm.
1879 Ankauf vom Hersteller in Pecs für 27 Mark.
Inv.-Nr. 8 405.

Der kugelige Kannenkörper erhebt sich auf einem ausladenden Fuß. Der schlanke Hals verbreitert sich nach oben und geht über in eine großzügig geschwungene Lippe mit Ausguß. Der geschweifte Bandhenkel reicht fast bis zum Lippenrand. Ähnlich den Tellern (Kat.-Nr.165) ist der blauweiße Dekor türkischer Quarzfritte-Keramik, der sogenannten »Rhodos-Ware«, entlehnt. Mit der Bemalung in Blau kommt Zsolnay den ganz frühen historischen Vorbildern nahe, denn die frühen türkischen Keramiker des 15. und beginnenden 16. Jahrhunderts bevorzugten die klassischen Kontrastfarben Blau und Weiß zur Dekorierung ihrer Gefäße, angeregt durch gleichfarbige Porzellane aus China und persische Keramik. R.R.

Lit.: Kunsthandwerk und Industrieform 1976, S. 99, Kat.-Nr. 128 mit Abb.; Richter 1995a, S. 385, Kat.-Nr. 526 mit Abb.

167 Vase
Entwurf: Max Rade, Dresden, um 1890/1895.
Ausführung: Villeroy & Boch, Mettlach.
Chromolith-Steinzeug mit Reliefdekor, Scherben grau-weiß mit Bemalung in Braun, Ocker, Blau, Grau, Violett und Rotbraun, Vergoldungen.
Höhe 28,7 cm.
1895 als Geschenk von Prof. Max Rade, Dresden.
Inv.-Nr. 25 285.

Auf profiliertem Fuß mit Lorbeerkranz und einem mit Akanthusblättern belegten Ablauf erhebt sich der Körper mit zylindrischer Wandung. Die Schulterzone mit aufgelegten Widderköpfen verjüngt sich zu einem Hals mit breitem, wulstigem Lippenrand. Rings um die Wandung ist in Anlehnung an bacchantische Umzüge ein Fries fröhlicher nackter Kinder geführt. Die Vase ist ein typisches Beispiel für den Neoklassizismus während der Epoche des Historismus. Der technische Aufwand der Chromolithherstellung, eines komplizierten Verfahrens von Pressen, Modellieren, Angarnieren und Bemalen mit verschiedenfarbigen Tonschlickern, war so hoch, daß er sich für die Produktion von Massenerzeugnissen nicht lohnte. Auch von dieser Vase sind nur ganz wenige Exemplare hergestellt worden. Um so höher ist in diesem Fall auch der ideelle Wert des Geschenkes an das Dresdener Kunstgewerbemuseum zu bewerten. Neben Künstlern und Designern, die, wie Professor Max Rade an der Dresdener Kunstgewerbeschule lehrten und nur gelegentlich für Villeroy & Boch arbeiteten, ist auf dem Gebiet der Chromolithherstellung besonders Christian Warth zu nennen, der in Mettlach von 1854 bis 1892 tätig war (Thomas 1978, S. 26f.). R. R.

168 Zwei Reliefplatten
Entwurf: Johann Baptist Stahl, vor 1902.
Ausführung: Villeroy & Boch, Mettlach, 1902.
Phanolith, graublauer Grund mit weißem, zum Teil durchscheinendem Relief.
Signatur auf beiden Platten links unten: »JSt« (ligiert). Auf der Rückseite eingepreßt: Mettlacher Marke (Turm der alten Abtei), darunter: (Inv.-Nr. 27 057) »Mettlach ges. Gesch. 7050« (Form-Nr.) »28« (Qualitätskontrollnummer) »02« (für 1902) und (27 058) »Mettlach ges. Gesch. 7051«, »28«, »02«.
29,0 x 61,0 cm.
1902 zusammen in der Leipziger Niederlassung von Villeroy & Boch für jeweils 51 Mark angekauft.
Inv.-Nr. 27 057 und 27 058.

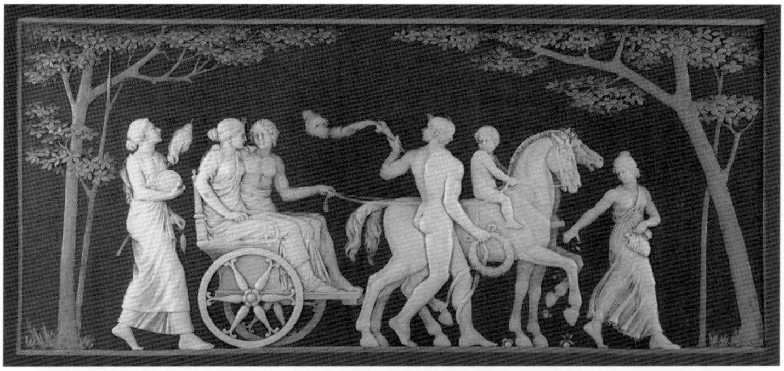

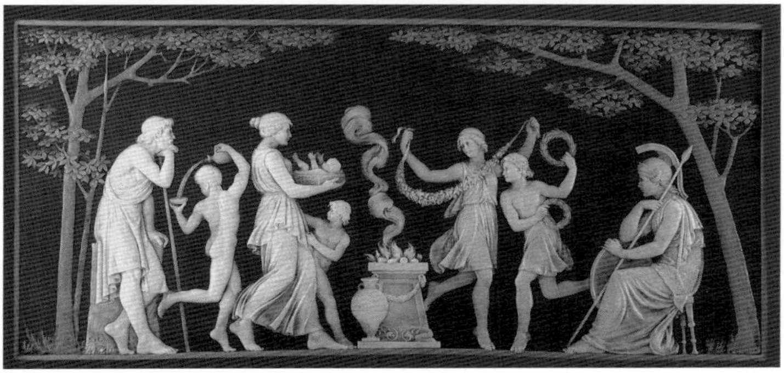

168

Auf den beiden Bildtafeln sind vor blaugrauem Grund ein antikisierender Hochzeitszug und eine fröhliche Opferszene dargestellt. Ebenso wie die orientalisierenden Keramiken und die der Neorenaissance in den siebziger und achtziger Jahren des 19. Jahrhunderts schätzte Berling die zeitgenössischen Arbeiten Stahls zu Beginn des 20. Jahrhunderts besonders hoch. Die bedeutendsten Phanolithplatten entstanden im Zeitraum von 1900 bis 1910. Phanolith-Steinzeug gehört neben dem Chromolith zu den großartigsten Erfindungen, die der Firma Villeroy & Boch gelungen sind. Hierbei handelt es sich um eine gesinterte Feinkeramik, die in ihren technischen Eigenschaften sowohl der Jasperware Wedgwoods als auch dem europäischen Hartporzellan nahekommt. Mit Johann Baptist Stahl (1860 bis 1932) schuf ein Künstler die schönsten und wertvollsten keramischen Reliefs um 1900. Seine besondere Begabung lag im Modellieren von filigranen Reliefs auf großen runden und rechteckigen Platten. In seiner der griechischen und germanischen Mythologie entlehnten Darstellungen verband er auf angenehmste Weise die traditionelle Formensprache des Klassizismus mit der des ornamentalen – allerdings sehr gemäßigten – Jugendstils. R.R.

Lit.: Thomas 1978, S. 27; Kirsner 1987, S. 27f., Abb. S. 222; Richter 1987b, S. 69f. mit Abb.

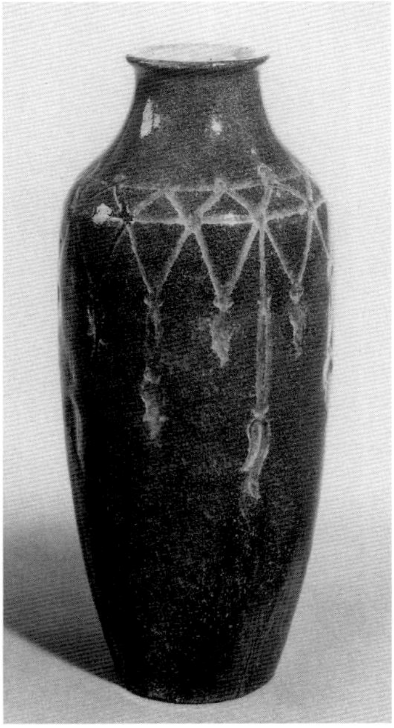

169

169 Vase

Auguste Delaherche, Armentières, um 1895.
Steinzeug, bräunlich-gelber Scherben, glasiert in Grün und Rot. Ritzdekor.
Bezeichnet am Boden: Rundstempel »AUGUSTE DELAHERCHE«, Werknummer »4051« und »ch« (kursiv).
Höhe 17,5 cm.
1896 Ankauf von der Kunsthandlung Ernst Arnold, Dresden, für 35 Mark.
Inv.-Nr. 25 619.

Der schlanke, sich leicht konisch erweiternde Vasenkörper verjüngt sich an der Schulter zu einem eingezogenen Hals mit ausgestelltem Mündungsrand. An der Schulter verlaufen horizontal zwei eingeritzte Kreislinien, die sich mit einem ebenfalls geritzten Rhombenmuster mehrfach überschneiden. Auf der Wandung befinden sich vereinzelt tropfenförmige ausgekratzte Eintiefungen. Auguste Delaherche (1857–1940) gehörte mit zu den Keramikern, die um 1900 internationale Bedeutung erlangten, und es spricht für die Dresdener Kunsthandlung, daß sie solche damals hochmodernen zeitgenössischen Keramiken ausgestellt und verkauft hat. Der in Beauvais geborene Künstler verbrachte seine Kindheit in einem musischen Elternhaus mit Interesse für Kunst und Altertümer. Nach dem Besuch des Collège in seiner Geburtsstadt besuchte er bis

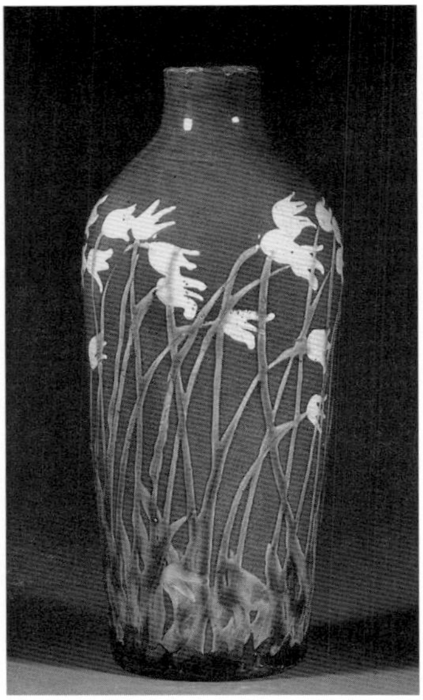

170

1882 die École des Arts décoratifs in Paris. 1883 begann er zuerst in der keramischen Werkstatt Ludovic Pilleux in L'Italienne bei Goincourt zu töpfern, machte sich aber bald selbständig. Ende 1886 übernahm er die Pariser Werkstatt und die meisten Rezepte für Steinzeug und Glasuren des berühmten Ernest Chaplet (1835–1909). 1894 kehrte er in seine Heimat nach Armentières zurück. Hier nannte Delaherche seine Werkstatt »Sables Rouges« (Die roten Sande), da er die berühmten farbigen Töpfertone von Savignies verwendete. Etwas später stellte Delaherche auch Porzellangefäße her. Auguste Delaherche erhielt für seine Keramiken hohe Preise auf den Pariser Weltausstellungen: 1889 eine Goldmedaille und 1900 den Grand Prix. R.R.

Lit.: Kunsthandwerk und Industrieform 1976, S.110, Kat.-Nr. 150 mit Abb.

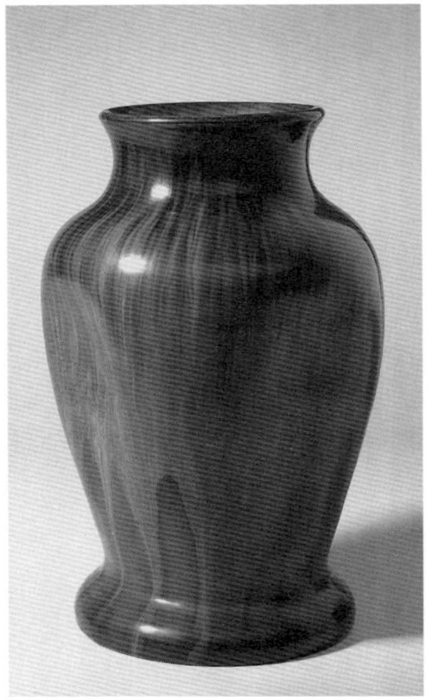

171

170 Vase
Max Laeuger, Karlsruhe, 1895.
Irdenware, rotbrauner Scherben, farbige Engobe in Blau und Bemalung mit Tonschlickerfarben in Gelb, Grün, Mangan und Braun.
Ritzmarken »LM« kursiv: »dbl«.
Höhe 26,5 cm.
1896 Ankauf von H. Gutbier, Dresden, für 31,50 Mark.
Inv.-Nr. 25 758.

Ein Jahr nach dem Erscheinen von Karl Berlings Museumsführer kaufte das Dresdener Kunstgewerbemuseum diese damals hochmoderne Vase mit dem einfachen, aber doch eleganten Jugendstildekor an. Der schlanke, flaschenförmige Vasenkörper weitet sich leicht bis zur hochliegenden schrägen Schulter. Der kurze zylindrische Hals mündet unvermittelt in die Vasenöffnung. Mit dem sogenannten Mahlhorn oder der Gießbüchse wurde der Dekor »sich im Winde wiegender gelber Glockenblumen« aufgetragen. Im Gegensatz zum floralen französischen Jugendstil sind Laeugers Dekore durch stilisierte geometrische und leicht abstrahierte vegetabilische Formen, die in kräftigen Tonschlickerfarben aufgetragen wurden, gekennzeichnet. Nach einem Studium der Malerei und Innenarchitektur an der Kunstgewerbeschule in Karlsruhe war Max Laeuger (1864–1952) als Lehrer und Professor an der gleichen Schule tätig. Max Laeuger, der anfangs Malerei und Innenarchitektur studiert hatte, verschrieb sich völlig der Keramik und schuf ein umfangreiches Œuvre in Karlsruhe und in Kandern. R.R.

Lit.: Kunsthandwerk und Industrieform 1976, S.159, Kat.-Nr. 161, mit Abb., dort weitere Literaturangaben.

171 Vase
Entwurf: Richard Mutz, um 1900.
Ausführung: Hermann Mutz, Altona, 1900.
Steinzeug, matte Laufglasur in Rot, Grün und Hellgelb.
Preßstempel unter dem Fuß: »MUTZ ALTONA«.
Höhe 31,1 cm.
1902 Ankauf von Georg Herrmann, Dresden, für 30 Mark.
Inv.-Nr. 26 922.

Zu den Ankäufen moderner Keramik des Dresdener Kunstgewerbemuseums gehört diese Vase aus der Altonaer Werkstatt von Hermann Mutz (1845–1913). Seit 1896 beschäftigte sich Richard Mutz (1872–1931), der Leiter und Mitinhaber der väterlichen Werkstatt, mit der Gestaltung moderner Formen und mit Laufglasuren. In dieser Zeit entstand die Vase mit den vier abgeflachten und eingedellten Seiten. Der Vasenkörper steht auf einem kräftigen Standring und geht in einen eingezogenen Hals mit einem nur wenig ausgestellten Lippenrand über. Nach der Entzweiung mit seinem Vater gründete Richard Mutz 1904 eine eigene Werkstatt in Berlin. 1907 übersiedelte er nach Liegnitz und gründete mit einem Teilhaber die »Keramischen

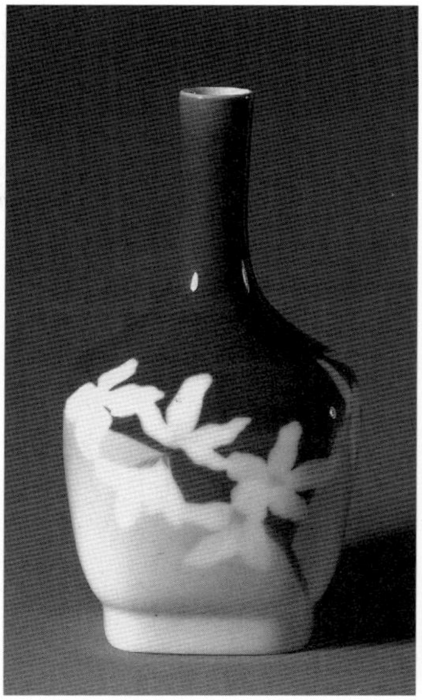

172

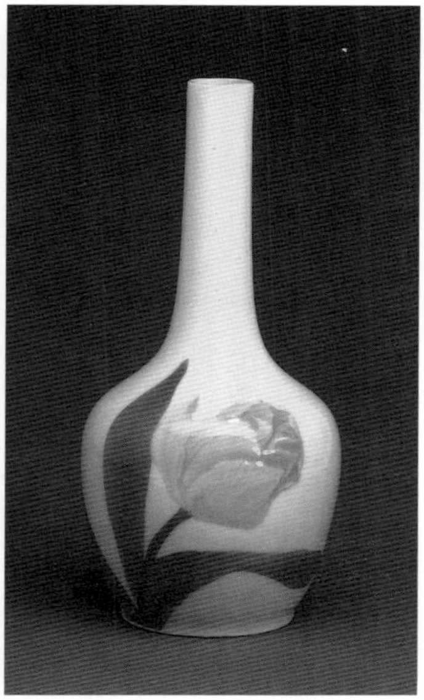

173

Kunstwerkstätten Richard Mutz & Rother GmbH«. Um 1910/1915 entstanden dort unter anderem keramische Beleuchtungskörper für die »Dresdner Werkstätten für Handwerkskunst«. R.R.

172 Vase
Königliche Porzellanmanufaktur
Kopenhagen, 1897.
Form: Arnold Krog, 1896
(Form-Nr. 135, Dekor-Nr. 204).
Porzellan, Unterglasurmalerei in
Dunkelblau, Hellblau und Graugrün.
An der Unterseite grüne Firmenmarke: (Krone), »DANMARK«, »204«
(Dekor-Nr.), »135« (Modell Nr.).
Unterglasurblau: (drei Wellenlinien
für die drei Dänemark berührenden
Wasserstraßen). Geritzt: »135«, »A«.
Höhe 16,0 cm.
1898 Ankauf von der Kunsthandlung
Ernst Arnold, Dresden,
für 19,80 Mark.
Inv.-Nr. 25 972.

Die flaschenförmige Enghalsvase erhebt sich über einem quadratischen Fuß mit leicht abgerundeten Ecken. Zur Schulter hin weitet sich der Körper leicht. Schulter, Hals und Teile der Wandung sind unterglasurblau, der übrige Körper von Hellblau in Weiß übergehend. Der feine Dekor wird aus Blütenzweigen gebildet. Die Erzeugnisse der 1775 unter dem Namen Dansk Porcelain-Fabrique und wenig später in königlichen Besitz übergegangenen Manufaktur hielten sich rund 100 Jahre in durchschnittlichen Grenzen. Dies änderte sich überraschend, als 1885 der Architekt und Maler Arnold Krog (1856–1931) die künstlerische Leitung übernahm. Zusammen mit seinem Mitarbeiter, dem Bildhauer und Maler Carl Frederik Lijsberg (1860–1909), schuf Krog in Anlehnung an fernöstliche Vorbilder neue Vasenformen als Bildträger der ebenfalls neuartigen Unterglasurmalereien mit nobler, aber sparsamer Farbpalette. In einem zeitgenössischen Bericht über die Pariser Weltausstellung 1889, auf der erstmals das neue Kopenhagener Porzellan Furore machte, heißt es unter anderem:
»Im Übrigen erkennt man die Fabrik nicht wieder, diesselbe tritt mit einer neuen und eigenthümlichen Porzellanart auf, diese beherrscht den Eindruck der ganzen großen und interessanten Gruppe. Von der kleinmustrigen Blaumalerei des Altsächsisch Modell … hat sich der Farbenpinsel der ganzen Porzellanflächen bemächtigt, dieselben mit lichten Tönen gedeckt, die Bilder bleiben weiß ausgespart und mit dunklen Linien ausgezeichnet. … Auf großen Platten sieht man, blau in blau, Enten im Schilf, braune Krebse und Krabben auf blauem Grund, japanische Fische zwischen Wellen und Wasserpflanzen, und mit weißer Masse auf dem blauen Grund aufgesetzte Blumenzweige zeigen den Anfang der Arbeit in Pâte sur Pâte. - Um die Gruppe dieser eigenartigen Blauporzellane liegt eine Reihe von Fischen aus Porzellan, frei und rund, wie es scheint, über Natur geformt, im Scharffeuer blau, blaugrau, braungrau gefärbt …« (Bröhan 1993, S. 386). R.R.

Lit.: Kunsthandwerk und Industrieform 1976, S.106, Kat.-Nr. 140 mit Abb.

173 Vase
Königliche Porzellanmanufaktur
Kopenhagen, 1897.
Porzellan, Unterglasurmalerei in
Blau, Grün, Rosa und Violett.
An der Unterseite grüne Firmenmarke: (Krone), »DANMARK«, »201«, »43
b«. Unterglasurblau: (drei Wellenlinien für die drei Dänemark berührenden Wasserstraßen) und »50«.
Geritzt: »43 B«, »A«.
Höhe 18,5 cm.
1898 Ankauf von der Kunsthandlung
Ernst Arnold, Dresden, für 24 Mark.
Inv.-Nr. 25 973.

Über einem eingezogenen Standring erhebt sich ein gestreckter, aus der Kugel entwickelter Körper, der in einen langen Röhrenhals übergeht. Auf der Vorderseite befindet sich eine aufgemalte Tulpe, deren Blüte in einen plastisch modellierten Dekor übergeht.

Zwischen 1898 und 1903 erwarb das Dresdener Kunstgewerbemuseum unter anderem eine Reihe Porzellane. Darunter war auch das sehr beliebte Kopenhagener Porzellan aus den beiden Manufakturen »Königliche Porzellanmanufaktur Kopenhagen« und Porzellanmanufaktur »Bing & Grøndahl«. Auch auf der Internationalen Kunstausstellung in Dresden 1901 wurde Kopenhagener Porzellan angekauft, zum Beispiel die Plastik eines jungen Hundes von Erik Nielsen (1857–1947), Inv.-Nr. 26 870, und eine Katze von Carl Frederik Lijesberg (1860–1909), Inv.-Nr. 26 871. Beide Stücke zählen leider zu den Kriegsverlusten. R.R.

Lit.: Kunsthandwerk und Industrieform 1976, S.106, Kat.-Nr. 141 mit Abb.

174 Vase

Form: Christian Thomsen (?)
um 1900.
Ausführung: Königliche Porzellanmanufaktur Kopenhagen,
(Form-Nr. 299, Dekor-Nr. 34).
Porzellan, Unterglasurmalerei in Blau, Grün und Violett.
Preßstempel: »VA« (ligiert)
»Nr. 294«. An der Unterseite grüne Firmenmarke: »ROYAL« (Krone)
»COPENHAGEN«, »734 - 294«. Unterglasurblau: (drei Wellenlinien für die drei Dänemark berührenden Wasserstraßen) und »83«.
Höhe 18,8 cm.
1903 Ankauf von der Kunsthandlung Ernst Arnold, Dresden, für 24 Mark.
Inv.-Nr. 27 507.

Die Flaschenvase mit schlankem, leicht eingezogenem Körper weitet sich an der Schulter kugelförmig. Der sich stark verjüngende konische Hals endet in einer kleinen Mündungsöffnung. In zarten, verhaltenen Unterglasurfarben sind eine Schwertlilienblüte und eine fliegende Libelle als Dekor aufgemalt. Im Bröhan-Museum existiert in gleicher Form eine

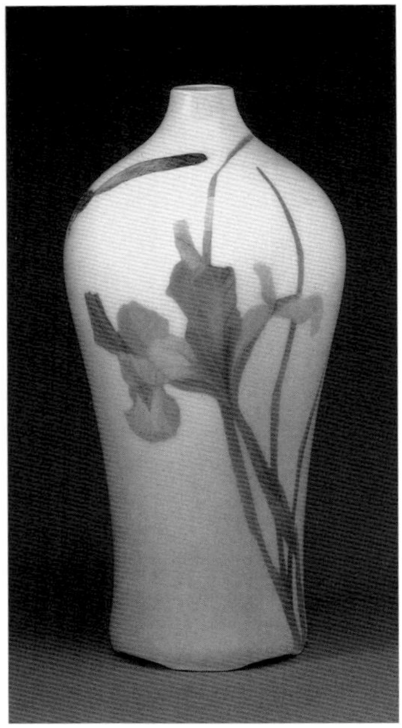

174

spätere Vase mit Reliefdekor (Strandkrabbe mit weißen Seepokken), die Christian Thomsen 1900 für die KPM Kopenhagen entwarf (Bröhan 1993, S. 470, Kat.-Nr. 441, mit Abb.). R.R.

Lit.: Kunsthandwerk und Industrieform 1976, S. 107f., Kat.-Nr. 143 mit Abb.

175 Liegender Marder

Entwurf: Unbekannter Bildhauer, um 1900.
Ausführung: Bing & Grøndahl, Kopenhagen, um 1900.
Porzellan, sparsame Unterglasurmalerei in Blauschwarz und Hellbraun.
An der Unterseite grüne Firmenmarke: »B & G«, »KOBENHAVN«, »DANISH CHINA WORKS«. In Blau: »B * G« und geritzt: »+«.
12,5 x 29,5 cm.
1902 Ankauf von der Kunsthandlung Ernst Arnold, Dresden, für 128 Mark.
Inv.-Nr. 26 930.

Die beiden miteinander konkurrierenden Kopenhagener Porzellanmanufakturen stellten um 1900 qualitätvolle Porzellane her, die sich mitunter schwer unterscheiden ließen. Gerade in der Tierplastik sind die Unterschiede kaum wahrnehmbar. Der Marder, in der Literatur irrtümlich als Iltis bezeichnet, besitzt in etwa natürliche Größe und zeigt das Tier in Ruhestellung, aber mit hellwachen Augen. Es war üblich, neben bemalten, staffierten Tieren auch Tiere in Weiß zu belassen. Nur Augen und Schnauze sind mit dunklen Farben bemalt. Das vermittelt den Eindruck eines weißen Exemplars dieser Spe-

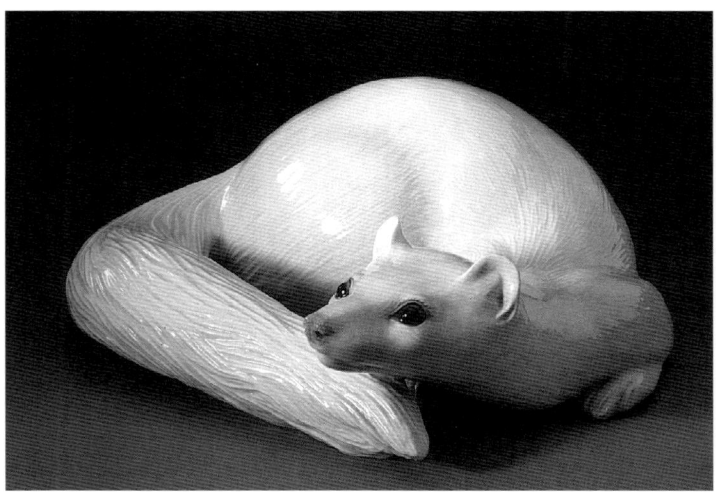

175

zies, die in der Natur hin und wieder vorkommen, ohne Albinos zu sein. Dieses selten auftretende Phänomen im Tierreich war jedoch nicht das Ziel künstlerischer Arbeit, denn das schöne Weiß des Porzellans wurde aus ästhetischen Prinzipien vom Modelleur bewußt eingesetzt. Gleichwohl darf dem zugestimmt werden, was Horst Makus im Katalog »Keramik aus Historismus und Jugendstil« über die Tierplastik schrieb: »Das Verdienst der Tierplastik um 1900 war es, dem Tier in seiner Wirklichkeit Gestalt zu geben: anders als noch in der zweiten Hälfte des 19. Jahrhunderts sollte nicht bloße Naturtreue, sondern Wesenstreue erreicht werden« (Makus 1981, S. 178). R.R.

Lit.: Kunsthandwerk und Industrieform 1976, S. 108, Kat.-Nr. 146 mit Abb.

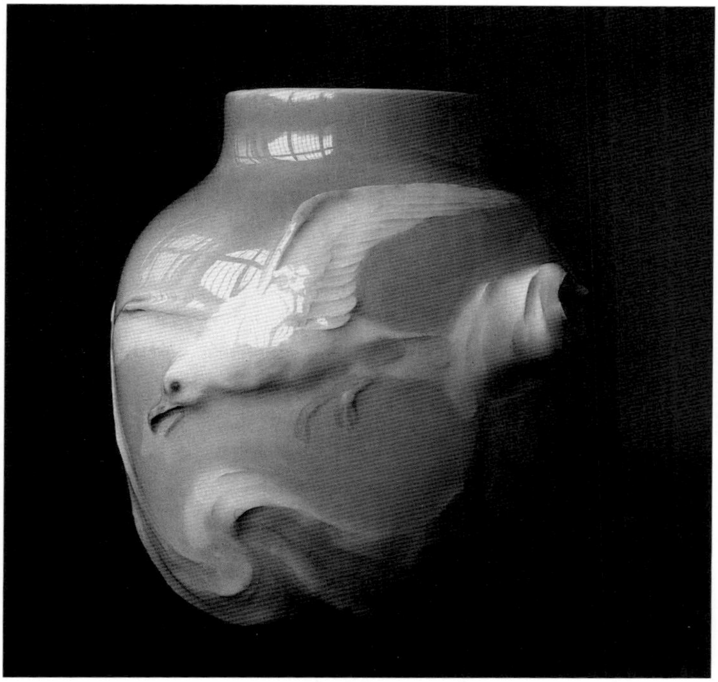

176 Vase mit Möwenrelief
Entwurf: Algot Erikson (?), um 1898.
Ausführung: Rörstrand Aktie Bolag, um 1898.
Porzellan, sparsame Unterglasurmalerei in Blau, Gelbgrün, Braun und Rosa.
Fabrikmarke in Grün: »Rörstrand« zwischen drei Kronen, Signatur »AE«. Geritzt: »D.T. 1671«.
Höhe 28,0 cm.
1898 Ankauf von der Dresdener Kunsthandlung Emil Richter für 110 Mark.
Inv.-Nr. 26 102.

Der fußlose Vasenkörper, der sich aus einer kugeligen Grundform, die nach oben gestreckt wird, entwickelt, ist mit einem schönen Relief aus bewegten Wellen und einer fliegenden Möwe geziert. Die zarte Unterglasurmalerei wurde stark von der KPM Kopenhagen beeinflußt. Diese dänische Manufaktur strahlte zu dieser Zeit europaweit aus und wirkte nicht nur auf Rörstrand anregend, sondern unter anderem auch auf Berlin und Meißen. R.R.

Lit.: Kunsthandwerk und Industrieform 1976, S. 109, Kat.-Nr. 149 mit Abb.

Glas und Glasmalerei

In dem 1895 von Karl Berling herausgegebenen Museumsführer über die III. Abteilung im Kunstgewerbemuseum – die »Arbeiten in Thon und Glas« – werden Gläser »der zweiten Abteilung der Keramik« zugeordnet, vor allem, weil Glas eine »ähnlich weite Verbreitung wie die Thongefäße« besitzt und »auch die Haupteigenschaften im grossen und ganzen die gleichen sind (Gleichartigkeit der Masse, Bildsamkeit, Erhärtungsfähigkeit)«. Aus diesem Grunde »müssen für die Formen der Gläser die oben für die der Thonarbeiten entwickelten Grundsätze ebenfalls Geltung haben« (Berling 1895, S. 93). Nach dieser Einführung folgen sowohl Ausführungen über die Erfindung, die Herstellung und die Veredelungen des Glases als auch über die geschichtliche Entwicklung von der Antike über Ostasien und den Orient bis hin zur Wiederbelebung der alten venezianischen Glasmacherkunst durch Alessandro Salviati. Soweit das mit dem Glasbestand bis 1896 – also der ersten 20 Jahre des Museums – möglich war, belegte Berling in der Ausstellung jede Entwicklungsepoche des Glases mit Beispielen. Dabei gab er für jedes Stück exakt den Standort in den einzelnen Schränken und Fächern in Raum 7, dem Porzellan- und Glaszimmer, an. Es kam dabei im Zusammenhang mit der Nutzung als Vorbildersammlung nicht darauf an, ob es originale Gläser oder Nachahmungen des 19. Jahrhunderts waren, so daß römisches Glas auch anhand von Gläsern aus der Köln-Ehrenfelder Glashütte, orientalische Glasarbeiten durch Lobmeyrglas im orientalischen Stil oder venezianisches Glas durch Salviati-Erzeugnisse dokumentiert wurden. Der Schwerpunkt der Sammlung lag jedoch auf dem geschnittenen Glas des 18. Jahrhunderts aus Böhmen, Schlesien und aus der Dresdener Hütte. Anders als bei den Erwerbungen von Porzellan, wegen denen es in Dresden fast immer zu schwerwiegenden Diskussionen kam – immerhin gab es hier eine augusteische Spezialsammlung –, bestand für das Sammeln von Gläsern keine Konkurrenz. Außer dem umfangreichen historischen Glasfundus in der königlichen Hofkellerei zu Dresden war Glas in den anderen Dresdener Museen kein ausgesprochenes Sammlungsgebiet, vor allem nicht das Glas der damaligen Moderne. Daß bei dem umfangreichen Bedarf an historischem Glas auch verschiedentlich Fälschungen für oftmals hohe Summen erworben wurden, ist nicht nur für das Dresdener Kunstgewerbemuseum nachweisbar. Erst mit der wissenschaftlichen Erforschung der Glasentwicklung etwa um 1900 begannen Echtheitsdiskussionen und die Trennung der Glassammlungen von denen der Keramik. Zu den ersten Glashistorikern gehörte auch Karl Berling mit seinem grundlegenden Aufsatz aus dem Jahre 1900 über die sächsischen Hofkellereigläser. In Verbindung damit zweifelte er auch die Originalität einiger emailbemalter Glashumpen an, die heute als nachgewiesene Erzeugnisse der Petersdorfer Glashütte Fritz Heckert gelten. Im Gegensatz zum Hohlglas gehörte die Glasmalerei nicht zur Keramikabteilung, sondern wurde als selbständige Sammlung im Museumsführer von 1898 zusammen mit Fächern und Miniaturen als Malerei und Innenraumschmuck behandelt. Im Zusammenhang mit der Wiederbelebung der Glasmalerei im 19. Jahrhundert zählten die spätgotischen Glasfenster mit sakralen und weltlichen Darstellungen, die süddeutschen und Schweizer Wappenscheiben des 16. und 17. Jahrhunderts und die teilweise geätzten Glasbilder aus Berliner und Dresdener Werkstätten zu den wichtigen Stükken des Kunstgewerbemuseums. Leider sind die meisten der Glasfenster und Glasmalereien im Sommer 1945 aus den kriegsbedingten Auslagerungsdepots außerhalb Dresdens gestohlen oder dort zerstört worden.

G.H.

GLAS

177 Walzenkrug

Böhmen, Erzgebirge, Anfang 17. Jahrhundert.
Gravierte Bezeichnung und Datierung am Zinndeckel: »AMVH«, »1611«.
Tiefblaues Glas mit farbiger Emailmalerei, Reste von Vergoldung.
Abriß. Zinnfassung. Geklebter Sprung in der Wandung.
Höhe mit Deckel 12,6 cm.
1882 Ankauf vom Dresdener Antiquar M. Salomon für 140 Mark.
Inv.-Nr. 14 185.

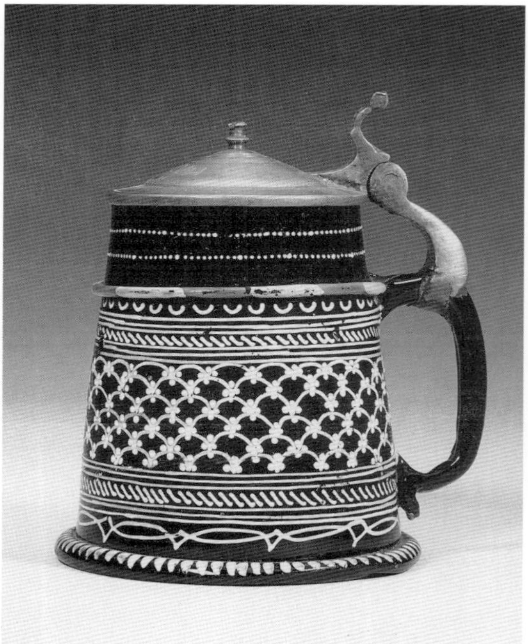

177

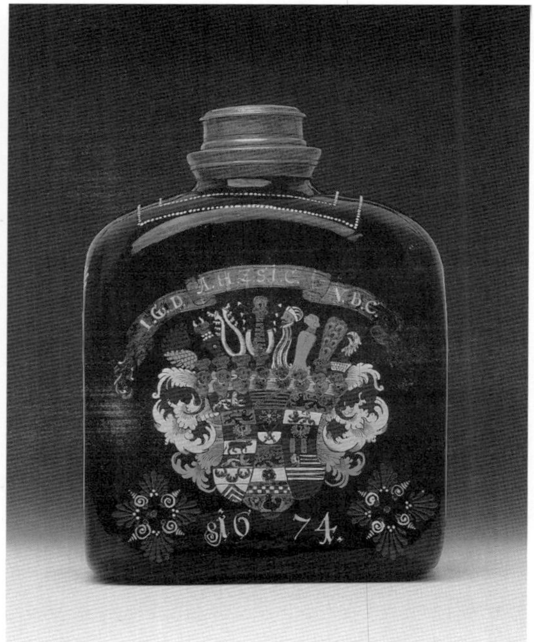

178

Emailbemalte Gläser des 17. Jahrhunderts waren besonders begehrte Vorbildergefäße im Dresdener Museumsbestand. Sie standen im vierten und fünften Fach des Schranks 14 im Porzellan- und Glaszimmer (Berling 1895, S. 104). Der konische, gelbgrün-weiß bemalte Walzenkrug mit zinnernem Klappdeckel ist ein typisches Beispiel für blaufarbige Glasgefäße aus einer Glashütte des sächsisch-böhmischen Erzgebirges. Hier lag das Zentrum der deutschen Förderung von Kobalterz. Die auf Halden abgelagerten Rückstände waren die Grundlage für den seit dem frühen 16. Jahrhundert hergestellten blauen Farbstoff, die Smalte, ein Kobaltsilikat, mit dem tiefblaues Glas erschmolzen, aber auch blaue Keramikfarbe hergestellt werden konnte. Kobaltblaue Krüge, kleine und große, runde und konische, farbig bemalt mit unterschiedlichen Flächenornamenten, Blüten, figürlichen Darstellungen und mit aufgesetzten gläsernen Perlen und Fäden, sind durch Datierungen zwischen 1586 und 1608 nachweisbar. Der Dresdener Krug gehört - belegt durch die Jahreszahl »1611« auf dem Deckel - in diese Reihe von blauen Gefäßen aus der Zeit um 1600 (Saldern 1965, S.164-175; Strasser/Spiegl 1989, Kat.-Nr. 31).

G.H.

Lit.: Gotik und Renaissance 1981, Kat.-Nr. 73 mit Abb.

178 Flasche der Hofkellerei Moritzburg

Sachsen, Glashütte Heidelbach, Erzgebirge, 1674.
Bezeichnet und datiert auf der Vorderseite: »J.G.D.A.H.Z.S.I.C.V.B. 1674«, auf den Schmalseiten: »Moritzburgische Kellerey«.
Tiefblaues Glas mit farbiger Emailmalerei, Reste von Vergoldung. Abriß. Zinnschraubverschluß. Wandung schon 1887 gesprungen. Höhe mit Schraubverschluß 26,6 cm.
1887 Ankauf von der Dresdener Kunsthandlung Ball für 200 Mark.
Inv.-Nr. 18 991.

Auf die prächtige Glasflasche mit dem sächsischen Gesamtwappen, den Initialen für Johann Georg II. »Herzog zu Sachsen, Jülich, Cleve und Berg, Churfürst« (reg. 1656 bis 1680) und bunten Barockblüten beziehungsweise Ornamentteilen wird in den ersten Museumsveröffentlichungen stets besonders hingewiesen. Zunächst mag die Nutzung der barocken Farbglasflasche als Vorbild für die Gefäß- und Dekorgestaltung von besonderer Attraktivität gewesen sein. Doch schon bald entpuppte sich die Flasche als eine Art Inkunabel sächsischer Glasherstellung. Im Jahre 1900 publizierte der Direktorial-Assistent des Museums, Professor Dr. Karl Berling, erstmals einen Aufsatz über sächsische Hofkellereigläser mit Emailmalerei. Seitdem ist in der Glasforschung dieser Begriff für die Gruppe sächsischer Emailgläser mehr oder weniger bindend, obwohl gerade in den letzten zwanzig Jahren durch Grabungen im oberen Erzgebirge viele neue Erkenntnisse über

die sächsische Glasfertigung gewonnen werden konnten. Zu den »Sächsischen Hofkellereigläsern« gehörten vor allem große, walzenförmig gedekkelte Humpen, hohe Stangen- oder Paßgläser, niedrige Becher, aber auch kantige Flaschen. Mit Email- oder Schmelzfarben wurde diesen Gefäßen ein farbenprächtiger Dekor aufgeschmolzen: meist das sächsische große Wappen mit den Initialen des jeweiligen Kurfürsten, mit Angabe der entsprechenden Hofkellerei sowie mit Blüten und Ornamentschmuck.
Auch in der Heidelbacher Glashütte wurden derartige Gläser hergestellt und in die verschiedenen Kellereien des sächsischen Hofes geliefert. Die Heidelbachhütte bei Seiffen zählte zu den wichtigsten Unternehmen, die seit dem 15. Jahrhundert etwa 250 Jahre lang von einem Zweig der berühmten Glasmacherfamilie Preußler erfolgreich geführt wurden. Bodenfunde auf den verschiedenen Hüttenplätzen haben bewiesen, daß hier auch tiefdunkelblaues Glas geschmolzen wurde. Die Flasche von 1674, zu der noch eine zweite im Leipziger Museum für Kunsthandwerk (Inv.-Nr. 11 162) gehört, ist für dieses im sächsischen Erzgebirge hergestellte Farbglas eines der hochkarätigen Beispiele. Nachweislich schenkte der Kammerherr Caspar Heinrich von Schönberg zu Purschenstein dem sächsischen Kurfürsten Johann Georg II. die inschriftlich für die Hofkellerei in Schloß Moritzburg bestimmten zwei Flaschen. Mit diesem Präsent wollte Herr von Schönberg dem Kurfürsten die besonders gute Glasqualität der auf seiner Herrschaft betriebenen Glashütte beweisen.
Bis 1906 hatte das Kunstgewerbemuseum noch weitere sächsische Hofkellereigläser in seinen Bestand aufgenommen. Es handelt sich um eine Flasche mit Hausmarke und der Jahreszahl »1682« (Inv.-Nr. 305, 1875 erworben: Haase 1988, Kat.-Nr. 52 mit Abb.), einen Deckelhumpen mit sächsisch-polnischem Wappen (Inv.-Nr. 10 550, 1880 erworben), eine Vierkantflasche mit Wappen (Inv.-Nr. 12 273, 1880 erworben: Haase 1988, Kat.-Nr. 44 mit Abb.), eine kleine Flasche mit Gersdorfschem Wappen (Inv.-Nr. 10 404, 1880 erworben: Haase 1988, Kat.-Nr. 14 mit Abb.) und ein Paßglas mit sächsischem Wappen und der Jahreszahl »1694« (Inv.-Nr. 20 702, 1887 erworben). G.H.

Lit.: Berling 1895, S. 104; Berling 1907, S. 39; Haase 1988, S. 27, 29, Taf. 36, 37, Kat.-Nr. 45 mit Abb. und weiteren Literaturangaben; Haase 1990, S. 381, Abb. 8; Haase 1995a, Kat.-Nr. S. 46 mit Abb.

179 Flügelglas
Niederlande, 17. Jahrhundert.
Farbloses und blaues Glas mit Diamantgravierung.
Höhe 14,4 cm.
1900 Geschenk von Mary Adelaide Yates, London.
Inv.-Nr. 26 462.

Von den venezianischen Glasmachern sind mit »der Glasbläserpfeife und der mit der Zange und Zwickschere bewaffneten Hand ... eine grosse Menge verschiedener Grundformen gebildet, daran die Füsse, Henkel, Reifen und Ränder angesetzt oder umgelegt und Blätter, Blumen und flügelartige Verzierungen (Flügelgläser) hinzugefügt worden. Es ist eine förmliche Glasplastik, mit der man hier zu thun hat ... Sie sind wegen ihrer grossen Zerbrechlichkeit nicht geeignet, dem Gebrauche zu dienen, sind vielmehr lediglich Ziergefäße« (Berling 1895, S. 100). Diese Beschreibung im Museumsführer von 1895 ist unter anderem auf die ausgestellten, »der älteren Zeit angehörigen Flügelgläser« (Berling, s.o.) zu beziehen. Die dekorativen Flügelgläser galten als der Inbegriff venezianischer Glaskunst, obwohl ein Großteil der Gläser »à la façon de Venise« in Hütten der südlichen Niederlande gefertigt wurde. Von hier stammt auch das kleine Flügelglas mit an Ösen hängenden beweglichen blauen Ringen an der weitausladenden, vertikal gerippten Kuppa. Bei der Formgebung des Gefäßes wurde der Flügelglastyp und der venezianische Pokaltyp mit beweglichen Ringen zu einem neuen Gefäßtyp vereint.
Die im Jahre 1898 erfolgte großzügige Schenkung der Miß Yates aus London umfaßte neben Gemälden, Aquarellen, Druckgraphiken und Skulpturen auch Werke der angewandten Künste wie Möbel, Marmorarbeiten, antike, englische und italienische Keramiken, chinesische Arbeiten, Bücher und vieles mehr. Insgesamt kamen 400 Kunstwerke aus London in die Elbmetropole. Die Engländerin vererbte ihre Sammlung dem Museum, weil sie hier bei einem Besuch »einmal recht gut behandelt worden war« (!) (Berling 1926, S. 14). Jedoch lehnte Karl Berling verschiedene Stücke aus Qualitätsgründen ab und empfahl, diese Werke an andere Museen wie Glauchau und Meerane abzugeben. Leider ist ein Großteil der Schenkung im Sommer 1945 nicht mehr aus den kriegsbedingten und danach geplünderten Auslagerungsdepots in das Kunstgewerbemuseum zurückgekehrt. G.H.

Lit.: Gotik und Renaissance 1981, Kat.-Nr. 51 mit Abb.; Haase 1983a, Kat.-Nr. 189, Abb. 47a.

180 Flasche
Anton Wilhelm Mäuerl zugeschrieben, Nürnberg, 1720/1725.
Farbloses Glas, Matt- und Klarschnitt. Abriß ausgekugelt.
Mündungsrand leicht bestoßen.
Höhe 27,8 cm.
1875 Ankauf vom Dresdener Kunsthändler Geller für 30 Mark.
Inv.-Nr. 1 303.

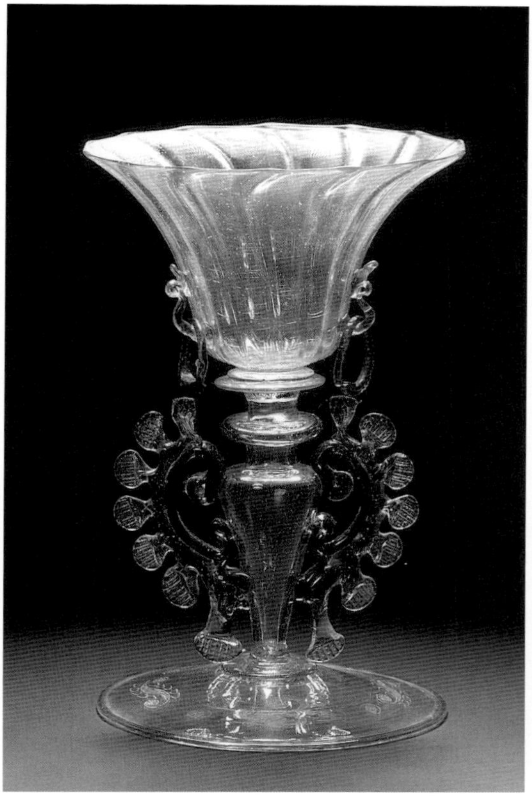

179

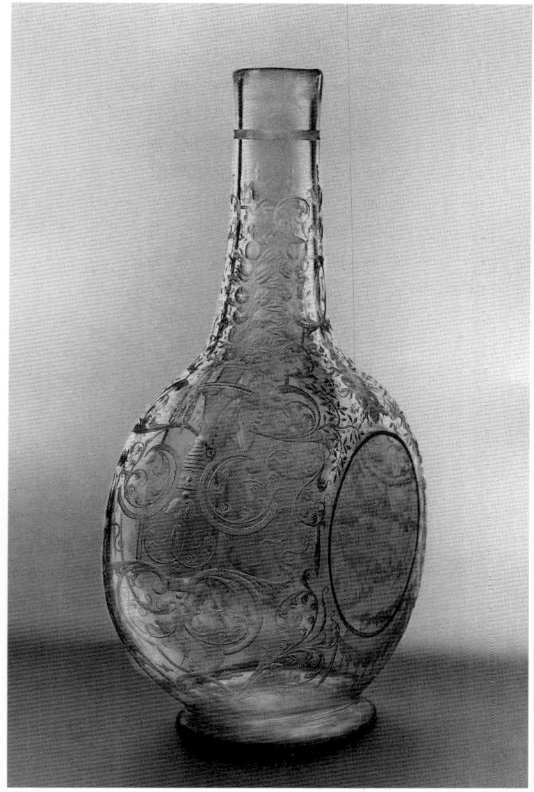

180

Die beidseitig abgeflachte Flasche mit Röhrenhals ist bis auf die beiden undekorierten Rundmedaillons übersponnen von Laub- und Bandelwerk mit feinen Blättchenranken, Blütenarrangements und Bändern. Dieses für das frühe 18. Jahrhundert typische Ornament hatte der seit 1710 in Nürnberg tätige Glasschneider Anton Wilhelm Mäuerl (1672–1737) in dieser Stadt für den Glasschnitt eingeführt, und zwar vor allem in Anlehnung an Vorlagen, die Paul Decker d. Ä. (1677–1713) in seinem »Neue(n) Groteschgen-Werk vor Goldschmidt, Glaßschneider und andere Künstler …« 1710 in Nürnberg veröffentlichte. Vorher arbeitete der aus dem Fichtelgebirge stammende Mäuerl von 1699 bis 1710 in London.

Die Zuschreibung der Dresdener Flasche basiert auf stilistischen Vergleichen mit einer 1719 datierten Mäuerl-Flasche im Londoner Victoria & Albert-Museum und dem Bandelwerk auf einigen anderen Gläsern in ehemaligem Privatbesitz. Obwohl auf der Dresdener Arbeit die geknickten Bandvarianten fehlen, kann die betont lineare Form des Laub- und Bandelwerks für Mäuerl in Anspruch genommen werden.
Schon ein Jahr vor der Gründung des Kunstgewerbemuseums ist diese schöne und qualitätvolle Flasche im Museumsinventar als Ankauf verzeichnet. Sie zählt somit zu den frühesten Stücken der Sammlung, die sich bis heute – trotz hoher Verluste im Zweiten Weltkrieg – erhalten haben. G.H.

Lit.: Haase 1984, Kat.-Nr. 4 mit Abb.

181 Henkelkrug
Nürnberg oder Freising, Anfang 18. Jahrhundert.
Dunkelrotes Goldrubinglas, Mattschnitt, Abriß durch mattierte Mittelrosette abgeschliffen.
Silbervergoldete Fassung.
Höhe mit Deckel 14,3 cm.
1888 Ankauf vom Dresdener Antiquar Ball für 250 Mark.
Inv.-Nr. 20 905.

Der kleine Henkelkrug mit dem silbervergoldeten, ungestempelten Klappdeckel trägt zwei geschnittene umlaufende Landschaftsdarstellungen mit gefiederten Bäumen, Burgen und Tempelruinen, einem See mit Segelschiff (Halswandung), einer Bärenjagd mit Jäger und zwei Hunden sowie einem Angler und drei Wanderern (Kugelbauchwandung).

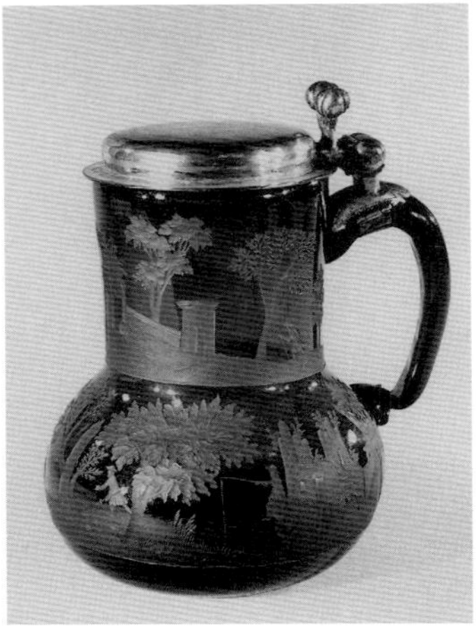

181

Die Form des Kruges und die gleiche zweizonige, nach unten durch je eine Ringlinie begrenzte Aufteilung des Schnittes erinnern an einen farblosen, gefaßten Henkelkrug im Londoner Victoria & Albert-Museum (Meyer-Heisig 1963, WT 106). Er wird im Zusammenhang mit dem Œuvre des Nürnberger Glasschneiders Hermann Schwinger (1640–1683) aufgeführt. Auch der Dresdener Goldrubinkrug steht stilistisch und in der Motivwahl den Landschaftsdarstellungen Schwingers nahe. Neuere Forschungen versuchen derartige Rubinglasgefäße mit dem etwas kompakteren Schnitt mit der Glashütte Freising bei München in Verbindung zu bringen. Hier ist ebenfalls schon Ende des 17. Jahrhunderts das begehrte Rubinglas hergestellt und mit Schnitt dekoriert worden. Das Bayerische Nationalmuseum in München bewahrt ein Rubinglasschälchen mit sehr ähnlich geschnittenen Jagdlandschaften (Rückert 1982, Band 1, Kat.-Nr. 438, Taf. 122, mit Vergleichsbeispielen und Angaben zur Freisinger Glashütte), das für die Freisinger Glashütte in Anspruch genommen wird. Die technische Ausführung des Schnittes aus der Freisinger Glashütte scheint wohl hervorragend gewesen zu sein, da das benachbarte Münchener Glaswerk schon kurz nach seiner Gründung ein Schneidgerät aus Freising erwarb. Beeinflußt wurde der Freisinger Glasschnitt von den Meistern in Nürnberg. Die Freisinger Schneider erreichten jedoch nicht die Eleganz und Zartheit Nürnberger Schnittdekore.

Im Vergleich zum farblosen Glas war die Rubinglasherstellung keine Massenproduktion. Deshalb kosteten Rubinglasgefäße ein Vielfaches mehr als andere Gläser. Noch im Jahre 1888, als der Henkelkrug für die Sammlungen des Dresdener Kunstgewerbemuseums laut Inventareintragung als Kunckelglas erworben wurde, mußten dem Dresdener Antiquar Ball 250 Mark bezahlt werden, während der hervorragend geschnittene Potsdamer Porträtpokal nur 30 Mark (Kat.-Nr. 183) kostete. G.H.

Lit.: Haase 1984, Kat.-Nr. 3 mit Abb.

182 Henkelschälchen

Süddeutschland, Freising oder München (?), 1720–1730. Fassung: Elias Adam, Augsburg, 1720–1730.
Fassung gemarkt: Pyr für Augsburg, um 1708 (Seling 1980, Nr. 165; Silber und Gold 1994, Bd. I, Nr. 78).
Meistermarke EA im Queroval für Elias Adam (Seling 1980, 1994; Silber und Gold 1994, Bd. I, Nr. 155).
Dunkelrotes Goldrubinglas. Silbervergoldete Fassung.
Höhe 4,3 cm; Durchmesser 7,9 cm (ohne Henkel).
1900 Geschenk von Mary Adelaide Yates, London.
Damaliger Taxwert: 300 Mark.
Inv.-Nr. 26 464.

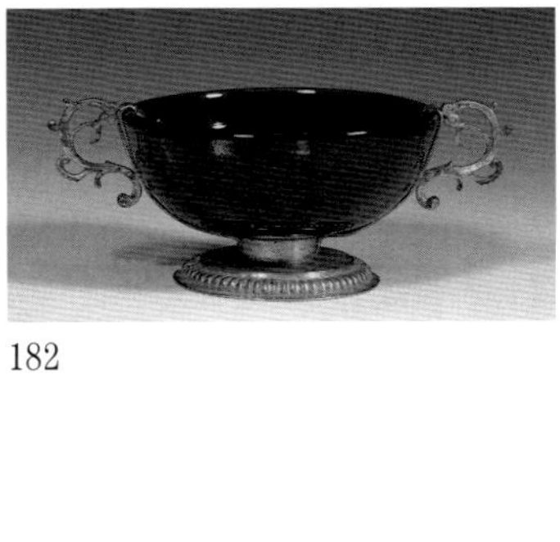

182

Rubinglas galt schon zur Zeit seiner erstmaligen Herstellung Ende des 17. Jahrhunderts als außerordentlich wertvoll. Die geheimnisumhüllte Fertigung des mit Gold gefärbten Glases war die Krönung jeder größeren Glashütte. Als einer der ersten hatte der Potsdamer Glasmacher Johann Kunckel (um 1630–1703) Erfolg mit der Erschmelzung des dunkelroten Goldrubinglases; aber auch in der südböhmischen Hütte Helmbach bei Winterberg, in der Dresdener Glashütte oder in München und in Freising (Kat.-Nr. 181) gelang es, Rubinglas zu fertigen.

Die Fassungen von Rubingläsern wurden nahezu ausschließlich von Augsburger Goldschmieden gearbeitet. Es stellt sich die Frage, ob die hier bearbeiteten Gläser aus den nahe Augsburg gelegenen süddeutschen Hütten in München und in Freising oder aber auch aus der Potsdamer Glashütte stammen. Bisher sind nur Exporte von Potsdamer Rubinglas nach Kassel nachweisbar (Strasser/Spiegl 1989, S. 108 mit weiteren Nachweisen zu diesem Thema). Interessanterweise konnten bis jetzt Rubingläser mit Berliner Fassungen nicht belegt werden.

Der Augsburger Silberarbeiter Adam Elias (1669–1745) wurde vor allem durch seine Fassungen von Gefäßen für Tee-, Schokoladen- und Likörservice aus kostbaren Materialien - wie Porzellan, Email und Achat - bekannt. Auch Rubinglas zählte zu den edlen Stoffen. Die zierlich bewegte goldleuchtende Edelmetallfassung steht in wirkungsvollem Gegensatz zum leuchtenden Rubinrot des schlichten Glasgefäßes. Die kleine, sehr schöne Henkelschale gehört auch zur großzügigen Schenkung, die Miß Yates aus London im Jahre 1900 dem Kunstgewerbemuseum vermachte (siehe Kat.-Nr. 105, 179).

G.H.

183 Pokal mit Wappen und Porträt des Bischofs Franz Ludwig von Pfalz-Neuburg
Potsdam, um 1700.
Farbloses Glas, Schliff, Matt- und Klarschnitt. Abriß.
Höhe 24,9 cm.
1879 Ankauf vom Dresdener Antiquar M. Salomon für 30 Mark.
Inv.-Nr. 8 930.

Die schlanke Trichterkuppa mit facettiertem massivem Ansatz wird von dem kräftigen Balusterschaft mit eingeschlossenen Luftblasen und dem breiten Fuß mit umgeschlagenem Rand getragen. Auf der Wandung befinden sich das Bildnismedaillon des Kurfürsten und Bischofs Franz Ludwig von Pfalz-Neuburg mit Unterschrift »Decus Europae« und das Wappen des Hochstiftes Breslau, belegt im Herzschild mit dem Wappen von Pfalz-Neuburg.
Der mit lockiger Allongeperücke und prächtigem Schmuckanhänger dargestellte Franz Ludwig von Pfalz-Neuburg (1664–1732) zählte zu den wichtigen barocken Bauherren und machte sich vor allem um Breslau sehr verdient. In dieser Stadt wurde er im Jahre 1683 Bischof, dann Propst zu Ellwangen und 1694 Bischof zu Worms. 1716 ging er als Erzbischof nach Trier und 1729 nach Mainz/Worms. Von 1694 bis zu seinem Tod bekleidete er außerdem das Amt eines Großmeisters des Deutschen Ritterordens. Das Glas zeigt jedoch nur das Wappen des Breslauer Bistums zusammen mit dem Pfalz-Neuburger Familienwappen im Herzschild. Das fein geschnittene Porträt Franz Ludwigs zeigt ihn als einen jungen, schmalen Mann, der aber schon wegen seiner Bedeutsamkeit auf dem Glas als »Decus Europae«, als »Zierde Europas«, bezeichnet wurde. G.H.

Lit.: Haase 1984, Kat.-Nr. 6 mit Abb.

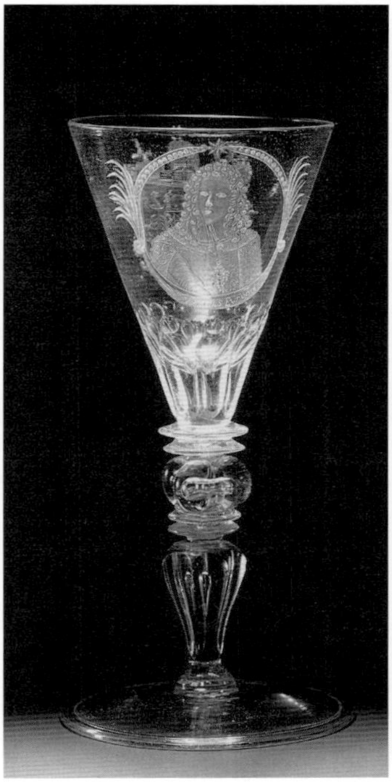
183

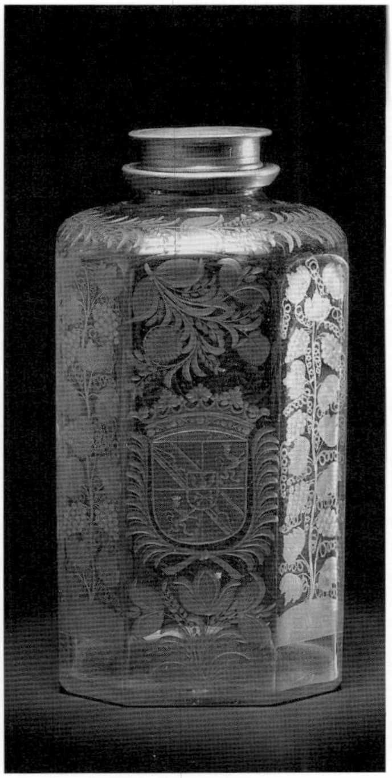
184

184 Schraubflasche mit bekröntem Adelswappen
Nordböhmen, 1690/1700.
Farbloses Glas mit leicht amethystviolettem Schimmer, formgeblasen, Schliff und Mattschnitt, Abriß.
Zinnfassung.
Höhe mit Deckel 22,5 cm.
1879 Ankauf vom Münchener Antiquar Zieschang für 30 Mark.
Inv.-Nr. 9 489.

Die hohe achteckige Flasche mit zinnernem Schraubverschluß besitzt reichen Schnittdekor: breite Spiralranken mit kräftigen rosetten- und tulpenförmigen Blüten auf den Breitseiten und aufsteigende Weinstöcke mit und ohne Trauben auf den schmalen Seiten. Mittendrin kennzeichnet ein bekröntes, noch unbekanntes Adelswappen die Schauseite. Solche Flaschen mit relativ flachem Mattschnitt gelten als typisch böhmische Erzeugnisse vom Ende des 17. Jahrhunderts. Dafür sprechen auch der barocke Blütenrankenschmuck und die Dickwandigkeit der Flasche. Eine genaue Lokalisierung in eine der vielen nordböhmischen Glashütten ist leider nicht möglich.
Um 1680 wurde das berühmte böhmische Kristallglas, ein durch Kreidezusatz verbessertes Pottascheglas, erfunden. Dieses im wesentlichen farblose Glasmaterial mit mehr oder weniger leichten Farbnuancen, oftmals dickwandig und schwer, war besonders gut zu schneiden und besaß sowohl eine hohe Lichtbrechung als auch einen hellen Klang. G.H.

Lit.: Messner 1965/66, S. 143, Abb. 3;
Haase 1984, Kat.-Nr. 52 mit Abb.;
Meisterwerke 1996, Kat.-Nr. 7 mit Abb.

185 Becher mit Laub- und Bandelwerkdekor

Nordböhmen, 1720–1730.
Farbloses Glas, Schliff, Matt- und Klarschnitt. Abriß durch Bodenrosette mit Oliven verschliffen.
Höhe 9,2 cm.
1880 Ankauf vom Münchener Antiquar und Hoflieferanten A. S. Drey für 48 Mark.
Inv.-Nr. 11 729.

Auf dem zwölffach facettierten und brillant geschnittenen Becher wurden in dem engmaschigen Laub- und Bandelwerkornament zwei gegenüberliegende Felder ausgespart, in denen je eine lebendige Sauhatz- und Hirschjagdszene mit springenden Hunden und laufenden Jägern zu sehen ist. Der seit 1880 zum Glasbestand des Dresdener Kunstgewerbemuseums zählende Becher gehört zu einer Gruppe ähnlich dekorierter Gläser mit Jagd- und Reiterszenen, die von Laub- und Bandelwerk mit dünnen, horizontal verlaufenden, ekkig gebrochenen Bändern umgeben sind (Vergleichsstücke im nordböhmischen Museum Reichenberg/Liberec: Pazaurek 1902, Taf. 12b, 13a). Zu diesem feinteiligen Schnitt gesellt sich noch ein Fries von geschliffenen Zickzackformen oberhalb der Fußzone. G.H.

Lit.: Haase 1984, Kat.-Nr. 56 mit Abb., weitere Literaturangaben und Hinweise auf Vergleichsstücke; Meisterwerke 1996, Kat.-Nr. 10 mit Abb.

186 Deckelpokal mit dem Wappen von Württemberg-Oels

Böhmen, 1738–1744.
Leicht gelblich schimmerndes Glas, Schliff, Matt- und Klarschnitt. Abriß verschliffen. Schraubengewinde und Deckelrand bestoßen, Fuß 1934 gekittet.
Höhe mit Deckel 51,6 cm.
1893 Ankauf vom Dresdener Antiquar M. Salomon für 450 Mark.
Inv.-Nr. 25 069.

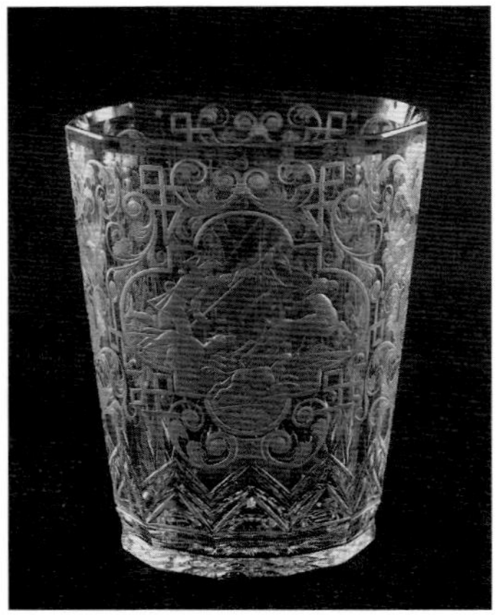
185

Den hohen Deckelpokal mit zusammenschraubbarem, facettiertem Hohlbalusterschaft und ebenfalls facettiertem Ansatz und Deckel schmückt auf der vertikal facettierten Wandung das Wappen der Herzöge zu Württemberg-Oels unter Helmzieraten und der Umschrift: »DG . CAROLUS DUX WÜRTEMB : & TEC. OLSN : & BERNSTAD INSIL : CO : MOMELG : DO : HEID :« (Von Gottes Gnaden Karl Herzog von Württemberg und Teck, Oels und Bernstadt in Schlesien, Graf von Mompelgard, Herr von Heidenheim). Das Wappen bezieht sich auf Herzog Karl Friedrich von Württemberg-Oels, der von 1738 bis 1744 vormundschaftlich die Regierung für Karl-Eugen Herzog von Württemberg führte. In diesen Jahren ist dieser große Wappenpokal wohl als Willkomm oder Gesundheitsglas gefertigt worden.
Als Rahmung für das Wappen wurde ein kleinteiliges, präzis geschnittenes Laub- und Bandelwerkornament benutzt, das in seinem Charakter an schlesische Arbeiten im zweiten Viertel des 18. Jahrhunderts erinnert. Das gelblich schimmernde Glasmaterial, die Pokalform und die sparsame Verwendung von Dekorelementen, die auf die Schauseite konzentriert sind, sprechen jedoch für eine böhmische Herkunft.
Die exakte Einbindung in historische Ereignisse und die außergewöhnliche Höhe des Pokals fanden in der Ankaufsumme ihren Niederschlag und waren schon beim Kauf des teuren gedeckelten Wappenpokals ausschlaggebend. Das Kunstgewerbemuseum mußte dem Dresdener Kunsthändler Salomon den stolzen Preis von 450 Mark zahlen. Ausgestellt wurde das Glas im Gebäude am Antonsplatz in Raum Nummer 7, dem »Porzellan- und Glaszimmer« (Schrank 14, Fach 5), zusammen mit anderen geschnittenen Gläsern aus Böhmen, Schlesien und Sachsen. Im Museumsneubau an der Güntzstraße präsentierte sich dieser Pokal erneut zusammen mit Porzellanen in Raum Nummer 19. G.H.

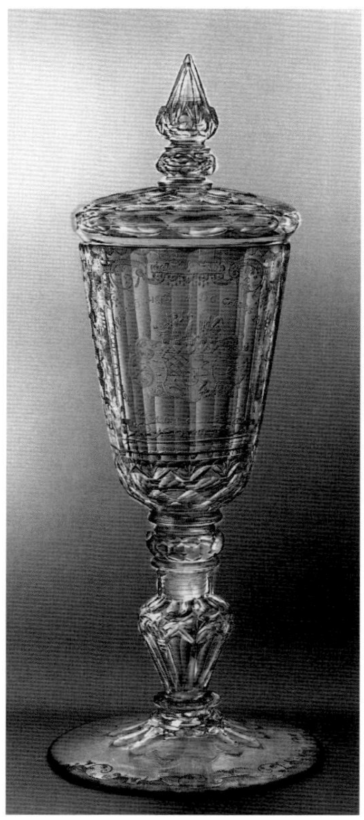
186

Lit.: Berling 1895, S. 108; Berling 1907, S. 38; Messner 1965/66, S. 145, Abb. 12; Haase 1984, Kat.-Nr. 58 mit Abb.

187 Becher mit Duellszenen

Nordböhmen, 1720–1730.
Farbloses Doppelwandglas mit Schliff, Gold- und Silberfolie mit Radierung, roter Lack im Boden, Kittfuge außen unter dem Lippenrand. Im Zwischengolddekor Feuchtigkeitsflecke.
Höhe 8,4 cm.
1875 Ankauf vom Dresdener Antiquar Lorenz für 50 Mark.
Inv.-Nr. 582.

Der 24fach facettierte, konische Becher ist mit einem besonderen Veredlungsverfahren dekoriert worden, das vornehmlich in der ersten Hälfte des 18. Jahrhunderts im nordöstlichen Böhmen gepflegt wurde. Diese sogenannte Zwischengoldtechnik war schon römischen Glasmachern bekannt. Auch der berühmte brandenburgische Glastechnologe Johann Kunckel (vermutlich 1630–1703) beschreibt in seiner 1679 erstmals verlegten »Ars Vitraria Experimentalis« (Kunckel 1689) den eigenen Reiz der Doppelwandgläser, deren Dekor zwischen zwei exakt ineinanderpassenden Hohlgläsern liegt. Der auf der Außenwand des inneren Glasgefäßes aufgelegte Schmuck besteht aus einer Blattgold- oder Blattsilberfolie in einer Stärke von 1/1000 bis 1/2000 Millimeter, in die mit der Radiernadel der Dekor gerissen wurde. Als Vorlagen für die Darstellungen nutzten die Graveure ältere oder zeitgenössische Kupferstiche. Gegen das durchsichtige Glas heben sich die Szenen und Ornamente graphisch-silhouettenhaft ab und wirken – vor allem, wenn sie farbig bemalt sind – wie Hinterglasmalereien. Nach dem Zusammenfügen mit dem paßgenauen äußeren Glas wurde die Verbindungsnaht zwischen beiden Gefäßen mit Lackfirnis verkittet. An böhmischen Gläsern befindet sich die Kittfuge in der Regel auf der äußeren Wandung unterhalb des Lippenrands. Gesondert eingekittet und

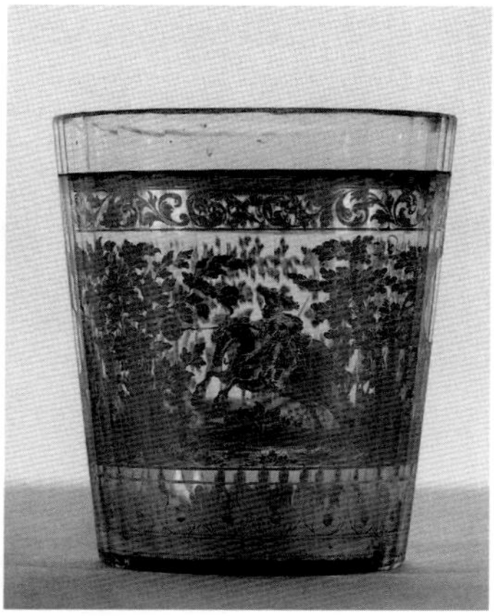

187

vorher ausgeziert wurde der äußere Becherboden, wobei die Innenseite der Deckscheibe unter dem Golddekor noch eine rote Lackierung erhielt.
Auf dem Dresdener Becher kämpfen in umlaufender Baumlandschaft zwei Reiter mit Pistolen sowie zwei Kavaliere mit gezückten Degen miteinander: Ein Sekundant versucht diese Duellszenen zu beobachten. Das Bodenmedaillon enthält das

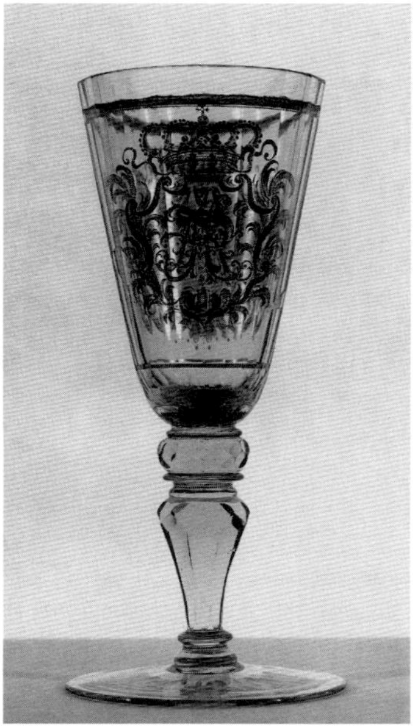

188

Treuesymbol von zwei sich greifenden Händen über einem brennenden Herzen. Der sehr schöne und qualitätvoll ausgeführte Zwischengolddekor gehört zu einer Gruppe von Gläsern mit Reitern und Kavalieren in dichtem Laubwald, die um 1720 gefertigt wurden (Brozová 1973, S. 67. Brozová 1981). Vergleichsstücke bewahrt unter anderem das Kunstgewerbemuseum Prag (Inv.-Nr. 10.065, 72.054, 16.722). In der ehemaligen Sammlung Krug befand sich ein Deckelbecher mit einer weitgehend übereinstimmenden Darstellung (Klesse 1965, Kat.-Nr. 357).
Im Jahre 1895 verzeichnet der Führer des Kunstgewerbemuseums drei Zwischengoldgläser, die in Schrank 14 im Porzellan- und Glaszimmer (Berling 1895, S. 106) ausgestellt waren. Es handelt sich neben dem abgebildeten Glas noch um den Becher mit der Darstellung der »S. ELEONORA« (Inv.-Nr. 7 626: Meisterwerke 1996, Kat.-Nr. 28 mit Abb.) und einen mehrfarbigen Becher mit Hirschjagd (Inv.-Nr. 3 328: Haase 1984, Kat.-Nr. 90 mit Abb.). Aber auch in den folgenden Jahren wurden weitere Zwischengoldgläser angekauft: unter anderem 1897 ein sehr schöner Deckelbecher mit reichem Laub- und Bandelwerk, Chinoiserien und Masken (Inv.-Nr. 25 794: Haase 1984, Kat.-Nr. 86 mit Abb.). G.H.

Lit.: Haase 1984, Kat.-Nr. 87 mit Abb. und Hinweis auf Vergleichsstücke.

188 Pokal mit sächsisch-polnischem Wappen

Nordböhmen, 1733–1740.
Farbloses Glas mit Schliff, Doppelwandglas-Kuppa mit radierter Goldfolie, Kittfuge außen unter dem Lippenrand. Abriß durch Oliven-Strahlen-Rosette verschliffen.
Höhe 21,1 cm.
1904 Ankauf aus der Dresdener Sammlung Baron von Alvensleben für 125 Mark.
Inv.-Nr. 27 566.

Zwischengolddekore mit zarter Innenzeichnung, auch zusätzlich mit kräftigen Lasurfarben bemalt, finden sich auf Bechern, Tellern, Schüsseln, Flakons und Pokalen. Manchmal sind nur Medaillons mit Zwischengolddekoren in die Glaswandungen eingelassen. Das Dekorspektrum umfaßt unterschiedliche Ornamente wie Laub- und Bandelwerk- und Akanthuslaubfriese (Kat.-Nr. 187), Kriegs-, Genre- und Jagdszenen, Allegorien, religiöse Themen und vieles mehr wie Wappen und Monogramme. Dem Bemühen, die genauen Herstellungswerkstätten oder gar die Meister dieser Technik zu entschlüsseln, war bisher wenig Erfolg beschieden. Den Pokal mit der konischen, 18fach facettierten Kuppa aus Doppelwandglas ziert ein goldradiertes sächsisch-polnisches Wappen und das Monogramm FAR, jeweils unter einer Krone. Wie bei vielen böhmischen Gläsern ist auf der Unterseite des Tellerfußes eine Oliven-Strahlen-Rosette eingeschliffen. Mit Sicherheit beziehen sich Wappen und Monogramm auf den sächsischen Kurfürsten und polnischen König Friedrich August II. oder August III. (reg. 1733–1763). Einen ähnlich dekorierten Deckelpokal bewahrt das Bayerische Nationalmuseum in München (Rückert 1982, Bd.1, Kat.-Nr. 763 mit Abb.). G.H.

Lit.: Haase 1984, Kat.-Nr. 92 mit Abb. und weiteren Vergleichshinweisen.

189 Pokal mit Allegorien auf den Altranstädter Vertrag

Riesengebirge, 1710–1720.
Helles lichtmanganfarbenes Glas, Schliff, Klar- und Mattschnitt. Abriß mit mattierter Blüte verschliffen.
Eingeschlossener Rubinglasfaden.
Fuß ergänzt.
Höhe 21,9 cm.
1880 Ankauf vom Dresdener Antiquar Julius Renger für 32 Mark.
Inv.-Nr. 10 509.

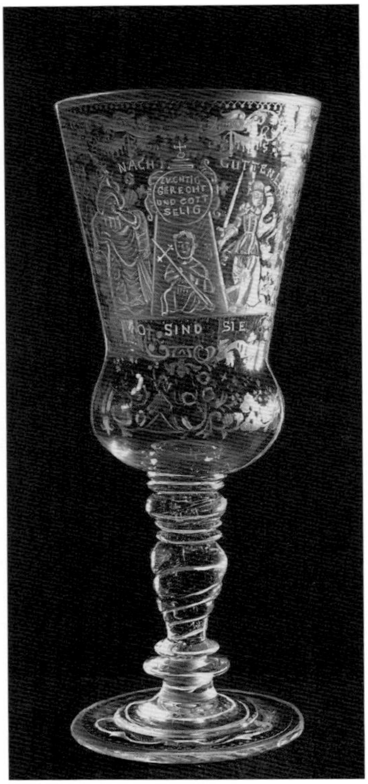

189

Der wohl ursprünglich auf einem breiten Tellerfuß stehende Pokal erhebt sich über einem spiralig gedrehten Balusterschaft mit eingeschlossenem Rubinglasfaden, auf der Wandung der glockenförmigen Kuppa zwei allegorische Darstellungen. Die Gestalt der Hoffnung mit Buch, Anker und Palmwedel sitzt auf einer Schnecke zwischen Rosen- und Baumstrauch und wird gerahmt von der Antiqua-Umschrift: »DIE. HOFFNUNG. BESRER. ZEITEN. WENN. KOMT. SIE.« Auf der Gegenseite befinden sich ein Obelisk mit Inschriftmedaillon »ZUECHTIG GERECHT UND GOTT SELIG« und drei Tugenden: links die Züchtigkeit mit verhülltem Gesicht und Stundenglas, rechts die Gerechtigkeit mit Schwert und Waage, in der Mitte die sitzende Frömmigkeit mit dem Kreuz. Oben und unten in Antiqua die Inschrift: »SIE. FRAGT. NACH. GUTTEN. LEUTEN. WO. SIND. SIE.« Die übrige Wandung ist übersponnen von symmetrisch angeordnetem Laub- und Bandelwerk mit Blüten, Masken, Hirschen, Vögeln, einem weiblichen Bildnismedaillon und Merkur auf Podest. Die allegorischen Szenen beziehen sich auf die Religionsfreiheit der evangelisch-lutherischen Kirche in Schlesien, die im Altranstädter Vertrag von 1707 den schlesischen Fürsten der Augsburger Konfession (Herzogtümer Brieg, Liegnitz, Münsterberg und Oels) und der Stadt Breslau aufgrund der Intervention Karl XII. von Schweden und durch die Ratifizierung durch Kaiser Joseph I. im Jahre 1709 wieder garantiert worden war. Den historischen Zusammenhang dieser allegorischen Darstellungen stellte Olga Drahotova vom Prager Kunstgewerbemuseum (1972, S. 120f.) erstmals vor. Sie fand außerdem, daß der Dekor nach einer von Kaspar Neumann entworfenen Gedenkmünze auf den Altranstädter Vertrag geschnitten wurde (siehe: Kundmann o.J., S. 390f., Tab. IV 27. Domanig 1907, Nr. 843, Taf. 97). Die historisch brisante Darstellungsthematik ist bis weit in die vierziger Jahre des 18. Jahrhunderts nicht nur auf böhmisch-schlesischen, sondern auch auf sächsischen Gläsern nachweisbar (Vergleichsbeispiele: Haase 1984, Kat.-Nr. 64. Klesse/Mayr 1987, Kat.-Nr. 108).
Der Schneider des abgebildeten Glases folgte bis auf wenige mißverstandene Details der Vorgabe auf den beiden Münzseiten. Dem Typ nach stammt der Pokal aus einer böhmischen Glashütte. Jedoch läßt die Art und Weise des miniaturhaften Schnitts wohl auf ein Entstehen in den schlesischen Gebieten des Riesengebirges schließen, und zwar im zweiten Jahrzehnt des 18. Jahrhunderts, als dieses Gebiet noch zu Österreich gehörte. G.H.

Lit.: Haase 1984, Kat.-Nr. 64 mit Abb. und weiteren Literaturangaben.

190 Deckelpokal mit Wappen und Allegorie
Schlesien, um 1730.
Farbloses Glas mit manganfarbenem Stich, Schliff, Matt- und Klarschnitt. Abriß mit Oliven-Strahlen-Rosette verschliffen. Fuß- und Lippenrand, Kuppaansatz und Deckelknaufverschraubung bestoßen.
Höhe mit Deckel 24,4 cm.
1876 Ankauf vom Dresdener Antiquar M. Salomon für 60 Mark.
Inv.-Nr. 3 425.

Die schlanke trichterförmige Kuppa mit achtseitigem Querschnitt erhebt sich über dem achtkantigen Fuß und dem kurzen, facettierten Balusterschaft. Der gewölbte, ebenfalls achtseitige Deckel ist als Flakon ausgebildet, der mit dem Pinienzapfenknauf durch ein Schraubgewinde verschlossen wird. Im dichten Laub- und Bandelwerk mit C-Schnörkeln, Blüten, Ranken, Blankperlen in den Bändern sind auf der Wandung die beiden Breitseiten durch das Wappen der nordholländischen Stadt Hoorn (?) und durch die Personifikation der Klugheit betont. Die Frauengestalt mit ihren Attributen – Spiegel und Schlange – steht auf einer Konsole unter einem Baldachin, auf den oberen Voluten in der Bandelwerkrahmung, die das Wappen umgibt, zwei Jagdszenen mit Rotwild.
Der Pokal ist ein typisches Erzeugnis schlesischer Glashütten im Riesengebirge. Der reiche Laub- und Bandelwerkdekor entspricht mit seinen Motiven von feinen Ranken, Bändern mit geblänkten Perlen, Blüten und C-Schwüngen dem entwickelten Laub- und Bandelwerkstil (sog. 2. Periode). Auch die Darstellung von allegorischen Figuren unter Baldachinen und auf Podesten inmitten des dichten Wandungsschmucks gehört zum Dekorrepertoire solcher schlesischer Gläser, bei denen der Deckel häufig als Flakon gestaltet ist. Stilistisch dem Dresdener Glas nahestehend sind zwei Gläser aus der Wiener Sammlung Strasser (Strasser/Spiegl 1989, Kat.-Nr. 128, 129). Ein Flakondeckel charakterisierte das Glas als eine Art Scherzglas. Bei einigen Gläsern diente der Flakondeckel auch zur Aufnahme von Würzingredienzien, die beim Öffnen eines speziellen mit dem Schraubgewinde verbundenen Verschlußmechanismus dem im Glas befindlichen Wein zugegeben werden konnten. Es sind sogar Gläser auf hohen Füßen in Form eines Flakons nachweisbar (z.B. Strasser/Spiegl 1989, Kat.-Nr. 131, Pokale mit Flakondeckel siehe auch: Klesse/Mayr 1987, Kat.-Nr. 115). G.H.

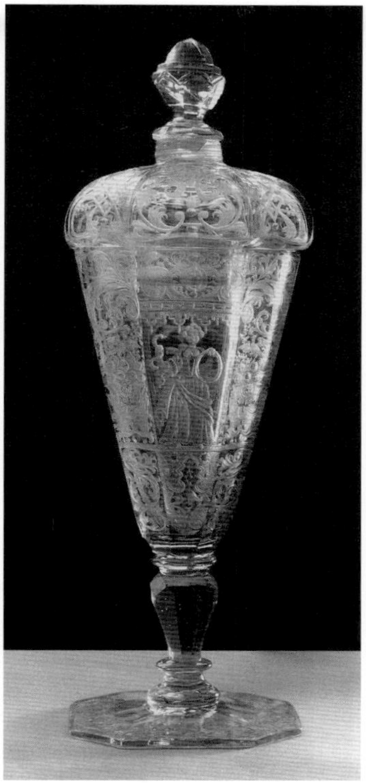
190

Lit.: Haase 1984, Kat.-Nr. 69 mit Abb. und weiteren Literaturangaben.

191 Deckelpokal mit Jagd- und Gartendarstellung
Schlesien, vielleicht Hermsdorf, nach 1740.
Lichtmanganfarbenes Glas, Schliff, Matt- und Klarschnitt. Abriß an Fuß und Deckel.
Höhe mit Deckel 36,4 cm.
1886 Ankauf vom Dresdener Antiquar Th. Gerson für 220 Mark.
Inv.-Nr. 17 881.

Den reich geschliffenen und geschnittenen schlesischen Deckelpokal bezeichnet schon der erste Führer des Kunstgewerbemuseums aus dem Jahre 1895 als besonders »trefflich« ausgeziert. Tatsächlich überzieht der Schnittdekor den relativ großen Pokal in minutiöser Feinheit und scheinbarer Unentwirrbarkeit. Sogar die Unterseite des Bodens besitzt Schliff in Form einer Oliven- und Strahlen-Rosette, während die Oberseite eine Laub- und Bandelwerkbordüre schmückt. Über dem Fuß und dem facettierten Balusterschaft erhebt sich die schlanke konische Kuppa mit kragenförmigem Ansatz, dieser mit Spitzbogenfacetten, Diamantschliff-Fries und Facettenband. Darüber auf der 16fach vertikal facettierten Wandung zwei größere Darstellungen in reicher Laub- und Bandelwerkrahmung: eine lebhafte Wildschwein-, Hirsch- und Bärenjagd mit Reitern, Jägern und Hunden sowie ein symmetrisch-perspektivisch wiedergegebener, strenger Barockgarten, vorn mit figürlichem Springbrunnen und einem Pavillon im Hintergrund, die übrige Wandung und der 16fach facettierte Deckel übersponnen mit zierlichem Laub- und Bandelwerkdekor, gefüllt durch Blütenbündel, Bänder sowie durch einen Fagottisten und einen Oboisten auf je einem Rasenstück.
Das prächtige Deckelglas gehört zum Umkreis einer Gruppe von Gläsern mit ausladendem, reich facettiertem Ansatz und Vertikalfeldern auf der

Wandung, die alternierend Jagd- und Parkmotive sowie Laub- und Bandelwerkdekor in Hoch- und Tiefschnitt aufweisen. Diese Gläser besitzen verschiedentlich den kleinen Tannenbaum aus dem Schaffgotschen Wappen und die zugehörige Devise »Aucun temps ne le Change« (Die Zeit wird es nicht ändern), so daß die Herstellung im schlesischen Hermsdorf - in der Nachfolgewerkstatt des bedeutenden Glasschneiders Friedrich Winter (gest. 1712) – um 1730 erfolgt sein muß (Klesse/Mayr 1987, S. 75, Kat.-Nr. 106 mit Hinweis auf Vergleichstücke). Die symmetrische Barockgartendarstellung folgt einer bisher noch nicht identifizierten Stichvorlage. Eine gleiche Gartenanlage mit der strahlenden Sonne oben und der Palmette mit Blütenstengel unten schmückt auch einen schlesischen Deckelpokal in Kloster St. Marienstern bei Kamenz (Haase 1998b, Kat.-Nr. 4/79 mit Abb.). G.H.

Lit.: Berling 1895, S. 108; Berling 1907, S. 38; Messner 1965/66, S. 146, Abb. 15; Haase 1984, Kat.-Nr. 75 mit Abb.

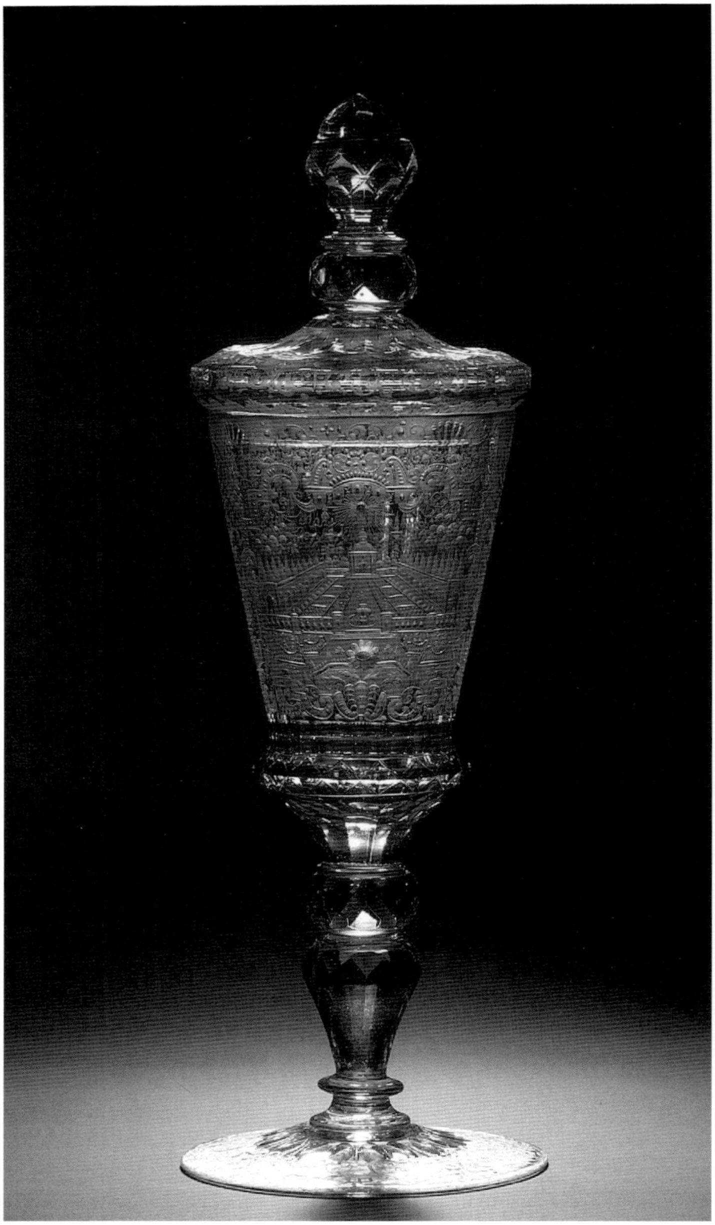

191

192 Konfitürenschälchen
Schlesien, Hirschberger Tal,
1730 – 1740.
Lichtmanganfarbenes Glas, Schliff, Matt- und Klarschnitt. Abriß etwas verschliffen.
Höhe mit Deckel 17,2 cm.
1897 Ankauf vom Dresdener Antiquar Ball für 120 Mark.
Inv.-Nr. 25 793.

Das reich dekorierte, gefußte Deckelschälchen zeigt die Vielfalt schlesischen Glasschnitts. Fast jeder Teil des Glases ist durch Schliff und Schnitt veredelt worden. Es beginnt an der Unterseite des Fußes mit einer Oliven-Strahlen-Rosette und endet mit dem facettierten Knospenknauf. Die am Absatz eingezogene, ovale, gebauchte Kuppa und der gewölbte Deckel sind durch vier schmale und vier breite, gebogte Felder in alternierender Abfolge segmentiert. Feinteiliges, symmetrisches Laub- und Bandelwerk mit zarten Ranken und Bänder mit geblänkten Perlen füllen die Facettenfelder, wobei in den breiteren Kartuschenfeldern unter blütenbesetzter Konsole je ein Hund und ein Hase umherspringen. Solche kleine Schalen mit und ohne Deckel wurden im 18. Jahrhundert zum Servieren von Gebäck, Konfitüren oder anderem feinen Zuckerwerk verwendet. Bereits Ende des

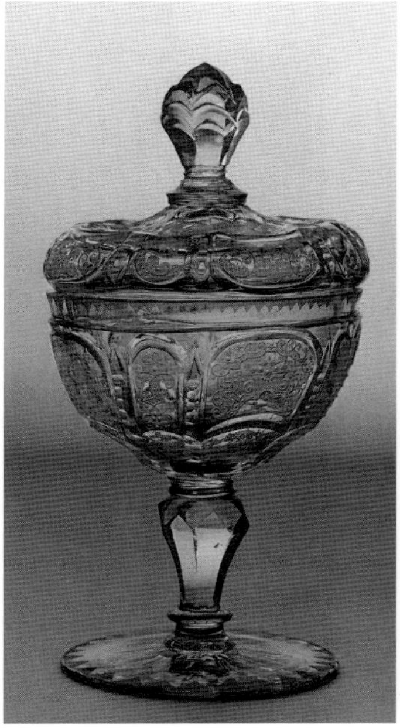
192

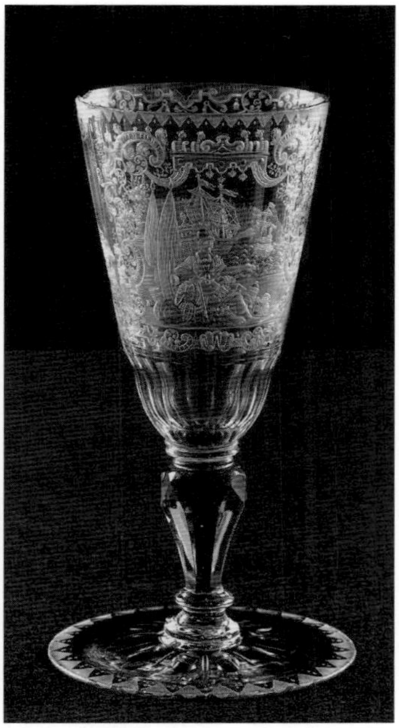
193

17. Jahrhunderts fertigte man diese grazilen, schon in der Renaissance bekannten Tischgefäße in Südböhmen (Strasser/Spiegl 1989, Kat.-Nr. 12). Die Gläser mit muschel- und eiförmigen Kuppen sind auch ohne Deckel bekannt. Als eine typisch schlesische Schälchenform stellt sich die mit einer Schiffchenkuppa dar, deren breiter vergoldeter Rand muschelartig ausgeschnitten und mit Reliefpalmetten besetzt ist. In vielen Glassammlungen haben sich solche gläserne Tafelgeschirre erhalten (Vergleichsbeispiele: Haase 1984, Kat.-Nr. 68). In der Regel besitzen diese Gefäße sämtlich einen ähnlichen Schliff- und Schnittdekor - wenn auch in unterschiedlicher Qualität. Daher werden gemeinsame Herstellungsorte angenommen (Klesse/Saldern 1978, Kat.-Nr. 131), und zwar die Schaffgotschen Hütten in Hermsdorf und in Schreiberhau.

Das Kunstgewerbemuseum Dresden besitzt zwei weitere geschnittene Konfitüren- und Konfektschalen, die in den ersten drei Jahrzehnten erworben wurden: ein zartes nordböhmisches Gefäß mit Blattranken (Inv.-Nr. 8 955, 1879 Ankauf vom Münchener Antiquar und Hoflieferanten A. S. Drey für 73,60 Mark: Haase 1984, Kat.-Nr. 55 mit Abb.) und eine Konfektschale mit vergoldetem Muschelrand und Freundschaftsdevise (Inv.-Nr. 27 595, 1904 Ankauf vom Dresdener Antiquar A. Leube für 60 Mark: Messner 1965/66, Abb. 19/links).

G.H.

Lit.: Haase 1984, Kat.-Nr. 68 mit Abb. und weiteren Literaturangaben.

193 Kelchglas mit Ansicht von Malta

Schlesien, wohl Hirschberger Tal, um 1740.
Farbloses Glas, Schliff, Matt- und Klarschnitt. Abriß mit Oliven-Strahlen-Rosette verschliffen.
Lippenrand mehrfach bestoßen.
Höhe 17,7 cm.
1879 Ankauf vom Dresdener Antiquar M. Salomon für 50 Mark.
Inv.-Nr. 8 314.

Auf flachem Fuß und facettiertem Balusterschaft erhebt sich die unten glockenförmig eingezogene, 16fach facettierte Kuppa. Auf der Wandung ist in feinteiliger Laub- und Bandelwerkrahmung die Ansicht der vom Meer umgebenen Insel Malta mit drei Segelschiffen und der Inschrift »Munitissima Urbis MALTAE versus Orientem prospectus« (»Die genaue Ansicht der Stadt Malta gegen Osten«) geschnitten. In einer gleichen Rahmung auf der Gegenseite des Kelches sitzt am Kai mit Fahnen und verschiedenen Schiffsutensilien ein Malteserritter. Er weist auf zwei ausfahrende Segelschiffe mit Fahnen.

Der Pokal gehört zu der Gruppe schlesischer Gläser mit geschnittenen Veduten von Städten oder Ansichten von Landschaften. Es sind beispielsweise Kelchgläser mit Ansichten von London (Sammlung Strasser, Wien), Amsterdam, Haarlem (Museum für Kunst und Gewerbe Hamburg), Breslau oder Graz bekannt. Sicherlich schnitt man solche Gefäße nur auf besondere Bestellung. Die Aufträge dazu kamen im Zusammenhang mit der weitgreifenden Handelstätigkeit böhmischer Glasverleger zustande. Es ist anzunehmen, daß der Malta-Pokal mit dem mehrmaligen Bezug zum Malteserorden für ein Mitglied dieses Ordens gefertigt wurde, wobei die Darstellung der vom Hafen auslaufenden Schiffe auch auf den lebhaften Handel zur See hinwies. Auf den Handel bezogene Szenen wurden ebenfalls von schlesischen Glasschneidern auf Gläser geschnitten und mit entsprechenden Devisen versehen (siehe unter anderem: Haase 1984, Kat.-Nr. 85 mit Abb.; Strasser/Spiegl 1989, Kat.-Nr. 126). Schlesische Glasschneider arbeiteten nicht nur auf der Hütte, sondern auch als freie Künstler in Bade- und anderen Ausflugsorten. Für das hier relativ schnell wechselnde Publikum arbeiteten die Schneider ihre Vedutengläser auch auf Vorrat. Solche Panoramagläser - unter anderem mit Riesengebirgsansichten - zählten schon damals zu gesuchten Souvenirartikeln. G.H.

Lit.: Messner 1965/66, S. 148, Abb. 21.

194 Pokal mit Schäferszene

Werkstatt Christian Gottfried Schneider, Warmbrunn in Schlesien, um 1750.
Farbloses Glas, Schliff, Matt- und wenig Klarschnitt. Abriß durch Bodenrosette mit Oliven verschliffen. Deckel fehlt seit 1945, Lippenrand bestoßen.
Höhe 19,7 cm.
1884 Ankauf vom Dresdener Antiquar M. Salomon für 90 Mark.
Inv.-Nr. 15 243.

Der 1884 erworbene und zu den besten Stücken der Dresdener Glassammlung gehörende Pokal wurde seit 1965 mit dem Schaffen Christian Gottfried Schneiders (1710–1773) in Zusammenhang gebracht. Dieser hochbegabte schlesische Glasschneider arbeitete in Warmbrunn. Für seinen besonders anmutigen, geschnittenen Rokokodekor muß er eine Vielzahl von zeitgenössischen Kupferstichvorlagen gekannt haben, die er sehr eigenständig umzusetzen wußte. Leider ist bisher ist kein einziges signiertes Glas von Schneider bekannt. Jedoch bewahrt das Museum in Hirschberg etwa 70 Papierabdrücke, die von seinen seit der Mitte des 19. Jahrhunderts geschnittenen Gläsern abgenommen wurden. So besteht die Möglichkeit, den Stil Schneiders zu erkennen. Als typisch für ihn gelten korrekt gekleidete Figuren mit pausbäckigen Gesichtern, die mit kleinen Mündern und großen offenen Augen fast treuherzig wirken.
Die zu dieser Zeit in Schlesien verwendeten Glasformen zeigen häufig

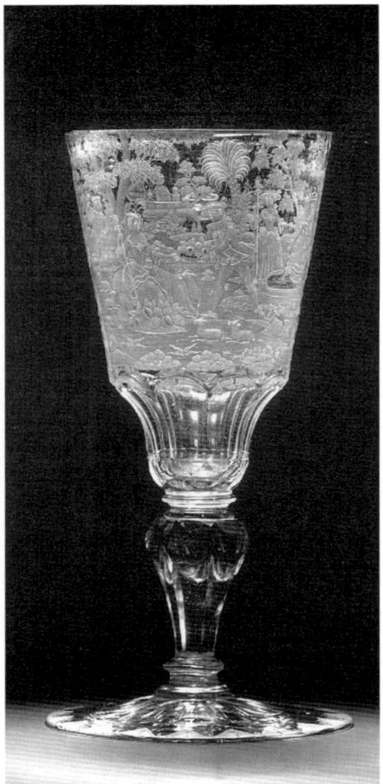

194

am Kelch große Palmetten, die schon auf der Glashütte vorgeformt wurden. Der Kelchansatz ist eingezogen und mehrfach facettiert, die Wandung darüber in größere vertikale Felder geteilt, in die der Dekor graviert wurde. Den Dresdener Pokal schmückt auf der Vorderseite eine Parklandschaft mit Schäferszenen, Wandbrunnen, weidenden Schafen und Burgsilhouette im Hintergrund. In der Mitte reicht ein galanter Kavalier einen mit Blüten und Früchten gefüllten Korb der sitzenden Schäferin. Auf der rückseitigen Reliefpalmette, deren sieben Einzelblätter einer fein geschuppten, mattierten Muschel entwachsen, befinden sich kleinste Landschaften und Marineszenen mit Kanonen, Trophäen und Fahnen, auf denen der preußische Adler und das ligierte Monogramm Friedrichs des Großen »FR« zu entdecken ist. Schlesien gehörte bekanntlich seit dem Friedensschluß zu Breslau im Jahre 1742 zu Preußen. Obwohl die Behandlung der Bäume, der Figuren und die vielen liebenswürdigen Details einschließlich der Gesamtkomposition auf dem Dresdener Glas für den Graveur Schneider sprechen, fehlt der Darstellung die elegant bewegte und differenzierte Leichtigkeit, die in den Papierabdrücken von Schneiderarbeiten überliefert ist. Es ist jedoch trotzdem anzunehmen, daß es sich bei dem Dresdener Kelchglas um eine Arbeit aus der Werkstatt Schneiders handelt. Ähnliche Schäferszenen zeigen beispielsweise zwei Gläser im Landesmuseum Stuttgart (Klesse 1987, Kat.-Nr. 119, 120: hier auch noch andere Parallelen angegeben), die auch der Werkstatt von Schneider zugeordnet wurden. Innerhalb der Gruppe besitzt der Dresdener Pokal wohl den qualitätvollsten Schnitt, vergleichbar einem im Kunstmuseum Düsseldorf stehenden Deckelpokal (Ricke 1995, Kat.-Nr. 160) mit einer sehr ähnlichen, aber seitenverkehrt komponierten Schäferszene, die dem schlesischen Meister zugeschrieben wurde. G.H.

Lit.: Messner 1965/66, S. 149, Abb. 23; Haase 1984, Kat.-Nr. 84 mit Abb. und Hinweisen auf Vergleichsstücke; Meisterwerke 1996, Kat.-Nr. 27 mit zwei Abb.

195 Flasche

Königlich-kurfürstliche Glashütte Dresden, 1715–1720.
Farbloses Glas mit leicht graubräunlichem Stich, Schliff, Matt- und Klarschnitt. Abriß ausgekugelt. Mündungsrand leicht bestoßen, Verschluß fehlt.
Höhe 16,3 cm.
1876 Ankauf vom Dresdener Antiquar M. Salomon für 18 Mark.
Inv.-Nr. 3 424.

Zierliches, symmetrisch angeordnetes Laub- und Bandelwerk mit gefederten Ranken, Bändern und Vasen-

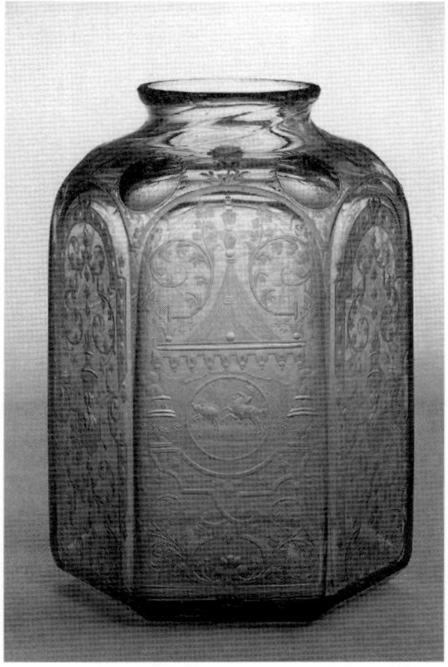

195

podesten füllt die sechs gleich großen Seiten der relativ gedrungenen Flasche. Besonders betont werden die drei gegenüberliegenden Schauseiten durch je ein Rundmedaillon mit einer Hirsch- und einer Wildschweinjagd sowie einer Kampfszene zwischen zwei Reitern jeweils unter einem zeltförmigen Baldachin.
Die Glasflasche zählt zu den frühen Gefäßen der Dresdener Hütte, bei denen das archivalisch belegte »groteske Laubwerk« einen wichtigen Stellenwert innerhalb des Schnittdekors einnahm. Es handelt sich um einen Laub- und Bandelwerkstil in der Mischung von Vorlagen des französischen Künstlers Jean Berain d. Ä. (1637–1711) und der von Paul Dekker d. Ä. (1677–1713) in seiner 1710 erschienenen Folge »Neues Groteschgen-Werk vor Goldschmidt, Glaßschneider und andere Künstler ...« vorgeschlagenen Form.
Als die Flasche für das Kunstgewerbemuseum erworben wurde, war die Geschichte der Dresdener Glashütte und ihre Produktionsvielfalt noch nicht erforscht. Als wertvoll galten deshalb meist nur böhmische (zum Beispiel Kat.-Nr. 186, 188) und schlesische Gläser (zum Beispiel Kat.-Nr. 191f.). Sächsische Glaserzeugnisse waren daher sehr preiswert. So konnte die Flasche für nur 18 Mark angekauft werden. G.H.

Lit.: Haase 1975, Kat.-Nr. 114 mit Abb.; Barock und Klassik 1984, Kat.-Nr. I, 137; Haase 1988, Taf. 113, Kat. Nr. 151 mit Abb. und weiteren Literaturangaben.

196 Zwei Tischglocken
Königlich-kurfürstliche Glashütte Dresden, 1715–1720.
Farbloses Glas, Schliff, Matt- und Klarschnitt. Bei Inv.-Nr. 17 425 große Glasschliere in der Wandung, angeschmolzener Ring und Schwengel fehlen, beginnende Glaskrankheit.
Höhe 13,2 cm (Inv.-Nr. 10 417); 14,1 cm (Inv.-Nr. 17 425).
1880 Ankauf vom Dresdener Antiquar Julius Renger für 22 Mark (Inv.-Nr. 10 417).
1885 Ankauf vom Antiquar Jost (Ort unbekannt) für 4 Mark (Inv.-Nr. 17 425).
Inv.-Nr. 10 417, 17 425.

Gläserne Tischglocken gehörten schon in den ersten Produktionsjahren zum Programm der Dresdener Glashütte. Die Schnittdekore enthalten vor allem Laub- und Bandelwerkornamente, Büstenmendaillons, Jagdszenen und Blattranken. Das »grotesque Laubwerk« wurde bereits in den ersten Hüttenrechnungen aus dem Jahre 1702 vom damaligen Hüttenfaktor Julius Heinrich Meyer als Glasschmuck aufgeführt.
Das Kunstgewerbemuseum erwarb in den ersten Jahren gleich zwei dieser eigenwilligen Glasgestaltungen: eine mit antikisierenden Büstenmedaillons (Inv.-Nr. 17 425) und eine mit groteskem Laubwerk und Jagdszenen (Inv.-Nr. 10 417). Knapp hundert Jahre später wurde nachgewiesen, daß diese gläsernen Glocken aus der Dresdener Hütte stammten. G.H.

Lit.: Haase 1975, Kat.-Nr. 113 mit Abb.; Barock und Klassik 1984, Kat.-Nr. 203 mit Abb. (Inv.-Nr. 10 417); Haase 1988, Kat.-Nr. 149f. mit Abb., weitere Literaturangaben und Hinweise auf Vergleichsstücke; Unter einer Krone 1997, Kat.-Nr. 608 mit Abb.

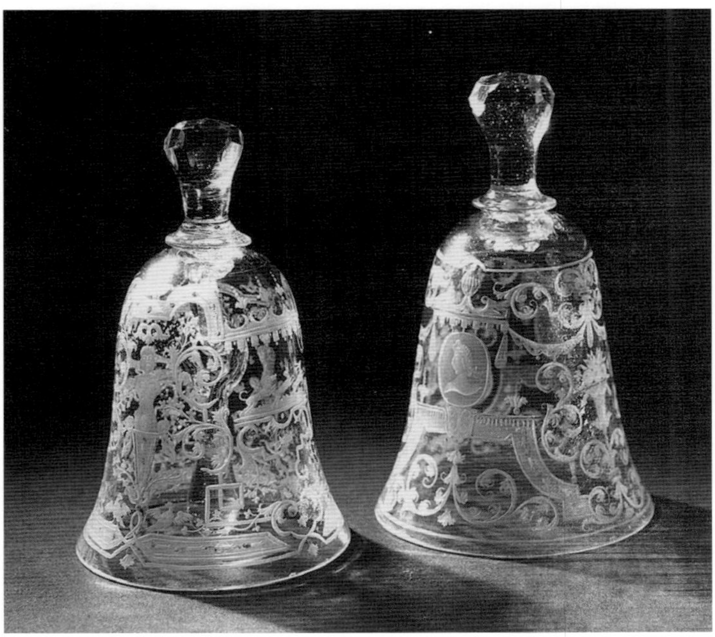

196

197 Flöte mit Laub- und Bandelwerkfriesen
Königlich-kurfürstliche Glashütte Dresden, um 1720.
Farbloses Glas, Schliff, Matt- und Klarschnitt. Ergänzter Fuß von einem anderen Glas des 18. Jahrhunderts, kleine Schabstellen auf der Wandung, am Balusteransatz kleiner Sprung.
Höhe 25,5 cm.
1883 Ankauf vom Dresdener Antiquar Adolf Bergmann für 12 Mark.
Inv.-Nr. 15 186.

Sparsam, aber grazil und auch etwas witzig präsentiert sich der Schnittdekor auf dieser eleganten Flöte, die kaum Schliffdekor besitzt und durch die Betonung des glänzend-farblosen, nur wenig ausgezierten Glasmaterials ein besonders typisches Dresdener Glasgefäß ist. Während die Mitte der Wandung von einem Fries aus Laub- und Bandelwerk mit vier springenden Wildschweinen umgeben wird, hängen am Lippenrand Blütengehänge und Blattranken an einem mattierten Band mit polierten Kugeln. Solche Bänder, auch mit Glöckcheninnenzeichnung, wurden gern von Dresdener Glasschneidern für ihre Ornamentdekore benutzt, beispielsweise auch an der Flasche mit Laub- und Bandelwerkschmuck (Kat.-Nr. 195) und den Tischglocken (Kat.-Nr. 196).
Das »hohe Champagnerglas mit reizvollem Ornament« stand im alten Museumsgebäude am Antonsplatz in Schrank 14 des Porzellan- und Glaszimmers. G.H.

Lit.: Berling 1895, S. 108; Haase 1975, Kat.-Nr. 162 mit Abb.; Barock und Klassik 1984, Kat.-Nr. I, 139; Haase 1988, Kat.-Nr. 171 mit Abb. und weiteren Literaturangaben.

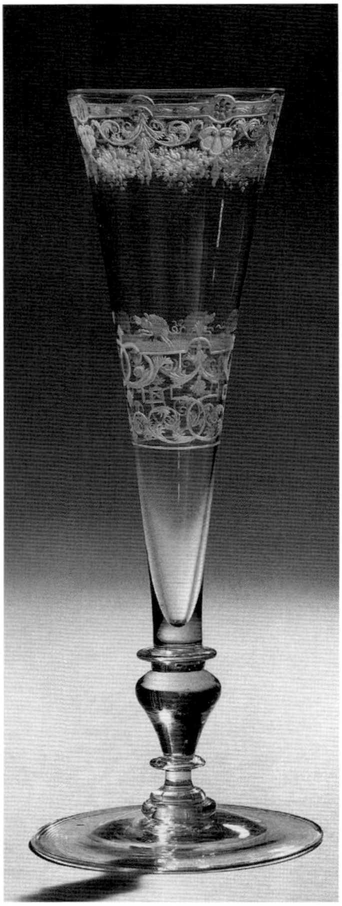
197

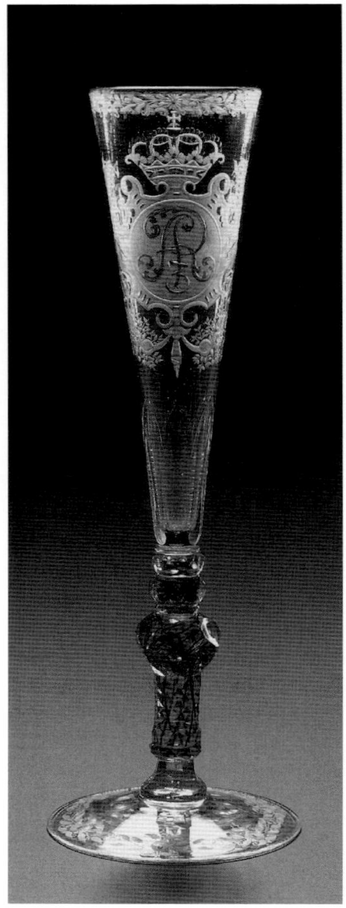
198

198 Flöte mit Monogramm AR 3
Königlich-kurfürstliche Glashütte Dresden, 1733–1740.
Farbloses Glas, Schliff, Matt- und Klarschnitt, eingeschlossene Rubinglasfäden. Abriß verschliffen und umgeben von Blattrosette. Gekittete Einsatzstelle zwischen zwei Knäufen.
Höhe 27,8 cm.
1881 Ankauf vom Dresdener Glasarbeiter Renger für 30 Mark.
Inv.-Nr. 12 826.

Hohe und elegante Flötengläser gehörten zum festen Bestandteil der Dresdener Hüttenproduktion. Schon 1709 lieferte der Hüttenfaktor Julius Heinrich Meyer solche Trinkgefäße an den Kurfürst-König. Dieser Glastypus ist wohl durch die engen Beziehungen zur holländischen Glasherstellung in Dresden eingeführt worden. Dahingegen belegen die Olivenrosette auf der Fußunterseite und die Form des Schaftes mit den eingeschlossenen roten Spiralfäden den Einfluß böhmischer Glaskunst auf die Dresdener Gläser. Rote, grüne und goldene eingelassene Fäden werden in den Akten der Dresdener Glashütte erwähnt. Als typisch für den Dresdener Glasschnitt gelten die umlaufende feine Blattborte mit Rosettenblüten am Lippenrand, die Gestalt der Rollwerkkartusche mit Blü-

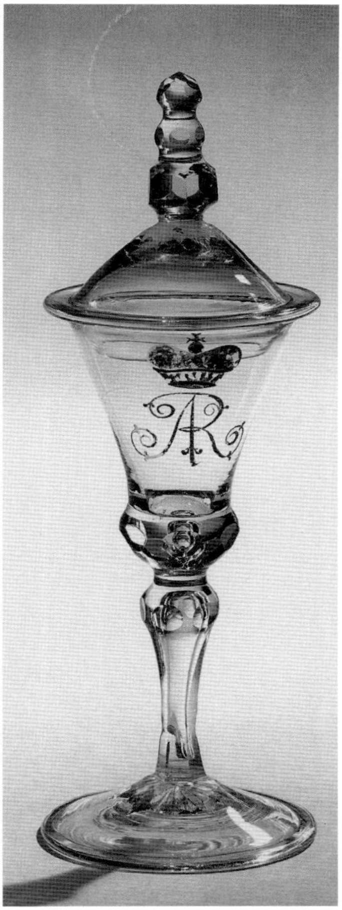

199

tenfestons und Blattwedeln und die Form des Monogramms AR 3. Es bezieht sich auf den Sohn Augusts des Starken, den sächsischen Kurfürsten und polnischen König August III. (reg. 1733–1763). Im 1906 erbauten Museumsgebäude an der Güntzstraße waren zwei hohe »mit dem Monogramm Augusts III. versehene Stengelgläser« im freistehenden Schrank Nummer 81 in Raum 19 zusammen mit Porzellan- und Fayence-Gegenständen ausgestellt. G.H.

Lit.: Berling 1907, S. 38; Haase 1975, Kat.-Nr. 168 mit Abb.; Barock und Klassik 1984, Kat. Nr. I, 140 mit Abb.; Haase 1988, Kat.-Nr. 193 mit Abb. und weiteren Literaturangaben.

199 Deckelglas mit Monogramm AR

Kurfürstlich-königliche Glashütte Glücksburg, 2. Viertel 18. Jahrhundert.
Hellichtgrünes Glas, Schliff, Mattschnitt, Reste von Vergoldung. Abriß an Fußunterseite und im Deckel durch Sternrosette verschliffen, vergoldet.
Höhe mit Deckel 20,4 cm.
1881 Ankauf vom Dresdener Glasarbeiter Renger für 7,50 Mark.
Inv.-Nr. 12 951.

Das »graziöse Likörglas vom sächsischen Hofe« (Berling 1895, S. 108) mit dem vergoldeten Monogramm AR unter dem Kurhut gehört zu den schlichten, aber funktionell besonders schön gestalteten Trinkgefäßen, die sicherlich in der Glashütte Glücksburg gefertigt wurden. Diese Glashütte war gleichzeitig mit dem Dresdener Unternehmen im Jahre 1700 auf Empfehlung von Ehrenfried Walter von Tschirnhaus (1651–1707) gegründet worden, und zwar unter der Aufgabenstellung, die in großen Stückzahlen benötigten einfachen Gebrauchsgläser herzustellen. Die A(ugustus)-R(ex)-Initialen können sowohl für August den Starken als auch für seinen Sohn gedeutet werden, so daß eine genaue Datierung nicht möglich ist. Solche Gläser wurden in gleicher Gestaltung viele Jahrzehnte lang produziert. Sie sollen unter anderem auf sächsischen Poststationen als Trinkgläser gedient haben. Die heute als sächsische Gläser geltenden Glasbestände im Kunstgewerbemuseum wurden erst weit über ein halbes Jahrhundert nach Erwerb eindeutig als sächsische Erzeugnisse identifiziert. Gleiches gilt für weitere, seit dem Gründungsjahr 1876 in den Museumsbestand aufgenommene sächsische Gläser – wie die geschnittenen (Inv.-Nr. 25 376: Haase 1988, Taf. 172, Kat.-Nr. 283 mit Abb.) oder bemalten Mückengläser (Inv.-Nr. 25 365, 25 366), die kleinen Kelchgläser mit Rankenbordüren (Inv.-Nr. 8 866: Haase 1988, Taf. 114, Kat.-Nr. 158) oder mit Wabendekor (Inv.-Nr. 3 022: Haase 1988, Taf. 169, Kat.-Nr. 271 mit Abb.). G.H.

Lit.: Berling 1895, S. 108; Haase 1988, Kat.-Nr. 275 mit Abb. und weiteren Literaturangaben.

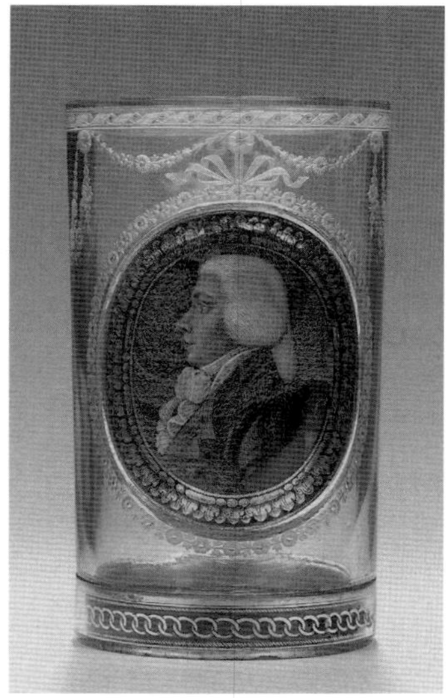

200

200 Becher mit Porträtmedaillons des Grafen Anton Sedelnitzky

Johann Joseph Mildner, Gutenbrunn/Niederösterreich, 1794.
Bezeichnung und Datierung im Boden: »Verfertiget zu Gutenbrunn, im von Fürnbergischen großen Weinspergwald. 1794. Mildner«.
Farbloses Glas, Mattschnitt, radierter Zwischengolddekor, farbige Temperamalerei, karmesinroter Lack. Im Lackfond der Medaillons Feuchtigkeitsschäden.
Höhe 12,1 cm.
1898 Ankauf vom Dresdener Antiquar M. Salomon für 400 Mark.
Inv.-Nr. 26 039.

Seit dem Erwerb des zylindrischen Bechers mit den Porträtmedaillons eines unbekannten Herrn im rotgestreiften Rock und mit Zopfperücke sowie des Grafen Anton Sedelnitzky im graugestreiften Rock und mit Lokkenperücke gehörte das Glas zu den wichtigen Ausstellungsstücken der Glassammlung. Die beiden Miniaturbildnisse hängen an der mattgeschnittenen, mit Blütenketten und Schleifen versehenen feinen Lippenrandbordüre. Die Innenbeschriftung auf den Medaillons und am Bodeneinsatz bezieht sich auf die beiden wohl freundschaftlich verbundenen Herren: »Ein jeder der den Becher lehrt, Aufs Wohl der edlen Seelen, Dem soll kein Unglück hier auf Erd, Sein bieders Herze quälen.« und »Es lebe Graf Anton zur Freude der Weld, Es lebe zum Nuzen dem Stand, Dem biedere Männer zu wählen gefält, Der Tugend zur Führerin hat.« sowie das verschlungene Monogramm »GAS« unter einer Krone.

Der aus Böhmen stammende Johann Joseph Mildner (1765–1808) war seit 1787 auf der gräflich Fürnbergischen Herrschaft in Niederösterreich als Glasveredler tätig. Er führte die vor allem in Österreich in Mode gekommene Bildnisminiatur als Glasschmuck ein, dabei griff er auf die Technik der böhmischen Doppelwandgläser vom Beginn des 18. Jahrhunderts zurück (siehe Kat.-Nr. 187, 188). In exakt ausgeschliffene Vertiefungen wurden passende Glasteile eingesetzt, deren Innenseite den entsprechenden Dekor erhielt: in der Regel mit Gouachefarben auf Pergament oder Papier gemalte und auf der Rückseite vergoldete Porträts. Ein sauberes Verschleifen der Einsatzstellen war anschließend von besonderer Wichtigkeit. Nach dem gleichen Verfahren wurden die Ornamentfriese am Lippen- und Fußrand sowie das dekorierte Bodenmedaillon erzeugt. Mildner malte oder radierte seine Miniaturen in hoher Qualität und benutzte dafür vorhandene graphische Vorlagen. Die Schleifarbeiten, auch das Einschleifen der Einsatzteile und den sehr selten vorkommenden Schnittdekor führten vermutlich sein Vater Franz Mildner und seine beiden Brüder Franz und Johann aus.

Mildner applizierte in seine auf Bestellung gefertigten Gläser – meist waren es zylindrische Becher – Bildnisse von Mitgliedern des österreichischen Kaiserhauses, des Adels, von Mildners kunstverständigem Grundherrn, dem Edlen von Fürnberg, sowie Bauwerke, Monogramme oder Genreszenen. Einen gleichen Becher wie das Dresdener Glas bewahrt das Österreichische Museum für angewandte Kunst in Wien. Beide Gläser vergegenwärtigen in ihrem malerischen und geschnittenen Schmuck augenscheinlich das gewandelte Dekorempfinden des Zopfstils am Ende des 18. Jahrhunderts.

G.H.

Lit.: Berling 1907, S. 39; Pazaurek 1923, S. 327 (Farbtaf.); Ars Vitraria 1965, Kat.-Nr. 69 mit Abb.; Haase-Messner/Reinheckel 1973, Kat.-Nr. C 22 mit Abb. Meisterwerke 1996, Kat.-Nr. 56 mit Abb.

GLAS DES HISTORISMUS UND JUGENDSTILS

201 Teller und Flakon

J. & L. Lobmeyr, Wien, vor 1873.
Dunkelblaues Glas mit weißer Emailmalerei, Vergoldung. Abriß verschliffen.
Höhe 3,0 cm, Durchmesser 30,6 cm (Inv.-Nr. 8); Höhe 16,0 cm mit Stopfen (Inv.-Nr. 9).
1873 Ankauf für 53,20 Mark (Inv.-Nr. 8); für 9,50 Mark (Inv.-Nr. 9). Verkäufer nicht genannt.
Inv.-Nr. 8, 9.

Der flache, dunkelblaue Teller mit Arabeskendekor, Fiederblättern, Bogenfries und Punktreihung in weißer Emailmalerei ist die früheste Erwerbung, die sich im Dresdener Kunstgewerbemuseum erhalten hat. Gemeinsam mit dem Teller wurde auch ein kleiner blauer Flakon mit ähnlichem weißem Emaildekor angekauft und unter der Nummer »9« inventarisiert. Sicherlich waren die seit November 1873 im Inventar des Museums eingetragenen Gegenstände für die Aufgabenstellung einer Vorbildersammlung der 1875 gegründeten Kunstgewerbeschule bestimmt. Wer schon 1873 finanzielle Mittel für Ankäufe zur Verfügung stellte, konnte bisher nicht nachgewiesen werden. Heute, 125 Jahre später, zählen diese damals hochmodernen Stücke zu den wichtigen und qualitätvollen Belegen historistischer Glasproduktion. Ein gleicher Teller wie das Dresdener Exemplar ist in der Publikation Karl von Lützows über die Weltausstellung 1873 (Lützow 1875, Abb. S. 431) als Erzeugnis der Wiener Firma J. & L. (Josef und Ludwig) Lobmeyr abgebildet. Die »Blätter für Kunstgewerbe« von 1874 (S. 83) charakterisieren den Typ des Tellers folgendermaßen: »Eine gute monochrome Ornamentik wurde bei Lobmeyr durch opak weiße Zeichnung auf dunkelblauem, durchsichtigem Glase erzielt, dessen Hauptgliederungen durch Goldstreifen markiert sind.«

Die 1823 gegründete Wiener Glasfirma Lobmeyr handelte insbesondere mit in böhmischen Glashütten (besonders in den Hütten der Firma Meyr's Neffe in Adolf) hergestelltem Rohglas, das man nach eigenen Entwürfen auch in Böhmen - vor allem in Blottendorf - veredeln ließ. 1860 wurde die Firma zur »K.K. Hof-Glaswaarenhandlung« ernannt. Zwei Jahre später trat sie erstmals auf der Weltausstellung in London mit Erfolg auf. Die Beteiligung Lobmeyrs auf der Wiener Weltausstellung im Jahre 1873 zeigte dann die überragende Stellung der österreichisch-böhmischen Glaskunst dieser Zeit, so daß sich Ankäufe von Gläsern dieser Firma für Vorbildersammlungen der ver-

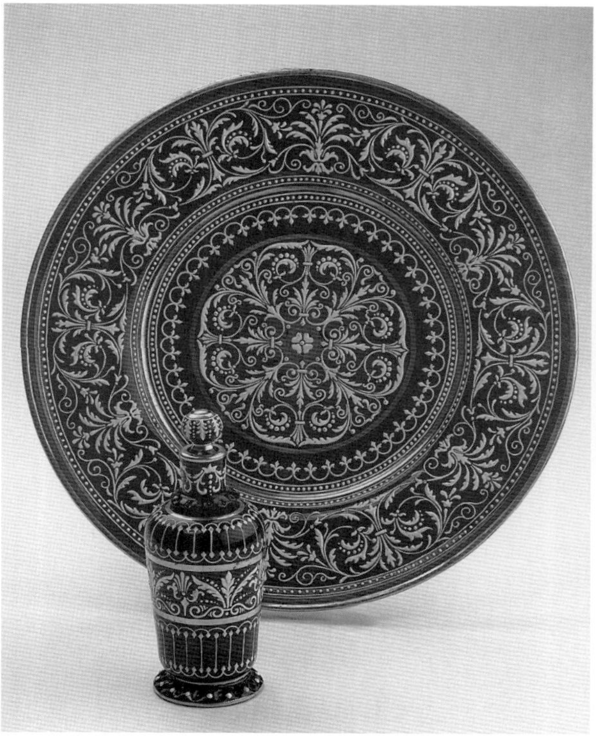

201

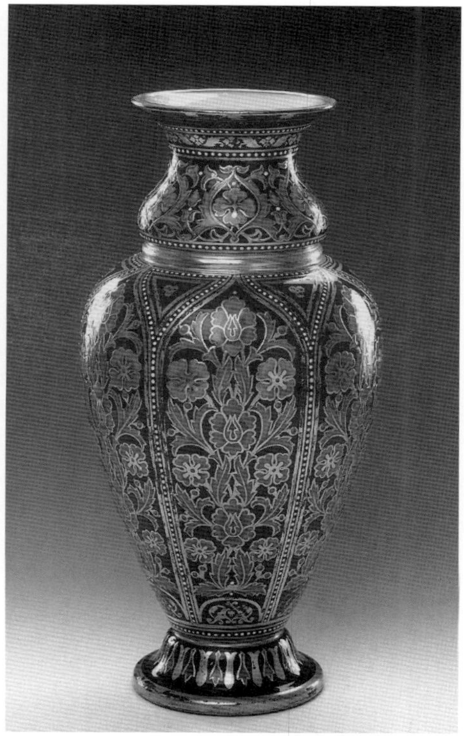

202

schiedenen deutschen Kunstgewerbeschulen und Kunstgewerbesammlungen als ein »Muß« darstellten. Der Dresdener Teller gehörte auch zur Lehrmittelsammlung (Nr. L 651). Das Museum für Kunst und Gewerbe in Hamburg besitzt einen gleichen Teller, zu dem noch eine Fußschale - eine sogenannte »Compotvase« - gehört (Inv.-Nr. 1873. 127 und 128. Saldern 1995, Kat.-Nr. 127). Beide Stükke wurden nachweislich auf der Wiener Weltausstellung 1873 für »60 fl.« erworben. Die Zuordnung zum »Dessert-Service No 30 ... mit reicher Vergoldung im indischen Style ... nach Zeichnung« von Joseph von Storck (1830–1902) im Jahre 1872 scheint nicht sehr überzeugend, da es sich hier um Entwürfe für grüne Glaswaren mit sehr reichem indisch beeinflußtem Dekor handelte. G.H.

Lit.: Haase 1995b, Kat. Nr. 529, Abb. S. 352.

202 Vase
J. & L. Lobmeyr, Wien, 1873.
Dekorentwurf: Josef Salb,
Wien 1872–1873.
Beinglas, rubinrot überfangen,
Emailmalerei in Blau, Grün, Gelb,
Orange, Vergoldung. Kein Abriß.
Höhe 29,6 cm; Durchmesser 14,2 cm.
1873 Ankauf für 125,40 Mark.
Verkäufer nicht genannt.
Inv.-Nr. 28.

Auch diese elegante und sehr dekorative Glasvase mit reichem orientalisierendem Dekor wurde schon drei Jahre vor Gründung des Kunstgewerbemuseums in das Inventar aufgenommen. Ob das Glas direkt auf der im Jahre 1873 in Wien stattgefundenen Weltausstellung erworben wurde, ist nicht verzeichnet. Es kann nur vermutet werden, daß diese Vase mit dem auf der Ausstellung gezeigten und 1874 in der »Gewerbehalle« (S. 93) abgebildeten Exemplar übereinstimmt. Das auf die Vasenwandung gemalte Blüten-Blatt-Bukett mit Granatapfelmotiven entspricht einer von Josef Salb (1845–1904) stammenden Dekorzeichnung, die im Band XI der Lobmeyr-Werkzeichnungen in der Bibliothek des Österreichischen Museums für angewandte Kunst in Wien aufbewahrt wird (Neuwirth 1981, Abb. 198, 202). Der Wiener Architekt und Entwurfszeichner entwarf für die Wiener Weltausstellung die Dekore für »Vasen etc. mit orientalischen Emaildekorationen« aus weißem »Beinglas Rubin überfangen. Decor ... Weiss; ... Gold; ... Grün; ... Orange; ... Blau«, die »in der Glaswaarenfabrik von Lobmeyr« in Wien hergestellt worden waren (Neuwirth 1981, S. 233ff., Abb. 198 links, 202 [Dekordetail], 203 links, 206, 207: hier noch keine derartige Vase nach dem Entwurf von Salb

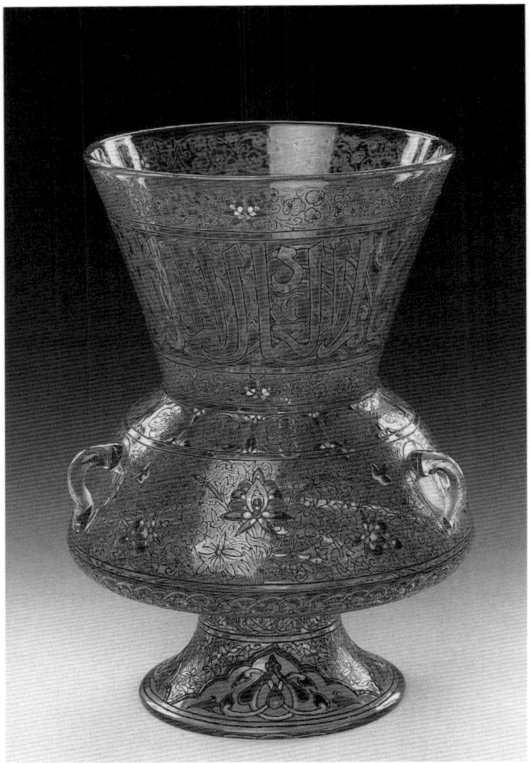

203

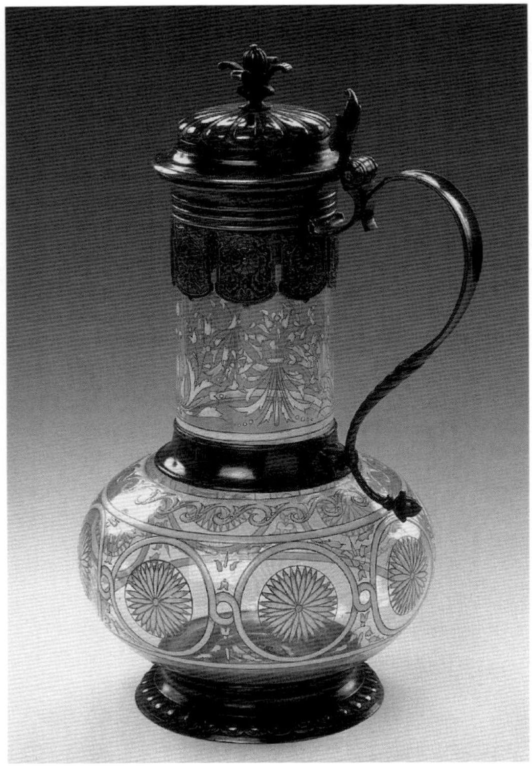

204

nachweisbar!). Salb arbeitete des öfteren für Lobmeyr als Dekorentwerfer. Die Formen für die Gefäße stammten vermutlich von Ludwig Lobmeyr (1829–1917) selbst.
1895 stand diese »Nachahmung einer reich geschmückten orientalischen Glasarbeit von Lobmeyr« in Schrank 14 und dokumentierte im Porzellan- und Glaszimmer zusammen mit »Rosenwasser- und Sprengflaschen für das heilige Wasser aus Mekka« die orientalische Glaskunst (Berling 1895, S. 98). Auch für die Lehrmittelsammlung (L. 915) wurde die Vase eingesetzt. G.H.

Lit.: Berling 1895, S. 98; Haase 1995b, Nr. 527, Abb. S. 354; Haase 1995a, S. 87 mit Abb.

203 Moscheeampel
Philippe-Joseph Brocard, Paris 1872.
Am Boden rote Signierung:
»P. Brocard 1872«.
Farbloses Glas mit Emailmalerei in Blau, Weiß, Grün, Rot und Gelb, Vergoldung. Kein Abriß.
Höhe 26,4 cm, Durchmesser 18,5 cm.
1878 Ankauf vom Pariser Kunsthändler Protord zusammen mit einer Glasschale (Verlust seit 1945) für 390 Mark.
Inv.-Nr. 7 975.

Diese außerordentlich schöne Moscheeampel mit mehrfarbigem, vergoldetem floralem Schmuck, mit pseudo-kufischer Schrift auf blauem Fond und »rumi«-Arabesken wurde für die Orient-Abteilung des Museums direkt in Paris angekauft, und zwar aus Kostengründen anstelle eines originalen orientalischen Gefäßes. Der Leiter des Pariser Glasveredlungsateliers Philippe-Joseph Brocard (gest. 1896) galt damals als ein hervorragender Glaskünstler. Anfänglich hatte er sich als Restaurator antiker und syrischer Gläser intensiv mit der polychromen Emailmalerei des Mittleren Ostens beschäftigt, um diese Kunst für Europa wiederzubeleben. Im Jahre 1867 begann er dann selbst Gefäße nach dem Vorbild ägyptisch-syrischer Gläser des 13. und 14. Jahrhunderts aus verschiedenen Museumssammlungen herzustellen. Diese Schöpfungen – einschließlich von Gefäßen in der Art orientalischer Moscheeampeln – erregten 1867 auf der Weltausstellung in Paris beachtenswerte Aufmerksamkeit. Mit den nachempfundenen Gläsern, die Brocard nach alten seldschukischen Mustern oder später auch in freier Anlehnung an solche Arbeiten in hoher

Qualität fertigte, erzielte er 1873 auf der Weltausstellung in Wien weitere Erfolge. Auf dieser internationalen Exposition erlebte die europäische Orientrezeption des 19. Jahrhunderts ihren Höhepunkt. Die künstlerische Eigenständigkeit Brocards erlaubte ihm eine Weiterentwicklung bis hin zum Jugendstil.
Moscheeampeln von Brocard besitzen verschiedene Sammlungen angewandter Kunst. Ein ähnliches Gefäß aus der Zeit um 1878 bewahrt das Kunstmuseum Düsseldorf (Inv.-Nr. P 1982-54 Sammlung Hentrich). G.H.

Lit.: Haase 1995b, S. 352, Kat.-Nr. 534, Abb. S. 353 mit weiteren Literaturangaben; Haase 1995a, S. 88 mit Abb.

204 Henkelkrug
Paris, 1873. Fassung: Orfèvrerie Christofle, Paris.
An der Fassung gemarkt:
»CHRISTOFLE & CIE«.
Farbloses Glas, Emailmalerei in Weiß, Vergoldung. Alfenide-Fassung, gestanzt, galvanisch veredelt.
Höhe mit Fassung 26,0 cm.
1876 Ankauf vom E. Tomschütz, München, für 240 Mark.
Inv.-Nr. 3 838.

Die vor 1830 gegründete und heute noch bestehende Firma Christofle war durch die patentierte Erfindung der galvanischen Vergoldung und Versilberung unedler Metalle berühmt geworden. Das sogenannte Christofle-Metall oder Alfanide mit einer zweiprozentigen Versilberung erfreute sich außerordentlicher Beliebtheit. In kurzer Zeit entwickelte sich die Firma zu einem bedeutenden französischen Unternehmen. Die islamischen Anregungen entnahm Christofle verschiedenen, auf den Weltausstellungen gezeigten Metallarbeiten. Auf der Wiener Exposition im Jahre 1873 wurde unter anderem von Christofle ein »Service von emaillirten Krystallglas« mit Metallfassungen ausgestellt, bestehend aus zwei Henkeltöpfen, einer Flasche, einer Henkeldose und einem Krug, der dem Dresdener Gefäß gleicht (Lützow, 1875, Abb. S. 168). Die Annahme, daß die Pariser Firma Brocard die Glasgefäße mit orientalisierenden Emaildekoren für die Metallfassungen von Christofle fertigte, kann bisher nicht belegt werden. Das Dresdener Kunstgewerbemuseum stellte auch später Arbeiten der Firma Christofle in seinen Räumen der Öffentlichkeit vor. Im Jahre 1896 zeigte das Museum mehrere Monate lang – vom 18. Juli bis zum 21. Dezember – mit großem Erfolg die Rüstung Heinrichs II. in einer galvanoplastischen Nachbildung durch die Firmenniederlassung Christofle & Co. in Karlsruhe. Der Krug gehörte mit zur Lehrmittelsammlung (L. 931). G.H.

Lit.: Haase 1995b, Kat.-Nr. 532 mit Abb. und weiteren Literaturangaben.

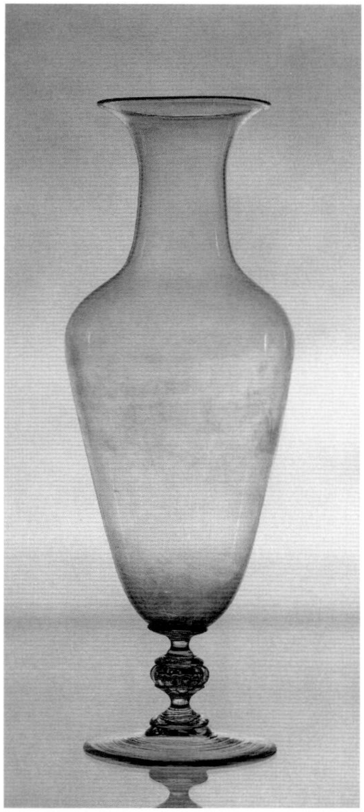
205

205 Vase
Società Salviati & Co., Murano, vor 1875.
Farbloses Glas, z.T. formgeblasen.
Höhe 21,5 cm.
1875 Ankauf von 48 Glasgefäßen und Glasarbeiten zu Austauschzwecken ohne genaue Preisangabe. Die Firma Salviati wird nur bei einigen Stükken verzeichnet.
Inv.-Nr. 2 685.

Die venezianischen Gläser aus alter und neuer Zeit füllten 1895 einen großen Teil des Ausstellungsschrankes Nummer 13 (Berling 1895, S. 102). Die meisten dieser Gläser stammten aus der damals zeitgenössischen Produktion der italienischen Firma Salviati in Murano. Im Jahre 1875 wurden zusammen mit dieser eleganten Glasvase 48 Gläser aus Murano erworben, von denen das Kunstgewerbemuseum trotz hoher Kriegsverluste heute noch eine Reihe außerordentlich schöner Gefäße sein Eigen nennt (z.B. Kunsthandwerk und Industrieform 1976, Kat.-Nr. 80; Meisterwerke 1996, Kat.-Nr. 82).
Der ausgebildete Jurist Antonio Salviati (1816–1890) widmete sich seit 1856 der Restaurierung byzantinischer Mosaiken von San Marco in Venedig und setzte sich seit 1859 für die Wiederbelebung alter venezianischer Glasmachertechniken ein. Die Vorbilder dazu lieferten unter anderem alte venezianische Glasgefäße, die im 1861 gegründeten »Museo vetraria« auf Murano gesammelt wurden. Seit der Weltausstellung 1867 in Paris errang die Firma Salviati mit ihren historisierenden Erzeugnissen Faden- und Netzgläser, Farb-, Opal-, Aventurin- und Calcedongefäße in traditionellen Formen – immer wieder Preise. Noch heute zählt das Haus Salviati zu den bekannten und erfolgreichen Glasfirmen auf Murano.
Im Führer durch das Kunstgewerbemuseum wird darauf hingewiesen,

daß bei dem venezianischen Glas »das Hauptgewicht auf die Form gelegt« wurde und der faszinierende Reiz dieser Gefäße darin besteht, »daß bei ihnen alles aus dem Material heraus geschaffen ist« und daß sie »die vorzügliche, leichte, sehr bildsame Glasmasse trefflich zur Geltung« bringen (Berling 1895, S. 100). Die überaus zarte Vase mit dem kleinen Balusterschaft entspricht in idealer Weise dieser Vorstellung. G.H.

Lit.: Haase 1975, Kat.-Nr. 78 mit Abb.

206 Flötenglas

Società Salviati & Co., Murano, 1881.
Leicht gelbliches Glas, formgeblasen.
Höhe 23,6 cm.
1881 Ankauf von der Komp. de Venise et Murano für 6,86 Mark.
Inv.-Nr. 13 352.

Flötengläser sind eine alte venezianische Trinkglasform des 16. Jahrhunderts, die aber bei dem schlanken Trinkgefäß mit dem formgeblasenen Schaft »keineswegs peinlich nachgeahmt, sondern vielmehr frei im Geiste der neuen Zeit umgeschaffen« wurde (Berling 1895, S. 100). Damit entsprach das Glas vorbildhaft dem Anliegen einer Ausbildung an den damaligen Kunstgewerbeschulen.
G.H.

Lit.: Kunsthandwerk und Industrieform 1976, Kat.-Nr. 82 mit Abb.; Glas 1977, Kat.-Nr. 60 mit Abb.

207 Flügelglas

Hamburg, C.H.F. Müller, vor 1876.
Farbloses Glas mit feinen Bläschen, Flügel und Auflage gekniffen mit feinem Waffelmuster, vergoldet, gelbes und weißes Fadenglas, lampengeblasen. Unteres Schaftteil geklebt.
Höhe 17,1 cm.
1876 Ankauf von acht Flügelgläsern bei dem Amsterdamer Händler Goudstikker für 750 Mark. Davon wurden 1890 und 1891 insgesamt sechs Gläser verkauft.
Inv.-Nr. 3 354.

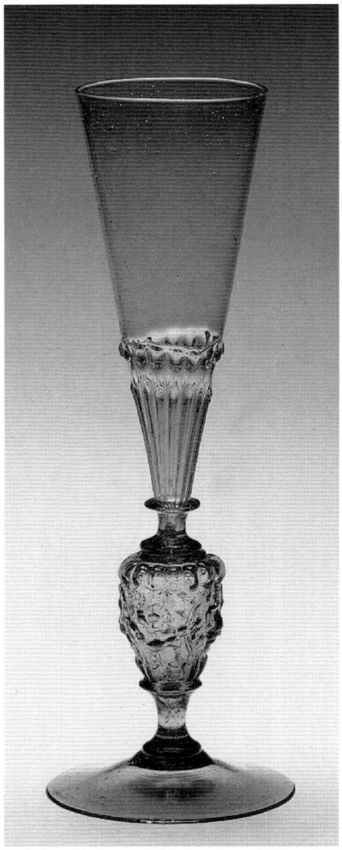

206

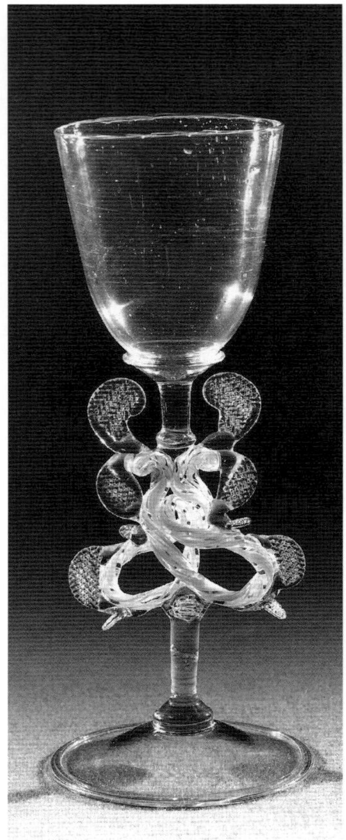

207

Das abgebildete Glas mit den kräftigen Stabverschlingungen wurde von einem Amsterdamer Händler zusammen mit acht Flügelgläsern für den relativ hohen Preis von 750 Mark im Gründungsjahr des Museums 1876 erworben. Fünfzehn Jahre später – 1890/91 – verkaufte die Direktion davon sechs Gläser, um mit dem Geld wohl bessere Erwerbungen zu tätigen. Diese Praxis war eine damals übliche und ist auch für andere Kunstgewerbesammlungen nachweisbar.
Ob das Dresdener Museum die Flügelgläser entweder als alte Gläser oder als Produkte »der modernen Fabrication zu Murano« (Kumsch 1887, S.83) erwarb, geht aus den Eintragungen im Inventar nicht hervor. Daß sie seit dem 1978 publizierten Aufsatz über die lampengeblasenen Arbeiten aus der Werkstatt des Carl Heinrich Florenz Müller (1845 bis 1912) diesem in Hamburg lokalisierten Atelier zugeordnet werden, ist das Verdienst von Helmut Ricke. Müller fertigte in seiner Anfangszeit seine Flügelgläser für holländische Händler, die sie dann als authentisch alte Gläser weiterverkauften. Erst als die Werkstatt Müllers größere Erfolge vor allem mit der Herstellung technischer Glasgeräte verzeichnen konnte, löste er sich 1882/83 von den Händlern und arbeitete danach sogar Glas »nach Zeichnungen bewährter

Künstler«. Die späteren Flügelgläser Müllers, die auch in Musterfotoblättern vorliegen (Ricke 1978, S. 49, 63, Abb. 53, 54), zeigen eine bessere Qualität als das Dresdener Glas.
Erst die Verwendung leuchtgasbetriebener Gebläsebrenner um die Mitte des 19. Jahrhunderts ermöglichte die Herstellung lampengeblasener Gefäße in diesen Dimensionen. Im Gegensatz zu alten Flügelgläsern, die vor dem Ofen, das heißt hüttentechnisch, hergestellt wurden, besitzen lampengeblasene Gläser einen nach oben umgeschlagenen Fußrand und keinen Abriß (Abschlagnarbe), beides Merkmale, die auf die Fertigung aus Glasröhren und einzelnen vorgefertigten Teilen zurückzuführen sind. G.H.

Lit.: Ricke 1978, S.75, Nr. I 5c ohne Abb.

208 Humpen der Familie Wellhamer

Petersdorfer Glashütte Fritz Hekkert, vor 1881, nach dem Vorbild des 17. Jahrhunderts.
Auf der Wandung datiert, Beischriften unter und Versinschrift über den Dargestellten: »Caspar Wellhamer, Vatter NAT: den 3. Octobris. 1628. Dietrich Wellh : NAT : 1653. den 22. Septembris Iohann W: NAT : 1655. den 20. Xbris. Georg W : 1656. den 9. Augustus. Paulus W : NAT : 1671 den 3. September Margaretha Wellhamer. S.H.G. Mutter. NAT : 1631 den 16 Augustus Katharina Wellhamer NAT : 1651. den 5. Octobris Margaretha Wellh. NAT : 1661, den 12. Sebtember. Anna Well. NAT : 1663. den 30 Augustus.«
»O Gott biet du mir/ deine Hand, ich sey zu/ Wasser oder Land/ Gottes seegen mein vergnügen./ Dein Hoffnung sey auff Gott allein,/ und thu darneben auch daß dein,/ So wird der Herr stets segnen dich,/ Hier zeitlich und dort ewiglich./ 1673./ Allen denen so Mich kennen,/ Den gebe Gott was sie mir gönnen,/

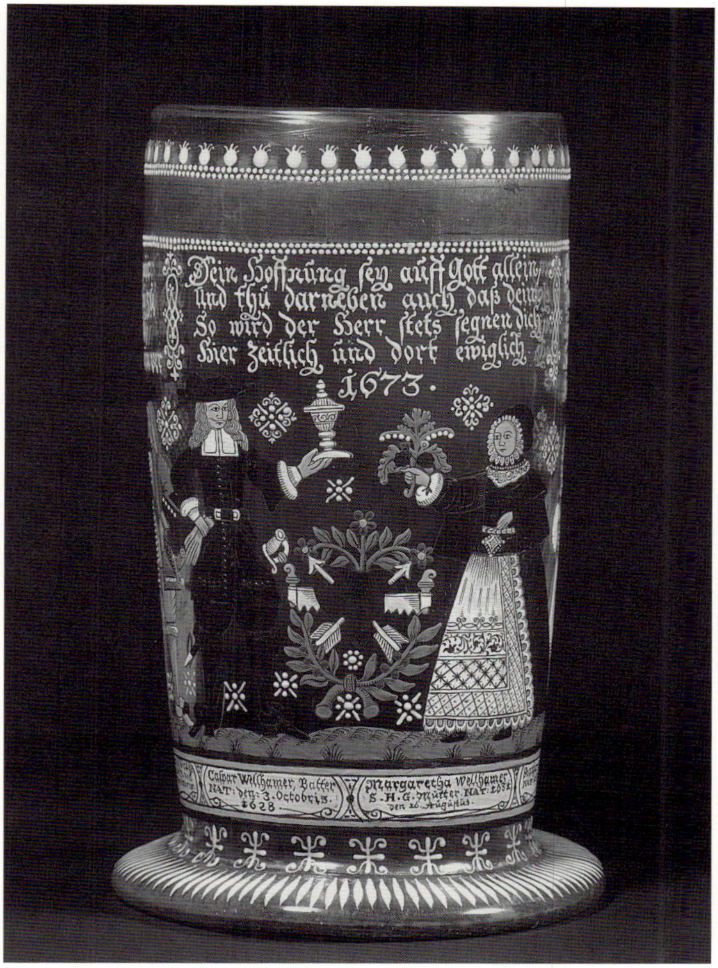

208

Eß gönn mir einer wenig oder viel,/ So weiß doch Gott das beste Ziel./ An Gottes seegen, ist alles gelegen.«
Farbloses Glas, leicht blasiges Glas mit farbiger Emailmalerei, Vergoldung. Abriß. Deckel 1890 verkauft.
Höhe 23,1 cm.
1881 Ankauf vom Dresdener Hofantiquar von Berthold für 480 Mark.
Inv.-Nr. 12 900.

Carl Graff, der Direktor der Kunstgewerbeschule und des Kunstgewerbemuseums, betonte in den Verwaltungsgrundsätzen für das Museum immer wieder, daß wegen der Erfordernis des schonenden Umgangs mit vorhandenen Geldmitteln »das Museum nicht immer in der Lage (ist), nur Echtes zu kaufen«, sondern »sich ... mit guten Copien« begnügte (z.B. Jahresberichte 1880-83, S. 39). Um die Nachfrage nach deutschem emailbemaltem Glas des 17. Jahrhunderts für die damaligen Vorbildersammlungen in den Kunstgewerbemuseen ebenso wie für private Sammler und Liebhaber zu befriedigen, bemühten sich vor allem böhmische Glashütten um Nachahmungen originaler Emailgläser. Als Vorbild dienten unter anderem Gefäße aus

Museumssammlungen. In Mustertafeln boten dann die Hütten und ihre Verleger die mehr oder weniger getreuen »Copien« an.
Die schlesische Glashütte Fritz Heckert in Petersdorf bei Warmbrunn zeigte 1876 in der »Leipziger Kunst-Gewerbe-Ausstellung« bemalte altdeutsche Gläser. In diesem Zusammenhang entstanden dann auch Mustertafeln dieser Firma (Spiegl 1980, S. 228, 232-235). Für die darin abgebildeten Reichsadler-, Kurfürsten-, Wappen-, Familien-, Karten- und anderen Humpen wurden sogar die originalen Vorbilder in den Museen benannt. Auch das Kunstgewerbemuseum Dresden stellte dafür Gefäße zur Verfügung.
Ein oft kopiertes, aber auch unterschiedlich abgewandeltes Glas war der im ehemaligen Berliner Schloßmuseum aufbewahrte und heute verschollene Humpen mit der Darstellung der Familie Döbrich – eines Ehepaars mit all seinen lebenden und verstorbenen Kindern (Spiegl 1980, Abb. 227: Heckert-Mustertafel 482/12: laufende Nummer 117: »Familien-Humpen«). Dieser in Franken hergestellte, reich dekorierte Familienhumpen mit der Datierung »1676« wurde Ende des 19. Jahrhunderts in nur leicht veränderter Bemalung und Beschriftung, aber mit unterschiedlichen Datierungen und Familienbezeichnungen in größerer Zahl gefertigt (Spiegl, 1980, S. 254-257). Das Dresdener Kunstgewerbemuseum besitzt gleich zwei Familienhumpen nach diesem Vorbild, einmal den mit der Familie Mertens »von 1673« (Inv.-Nr. 27 111, 1903 Ankauf vom Dresdener Antiquar Weinholdt für 500 Mark (!). Berling vermerkte 1922 im Inventar zu dem Glas: »ob alt?« (Kunsthandwerk und Industrieform 1976, Kat.-Nr. 81: als Glas des 19. Jahrhunderts angenommen. Spiegl 1980, Abb. 308) und den mit der Familie Wellhamer. Beide Humpen sind sich im Grunde sehr

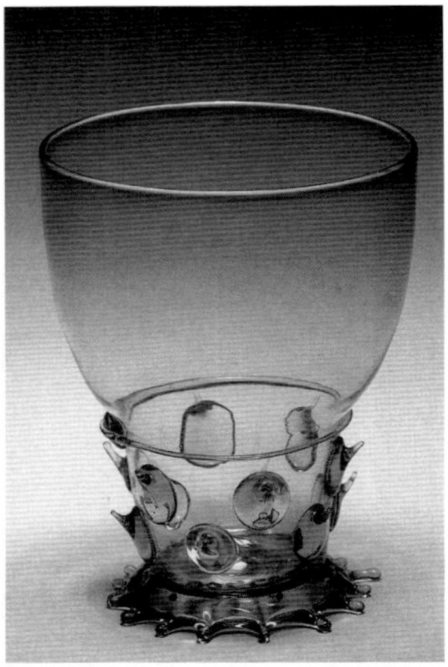

209

ähnlich, nur der typisch fränkische Lippenrand fehlt. Walter Spiegl (1980, S. 256) stellte fest, daß das Dresdener Wellhamer-Glas in den Heckert-Preislisten als Vorlage genannt wird. War es ein Musterglas von Heckert, das hochbezahlt – für 480 Mark – in das Dresdener Museum wechselte und dann in den Firmenlisten als im Dresdener Museumsbesitz verzeichnet wurde? Das Ankaufsjahr 1881 ergibt zusammen mit der o.g. Leipziger Ausstellung eine mögliche Datierung für die Heckertschen Mustertafeln und den Beginn der serienmäßigen Nachbildungen.
Interessanterweise schrieb der Direktorial-Assistent Karl Berling schon 1890 in das Museumsinventar, daß sich der Deckel des Humpens als gefälscht erwiesen habe und deshalb verkauft worden sei.
Ein gleich hoher, undatierter, aber identischer Wellhamer-Humpen befindet sich im Glasmuseum Passau (Böhmisches Glas 1995, Bd. III, Kat. und Abb. III, 255). G.H.

Lit.: Kunsthandwerk und Industrieform 1976, Kat.-Nr. 81 mit Abb. und Klesse/Saldern 1978, Kat.-Nr. 333 erwähnt: jeweils fälschlicherweise als Original angesehen; Spiegl 1980, S. 256, Abb. 307.

209 Römer »Schnütgen«
Rheinische Glashütten AG,
Köln-Ehrenfeld, 1880.
Leicht grünliches Glas.
Höhe 9,1 cm.
1880 Ankauf von der Rheinischen Glashütten-AG in Köln-Ehrenfeld für 3,50 Mark.
Inv.-Nr. 12 799.

Der Museumsführer von 1895 (Berling 1895, S. 104) verweist auf »eine Anzahl Römer, den verschiedenen Entwicklungsstufen angehörend«, zu denen auch der zierliche Römer »Schnütgen« zählte. Zusammen mit 17 anderen Gläsern wurde dieses Glas im Jahre 1880 von der Rheinischen Glashütten AG in Köln-Ehrenfeld erworben. Diese Firma begann sich gerade zu dieser Zeit als Kunstglashütte zu etablieren. Ihr Hüttendirektor Oskar Rauter setzte sich zum Ziel, »Erzeugnisse aus den Blütheperioden früherer Zeiten, namentlich des römischen, venezianischen und altdeutschen Glas-Styles« in größeren Stückzahlen herzustellen, jedoch nur nach einem gründlichen Studium und dem Erforschen alter Glasmachertechniken. Auf diesem Wege sollte versucht werden, alte und längst nicht mehr praktizierte handwerkliche Fähigkeiten wiederzubeleben und in den Dienst der zeitgenössischen Glasindustrie zu stellen.
Seine seit 1879 intensiven Bemühungen konnte Rauter schon zwei Jahre später mit einem umfänglichen »Preis-Courant« der »Abtheilung für Kunst-Erzeugnisse« krönen. In der ersten Abteilung - bei den Gläsern »im Altdeutschen Style« - wird unter Nummer 11 der »Schnütgen-Römer mit 12 Stachel-Nuppen und Schlangenfädchen, Fuss mit perlartig auslaufenden Zacken verziert, antikgrün« angeboten, und zwar als »Copie eines altdeutschen Glases aus der Sammlung des Herrn Domvicar Schnütgen in Cöln«. Der »Courant«

enthielt auch eine Zeichnung des Glases. Der Preis je Stück wurde mit drei Mark angegeben. Die Preisliste von 1886 verzeichnet den Römer unter der Nummer 25 (Schäfke 1979, S. 11f., 94f.).
Für die Vorbildersammlungen waren solche sowohl von der Herstellungstechnik als auch künstlerisch hervorragenden Gläser erstrebenswerte Erwerbungen, zumal sich die wesentlich teureren Originale oft schon in öffentlichen oder privaten Sammlungen befanden. Das Museum für angewandte Kunst in Köln besitzt einen gleichen Römer (Inv.-Nr. F 290: Klesse 1966, Kat.-Nr. 434) nach dem Vorbild in der ehemaligen Kölner Sammlung Schnütgen. G.H.

Lit.: Kunsthandwerk und Industrieform 1976, Kat.-Nr. 83 mit Abb.; Glas 1977, Kat.-Nr. 112.

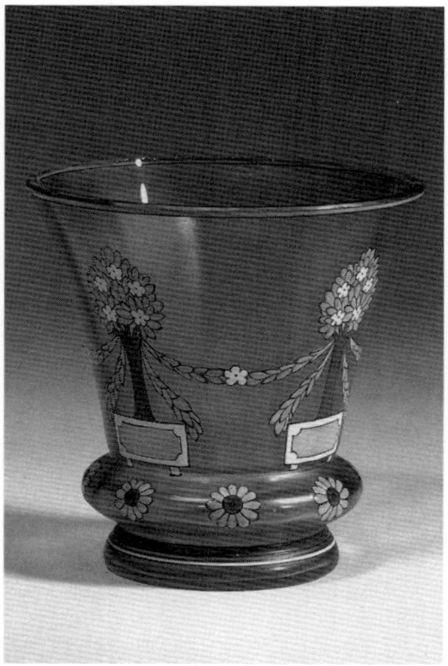

210

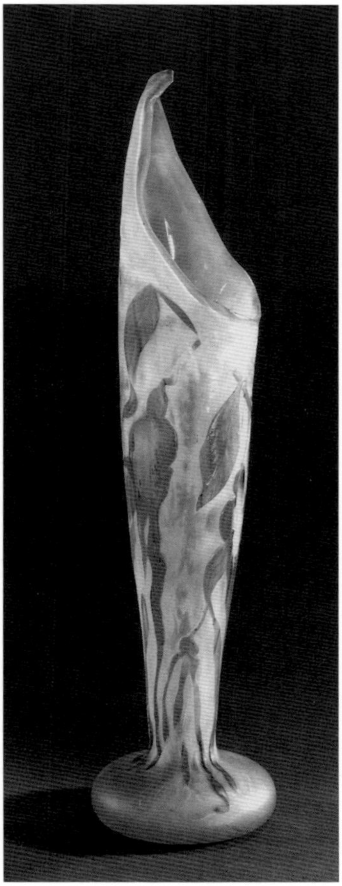

211

210 Bechervase
Glasraffinerie Carl Schappel, Haida
Entwurf: Max Rade,
vor 1899.
Farbloses Glas, über Form geblasen, grün überfangen, irisiert, Emailmalerei in Rot, Orange, Grün und Weiß, schwarz konturiert.
Höhe 10,2 cm.
1899 Geschenk der Firma Carl Schappel in Haida.
Inv.-Nr. 26 162.

Das Kunstgewerbemuseum zeigte 1898 eine Ausstellung mit modernen Gläsern aus der Petersdorfer Glashütte Fritz Heckert und ein Jahr später zwei Ausstellungen mit neuesten Gläsern aus der Firma Schappel in Haida. Dieser nordböhmische Raffineriebetrieb ließ in der Regel seine Glasveredlungen nach Entwürfen verschiedener Künstler in Heimarbeit ausführen. Von der damaligen Bedeutung der Schappelschen Glasraffinerie zeugen die Verkaufsniederlassungen in vielen europäischen Städten.
In den Jahresberichten des Museums aus den Jahren 1897-99 (S.52) wird betont, daß auf den Dresdener Ausstellungen vor allem Gläser mit sogenanntem »Radedekor« gezeigt wurden, der von dem seit 1875 an der Dresdener Kunstgewerbeschule Ornament- und Dekorationsmalerei lehrenden Professor Max Rade (1840–1917) entworfen wurde. Rade arbeitete sowohl für Heckert als auch für Schappel. Zusammen mit Ludwig Sütterlin (1865–1917) zählt er zu den wichtigen Entwerfern, die dem böhmischen Jugendstilglas zum Erfolg verholfen haben.
1899 schenkte die Firma Carl Schappel dem Kunstgewerbemuseum drei Arbeiten mit Radedekor (Vase, Inv.-Nr. 26 160: Glas 1977, Kat.-Nr. 258 mit Abb. Die Vase Inv.-Nr. 26 161 ist 1923 verkauft worden.), die sicherlich auf der Ausstellung mit Gläsern der Firma Schappel vom 5. Februar bis zum 11. März 1899 im Kunstgewerbemuseum zu sehen waren. Die kleine grüne Vase trägt einen für Rade typischen, zeichnerisch-gegenständlichen Dekor. Nicht mit einer Schauseite, sondern in umlaufender Anordnung sind vier Blütenbaumkübel anmutig durch Girlanden miteinander verbunden. G.H.

Lit.: Berichte 1897-99, S. 43 (erwähnt); Glas 1977, Kat.-Nr. 257.

211 Vase
Emile Gallé, Nancy, 1895–1898.
Bezeichnet auf der Wandung in ostasiatischem Duktus, geätzt und senkrecht angeordnet: »Gallé«.
Milchigweißes Glas mit rotem und gelbem Überfang, formgeblasen, geätzt geschliffen.
Höhe 40,8 cm.
1898 Ankauf aus der Dresdener Kunsthandlung Emil Richter für 135 Mark.
Inv.-Nr. 25 982.

Im Jahre 1898 verkaufte die renommierte Dresdener Kunsthandlung Richter dem Kunstgewerbemuseum drei Glasgefäße von dem wohl wichtigsten und einflußreichsten Künstler des europäischen Jugendstilglases, Emile Gallé (1845–1904) aus Nancy. Leider wurde von diesen für das Museum wichtigen Erwerbungen zeitgenössischer Kunst im Jahre 1923 ein Stück – der Glasaufsatz – verkauft. Ein zweites – ein sehr schönes Schalenkörbchen (Haase 1984, Abb. 2) – gehört zu den zahlreichen Kriegsverlusten im Jahre 1945.
Ob Gallé diese Gläser auch auf der Internationalen Kunstausstellung 1897 in Dresden zeigte, kann nicht nachgewiesen, muß aber angenommen werden. Gallé präsentierte sich mit seinen poetisch-vegetabilischen, sensibel-farbigen Glasschöpfungen in dieser Ausstellung und der im gleichen Jahr veranstalteten VII. Internationalen Kunstausstellung im Münchener Glaspalast erstmals in Deutschland. Auf der Internationalen Kunstausstellung 1901 waren erneut Gallégläser in Dresden zu sehen, jedoch kam es zu keinen weiteren Ankäufen für das Kunstgewerbemuseum. Diese erfolgten erst wesentlich später – in den Jahren 1929 und nach 1960.
Die schlanke Form der oben asymmetrisch hochgezogenen, sich öffnenden Vase wird durch zarte nach unten hängende Rankenblüten (?) betont. Integriert in den Dekor ist die geschlängelte, an ostasiatische Kalligraphie sich anlehnende und senkrecht zu lesende Signierung, die sich in dieser Form an Gallégefäßen aus den letzten Jahren des vorigen Jahrhunderts nachweisen läßt. G.H.

Lit.: Kunsthandwerk und Industrieform 1976, Kat.-Nr. 86.

212 Zwei Vasen
Cristalleries du Val Saint-Lambert, Seraing-sur-Meuse bei Lüttich, um 1900.
Entwurf: Léon Ledru 1897–1900 für Inv.-Nr. 27 540.
Geschnittene Bezeichnung am Boden: »St. Val Lambert« (Inv.-Nr. 27 540).
Grünes Glas, rot überfangen, formgeblasen, geschliffen (Linien-Keilschliff) (Inv.-Nr. 27 539).
Farbloses Glas, hellgrün (opalin) überfangen, formgeblasen, geätzt (Inv.-Nr. 27 540).
Höhe 17,5 cm.
1904 Ankauf aus dem Dresdener Kunsthandel Gebrüder Liebert für je 8 Mark.
Inv.-Nr. 27 539, 27 540.

Im Jahre 1926 hielt Karl Berling anläßlich des 50jährigen Bestehens seines Museums einen Vortrag und resümierte dabei auch über seine Ankaufspolitik zeitgenössischer angewandter Kunst, denn – so Berling – »ganz wenige Arbeiten behalten ihren Wert auch bei veränderter Geschmacksrichtung«. Er belegte seine Meinung sehr drastisch mit der damaligen Einschätzung von Gallégläsern, die in »Berlin ... nur noch zu Einmachgläsern« benutzt würden(!). Deshalb sei »allergrößte Vorsicht beim Ankauf neuzeitlichen Kunstgewerbes geboten, denn man muß das Neue teuer bezahlen, da nur das Beste und Neueste zu kaufen lohnt« (Berling 1926, S. 12). Tatsächlich war um 1900 der Sammlungszuwachs mit Erzeugnissen des Jugendstils im Dresdener Kunstgewerbemuseum bescheiden, aber die wenigen Stücke beweisen noch heute das ausgezeichnete Qualitätsgefühl Berlings (z.B. Kat.-Nr.170, 211). Leider mußte auch dieser Bestand 1945 eine Vielzahl von Kriegsverlusten erleiden.
Die beiden gleichgeformten, aber unterschiedlich farbig ausgezierten Vasen aus der belgischen Firma Val Saint-Lambert gehören zu den Ankäufen, die seit Jahrzehnten ständig ausgestellt sind. Sie dokumentieren die künstlerisch und technisch bedeutsame Glasproduktion der heute noch bestehenden Glasfirma, die 1825 gegründet wurde, aber auf der Brüsseler Weltausstellung im Jahre 1897 mit ihrer Gebrauchs- und Kunstglasproduktion internationale Beachtung fand und sogar von dem damals schon etablierten Künstler Henry van de Velde (1863–1957) gewürdigt wurde. Der künstlerische Leiter der Kunstglasproduktion, der Pariser Maler Léon Ledru, prägte seit seiner Berufung im Jahre 1888 bis zu seinem Tod 1926 in ganz besonderem Maße die Herstellung von Kunstgläsern in Val Saint-Lambert. Die für seine künstlerische Handschrift typischen linearen und floralen Schliff- und Ätzdekorationen verleugnen zwar nicht den starken Einfluß der damals progressiven Künstler Henry van de Velde, Emile Gallé (1845 bis 1904) oder Victor Horta (1861 bis 1947), belegen aber auch eine starke Eigenständigkeit. Auf den meist schlicht geformten Gefäßen breitet sich ein oftmals reduzierter Schmuck aus. Im Falle der Dresdener Vasen ist es ein gereihter Dekor: einmal drei bewegte Bögen, die sich unterhalb der Vasenschulter vierfach fächern (Inv.-Nr. 27 539), und zum anderen drei linear stilisierte Blütenbaumkreationen (Inv.-Nr. 27 540). Die Bögen sind in den roten Überfang tief hineingeschliffen und erscheinen dadurch grün wie der Vasenkorpus. Auf diese Zweifarbigkeit ist bei der anderen Vase aus hellgrünem Glas verzichtet worden. Hier wird die künstlerische Wirkung allein durch die Eleganz der Linie – die der Gefäßform und die des geätzten Wandungsschmucks – hervorgerufen.
Auf der Brüsseler Ausstellung »Val Saint-Lambert. Art & Design 1880 bis 1990« im Jahre 1990 wurden vier Vasen mit ähnlichem Linien-Keil-

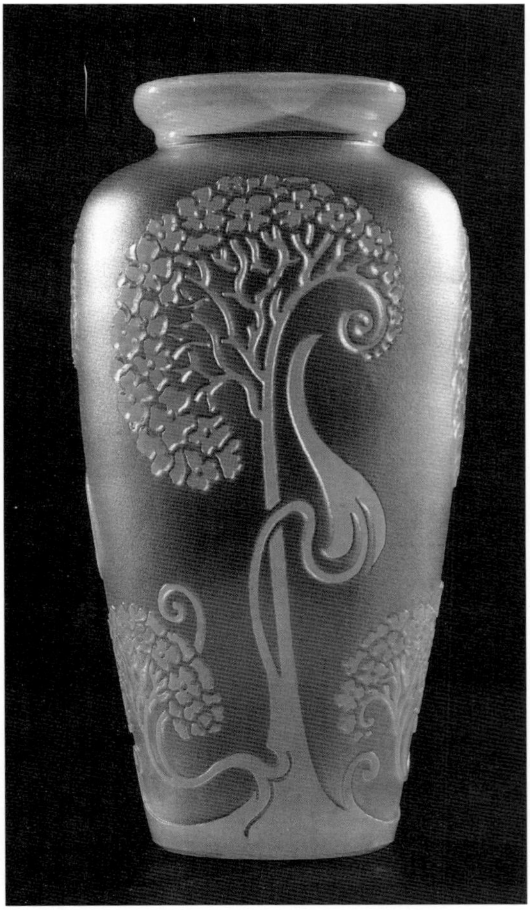

212a

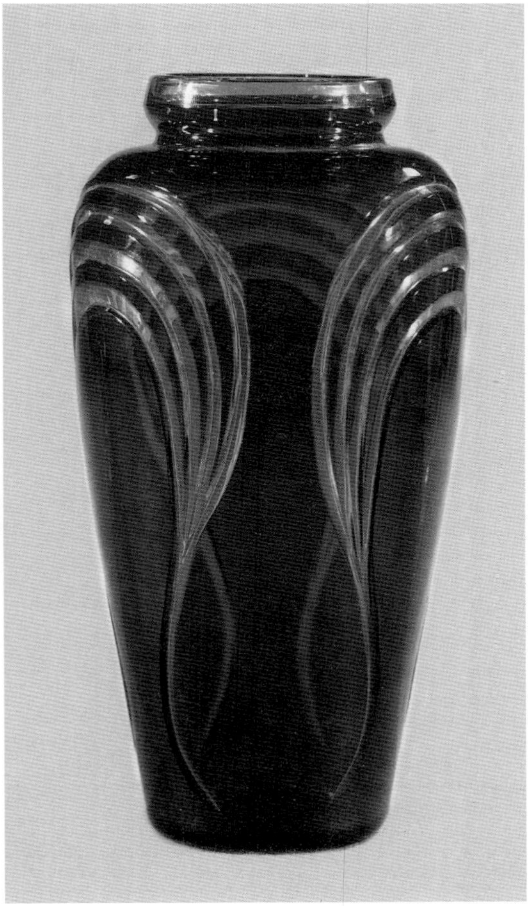

212b

schliff-Dekor im Zusammenhang mit dem Einfluß van de Veldes auf die Glasgestaltungen in Val Saint-Lambert gezeigt (Val Saint-Lambert 1990, S. 52, Abb. 98f., Kat.-Nr. 100–102). Eine davon gleicht dem Dresdener Exemplar. Das Modell zu diesem Gefäß ist zwischen 1899 und 1903 entstanden (Val Saint-Lambert 1990, S. 52, Kat.-Nr. 101). Ebenfalls in dieser Ausstellung stand ein dem Dresdener Glas fast identisches Gefäß mit floralem Dekor. Modeste Denoel hatte dieses zwischen 1897 und 1900 von Ledru entworfene Modell in blauem Glas und mit galvanischer Auflage 1914 hergestellt (Val Saint-Lambert 1990, S. 153, Kat.-Nr. 166, Abb. S. 78. Für die freundliche Mitteilung der Angaben danke ich Frau Eva Schmitt, Freiburg i.Br.). G.H.

Lit.: Kunsthandwerk und Industrieform 1976, Kat.-Nr. 90 mit Abb.
(Inv.-Nr. 27 540).

213 Vase
Reijmyre Glasbruk AB, vor 1905.
Gravierte und vergoldete Bezeichnung auf der Wandung: »Reymyre, Suède« und am Boden: »No. 106«.
Farbiges Glas: von unten nach oben Schwarzviolett über Blau, Grün bis Hellviolett und Weiß. Mit gelbgrünen vertikal aufstrebenden Wasserpflanzen und reliefierter Seerosenblüte.
Höhe 21,0 cm.
1905 Geschenk der schwedischen Firma Reijmyre.
Inv.-Nr. 27 879.

Im Jahre 1905 überreichte die schwedische Glasfabrik Reijmyre einen hohen, reich geschliffenen, historisierenden Deckelpokal aus Kristallglas (Inv.-Nr. 27 877) und fünf farbige Jugendstilvasen (Inv.-Nr. 27 878-27 882: Kunsthandwerk und Industrieform 1976, Kat.-Nr. 96-98 mit Abb.) dem sächsischen König Friedrich August III. (reg. 1904–1918), der diese Glasgefäße »seinem königlichem Kunstgewerbemuseum« schenkte. Der Direktorial-Assistent des Museums Karl Berling lehnte es aber ab, diese schönen Gläser anzunehmen und auszustellen. Da die Sammlungen des Kunstgewerbemuseums vor allem der sächsischen Kunst dienen sollten, begründete er seine Zurückweisung mit der ausländischen Herkunft der Gläser. Er könne deshalb die Gefäße nur alle zwei Monate im Museum zeigen. Davon verspräche er sich kaum »viel Nutzen und Interesse«. Berling war der Meinung, daß für die geschenkten Gläser eine andere Sammlung gesucht werden müßte. Das Ministerium sah das anders und ordnete an, die Gläser aus Reijmyre in das Inventar des Museums aufzunehmen (Kalteich 1997, S. 17 mit allen archivalischen Angaben). Diese staatliche Entscheidung war sehr progressiv, denn heute zählen die Gefäße zu wichtigen Gläsern in der Jugendstilabteilung des Museums.

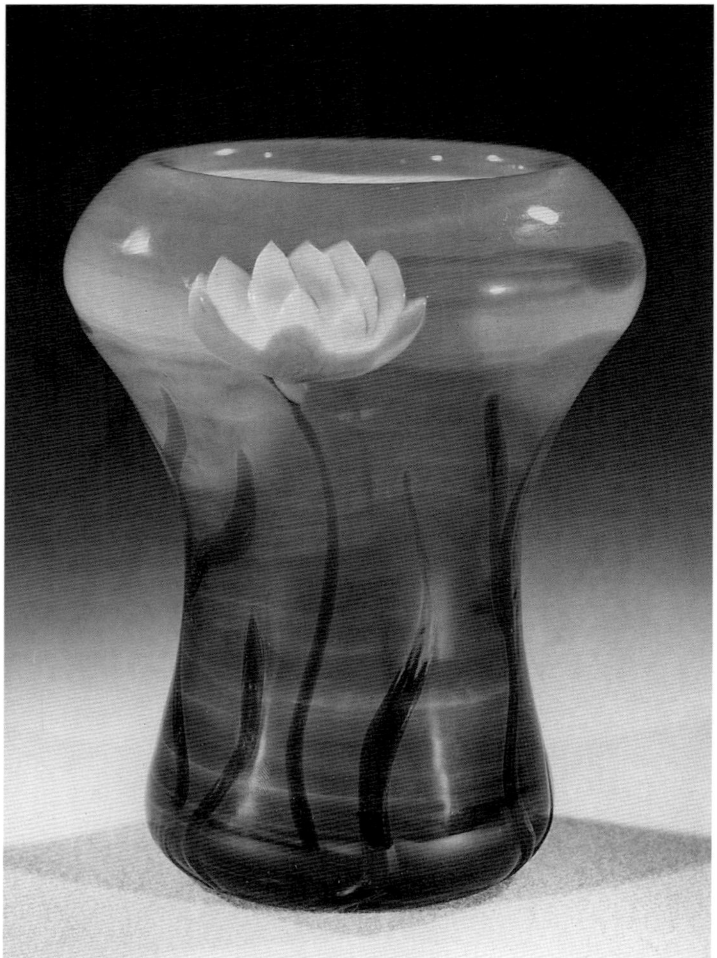

213

Die 1810 gegründete Glasfabrik Reijmyre im Län Östergötland bei Norrköping war um 1900 vor allem spezialisiert auf farbige Gläser im Gallé-Stil nach Entwürfen verschiedener schwedischer Künstler (Pazaurek/Spiegl 1983, S. 153f.). 1904 auf der Weltausstellung in St. Louis erhielt die Firma für ihre Glasgefäße eine Bronzemedaille. Ihre dickwandigen, kräftig farbigen, mit reliefierten Blüten oder Fischen dekorierten Gläser im Dresdener Kunstgewerbemuseum stellen eine interessante Variante der Glasgestaltung um 1900 dar. Das Wiener Museum für angewandte Kunst erhielt von dieser schwedischen Glasfirma ebenfalls fünf Glasvasen geschenkt, die den Dresdener Gefäßen sehr ähnlich sind (Neuwirth 1973, Kat.-Nr. 220-224). G.H.

Lit.: Jahresberichte 1903-05, S. 57; Kunsthandwerk und Industrieform 1976, Kat.-Nr. 96.

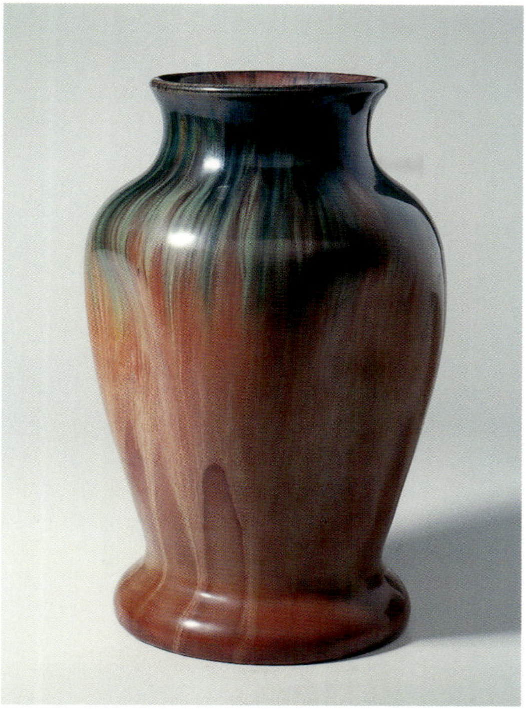

Kat.-Nr. 171

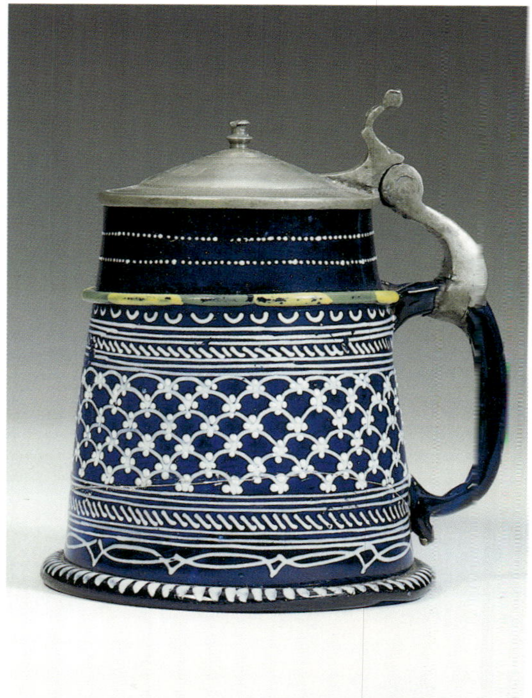

Kat.-Nr. 177

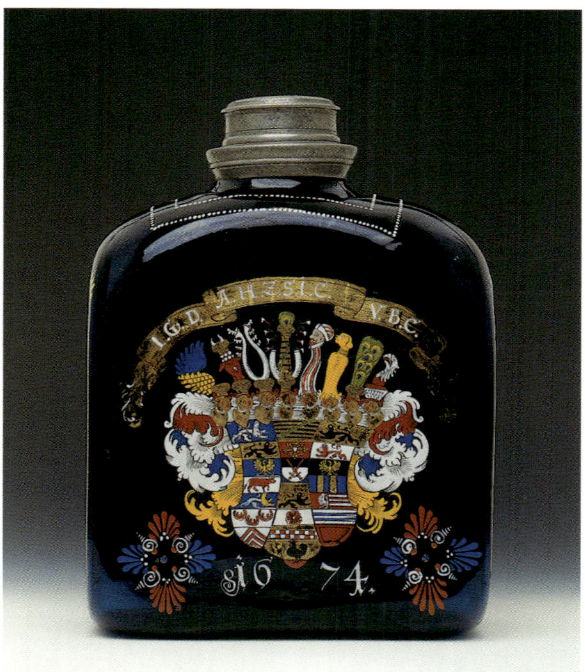

Kat.-Nr. 178

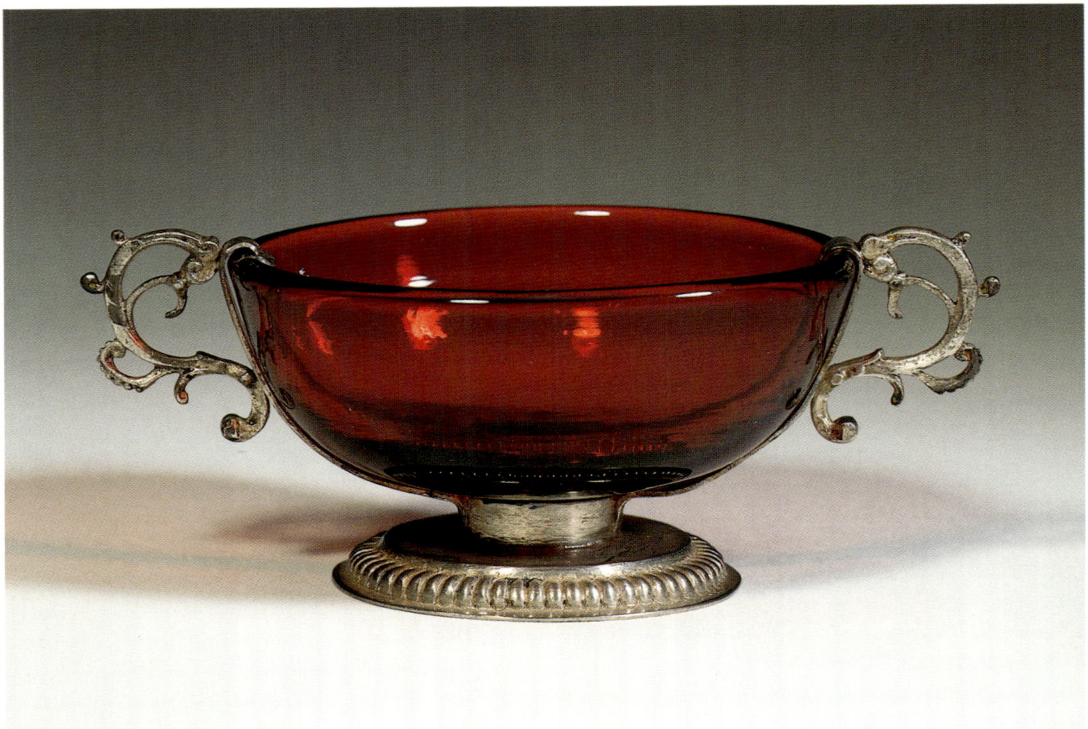

Kat.-Nr. 182

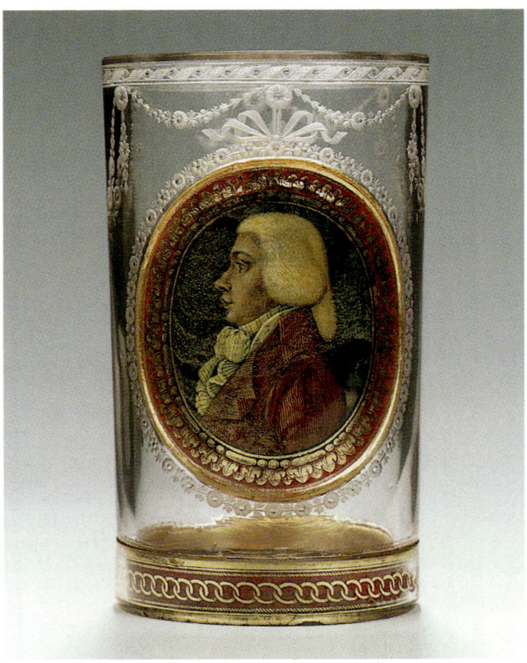

Kat.-Nr. 200

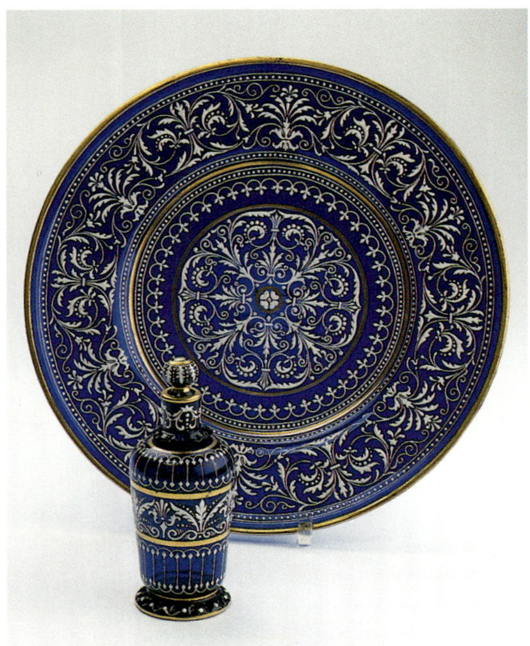

Kat.-Nr. 201

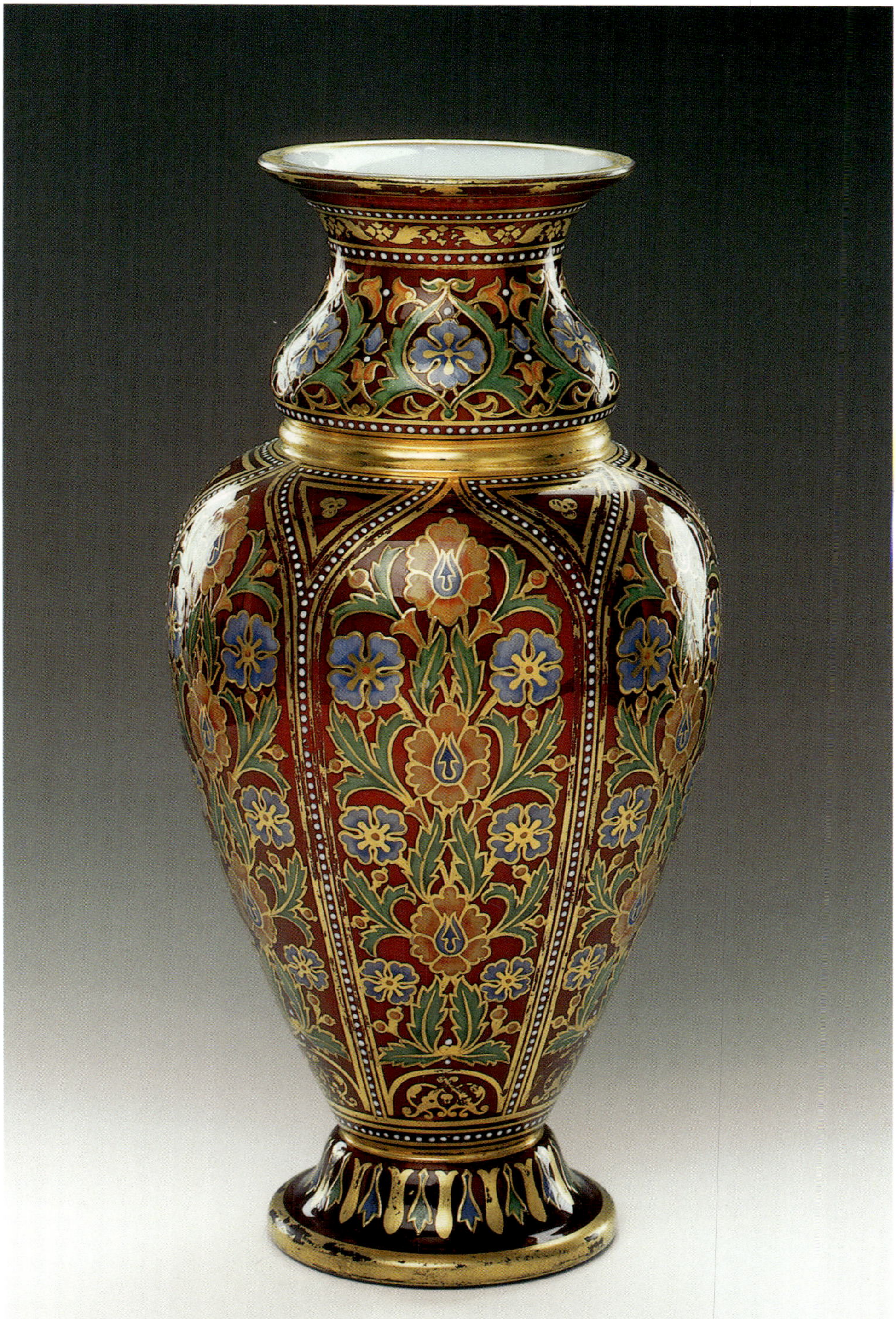

Kat.-Nr. 202

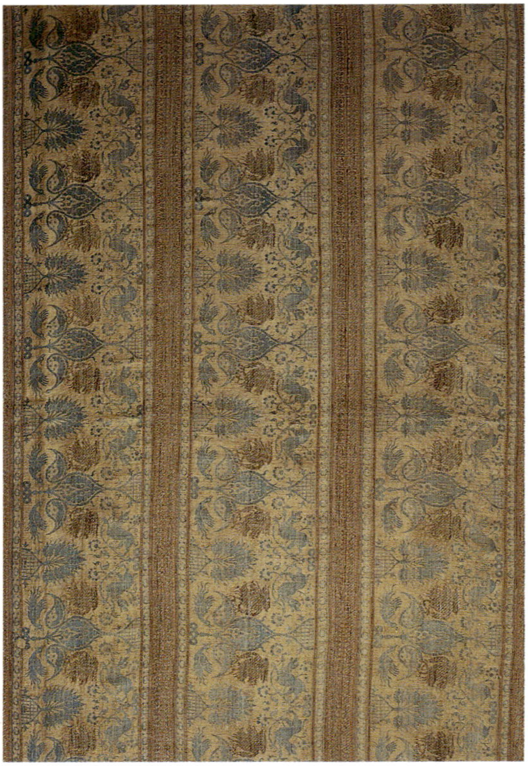

Kat.-Nr. 219

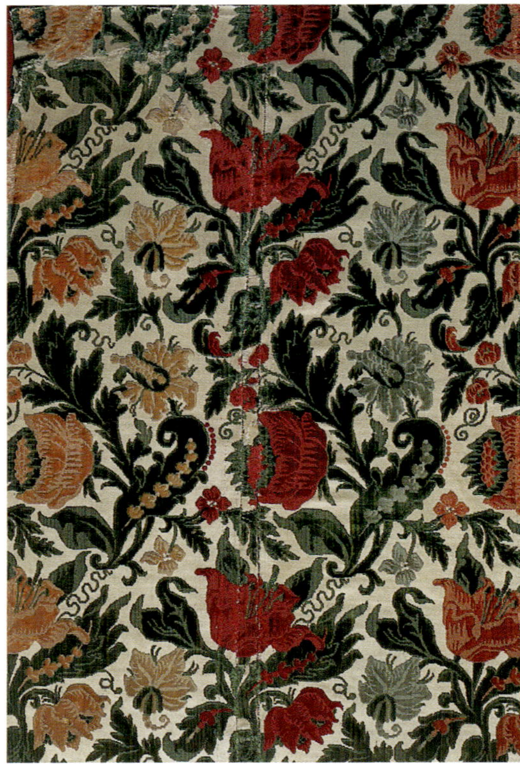

Kat.-Nr. 222

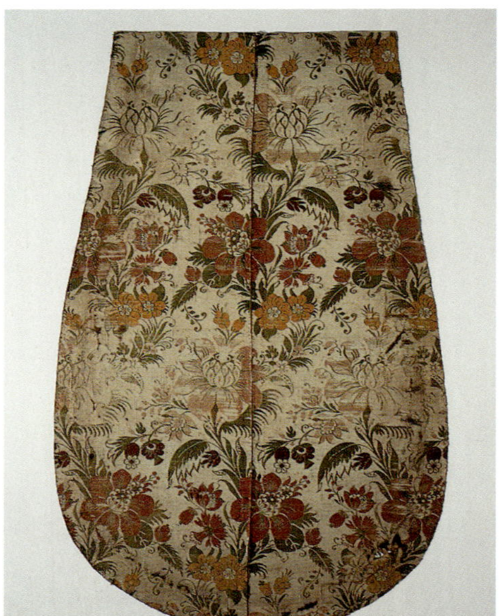

Kat.-Nr. 234

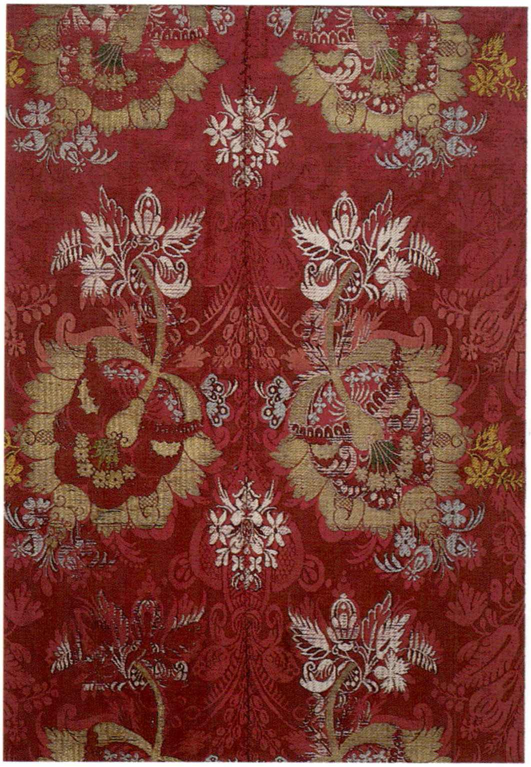

Kat.-Nr. 238

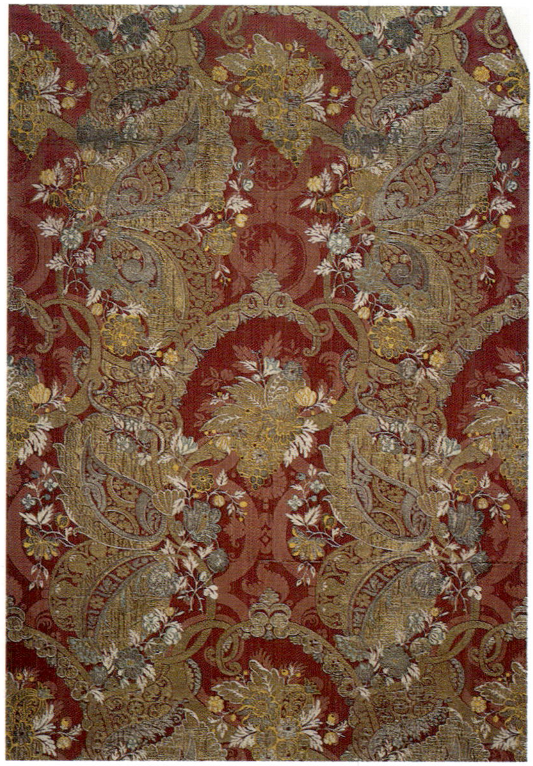

Kat.-Nr. 239

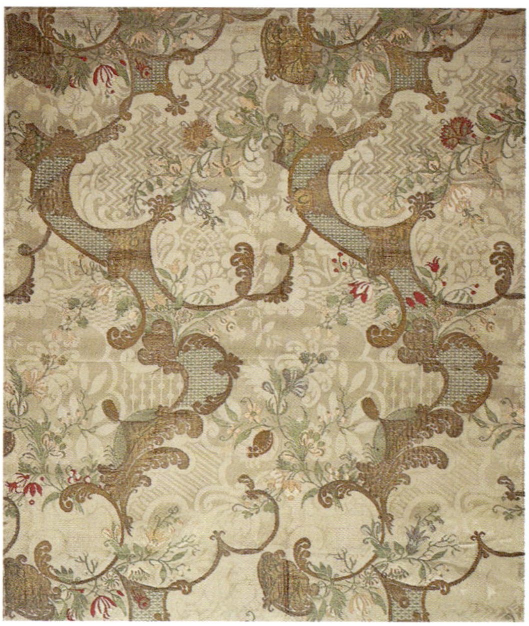

Kat.-Nr. 240

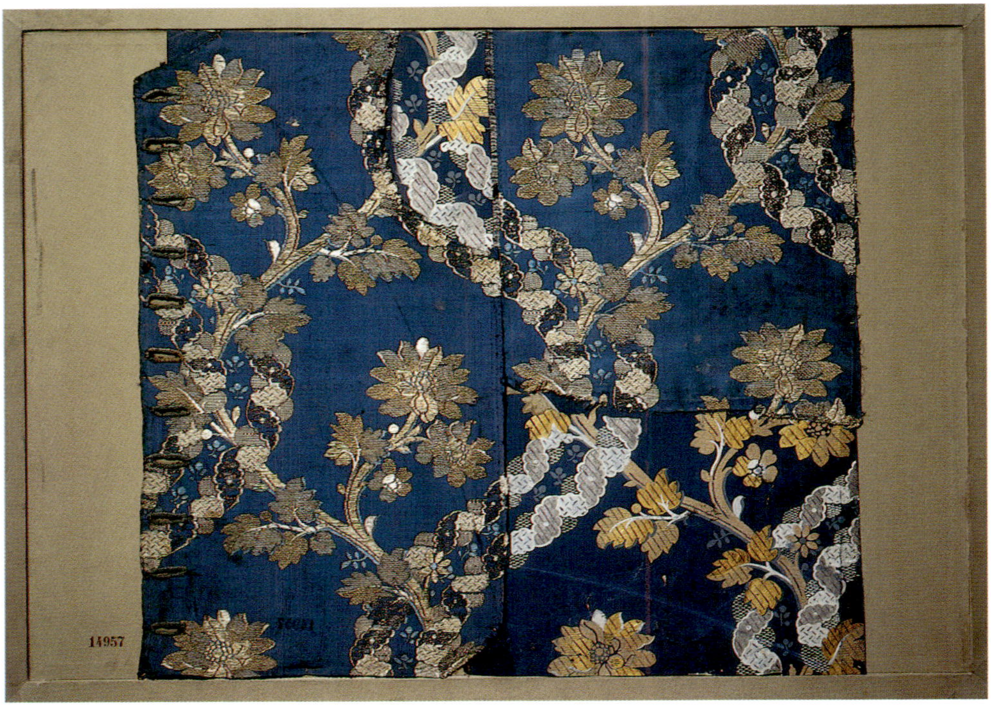

Kat.-Nr. 242

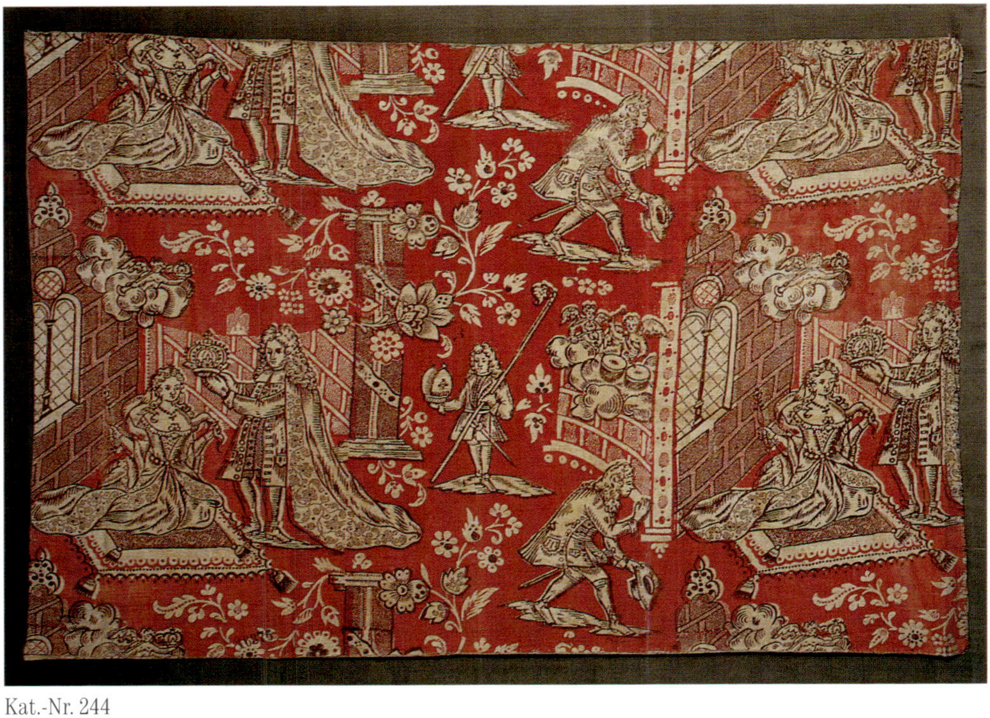

Kat.-Nr. 244

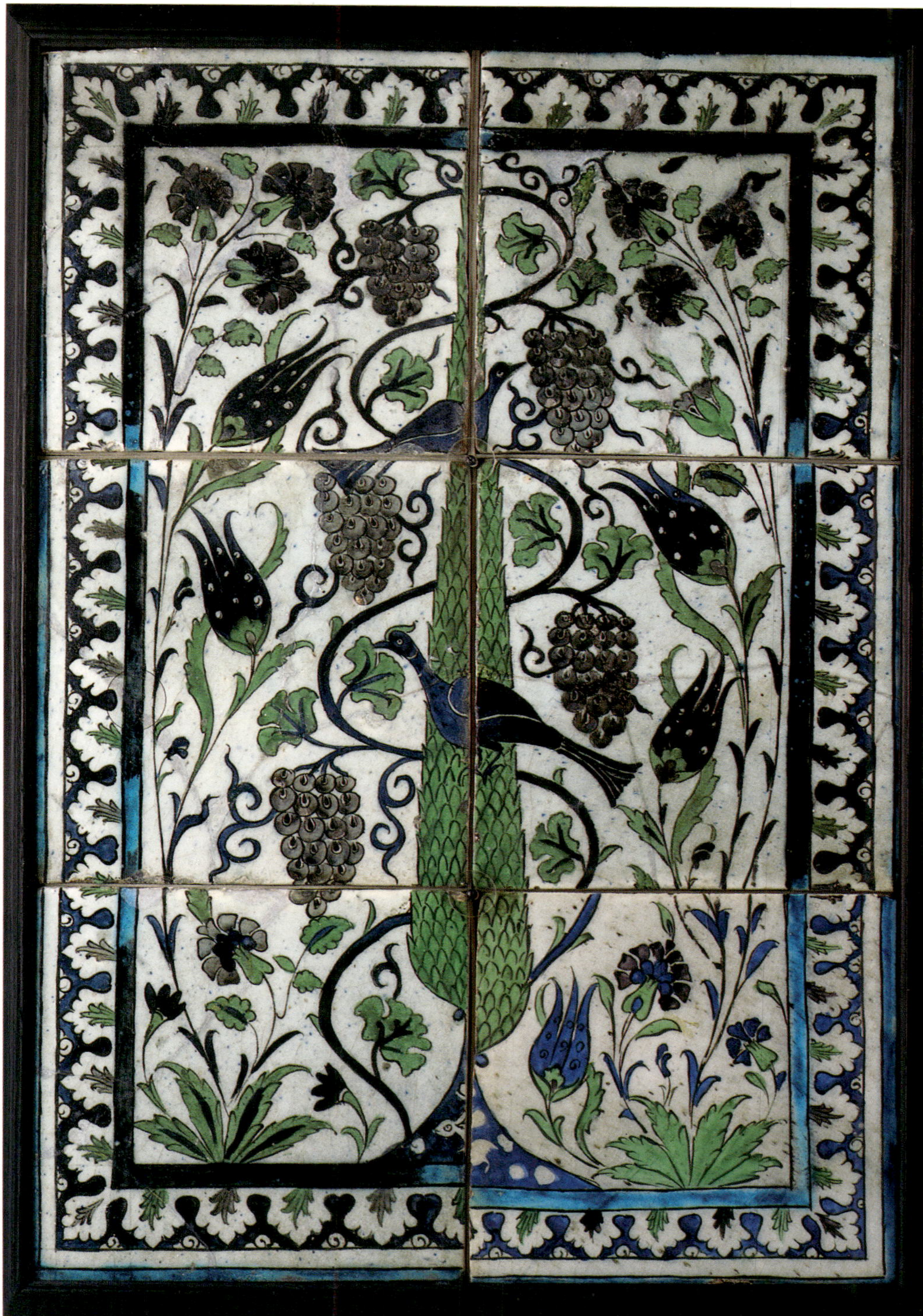

Kat.-Nr. 265

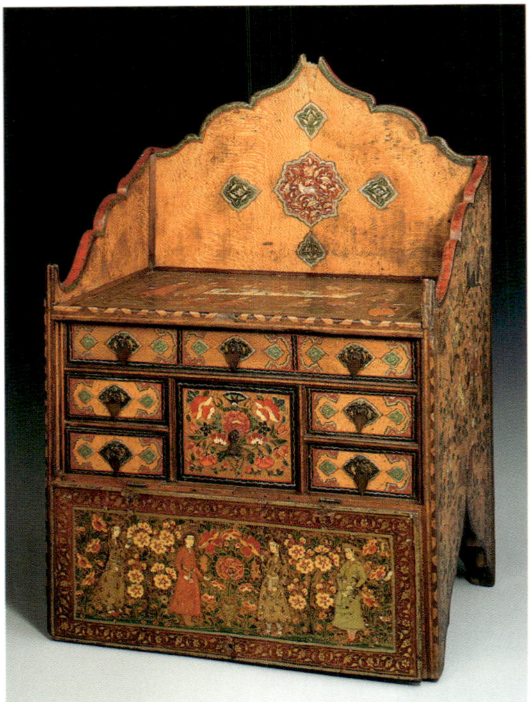

Kat.-Nr. 269

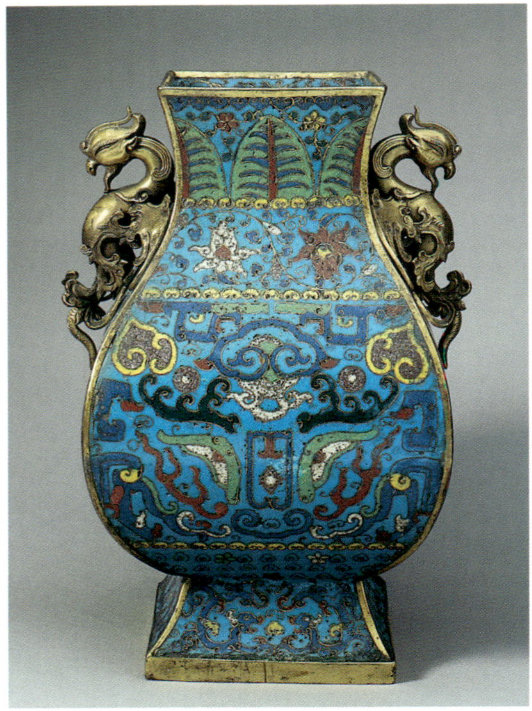

Kat.-Nr. 271

Textilien

Das auslösende Moment für die Anlage von Stoffsammlungen war die Kritik an den liturgischen Gewändern des 18. Jahrhunderts, die den Reformkräften in der Kirche des 19. Jahrhunderts als unschicklich galten. In Deutschland war der Aachener Kanoniker Franz Bock (1823–1899) der erste, der begann, Vorbilder für neue würdigere liturgische Stoffmuster zu sammeln. Er sammelte allerdings nicht nur diese, sondern überhaupt Stoffe. Dabei kam ihm zustatten, daß im Zuge der Säkularisation unzählige Paramente aus ihrem Nutzungszusammenhang herausgerissen worden waren und daß aus Geringschätzung des pompösen Barock oder des »frivol tändelnden« Rokoko Paramente aus diesen Zeiten gern ausgemustert wurden. Sie billig zu erwerben, zu zerschneiden und die darin enthaltenen, oft profanen Stoffe zu sammeln, zu klassifizieren und zu veröffentlichen, war in seiner Zeit durchaus sinnvoll, auch wenn sich in der neueren Forschung der Verdacht erhärtet hat, daß seine Leidenschaft und seine Kennerschaft mit einer gewissen Zielstrebigkeit und Geschäftstüchtigkeit verbunden waren, die der Fragmentierung der Stoffe allzu förderlich war.

Immerhin, sein Verdienst und das seiner Nachfolger ist die Entdeckung und Erforschung dieser Objektgattung und die »Anlage systematisch geordneter Textil-Sammlungen«, wie Carl Graff in seinem Vorwort zur Publikationsreihe der »Stoffmuster« feststellt: »Es sind dies in erster Reihe Dr. Franz Bock und sein Schüler Fr. Fischbach, denen sich als Sammler und hervorragende Kenner F. Krauth und A. Schnütgen anschlossen. Abgesehen davon, dass die meisten Museen, wie Berlin, Crefeld, Dresden, London, Lyon, München, Nürnberg, Paris, Petersburg, Wien ihnen den Grundstock oder wesentliche Abtheilungen ihrer Textilsammlungen verdanken, brachten dieselben einen lebhaften und anregenden Verkehr in die grösseren Antiquitätenhandlungen, dieselben in zielbewusste Bahnen lenkend« (Kumsch 1888, Vorwort).

Da sich »das mit der Königlichen Kunstgewerbeschule zu Dresden verbundene Kunstgewerbemuseum« zu denen rechnete, »welche sich bemühen, den Anforderungen des praktischen Lebens möglichst entgegen zu kommen, ... mußte der Schwerpunkt desselben, entsprechend der einflussreichsten Industrie Sachsens, in die Textil-Sammlung verlegt werden« (ebd.). Graff sah den Vorsprung der französischen Textilindustrie vor allem darin, daß die Firmen eigene Sammlungen pflegten, aus denen die Musterzeichner Anregungen entnehmen könnten. In Deutschland dagegen gäbe es zwar Vorbilder für Holz, Metall und Keramik in fürstlichen Kunstkabinetten, Schlössern, Kirchen und Rathäusern, jedoch keine Anregungen für »Flächenverzierungen«. Die Textilsammlungen der Kunstgewerbemuseen lieferten nun »werthvolle und anregende Vorbilder für die moderne Industrie, sowohl hinsichtlich der Muster, als auch der Technik und Farbengebung« (ebd.).

Neben den Spitzen und Posamenten, die in einem eigenen Saal gezeigt wurden, sortierte man bis 1888 die Stoffe in etwa chronologisch, wie sie in der Ausstellung zu sehen waren. Als nicht mehr daran zu denken war, auch nur den größeren Teil in der ständigen Ausstellung zu präsentieren, stellte sich das Problem der Aufbewahrung hinter den Kulissen. Hierfür entwickelte der Direktorial-Assistent Professor Emil Kumsch eine Ordnungssystematik nach technischen Gesichtspunkten. Nur die relativ wenigen Stoffe bis zum 14. Jahrhundert blieben als »Alte Stoffe« chronologisch geordnet. Bei den neuzeitlichen Stoffen unterschied er Samte, Damaste, Halbdamaste, Hohlstoffe (später auch Doppelstoffe), Kettenbroschierungen, lanzierte, broschierte und bedruckte Stoffe. Noch heute liegt dem Textildepot des Museums in etwa diese Struktur zugrunde, auch wenn mittlerweile die Unterscheidung zwischen Halbdamasten und Damasten sowie zwischen broschierten und kettenbroschierten Stoffen aufgegeben wurde. Letztere sind noch in einer zusammengefaßten Gruppe gestreifter Stoffe erahnbar.

Die Terminologie hat sich inzwischen verändert. Vor allem die Forschungen der Restauratoren haben in den letzten drei Jahrzehnten zu einer Differenzierung und Präzisierung der Begriffe geführt. Bestimmte Begriffe wie zum Beispiel Stoff werden in der Fachliteratur meist vermieden. Für die hier vorzustellenden Sammlungsgegenstände hat sich der

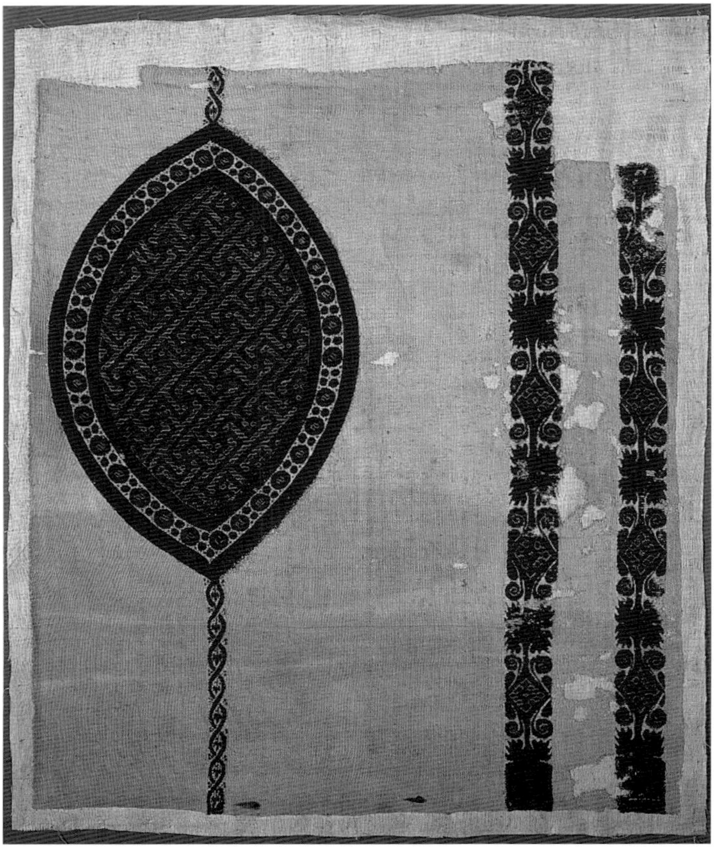

214

Begriff Gewebefragmente eingebürgert. Er ist insofern korrekt, als es sich um Fragmente zerschnittener Paramente, Kleidungsstücke, Wanddekorationen oder Polsterbezüge handelt. Der Begriff wird jedoch dem oben angesprochenen historischen Zusammenhang keineswegs gerecht, denn der Aspekt des Fragmentarischen bezüglich des primären Rezeptionszusammenhanges war in den Augen der Sammler völlig bedeutungslos. Da es ihnen nicht um die Rekonstruktion von Kleidungsstükken, sondern um Stoffmuster vergangener Textilproduktionen ging, die als Vorbilder für neu zu entwickelnde Textilien dienen sollten, soll hier der historische Begriff Stoffmuster gebraucht werden.

Emil Kumsch hat in seinen Veröffentlichungen der »Stoffmuster« auf Kommentare oder Einschätzungen der Stoffmuster verzichtet. Die wären sicher im »Führer Textilien« zu lesen gewesen, wenn er denn erschienen wäre. Doch der Band IV der Reihe blieb unveröffentlicht. I.A.J.

ALTE STOFFE

Unter »Alten Stoffen« verstand man alle Textilien bis gegen Ende des 15. Jahrhunderts, gleich welcher Technik. Erst mit den Textilien der Renaissance wuchs die Zahl der Sammlungsgegenstände so deutlich, daß sich eine Binnengliederung notwendig machte. I.A.J.

214 Stoffmuster aus der Gruppe der Alten Stoffe
Koptisches Gewebe
Ägypten, 4. Jahrhundert.
Leinengewebe mit eingewirkten Motiven aus Wolle, Binnenzeichnung mit fliegender Nadel eingewirkt.
Purpur auf natürlichem Weiß.
49,0 x 58,0 cm.
1888 Ankauf von R. Wagner, Berlin, für 8 Mark.
Inv.-Nr. 21 739.

Das Gewebe gehört zu einem Ankauf von »10 Stück koptische(n) Stoffe(n) aus Gräbern in Achmin« (Inventarbuch des Kunstgewerbemuseums). Unter dem Begriff koptische Stoffe verstand man traditionell Webereien der Christen in Ägypten. Diese sogenannten Kopten entwickelten seit dem 3. Jahrhundert eine eigene Kultur, wozu auch Webereien mit besonderen, teilweise christlichen Motiven gehörten. Inzwischen wurde der Begriff vielfach diskutiert, da auch die Erzeugnisse der nichtchristlichen hellenistischen und ägyptischen Weber in den Bestand der koptischen Textilien eingegangen sind. Heute benutzt man deshalb vorsichtigerweise den Begriff koptische Textilien lediglich als Sammelbegriff für verschiedene Gewebe, die in Ägypten zwischen dem 3. und 8. Jahrhundert hergestellt wurden.
I.A.J.

DREI ALTE STOFFE

215 Stoffmuster aus der Gruppe der Alten Stoffe
Italien, wohl Lucca, 14. Jahrhundert.
Lampas, lanziert. Seide, Grün und Blau auf Lachsrot.
15,0 x 22,5 cm.
1893 Ankauf von Richard Bernstein, Berlin, für 12 Mark.
Inv.-Nr. 24 496.

Bei den frühen italienischen Seidengeweben ist der islamische Einfluß noch erkennbar, zum Beispiel in der Rautenstruktur des Musters und in der Verwendung von Schriftzeichen dieses Exemplares. Die frühen italienischen Gewebe wurden wegen ihrer klaren, einfachen Zeichnungen von den Reformern der liturgischen Textilien sehr geschätzt. I.A.J.

216 Stoffmuster aus der Gruppe der Alten Stoffe

Konstantinopel, 8. Jahrhundert.
Samit (Köperschußkompositbindung). Seide, Beige, Gelb, Blau, Grün.
17,0 x 15,0 cm.
1889 Ankauf von Henry Terstappen, Bracht, für 20 Mark.
Inv.-Nr. 21 805.

Von dem sogenannten Hahnenstoff gibt es zahlreiche weitere Fragmente in St. Petersburg, Budapest, London, Lyon, Paris und New York. I.A.J.

Lit.: Byzantinische Kostbarkeiten 1977, Kat.-Nr. 128 mit Abb. und Lit.; Kunsthandwerk Mittelalter bis Gegenwart 1988, Kat.-Nr. 1.

217 Stoffmuster aus der Gruppe der Alten Stoffe

Italien, wohl Lucca, 14. Jahrhundert.
Lampas, lanziert und broschiert.
Seide, natürliches Weiß, Blaßviolett und Gold auf dunklem Rostrot.
18,5 x 16,5 cm.
1877 Ankauf von Kanonikus Dr. Bock, Aachen, im Konvolut.
Inv.-Nr. 4 758.

Der Aachener Kanonikus Franz Bock, von dem dieses Fragment in einem Konvolut von 83 Textilien aus verschiedenen Zeiten für 1 200 Mark angekauft wurde, war der erste deutsche Textilsammler. Er ließ Stoffe aus seiner Sammlung nachweben, um würdige Materialien für liturgische Gewänder zu produzieren. Die frühen italienischen Seiden mit ihren klaren Linien und den oftmals dargestellten Tieren waren seine ersten Vorbilder. Er beschränkte sich auf Tiere, die sich christlich deuten ließen, und fügte mitunter Bibelverse hinzu.
Daß Carl Graff sofort nach Gründung der Sammlung Kontakt zu Bock aufgenommen hat, weist ihn als Kenner der Szene aus. Ganz sicher wird er den Kontakt auch zum Gedankenaustausch mit dem erfahrenen Sammler und Experten genutzt haben. I.A.J.

Lit.: Borkopp 1993, S. 213.

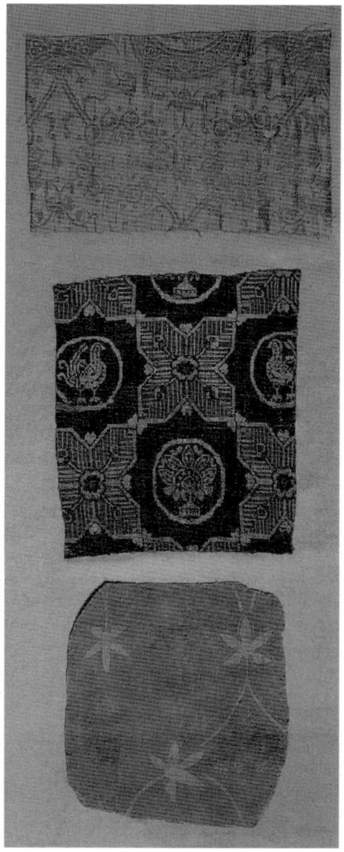

215 – 217

218 Stoffmuster aus der Gruppe der Alten Stoffe

Florentiner Borte
Florenz, 15. Jahrhundert.
Lampas, Atlasbindung, broschiert.
Seide. Häutchengold um Leinenseele. Gold, Weiß und Blaugrün auf Rot.
20,0 x 21,0 cm.
1877 Ankauf vom Münchener Antiquar und Hoflieferanten A. S. Drey im Konvolut.
Inv.-Nr. 4 038.

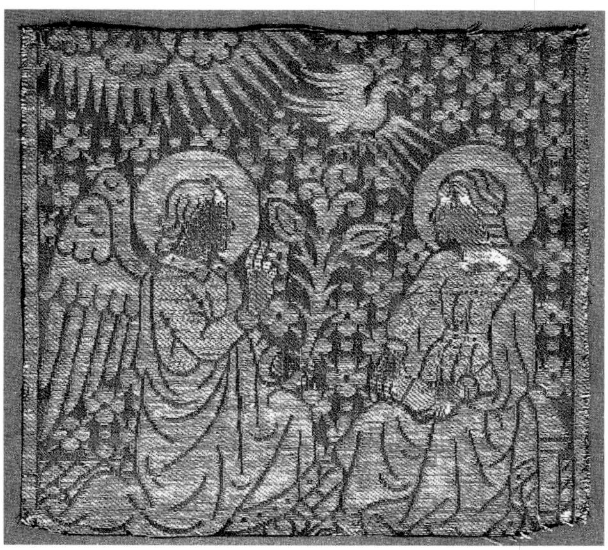

218

In Florenz hatte sich im 15. Jahrhundert eine spezielle Art der Verzierungstechnik für sakrale Gewänder herausgebildet. Als rationellere Variante teurer Stickarbeiten wurden schmale, aber in den Motiven und in der Ausstattung aufwendige Borten gewebt und als Besätze für Paramente und als Abschlußborten für Antependien verwendet. Die relativ kleinen Flächen konnten mit aufwendigster Technologie gewebt werden. Dazu gehörte die Verwendung von Häutchengold, einem Seiden- oder Leinenfaden, der mit vergoldeter, in feinste Streifen geschnittener Darmhaut umwickelt ist.
Da Maria die Patronin des Stadtstaates war, wurden für die Ausstattung der vielen Filialkirchen des Umlandes hauptsächlich Szenen aus dem Marienleben zur Darstellung gebracht. Die Verehrung der Gottesmutter ging so weit, daß auf dem Florentiner Gebiet das neue Jahr am 25. März, dem Tag Mariae Verkündigung, begann. I.A.J.

219 Stoffmuster aus der Gruppe der Alten Stoffe
Venedig, 14. Jahrhundert.
Lampas, lanziert und broschiert.
Seide, Blau und Gold auf Hellbraun und Rot. Häutchengold um Leinenseele.
69,0 x 114,0 cm.
1888 Ankauf von N. Ehrenhaus, München, für 10 Mark.
Inv.-Nr. 20 441.

Für die Weberei in Lucca und Venedig des 14. Jahrhunderts ist die Reihung von gegeneinandergestellten Tieren typisch. In diesem Fall sind um eine florale Mittelachse gleich drei Tierpaare, Hunde, Greife und Fasane, dargestellt. Die Motivstreifen wechseln mit breiten kleinteilig ornamentierten Bändern. I.A.J.

Lit.: Tietzel 1984.

219

SAMTE

Samte sind Gewebe, bei denen durch die Verwendung eines zusätzlichen Kett- oder Schußsystems Schlaufen eingewebt werden, die einen vom Grund abstehenden Flor bilden. Diese Schlaufen können aufgeschnitten werden, was die Herstellung plastischer Muster ermöglicht. Samte kamen im 14. Jahrhundert in Italien auf und waren im 15. Jahrhundert ein außerordentlich wichtiger Exportartikel. I.A.J.

220 Stoffmuster aus der Gruppe der Samte
Kaselfragment
Florenz, Ende 15. Jahrhundert.
Samtbrokat mit Lanzierschuß und Goldnoppenschüssen. Seide, Dunkelrot und Gold auf Goldgelb, Flor geschnitten. Vergoldeter Silberlahn um Seidenseele. Aus zwei Stücken zusammengenäht.
69,0 x 31,0 cm.
1883 Ankauf vom Salzburger Antiquar Haring für 30 Mark.
Inv.-Nr. 14 862.

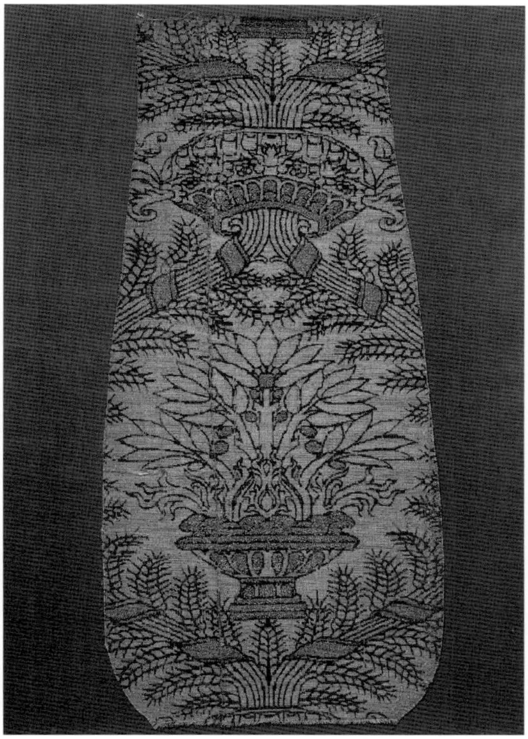
220

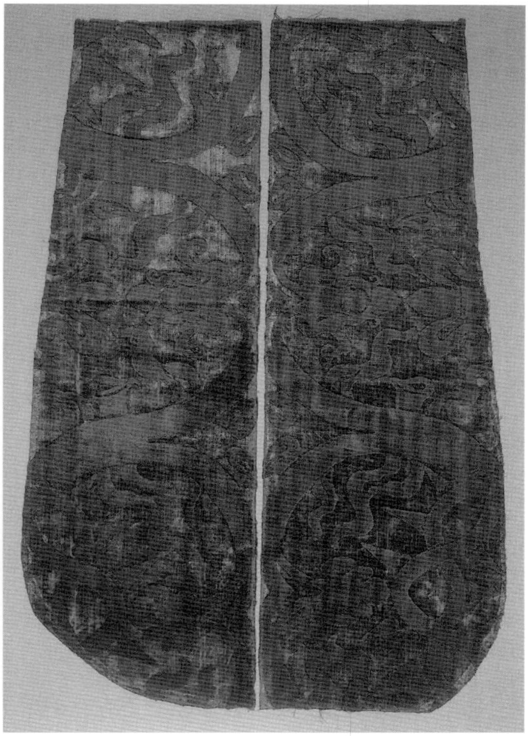
221

Sehr viele der Gewebefragmente aus der Sammlung weisen einen typischen birnenförmigen Umriß und eine Längsteilung in der Mitte auf. Es handelt sich um Kaselteile. Die Kasel ist der seitlich offene, seit dem Konzil von Trient im 16. Jahrhundert am unteren Saum gerundete Überwurf, den der katholische Priester während der Messe trägt.
Die Kasel ist vorne mit einem breiten Streifen, auf dem Rückenteil mit einem ebenso breiten Kreuz besetzt. Das ergibt jeweils eine Dreiteilung. Die erwähnten Stoff-Fragmente mit birnenförmigem Umriß stammen aus dem unteren Bereich der Seiten.
Für die liturgischen Gewänder, Kelchdecken (Velum), Stolen, Armstolen (Manipel), Meßbuchkissen, Altardecken und Antependien wurden höchst aufwendige Stoffe verarbeitet, die eher selten für diesen Zweck neu gekauft wurden. Vielmehr war es Brauch, daß adlige Damen besonders repräsentative Kleider, die sie nicht mehr trugen, der Kirche schenkten. Aus diesen Schenkungen wurden die liturgischen Paramente genäht, wobei es meist nötig war, die Schnitte der Kleider aufzutrennen und die Teile sozusagen zur Stoffbahn zurückzunähen, um größere Musterrapporte zusammenzuführen. Es ist deshalb sehr häufig, daß Kaselelemente aus mehreren Einzelteilen zusammengenäht sind. Durch diese würdevolle Zweitverwendung haben sich viele ganz besonders geschätzte Stoffe erhalten, die anders durch die Zeiten zerrieben worden wären.

I.A.J.

221 Stoffmuster aus der Gruppe der Samte
Kaselfragment
Tours, 16. Jahrhundert.
Samt. Seide, Grün und Rot, Flor geschnitten. Zwei Teile.
69,0 x 47,0 cm.
1888 Ankauf vom Königlichen Kunstgewerbemuseum Berlin für 40 Mark.
Inv.-Nr. 20 581.

Die Kunstgewerbemuseen kooperierten, gerade was den Ankauf von Stoffen betraf. Da jede Sammlung nur einen Musterrapport benötigte, lohnte sich die Teilung größerer Stoffe und der Weiterverkauf von Doubletten und Tripletten. I.A.J.

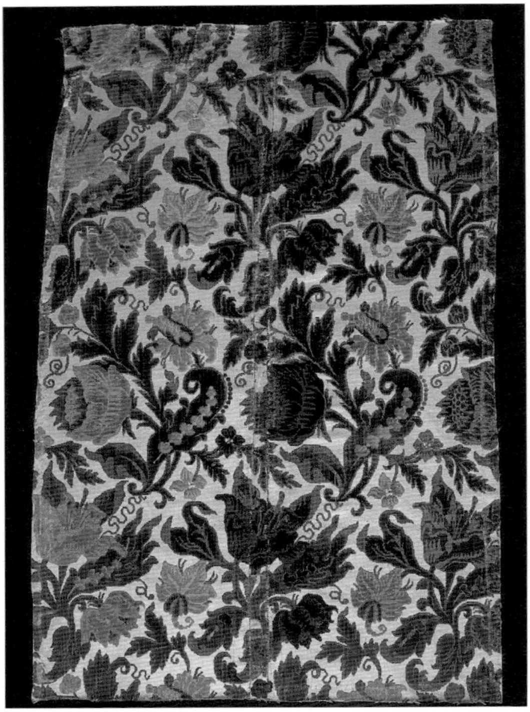

222

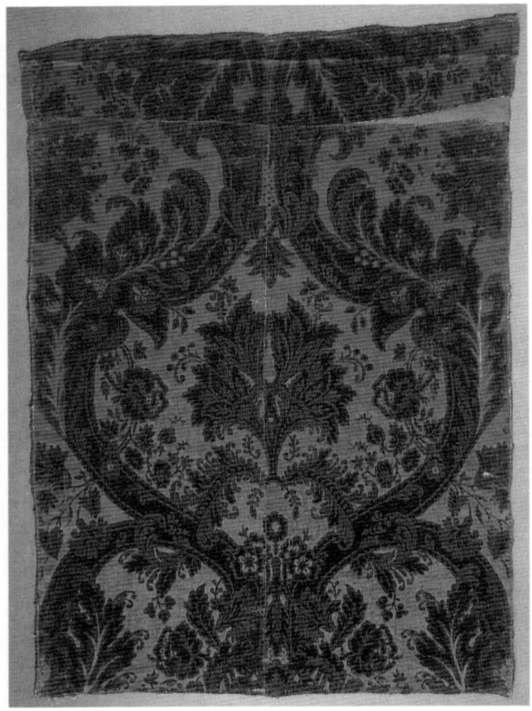

223

222 Stoffmuster aus der Gruppe der Samte
Italien, Ende 17. Jahrhundert.
Velour ciselé auf Atlasgrund. Seide, Grün, Rot, Ocker, Creme und Grau auf Creme. Aus mehreren Stücken zusammengenäht.
67,0 x 45,0 cm.
1888 Ankauf von Dr. Helbing, München, für 65 Mark.
Inv.-Nr. 21 592.

Der velour ciselé ist ein Stufensamt mit aufgeschnittenen und unaufgeschnittenen Musterpartien. Da die aufgeschnittenen Partien höher als die unaufgeschnittenen sind, entsteht ein plastischer Effekt, der die durch Farben gegebenen Gestaltungsmöglichkeiten ergänzt.
Das sehr aufwendige Muster dieses Seidensamtes ist aus mehreren kleinen Stücken zusammengenäht. Es war in den Gründerjahren der Textilsammlungen üblich, alte Kleider aufzutrennen, die Stoffstücke zu Bahnen zurückzunähen und diese in rapportgroße Stücke aufzuteilen, um sie an verschiedene Sammlungen zu verkaufen bzw. einzutauschen. Von Interesse waren eben nicht die Kleider selbst. Es wäre heute durchaus möglich, einige der zerschnittenen Kleidungsstücke zu rekonstruieren, wenn man die Fragmente aus verschiedenen Sammlungen zusammenführte. I.A.J.

223 Stoffmuster aus der Gruppe der Samte
Italien, Ende 17. Jahrhundert.
Velour broderie auf aufgeschnittenem und unaufgeschnittenem Atlasgrund. Seide, Rot. Aus drei Stücken zusammengenäht, Webkante 1,5 cm.
76,0 x 56,0 cm.
1878 Ankauf vom Münchener Antiquar und Hoflieferanten A. S. Drey für 100 Mark.
Inv.-Nr. 6 923.

Im Gegensatz zum velour ciselé, bei dem die aufgeschnittenen und unaufgeschnittenen Partien verschieden hoch sind, entsteht beim velour broderie kein plastischer Effekt, denn beide Partien sind gleich hoch. Der Eindruck von hell und dunkel entsteht allein durch die unterschiedliche Lichtbrechung auf den aufgeschnittenen und unaufgeschnittenen Partien. Das Stoffmuster wurde als Decke angekauft und später in mindestens drei Teile zerschnitten, zwei davon wurden für 35 und 20 Mark an die Sammlungen in Chemnitz und Leipzig weiterverkauft. I.A.J.

Lit.: Kumsch 1891, Tafel 114,1.

DAMASTE

Unter dem Begriff Damast sind jene Gewebe zusammengefaßt, deren Muster durch einen Wechsel von Kettbindung und Schußbindung entstehen. Bei ersterer sind mehr Kettfäden, bei letzterer mehr Schußfäden an der Oberfläche. So bildet beim Motiv die Schußbindung und beim Grund die Kettbindung die Oberfläche oder umgekehrt. Dies kann einfarbig oder auch zweifarbig geschehen. Im ersten Fall hebt sich das Muster bei schräg einfallendem Licht durch eine andere Lichtbrechung vom Grund ab. Selten kommt auch die Kombination mehrerer Bindungen vor. Unter dem heute nicht mehr gebräuchlichen Begriff Halbdamast wurden Damaste mit verschiedenen Materialien in Kette und Schuß verstanden. I.A.J.

224 Stoffmuster aus der Gruppe der Damaste
Oberitalien, 16. Jahrhundert.
Damast. Seide, Rotbraun.
50,0 x 49,0 cm.
1880 Ankauf vom Münchener Antiquar Reichel für 15 Mark.
Inv.-Nr. 12 179.

Das kleinteilige, rautenförmige Muster aus versetzt gegenständigen Löwen, die jeweils ein Blumengebinde einschließen, war auf den Zampelstühlen relativ rationell zu weben, denn nur ein Viertel einer Raute mußte mittels Schnurpaketen, sogenannten Latzen, auf dem Webstuhl eingerichtet werden. Die weiteren Viertel wurden durch Umkehrungen

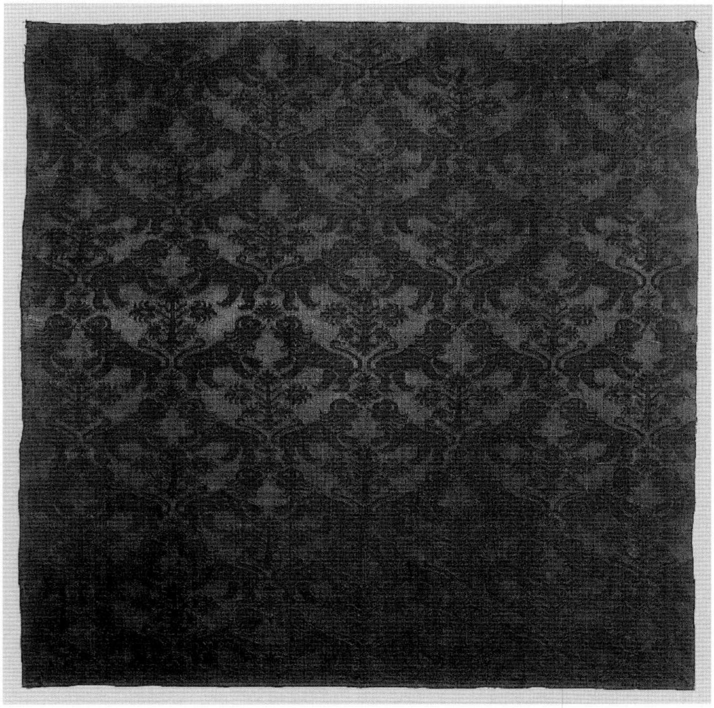

224

der Arbeitsschritte gewebt. Zampelstühle sind programmierbare Webstühle mit manueller Handhabung, bei denen für mehrere Schußzeilen eines Motivs die entsprechenden Kettfäden durch Schnüre angehoben werden, die wiederum in Schnurbündeln (Latzen) zusammengefaßt sind und mit einer Bewegung angehoben werden konnten. Die Grundbindung wird mit zusätzlichen im Webstuhl vorhandenen Schäften gewebt. I.A.J.

RAHMEN MIT ZWEI DAMASTEN

225 Stoffmuster aus der Gruppe der Damaste
Kaselfragment
Wohl Italien, 16. Jahrhundert.
Damast. Seide, Kette grün, Schuß braungelb.
67,0 x 27,0 cm.
1888 Ankauf von Henry Terstappen, Bracht, für 25 Mark.
Inv.-Nr. 19 242.

1888 konnte das Museum 491 Textilien von Henry Terstappen für 5 000 Mark erwerben. Es handelte sich um eine Sammlung mit dem Schwerpunkt im 18. Jahrhundert. Wenige italienische Damaste des 16. Jahrhunderts und einige des 17. Jahrhunderts waren dabei. Rund 50 Stoffe wurden dem frühen 19. Jahrhundert zugeordnet. Es handelte sich bereits um Stoffmuster, das heißt meistens um Abschnitte von höchstens 60 cm in einer Richtung. Diejenigen Stükke, die zwischen 70 und 110 cm lang oder breit waren, wurden im Kunstgewerbemuseum zum Weiterverkauf an die Textilsammlung Chemnitz nochmals geteilt. I.A.J.

226 Stoffmuster aus der Gruppe der Damaste
Spanien, 16. Jahrhundert.
Damast. Seide, Kette und Schuß schwarz.
68,0 x 20,5 cm.
1882 Ankauf vom Münchener Antiquar Zieschang für 3 Mark.
Inv.-Nr. 14 631.

Das sogenannte Granatapfelmotiv, hier in zwei Beispielen, ist eine Bezeichnung des 19. Jahrhunderts. Es muß nicht immer ein Granatapfel sein, der im Zentrum eines Spitzovals oder einer Blattrosette abgebildet wird. Entweder werden die floralen Motive gereiht oder diagonal versetzt. Der Ursprung des Motivs ist nicht eindeutig auszumachen. Es scheint sich um eine europäische Interpretation persischer Muster zu handeln, die in Spanien und Italien im 15. Jahrhundert üblich wurde.
Das Granatapfelmotiv spielte bei der Reform der liturgischen Gewänder eine besondere Rolle. Zwar war hier der idealerweise gesuchte Anschluß an das Mittelalter nicht möglich – die frühesten erhaltenen Granatapfelmotive gehören dem späten 15. Jahrhundert an –, doch sie waren einerseits prächtig, andererseits in ihrer Abstraktion völlig frei von Bedeutungsinhalten, die bei der liturgischen Verwendung hätten störend wirken können. Dies hatte schon Franz Bock hervorgehoben, Schnütgen betonte obendrein die vielseitigen Verwendungsmöglichkeiten des Motivs, das, wenn es als Bahn gewebt wird, »zu Korporalien, Purifikatorien und Pallen zerschnitten, wie zu Altartüchern verwendet werden« ja, »auch sehr passende Paramentenfutter« abgeben könne (Schnütgen 1899, Sp. 100). I.A.J.

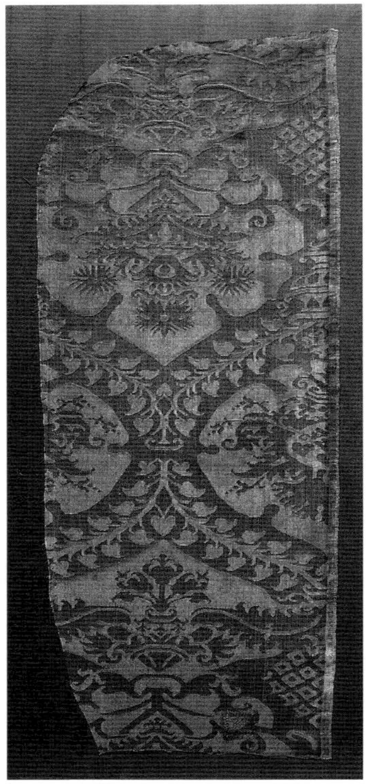

225

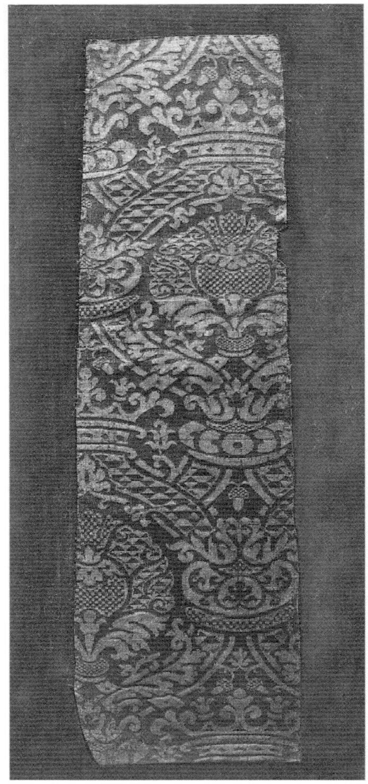

226

227 Stoffmuster aus der Gruppe der Damaste
Frankreich, um 1700.
Damast. Halbseidengewebe, Kette schwarze Seide, Schuß hellbraune Baumwolle.
69,0 x 49,0 cm.
1888 Ankauf vom Mainzer Antiquar Reiling für 1 Mark.
Inv.-Nr. 21 665.

Das beim Antiquar Reiling angekaufte Konvolut für 75 Mark umfaßte 91 Stoffmuster in Größen von knapp 50 x 50 cm bis 100 x 100 cm. Bis auf fünf Stoffe des 16. Jahrhunderts und ebenso viele des 17. Jahrhunderts handelte es sich ausschließlich um solche des 18. Jahrhunderts. Die enge Verbindung der Sammler und Händler untereinander zeigt sich an den Stoffen mit den Inv.-Nr. 21 653 (»mit 19 347 vereinigt«), 21 661 (»Doppelstück zu 19 495, nach Chemnitz«), 21 672 (»Doppelstück zu 19 256, nach Chemnitz«) und 21 687 (»Tripel zu 21 798, fällt aus«), denn zu diesen Stoffen hatte das Museum früher oder später Abschnitte von Henry Terstappen aus Bracht gekauft (Zitate nach dem Inventarbuch). I.A.J.

228 Stoffmuster aus der Gruppe der Damaste
Frankreich, um 1700.
Damast. Seide, Gelb.
50,5 x 49,0 cm.
1886 Ankauf vom Münchener Antiquar O. Lang für 2,50 Mark.
Inv.-Nr. 18 138.

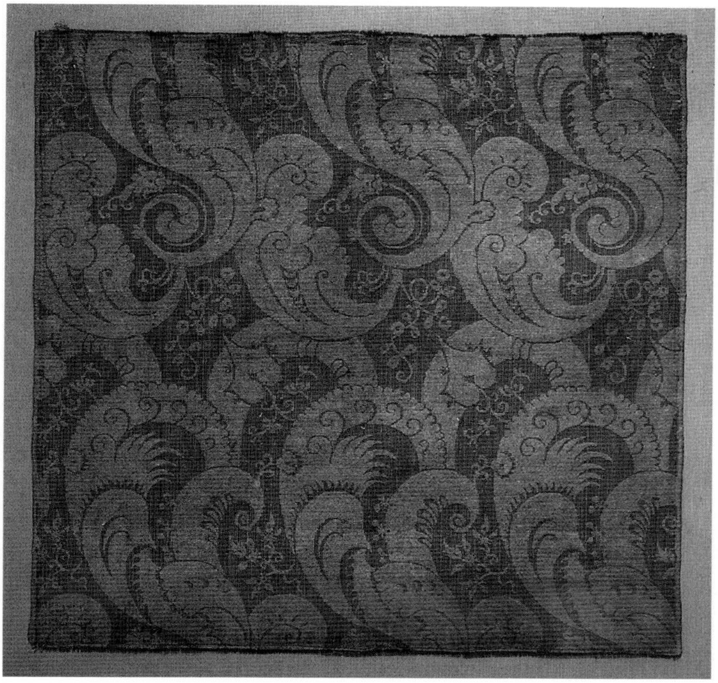

227

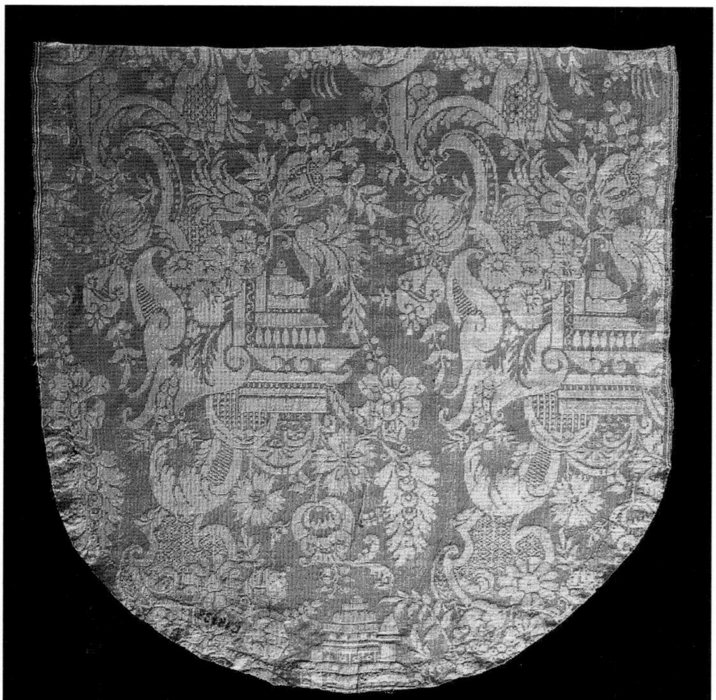

228

Die Damaste 21 665 und 18 138 gehören zur Gruppe der bizarren Muster, die in der Zeit um 1700 in Frankreich modern wurden. Bizarr wird der Stil seit der Mitte dieses Jahrhunderts genannt (Slomann 1953), weil sich in einer enormen Formenfülle scheinbar ohne inhaltliche Verbindung hochabstrakte Motive mit Abbildungen von Alltagsgegenständen mischen. Dabei schaffen Überschneidungen, Richtungswechsel und spiralige Strukturen eine räumliche Wirkung, die aber durch die Abstraktionen wieder zurückgenommen wird. I.A.J.

HOHLSTOFFE UND DOPPELSTOFFE

Unter Hohlstoffen und Doppelstoffen sind solche Gewebe zu verstehen, die aus mehrfachen Kett- und Schußsystemen bestehen, die über- und untereinander gelagert sind. Es sind also mehrschichtige Gewebe. Bei den Doppelstoffen sind die Gewebeschichten vielfach miteinander verwoben, also nicht wirklich voneinander getrennt. Bei den Hohlstoffen handelt es sich dagegen um zwei Gewebelagen, die an den Musterkonturen von oben nach unten wechseln und umgekehrt, so daß zwischen den Lagen ein Hohlraum entsteht. I.A.J.

229 Stoffmuster aus der Gruppe der Doppelstoffe

(Abb. S. 222)
Spanien oder Italien,
Ende 16. Jahrhundert.
Lampas liseré. Seide, Leinen, Beige, Weiß auf Olivgrün.
62,0 x 55,0 cm.
1888 Ankauf von Dr. Helbing, München, für 75 Mark.
Inv.-Nr. 21 585.

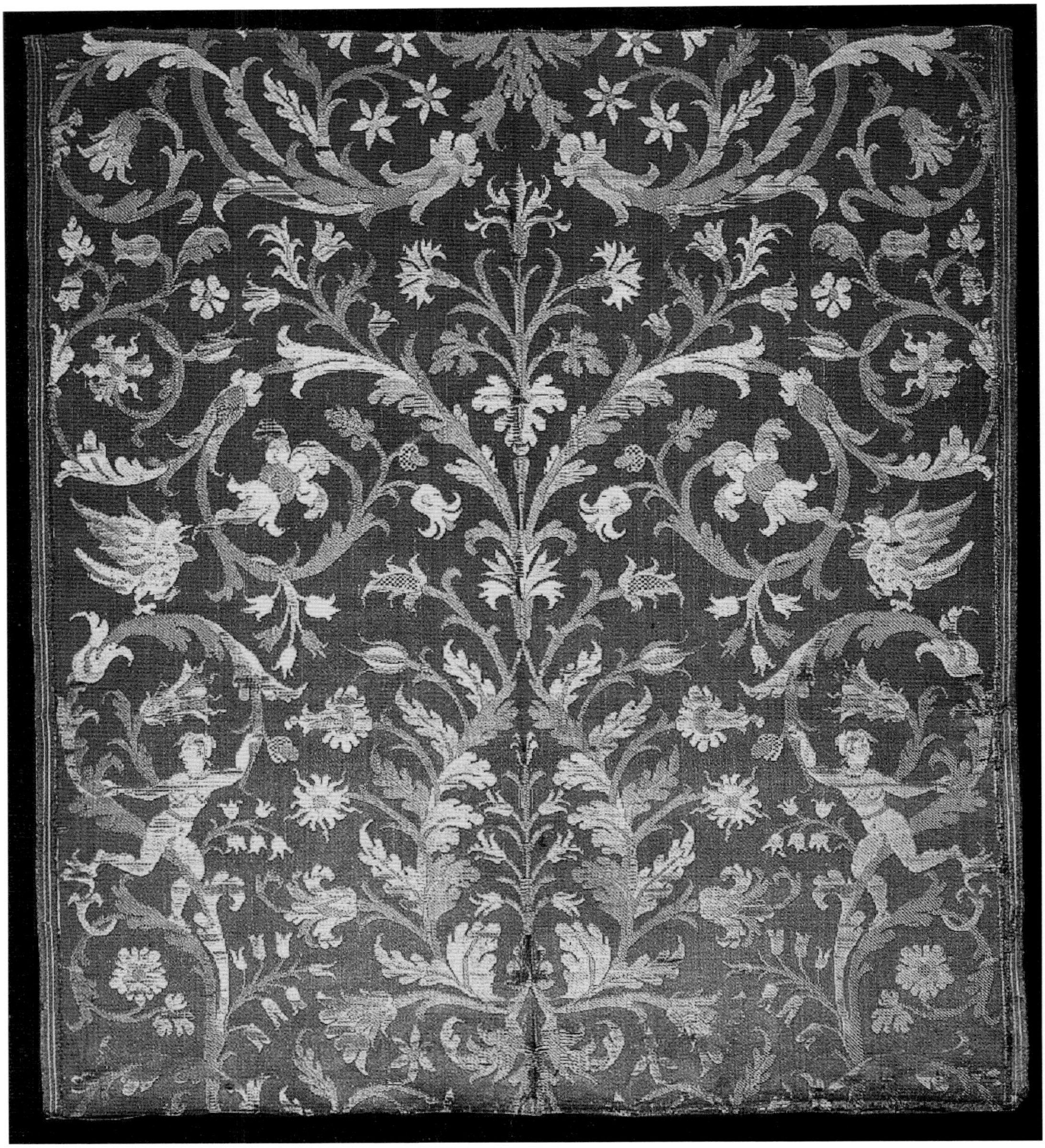

229

Der Dekorationsstoff ist in seiner ganzen Breite von Webkante zu Webkante erhalten. So kommt die großzügige Gestaltung gut zur Wirkung. Ausholende, um eine Mittelachse gespiegelte Akanthusranken gliedern die Fläche. In ihnen tummeln sich ein nacktes weibliches Figurenpaar und Papageien. Die Zwischenräume sind mit einer Vielzahl verschiedenster Blumen gefüllt. Die Komposition endet an den Webkanten, läßt sich also nicht beschneiden und nimmt auch nicht Bezug zu einer anschließenden Bahn. Nur die nach außen gerichteten Blicke der Figuren treffen sich mit denen der Nachbarbahn und bilden so eine gewisse Verklammerung. An der Wand entsteht durch Reihung der Bahnen eine ruhige vertikale und eine horizontale Gliederung. I.A.J.

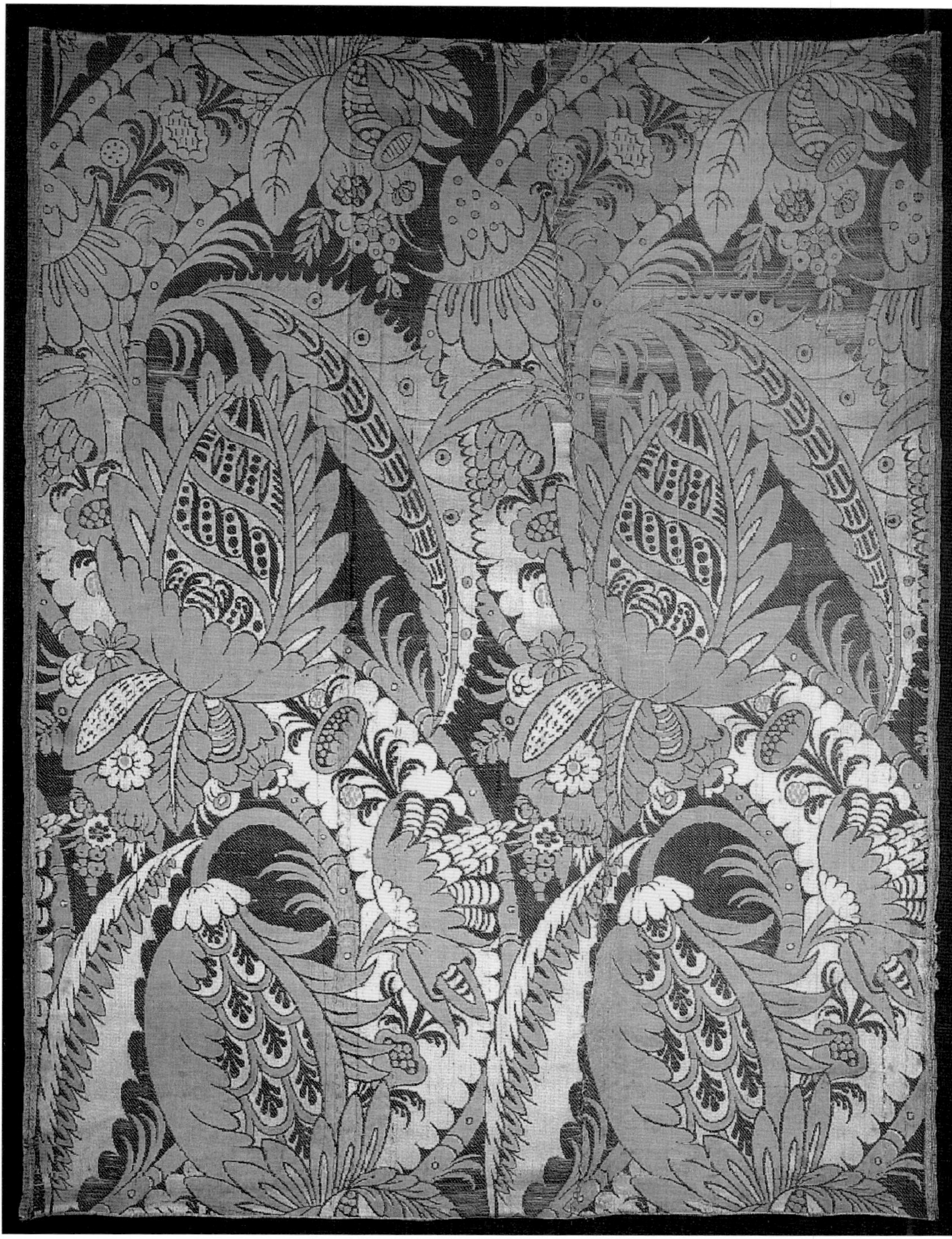

230

230 Stoffmuster aus der Gruppe der Doppelstoffe
(Abb. S. 223)
Frankreich, um 1700.
Doppelseitig gemustertes Gewebe.
Seide, Kette weiß, zwei Schüsse weiß und altrosa.
72,0 x 55,0 cm.
1886 Ankauf von O. Lang, München, für 15 Mark.
Inv.-Nr. 18 106.

Der aus zwei Fragmenten zusammengefügte Stoff aus der Mustergruppe der bizarren Seiden hat mit seiner parallelen Wellenstruktur einen vertikalen und einen horizontalen Rapport.
Von dem Stoff wurde ein Teil an die Textilsammlung Chemnitz für 7 Mark verkauft. I.A.J.

231 Stoffmuster aus der Gruppe der Doppelstoffe
Frankreich, 1730–1760.
Atlas liseré. Seide, Braun und Silbergrau auf bräunlichem Silbergrau.
73,0 x 49,0 cm.
1882 Ankauf von den Leipziger Antiquaren Gebhardt und Bruck für 50 Mark.
Inv.-Nr. 14 289 a.

Die chinoise Musterung der parallelen Wellenstruktur zeigt Motive, die auch in der Lackmalerei des ersten Jahrhundertviertels zu finden sind. Dazu gehören die schaumigen Blütenkörper, aus denen knorrige Äste mit Knospen wachsen. Auch die Füllung der Flächen mit vielen verschiedenen abstrakten Texturen ist im Grunde chinois. Nicht zu übersehen sind die unregelmäßigen Rocaillestrukturen, weshalb die Datierung nicht vor etwa 1730 anzusetzen ist.
I.A.J.

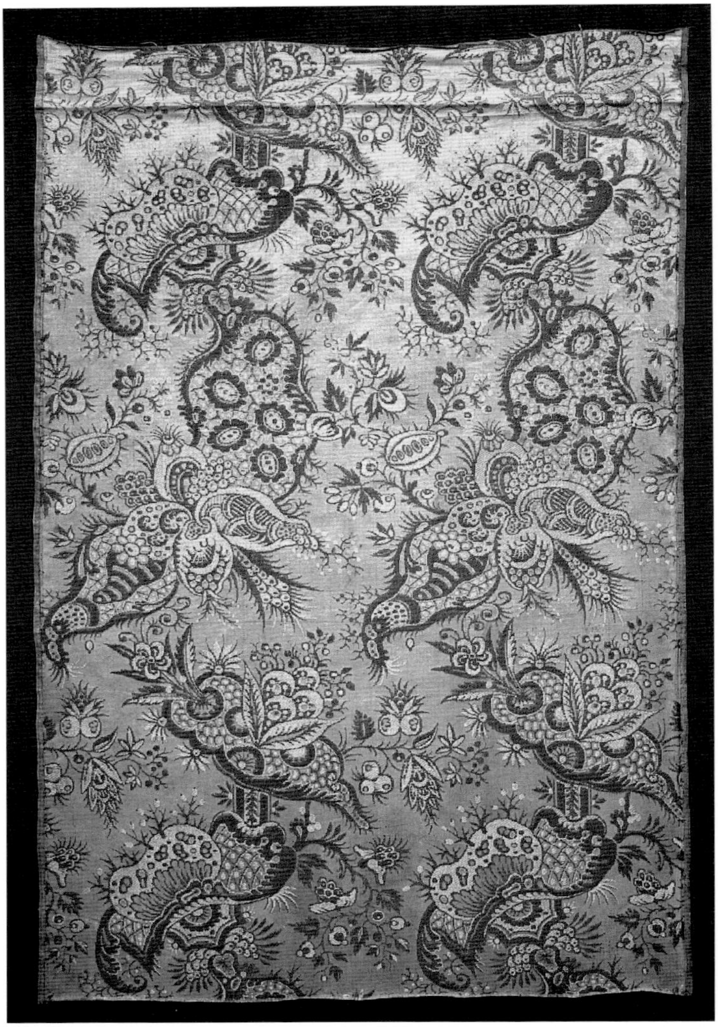
231

232 Stoffmuster aus der Gruppe der Hohlstoffe
Niederlande, Ende 16. Jahrhundert.
Halbseidengewebe. Grund Leinen, Musterschuß blaue Seide, Musterkette gelbe Seide.
67,5 x 49,0 cm.
1883 Ankauf vom Aachener Kanoniker Franz Bock für 15 Mark.
Inv.-Nr. 14 997.

Die Verhandlungen zu diesem Ankauf wurden mit »Dr. Bock z.Z. Florenz« geführt. Das muß nicht heißen, daß sich ein Vertreter des Museums dorthin begeben hat. Vom Aachener Kanoniker Dr. Franz Bock ist bekannt, daß er Pakete mit Stoffkonvoluten zur Ansicht versandt hat. Der Preis für die sieben Stoffmuster dieses Konvolutes betrug 100 Mark. I.A.J.

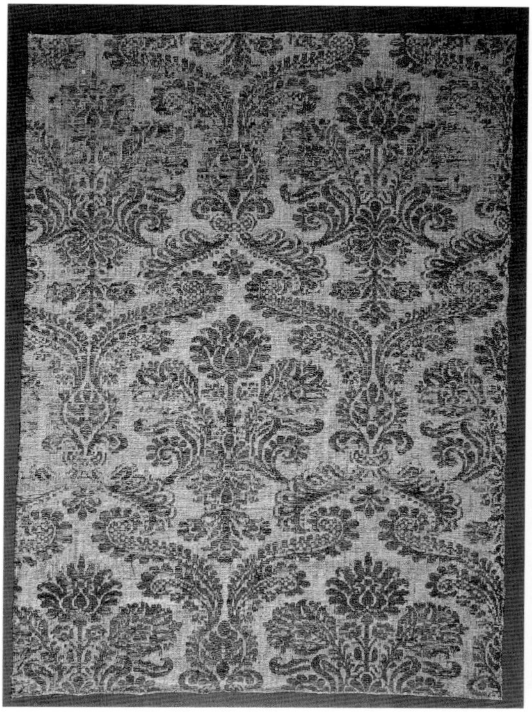

232

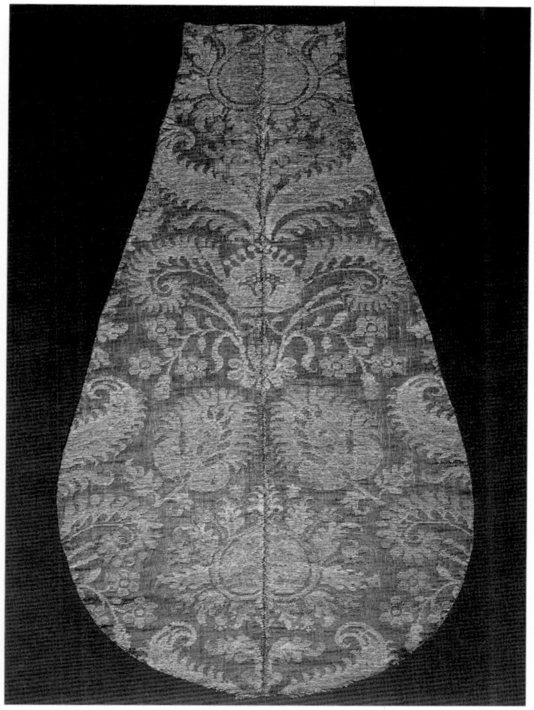

233

233 Stoffmuster aus der Gruppe der Hohlstoffe
Kaselfragment
Italien, 17. Jahrhundert.
Halbseidengewebe. Doppellagiger Grund: oben grüne Seide, unten weißes und rosa Leinen, Musterschuß weißes und rosa Leinen, Bindekette weiße Seide.
68,5 x 41,0 cm.
1883 Ankauf von der königlichen Textilsammlung Krefeld für 12 Mark.
Inv.-Nr. 14 778.

Der Austausch der Museen untereinander funktionierte in alle Richtungen. 1883 kaufte das Kunstgewerbemuseum Dresden 52 Stoffe des 17. Jahrhunderts von der Textilsammlung Krefeld. Freilich erwarb es in diesem Konvolut nicht weniger als sechs Stoffe, von denen es bereits Abschnitte besaß oder später erstand. Drei davon wurden an die Textilsammlung Chemnitz verkauft. I.A.J.

LANZIERTE STOFFE

Wenn Gewebe durch zusätzliche Musterschüsse in Farbe und Form bereichert werden und diese Musterschüsse von Webkante zu Webkante geführt werden, spricht man von lanzierten Stoffen. Wo der Lanzierschuß nicht im Mustermotiv erscheint, wird er auf der Gewebeunterseite angebunden oder er flottiert, das heißt, er liegt über längere Strecken frei. I.A.J.

234 Stoffmuster aus der Gruppe der lanzierten Stoffe (Abb. S. 226)
Kaselfragment
Wohl Frankreich,
2. Hälfte 17. Jahrhundert.
Lampas liseré. Seide, Grün, Rot, Gelb und Violett auf natürlichem Weiß.
69,5 x 44,5 cm.
1883 Ankauf vom Salzburger Antiquar Pollack für 20 Mark.
Inv.-Nr. 14 951.

Das Streublumenmuster war das Leitmuster des 17. Jahrhunderts. Waren es in der ersten Jahrhunderthälfte noch kleine Blütenstiele, die in wechselnden Richtungen versetzt, die Fläche gliederten, verkomplizierten sich die Strukturen in der zweiten Jahrhunderthälfte. Die vielfarbigen und mehrfach verschränkten Mustermotive setzten eine immer anspruchsvollere Webtechnologie voraus. Die wirtschaftlichen und organisatorischen Voraussetzungen für eine anspruchsvolle Textiltechnologie wurden in Frankreich unter dem merkantilistisch orientierten ersten Minister Jean Baptiste Colbert (1619–1683) optimiert. Er förderte die Textilindustrie in Paris und in der Gegend von Lyon so nachhaltig, daß ihre Produkte sehr bald führend in Europa wurden. I.A.J.

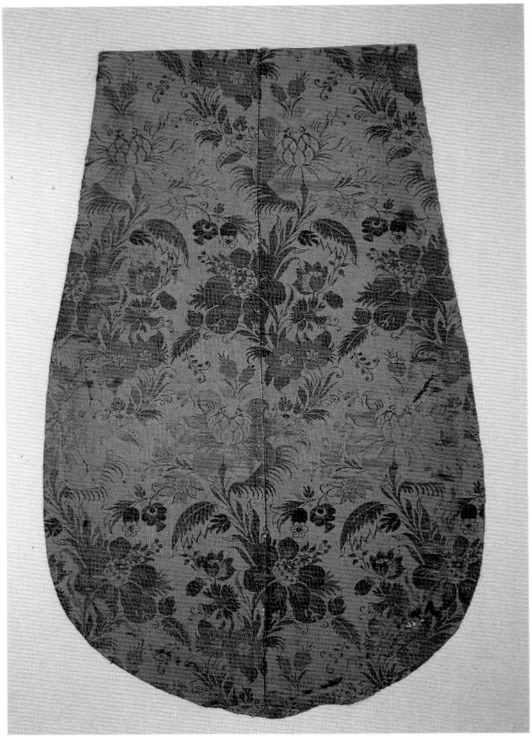

234

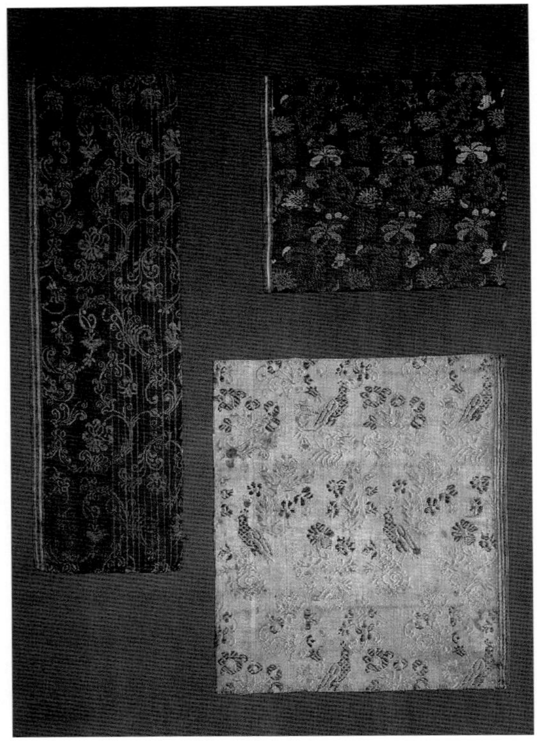

235 – 237

235 Stoffmuster aus der Gruppe der lanzierten Stoffe
Wohl Frankreich, 18. Jahrhundert.
Cannelelé liseré. Seide,
Weiß auf Rot.
48,0 x 14,0 cm.
1887 Ankauf von Henry Terstappen,
Bracht, für 4 Mark.
Inv.-Nr. 19 394.

An den Webkanten der drei folgenden lanzierten Stoffe kann man die verwendeten farbigen Fäden erkennen. Die Technik des Lanzierens hat dort ihre Grenzen, wo sehr teure Fäden, zum Beispiel Goldlahnfäden, oder sehr viele verschiedene Musterfäden benötigt werden. I.A.J.

236 Stoffmuster aus der Gruppe der lanzierten Stoffe
Italien, 1. Viertel 17. Jahrhundert.
Atlas liseré. Seide, Grün, Weiß,
Goldgelb auf Blau.
21,0 x 23,0 cm.
1884 Ankauf vom Bildhauer Krauth,
Frankfurt am Main, für 4 Mark.
Inv.-Nr. 16 113.

Der Kleiderstoff, von dem wegen des engen Rapports ein kleines Stück genügte, findet sich auch in der Textilsammlung Krefeld. Die Verbindung ist der Bildhauer und Textilsammler Krauth, der mehrmals seinen Wohnort wechselte und später auch in Krefeld selbst wohnte. I.A.J.

Lit.: Tietzel 1988, Farbabb. 14.

237 Stoffmuster aus der Gruppe der lanzierten Stoffe
Südliche Niederlande, 17. Jahrhundert.
Atlas liseré. Seide, Grün, Blau, Weiß
auf Hellbraun.
32,5 x 28,0 cm.
1875 Ankauf vom Bildhauer Krauth,
Mannheim, für 0,85 Mark.
Inv.-Nr. 725.

Der Kleiderstoff mit Streublumen und Jagdfalken wurde in den südlichen Niederlanden gewebt. Nachdem die habsburgischen Spanier 1585 den südlichen Teil der protestantisch gewordenen Niederlande erobert und die Zufahrt zur Schelde gesperrt hatten, verfestigten sie dort den katholischen Glauben. Die Statthalter der spanischen Niederlande führten mit dem spanischen Hofleben auch ihre Moden ein. Das Jagdfalkenmotiv stammt zum Beispiel ur-

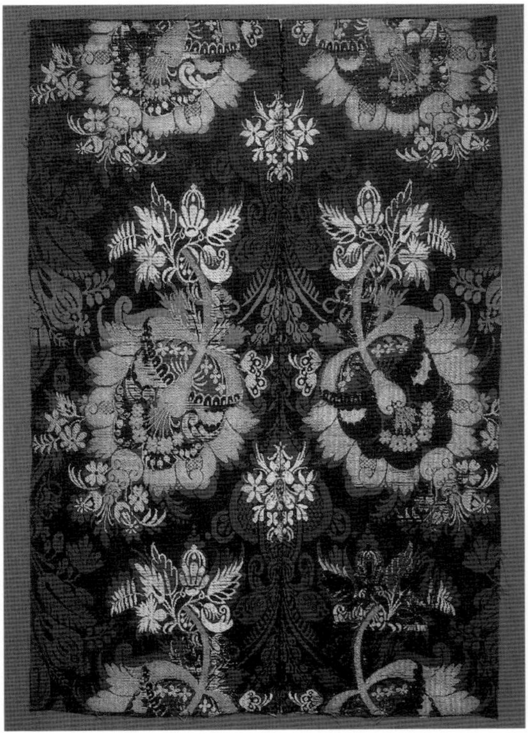

238

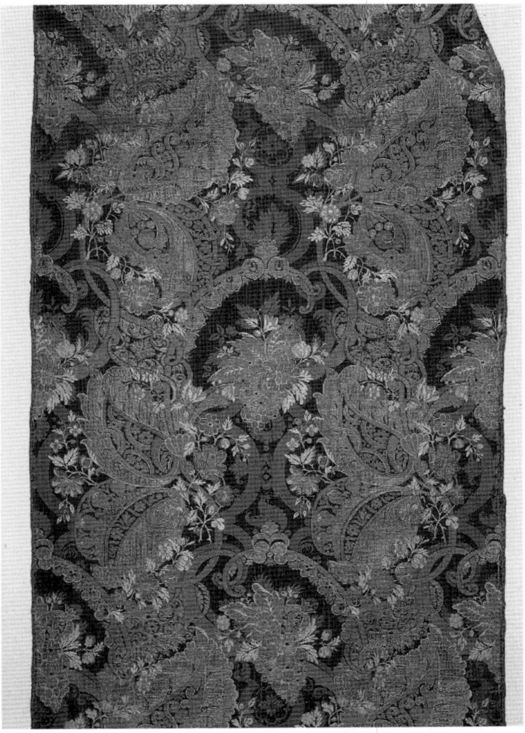

239

sprünglich aus dem Arabischen und fand seinen Weg über die maurische Kultur in Spanien nach Nordeuropa. Der Stoff gehört zu den ganz frühen Ankäufen und zeigt, daß sich das Museum zuerst an die bestehenden Sammlerkreise gerichtet hat. Der Bildhauer Krauth wurde von Graff zusammen mit Bock, Schnütgen und Fischbach unter die frühesten und wichtigsten Textilsammler und -experten gezählt (Kumsch 1888, Vorwort). Er lebte 1875 in Mannheim, 1884 in Frankfurt am Main und verlegte sein Domizil später nach Krefeld. I.A.J.

BROSCHIERTE STOFFE

Wenn Gewebe durch zusätzliche Musterschüsse in Farbe und Form bereichert werden und diese Musterschüsse nicht von Webkante zu Webkante geführt werden, sondern nur von Motivkante zu Motivkante, spricht man von broschierten Stoffen. Das Verfahren wird bei sehr komplexen Mustern mit vielen verschiedenen Farben angewandt, um nicht zu viele Fäden mitführen zu müssen. Es hilft jedoch auch Material zu sparen, was besonders bei sehr teuren Goldlahnfäden oder Silberlahnfäden ins Gewicht fällt. I.A.J.

238 Stoffmuster aus der Gruppe der broschierten Stoffe
Frankreich, um 1720.
Damast, broschiert. Seide, vergoldeter Silberlahn, Grün, Ocker, Weiß, Hellblau, auf Rot.
67,0 x 44,5 cm.
1888 Ankauf vom Berliner Antiquar Hecht für 24 Mark.
Inv.-Nr. 20 690.

Das Stoffmuster ist aus zwei verschieden gut erhaltenen Teilen zusammengenäht. Es zeigt auf einem roten Damast gegenständige Granatapfelmotive mit Blatt- und Blumensträußen. Auf der schlechter erhaltenen rechten Seite ist wegen der Zerstörung bestimmter Fäden die Technik der Broschur gut nachvollziehbar. Da bei der Broschur die zum Motiv nötigen Fäden nur von Musterkante zu Musterkante gewebt werden, sind ganze Zeilen einzelner Motive geschädigt, ohne daß der Damastgrund darunter beschädigt wäre.
Es ist gut denkbar, daß es sich um ein didaktisches Arrangement handelt.
I.A.J.

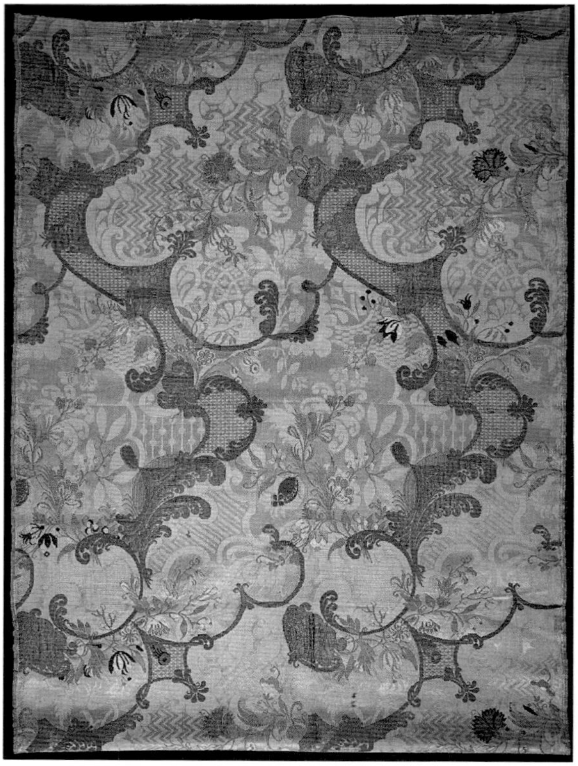

240

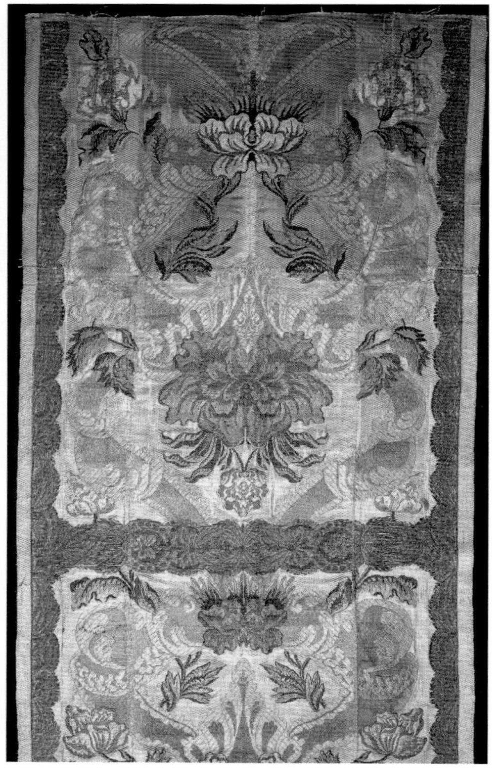

241

239 Stoffmuster aus der Gruppe der broschierten Stoffe
Frankreich, frühes 18. Jahrhundert.
Lampas liseré, broschiert. Seide, Silberlahn und Goldlahn, Gelb, Blau, Orange, Hellblau, auf Dunkelrot.
89,0 x 56,0 cm.
1880 Ankauf von Julie Sprengel, Warthof, für 70 Mark.
Inv.-Nr. 12 366.

Der Stoff zeigt, zu welchen technischen Meisterleistungen die französische Weberei zu Anfang des 18. Jahrhunderts fähig war. Das bizarre Muster vereint virtuos mehrere Stilrichtungen.
Auf einem noch italienisch zu nennenden Fond liegen persisch inspirierte Blätter, chinesisch geworfene Ranken und europäische Blumengebinde. Das Nonplusultra der Fülle wird durch vertikale Gebinde gehalten. Dem Formenreichtum entspricht der Materialreichtum. Die silbernen und goldenen Partien verdekken beinahe den Grund. I.A.J.

240 Stoffmuster aus der Gruppe der broschierten Stoffe
Frankreich, Mitte 18. Jahrhundert.
Atlas, broschiert. Seide, vergoldeter Silberlahn, Grün, Rot, Rosa, Beige, Hellblau, auf Creme.
74,5 x 52,0 cm.
1882 Ankauf von Weil, München, für 9 Mark.
Inv.-Nr. 14 533.

Der helle flimmernde Grund erinnert an geklöppelte oder genähte Spitzen, die zur Mitte des 18. Jahrhunderts außerordentlich beliebt waren. Das Prinzip, eine Fläche ohne Zuhilfenahme von Farben alleine durch ornamentale Zeichnung und eine möglichst große Vielfalt an Binnenstrukturen zu beleben, erscheint im hellen Fond dieses aufwendigen Dekorationsstoffes. Darüber ist ein goldenes Netz von duftigen, chinois anmutenden Ranken in einer Wellenstruktur geworfen. Blumengebinde setzen zarte Farbtupfer. Diese virtuosen Muster des 18. Jahrhunderts wurden gegen Ende des 19. Jahrhunderts nicht wieder aufgegriffen, sei es, weil sie der Ernsthaftigkeit der Historisten zuwiderliefen, sei es, weil die Komplexität der Muster mit den Jacquardwebstühlen nicht zu realisieren war. Jedenfalls entsprechen ihre vergleichsweise sehr moderaten Marktpreise in den achtziger Jahren des 19. Jahrhunderts der Geringschätzung der »frivolen« (Franz Bock) Textilkunst des 18. Jahrhunderts in Frankreich. Als Anschauungsmaterial für die ausgefeilte Tex-

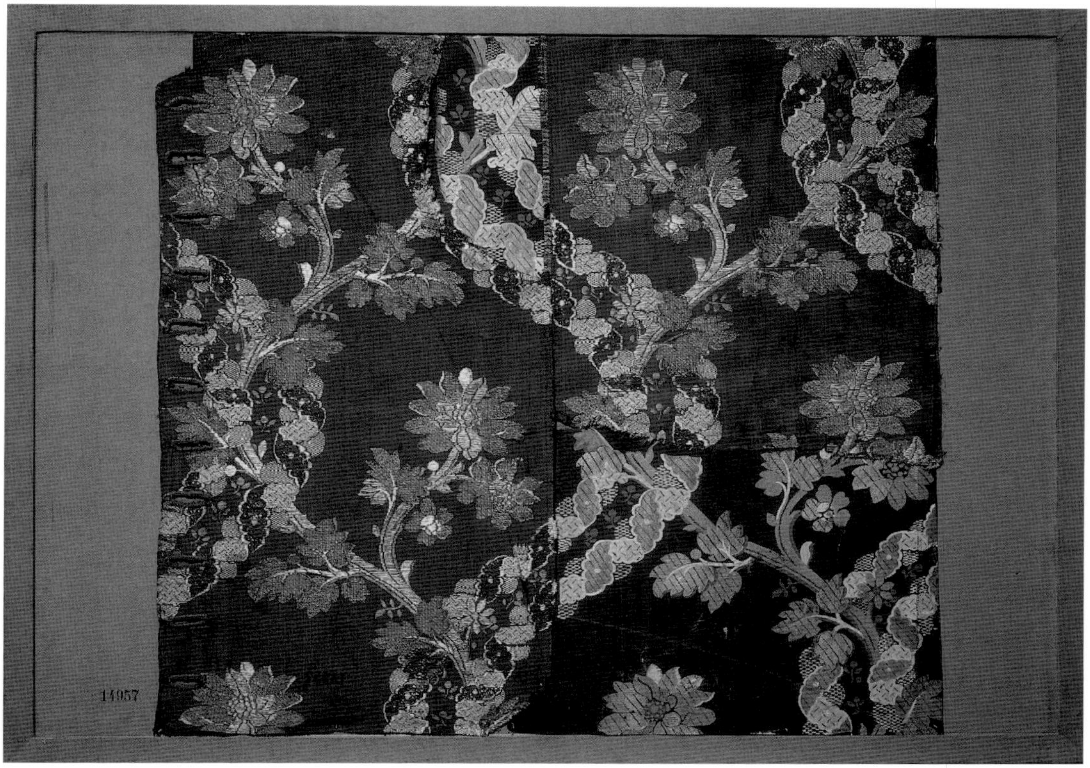

242

tiltechnik der halbmechanisierten Latzenwebstühle waren sie in der Sammlung dennoch unverzichtbar.

I.A.J.

241 Stoffmuster aus der Gruppe der broschierten Stoffe

Italien oder Frankreich, um 1740.
Cannetillé, broschiert. Seide, vergoldeter Silberlahn, Blau, Gelb, Grün, Rosa in mehreren Stufen, auf Creme.
92,0 x 42,0 cm.
1894 Ankauf vom Paramentenverein Dresden für 20 Mark.
Inv.-Nr. 24 633.

Der Dekorationsstoff mit den angewebten Goldborten war als Tapete entworfen. Die großen aus- und einschwingenden Bänder und Blätter umrahmen große Blüten. Wahrscheinlich überspannte ein Rapport dieser Tapete, die auf eine Betrachtung aus einiger Entfernung angelegt ist, eine Wandfläche von mehreren Metern Höhe. Der Stoff, der für eine andere Verwendung zerschnitten worden war, wurde vom Paramentenverein Dresden aus neun Fragmenten rekonstruiert. I.A.J.

242 Stoffmuster aus der Gruppe der broschierten Stoffe

Frankreich, um 1760/70.
Taft, broschiert. Seide, vergoldeter Silberlahn, Weiß, Blau und Lahn in Effektgarnen als Broschur auf Blau.
67,0 x 53,0 cm.
1883 Ankauf vom Salzburger Antiquar Pollack für 9 Mark.
Inv.-Nr. 14 957.

In der zweiten Hälfte des 18. Jahrhunderts waren Spitzen in allen Techniken hoch in Mode. Die duftige, leichte und doch extrem dichte und aufwendige Handarbeit war bestens geeignet, die teuren Stoffe der Kleidung zusätzlich zu verfeinern. Gegen 1760 breitete sich, zuerst in Frankreich, diese Mode sogar auf die Stoffe selbst aus, indem die Spitzen als Motiv gleich mit eingewebt wurden.
Die Knopflochleiste und der Armausschnitt verraten die ursprüngliche Verwendung als Justaucorps. Dieses Kleidungsstück wurde auf geschickte Weise so zerschnitten, daß einerseits ein fast vollständiger Musterrapport für das Kunstgewerbemuseum zusammengenäht werden konnte und darüber hinaus ein weiterer zum Weiterverkauf an die Textilsammlung Chemnitz. Die beiden unvermeidbaren Fehlstellen wurden im Museum oder in der Schule mit Deckfarben geschlossen. Die Sammlung besitzt mehrere solcher Platten mit Ergänzungen. I.A.J.

243

DRUCKSTOFFE

Beim Bedrucken von Stoffen orientierte man sich an den jeweils aktuellen Produkten der Weber. Allerdings erlaubt die Technik des Druckens keine allzufeinen Strukturen. Druckstoffe sind prinzipiell einfacher, auch wenn durch den Gebrauch verschiedener Druckmodel nacheinander durchaus mehrfarbige Muster erreicht werden können. I.A.J.

243 Stoffmuster aus der Gruppe der bedruckten Stoffe
Türkei, 15./16. Jahrhundert.
Baumwolle, Hellblau, natürliches Weiß, Schwarz, Rot.
56,0 x 51,0 cm.
1886 Ankauf vom Frankfurter Antiquar Hamburger für 2 Mark.
Inv.-Nr. 16 930.

Im Vergleich zu den gewebten Stoffen sind bei Druckstoffen keine Farbverläufe möglich. Deshalb ist der Entwerfer sehr viel mehr auf eine lineare Binnenzeichnung angewiesen. Nachdem also für jede Farbe ein eigener Druckstock zur Anwendung gekommen ist, folgt der letzte Druck mit dem am feinsten ausgearbeiteten Model, das auf die getrockneten Farben alle schwarzen Binnenlinien druckt. Für türkische Stoffe des 15. Jahrhunderts ist die Darstellung von abstrakt verfremdeten Blumen, vor allem Lotos, Nelke, Flieder und Granatapfel typisch. Blattwedel, die im vorliegenden Fall zu einem dreifach versetzten Wellenband geordnet sind, und Rosetten ergänzen die Motivpalette. I.A.J.

244 Stoffmuster aus der Gruppe der bedruckten Stoffe
Deutschland oder Österreich, 1. Hälfte 18. Jahrhundert.
Baumwolle. Rot und dunkelbraun auf natürlichem Weiß.
47,0 x 69,0 cm.
1884 Ankauf vom Dresdener Antiquar Martin für 2 Mark.
Inv.-Nr. 16 376.

Wie bei der Damastweberei war es auch beim Stoffdruck üblich, bildliche Motive aus dem Tagesgeschehen aufzunehmen. Von der Damastweberei Großschönaus sind zum Beispiel die sogenannten Friedenstücher, die in Bild und Text bestimmte Friedensabschlüsse festhielten, bekannt. Die Färber konnten noch schneller und leichter auf Ereignisse dieser Art reagieren, denn das Schnitzen eines Druckstockes ist ungleich weniger aufwendig und langwierig als Entwurf und Ausführung eines Webmusters. Allerdings bedingt die Technik auch eine Betonung der graphischen Möglichkeiten. Vereinfachungen in Farbigkeit und Zeichnung sind unerläßlich.
Dargestellt ist die Krönung einer Kaiserin durch ihren Gemahl. Es ist dies die zweite, unmittelbar anschließende Zeremonie nach der Kaiserkrönung selbst. Der Kaiser trägt deshalb bereits den Krönungsmantel. Ein Würdenträger hält Stab und Mitra des Erzbischofs von Mainz, und ein Edelmann huldigt in Vertretung des Betrachters dem Kaiserpaar. Die Szene spielt in dem durch ein Kirchenfenster angedeuteten Querschiff des Doms zu Frankfurt am Main, dem durch die Goldene Bulle festgelegten Krönungsort. Unverzichtbar schien dem Künstler die zeremonielle Begleitung des Vorgangs durch Pauken und Trompeten, die von Engeln auf einer Wolkenempore gespielt werden.
Die Identifizierung der Personen ist nicht eindeutig. In Frage kommen

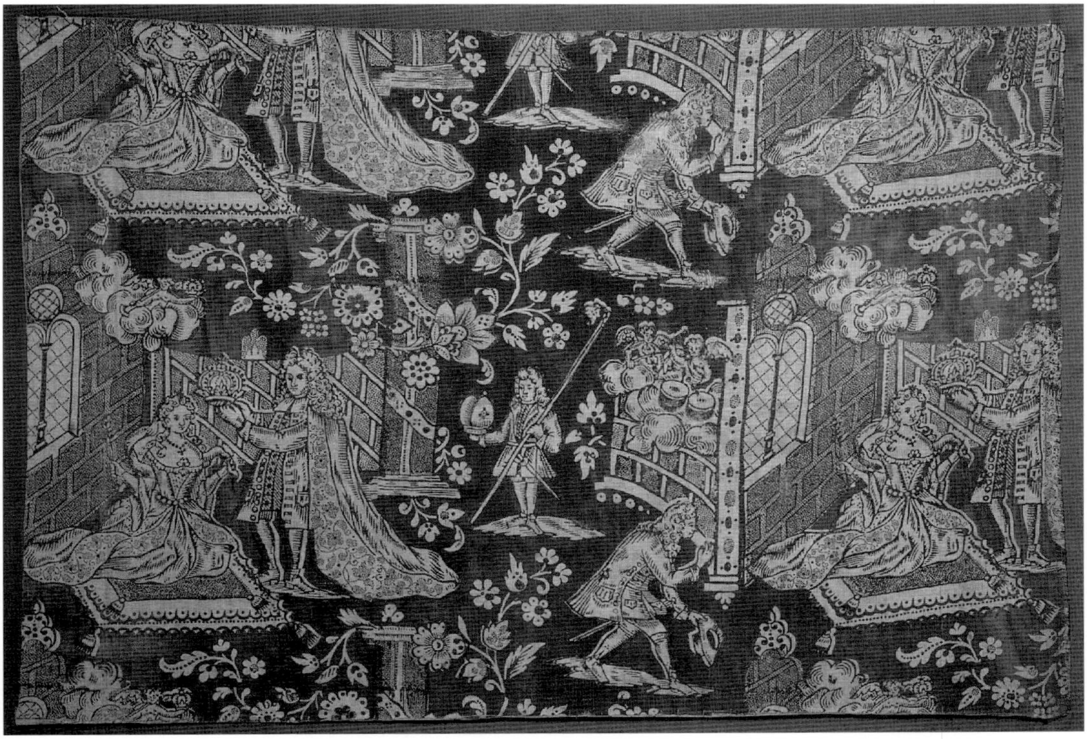

244

mehrere Herrscherpaare. Die Mode spricht für Kaiser Karl VI. und seine Gemahlin Elisabeth Christine, die im Jahre 1711 gekrönt wurden. Da jedoch in der Ikonographie der Darstellung von Kleidungen eine gewisse Altertümlichkeit für besonders würdige Anlässe stand, könnte es sich ohne weiteres auch noch um die Krönung Maria Theresias durch ihren Gemahl Franz I. im Jahre 1745 handeln. Möglich ist schließlich auch, daß der Druckstock bei mehreren Anlässen eingesetzt wurde. I.A.J.

245 Stoffmuster aus der Gruppe der bedruckten Stoffe
Deutschland, Mitte 18. Jahrhundert.
Baumwolle. Rot auf natürlichem Weiß.
69,0 x 51,0 cm.
1881 Ankauf vom Münchener Antiquar Zieschang für 2,50 Mark.
Inv.-Nr. 13 066.

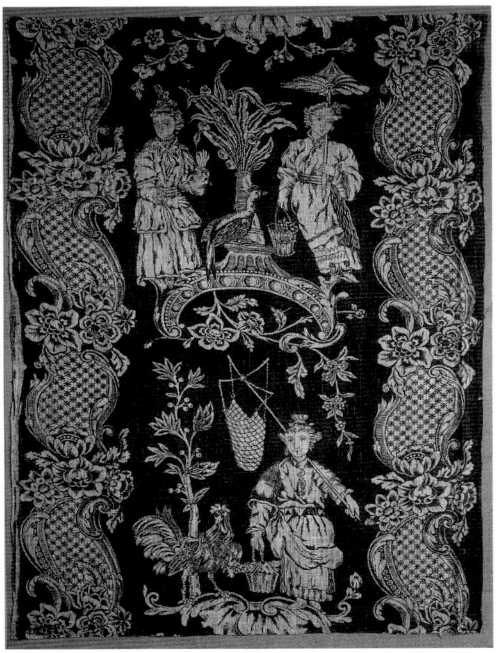

245

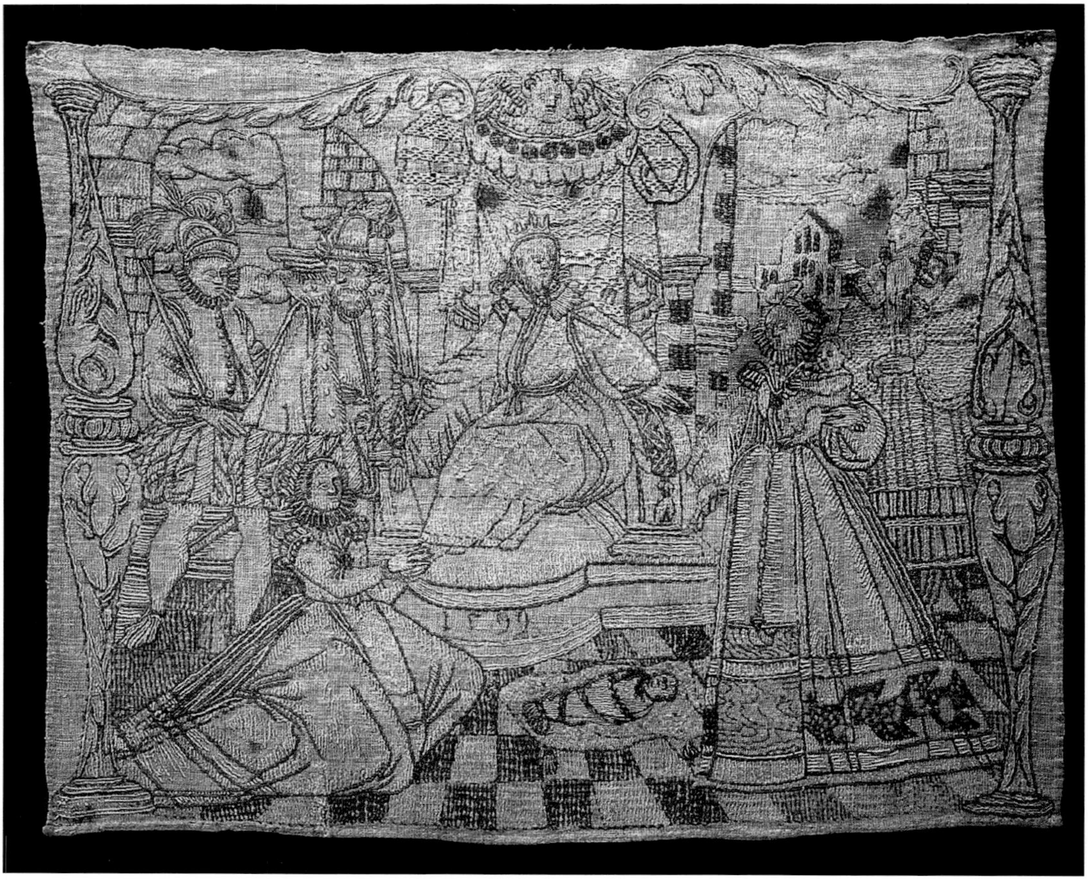

246

Der Druckstoff mit den chinoisen Szenen in der Mittelachse wird rechts und links von sogenannten Spitzenbändern gefaßt. Diese waren in den sechziger Jahren des 18. Jahrhunderts in Mode. Mehr oder weniger raumgreifend wechseln die wie an einer Kette aufgefädelten Spitzenfelder im Zickzack die Richtung. Hier allerdings reihen sie sich eng zu Streifen. Die Spitzenbänder bedeuten für den Stoffdruck eine besondere Herausforderung, denn die zarten variantenreichen Spitzenmuster lassen sich nur schwer mit hölzernen Druckstöcken imitieren. Dieser Stoff allerdings darf mit seiner sehr feinen Binnenzeichnung in der Vorbildersammlung nicht fehlen. I.A.J.

STICKEREI UND APPLIKATION

Auch wenn das erste vom Kunstgewerbemuseum angekaufte Textil eine Stickerei war, wuchs die Sammlung von Stickereien nur langsam und der Bestand blieb im Vergleich zu den anderen textilen Sammelbereichen eher gering. Darin unterscheidet sich das Kunstgewerbemuseum in Dresden nicht von denen anderer Städte. Der Grund ist leicht auszumachen. Da abgesehen von der Posamentenstikkerei im kirchlichen Bereich die Stikkerei eine eher private, bestenfalls hausindustrielle Kunst war, spielte sie bei der Verbesserung des Gewerbefleißes keine wichtige Rolle. Es waren also eher kunsthistorisches Interesse und das Bestreben, die textilen Künste in ihrer Vollständigkeit zu sammeln und zu präsentieren, wenn es dennoch zur Einrichtung dieser Abteilung kam. I.A.J.

246 Stickerei

Das Urteil Salomos
Deutschland, datiert 1599.
Baumwollfaden in Weiß, Blau und Braun auf weißem Leinen.
51,0 x 64,0 cm.
1874 Ankauf vom Augsburger Antiquar Heilbronner für 24 Mark.
Inv.-Nr. 45.

Die dargestellte Szene zeigt König Salomo, der, das Richtschwert in der rechten Hand, das Urteil spricht, für

dessen Weisheit er gerühmt wurde (Altes Testament, 1. Buch der Könige 3,16-28).
Es darf angenommen werden, daß die Bildstickerei einer zeitgenössischen graphischen Vorlage folgt, zumal die Plastizität der Gewandfalten mit Schraffuren angedeutet ist, die denen von Holzschnitten entsprechen. Auch die Proportionen der Personen und die Komposition der Szene sind von professioneller Hand entworfen. Die technische Ausführung der Stickerei dagegen wirkt nicht immer routiniert regelmäßig. Und auch der Einsatz der blauen Farbe unterstützt nicht die Lesbarkeit der Darstellung. Im Gegenteil, die blauen Partien fallen aus der Perspektive und wirken wie Farbinseln über der Szene. Diese Beobachtungen erlauben die Vermutung, daß es sich um die Arbeit einer adligen Dame handelt. Dafür spricht auch das Thema, denn die Weisheit und die Gerechtigkeit gehören zum Tugendkanon des Adels.
Der Wandbehang mit der Inv.-Nr. 45 ist der erste Textilankauf des Museums. I.A.J.

247 Kelchdecke
Italien (?), 16. Jahrhundert.
Roter Seidenfaden auf Leinen.
Doppelseitiger Kreuzstich, Holbeinstich.
44,0 x 48,0 cm.
1883 Ankauf vom Dresdener Antiquar Gerson für 40 Mark.
Inv.-Nr. 14 738.

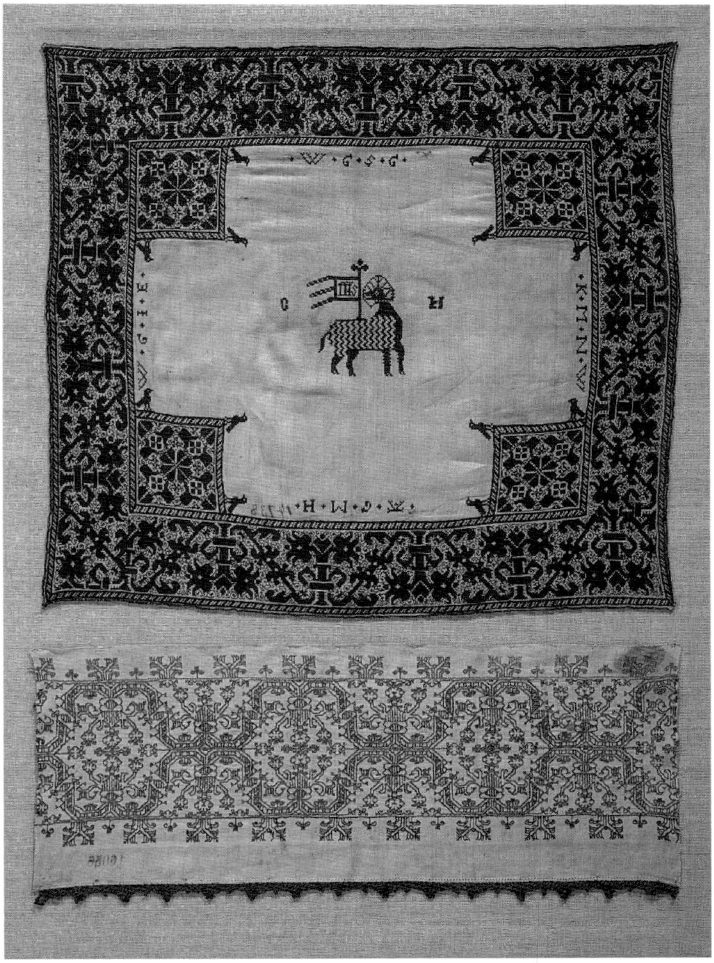
247, 248

Bis zur Mitte des 16. Jahrhunderts durften die Tücher, mit denen nach Gebrauch der Kelch verhüllt wurde, nur mit einem fingerbreiten roten Streifen bestickt werden. Erst das Konzil von Trient erlaubte eine Gestaltung der »Palla«, die sich an den liturgischen Farben des Kirchenjahres orientierte. »Kelchtücher der Renaissancezeit haben in ihren verschiedenartigen Stickereien auf Leinen und Seide einen großen Schatz beachtenswerter Muster aufzuweisen, welche der neueren Zeit auch für profane Zwecke viel Anregungen gegeben haben. Vor allem ist die instruktive Einteilung des Mittelfeldes mit Ecken, mittleren Zwischenteilen auf verschiedenartig herumgeführten Borten für kleinere und größere Tischdecken des gewöhnlichen Gebrauchs jenen älteren Beispielen nachgeahmt. Auch die verschiedenartigsten Besatzborten in genähten oder geklöppelten Spitzen sind daher übernommen« (Heiden 1904, S. 322).

Bei der Leinenstickerei wird die regelmäßige Struktur der Leinenbindung als Raster für die Komposition genutzt. Mit verschiedenen Sticharten, wie Kreuzstich, Plattstich oder Holbeinstich, werden kleine Quadrate ganz oder diagonal geteilt ausgefüllt. Jedes so konstruierte Muster wird auf senkrechte, waagrechte oder diagonale Linien zurückgeführt. Es hat in Italien und Deutschland für diese Arbeiten schon im 16. Jahrhundert Musterbücher gegeben. Emil Kumsch konnte 1903 »Das älteste aller bekannten Modelbücher« veröffentlichen (in: Kunst und Handwerk

1903). Es handelte sich um »Eyn Model Buchleyn Daraus leychtlich das gewurck dises nach angetzeygten Formen erlernet werden mag. Gedruck yn der Fürstlichen Stadt Zwickaw durch Jorg Gastel 1525«.

I.A.J.

248 Stickereistreifen
Italien (?), 16. Jahrhundert.
Roter Seidenfaden auf Leinen, Kreuzstich.
48,0 x 20,0 cm.
1884 Ankauf vom Frankfurter Antiquar Hamburger für 12 Mark.
Inv.-Nr. 16 056.

Das Muster dieser Leinenstickerei besteht im wesentlichen aus einem einzigen Motiv, einem achsensymmetrisch konstruierten Blumenstrauß, von dem aus zwei kurze Bänder abgehen. Dieses Motiv wird nun in wechselnder Richtung aneinandergereiht und die Reihe nochmals gespiegelt. Das auf diese Weise entstandene Band wird rechts und links von Krabbenfriesen in abweichendem Rhythmus flankiert. Die Ökonomie der Konstruktion ist beachtenswert. Das Museum besitzt aus demselben Ankaufskonvolut einen weiteren Stikkereistreifen mit dem gleichen Blumenstrauß, der jedoch von einem anderen Begleitfries flankiert wird.

I.A.J.

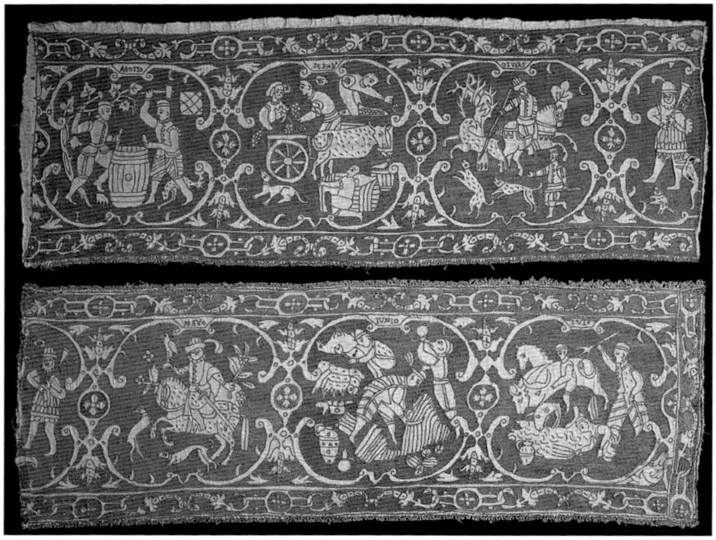

249

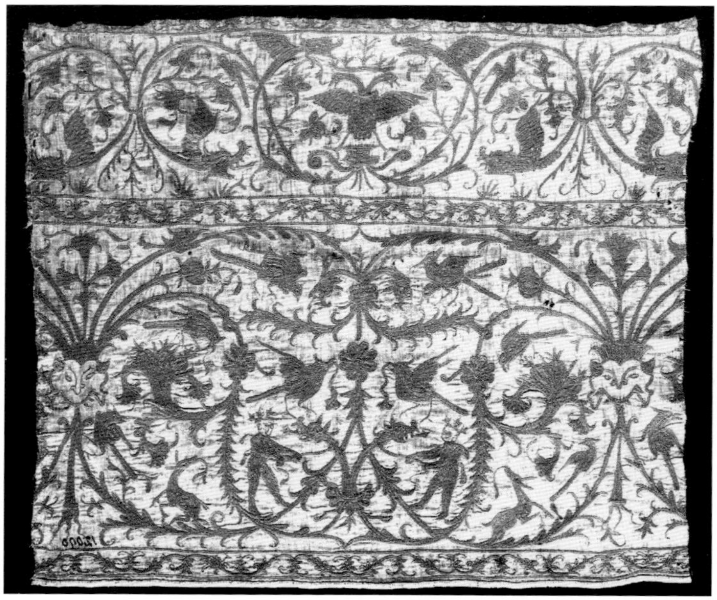

250

249 Stickereistreifen
Italien , 2. Hälfte 16. Jahrhundert.
Grüner Seidenfaden auf rohweißem Leinen. Flechtstich.
Je 69,0 x 25,0 cm.
1888 Ankauf vom Dresdener Antiquar Ball für 25 Mark.
Inv.-Nr. 21 598 a und b.

Der von Rahmenleisten mit Beschlagwerkornamenten begleitete und von bereits geschweiften Beschlagwerkvoluten gefaßte Medaillonfries zeigt sechs Monatsdarstellungen mit den entsprechenden Tätigkeiten. In italienischer Sprache sind über den narrativen Szenen die entsprechenden Monatsnamen eingestickt. Die Falkenjagd zu Pferde steht für den Mai, die Kornernte für den Juni, eine Szene auf der Viehweide für den Juli, im August werden die Fässer geküfert, die man im September bei der Weinernte und -kelter benötigt, und der Oktober ist der hohen Jagd auf das Rotwild vorbehalten.

Ausnahmslos alle Linien, auch die an Füllflächen liegenden, sind zunächst im Plattstich gezeichnet. In einem zweiten Schritt wurden dann die Füllflächen mit regelmäßigen

Flechtstichen angelegt. Erstaunlich ist das aufwendige Verfahren, nicht die Motive, sondern deren Hintergründe zu besticken. Das Ergebnis dieser Fleißarbeit ist allerdings beeindruckend. Schwierigkeiten gab es nur an einigen Passagen, bei denen versucht wurde, auch Teile der Motive mit Farbe zu füllen. Diese grünen Teile verschwinden naturgemäß im grünen Hintergrund. Auf diese Weise verloren die Weinernterin im September und das Schwein (?) im Juli ihre Unterkörper. I.A.J.

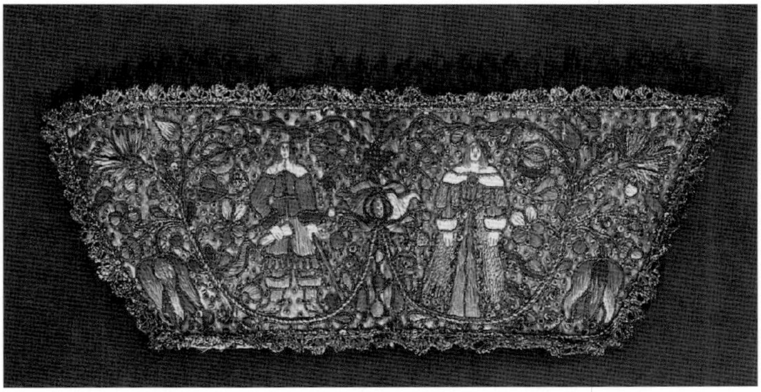

251

250 Stickereistreifen
Indien, Satgaon, 17. Jahrhundert.
Hellgelber Seidenfaden auf rohweißem Leinen. Tambourierstich.
42,0 x 49,0 cm.
1880 Ankauf von S. Helbing, München, für 20 Mark.
Inv.-Nr. 12 000.

Auf den ersten Blick vermeint man europäisches Rankenwerk des 17. Jahrhunderts zu erkennen. Dafür spricht auch der Doppeladler in der Mittelachse der oberen Bordüre. Fremd erscheinen dagegen die in Flugdrachen auslaufenden Ranken, die asiatisch wirkenden Masken der unteren Bordüre und die beiden Menschen, die Drachenwesen an Stricken führen. Tatsächlich wurde inzwischen die Herkunft dieser Stikkerei, von der es weitere Stücke gibt, unter anderem ein ebenfalls von Helbing in München gekauftes im Landesmuseum Stuttgart, nach Indien lokalisiert (Geijer 1951, S.75f.; Irwinn/Hall 1973, S. 35ff., Nr. 44). Das Kunstgewerbemuseum interessierte sich für den Streifen wegen der ausgesprochen feinen Stickerei im sogenannten Tambourierstich. Dies ist eine Variante des Kettenstichs, bei der durch ineinandergreifende Schlingen Ketten oder Bänder gebildet werden. Die Flächen werden von den Konturen aus gefüllt, indem nach innen ein Schlingenband neben das andere gelegt wird, bis die Fläche geschlossen ist. Die Technik verlangt keine Beachtung der Struktur des Untergrundes. Durch die Art der Bänderführung kann eine graphische Binnenzeichnung erreicht werden. Der Tambourierstich wurde im Mittelalter in England und Deutschland, später vor allem im asiatischen Raum zur Flächenfüllung verwendet.
I.A.J.

251 Stulpe eines Handschuhs
Niederlande, Mitte 17. Jahrhundert.
Seidenstickerei auf Atlasseide. Gold, Beige, Blau, Grün, Elfenbein, Grund Rosé. Pailletten, Kantillen, Schnüre, Silber, vergoldet. Eingefaßt mit Klöppelspitze, Silberlahn um Seidenseele, vergoldet.
31,0 x 12,5 cm.
1877 Ankauf vom Dresdener Antiquar Salomon für 9 Mark.
Inv.-Nr. 4 054.

Die sehr malerische Stickerei ist von erfahrener Hand ausgeführt worden. Die ökonomischen Flächenfüllungen mit weiten Plattstichen weisen sogar Farbverläufe auf. Pailletten und Kantillen – das sind kleine Messingdrahtspiralen – sowie die Silberlahnschnüre gehören zum Repertoire professioneller Sticker oder Stickerinnen. Das Motiv bleibt ohne erkennbaren Bezug zu individuellen Personen. Aus der blütenbesetzten Mitte schwingen zwei gegenläufige Ranken, gleichzeitig mit Tulpen und Nelken bewachsen, die zwei Figuren umschließen. Links ein junger Mann, rechts eine junge Frau in niederländischer Tracht des mittleren 17. Jahrhunderts. I.A.J.

252 Dresdener Spitze
Barbe und Schultertuch
Dresden, Mitte 18. Jahrhundert.
Baumwollbatist, gestickt. Stickfaden Leinen.
Barbe: 60,0 x 7,5 cm.
1881 Ankauf vom Dresdener Antiquar Stolpe für 5 Mark.
Inv.-Nr. 13 628.
Schultertuch: 31,0 x 66,0 cm.
1882 Ankauf von Emilie Graef, Dresden, für 10 Mark.
Inv.-Nr. 14 258.

Das Fichu oder Brusttuch war im 18. Jahrhundert ein weit verbreitetes Accessoire der weiblichen Garderobe, das um den Hals gelegt und über der Brust gekreuzt das Dekolleté bedeckte oder in Szene setzte. Die Barbe gehörte zur gleichen Zeit bis weit in das 19. Jahrhundert hinein zum Kopfputz vor allem der Bürgersfrau. Sie wurde auch in Kombination mit Häubchen oder Hüten in der Frisur festgesteckt und rahmte das Gesicht der Trägerin.
Die sogenannte Dresdener Spitze ist eigentlich eine Technik der Sticke-

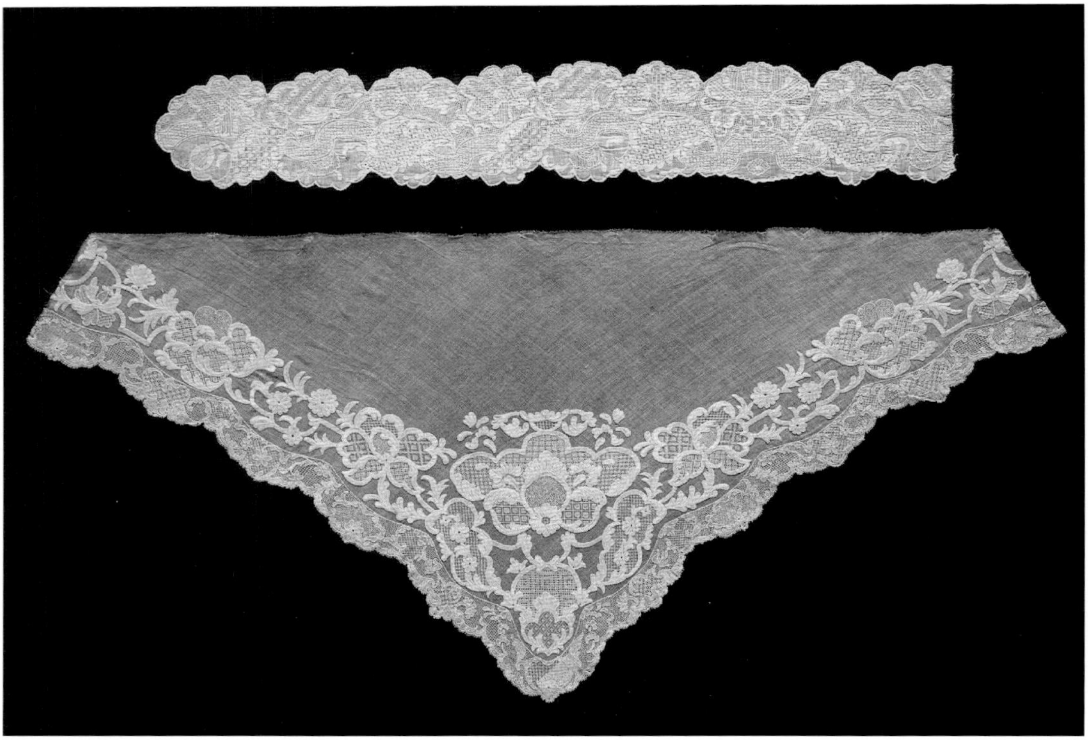

252

rei. Die kleinteiligen Muster entstehen durch das Raffen einzelner Fäden und Fadengruppen (Anzugstechnik) eines gewebten, sehr feinen Baumwollstoffes. Verdichtungen werden von hinten in Schattenstich ausgeführt. Das Ergebnis ist ein spitzenartiger Effekt.

Stilistisch ist eine Füllung der zu verzierenden Fläche durch Ranken mit verschieden geformten Blüten und Blättern charakteristisch. Die Restflächen wurden mit unregelmäßigen aus C-Schwüngen begrenzten Feldern besetzt. Deren Binnenflächen und die der Blätter und Blütenblätter weisen eine unerschöpfliche Vielzahl von sehr feinen Mustern auf. Der Einfallsreichtum konzentrierte sich auf das Erfinden, der Fleiß auf das Erlernen möglichst vieler Muster. Die Zeichnung der Blütenranken tritt in den Hintergrund und ist nur bei genauem Hinsehen in dem Meer von Musterflächen zu entschlüsseln. Diese in ihrer Vielfalt virtuose Art der Weißstickerei wurde in der zweiten Hälfte des 18. Jahrhunderts international, vor allem auch in Frankreich unter dem Namen »Point de Saxe« oder »Point de Dresde« geschätzt. Bis heute sind die genaueren Umstände der Verfertigung dieser Waren nicht geklärt, denn eine Zunft der Spitzenherstellerinnen hat es in Sachsen nicht gegeben. Die wenigen archivalischen Nachrichten weisen auf die Produktionsform der »Hausindustrie« hin. Dies bedeutet, daß ein Verleger die Garne und die Muster an viele Haushalte in und um Dresden lieferte, die Frauen dort haupt- oder nebenberuflich, also neben ihrer täglichen Hausarbeit, die Spitzen herstellten und der Verleger die fertige Arbeit aufkaufte, um sie auf die Märkte zu bringen. So jedenfalls war die Spitzenklöppelei im Erzgebirge organisiert. Wie weit der Einzugsbereich der Verleger war, ist unbekannt. Sicher wurden diese Art Spitzen nicht nur in Dresden selbst gefertigt. Der Name Dresdener Spitze wird sich eher vom Ort des Hauptmarktes und der Nutzung herleiten, denn Jabots, Manschetten, Barben, Halstücher und Rocksäume aus diesem vornehmen Material wurden sicher in der Residenzstadt besonders geschätzt.

In der Frühzeit des Kunstgewerbemuseums war das Interesse weniger auf die lokalhistorischen Umstände als auf die Technik gerichtet. Bei den Ankäufen, die durchweg für wenig Geld getätigt werden konnten, und deren Einträgen in die Inventarbücher fiel der Begriff Dresdener Spitze nicht. Die feinen Arbeiten wurden unter den Begriffen Weißstickerei und Batiststickerei gefaßt und aufbewahrt. I.A.J.

Lit.: Meisterwerke 1996, S. 65.

SPITZEN

Den Spitzen war schon im Kunstgewerbemuseum am Antonsplatz ein eigener Raum vorbehalten. Das hatte seinen besonderen Grund, denn die Spitzenherstellung war seit dem 16. Jahrhundert ein sehr wichtiger Erwerbszweig im sächsischen Erzgebirge. Als erste archivalisch genannte Spitzenverlegerin erscheint Barbara Uttmann (1514–1575) in Annaberg. Sie arbeitete mit zugereisten protestantischen Spitzenklöpplerinnen aus Brabant. Doch konnte sie auf die in Annaberg bereits vorhandenen Organisationsformen und Erfahrungen aus der Bortenweberei und Posamentiererei aufbauen. Die wirtschaftliche Bedeutung der Spitzenklöppelei wuchs in dem Maße, in dem sich der Erzbergbau verringerte. Immer wichtiger wurde der Zugewinn durch das hausindustriell organisierte Klöppeln. Auch die Bergleute selbst klöppelten. Zur Mitte des 19. Jahrhunderts waren in dem genannten Raum etwa 50 000 Menschen in diesem Erwerbszweig beschäftigt. Dabei wurde nicht etwa ein erzgebirgischer Spitzen-Stil entwickelt, sondern man produzierte, was die Verleger verlangten. Beinahe alle bekannten Arten, von der »Chantilly Spitze« über die »Valencienne Spitze« bis zur »Brabanter Spitze«, wurden im Erzgebirge hergestellt. Die Maschinenspitze brachte einen großen Teil der erzgebirgischen Klöpplerinnen um den Erwerb. Die Verbilligung der Spitze durch den Einsatz der Maschinen ermöglichte andererseits eine Renaissance dieser Kleidungsaccessoires und in der Folge eine regelrechte Spitzenmode um 1900, in deren Sog auch die handgearbeitete Spitze wieder ihren Markt fand. Das Kunstgewerbemuseum Dresden war an diesem erneuten Aufschwung der Spitze maßgeblich beteiligt, indem es Vorbilder anbot und Musterzeichner an den Originalen unterrichtete.

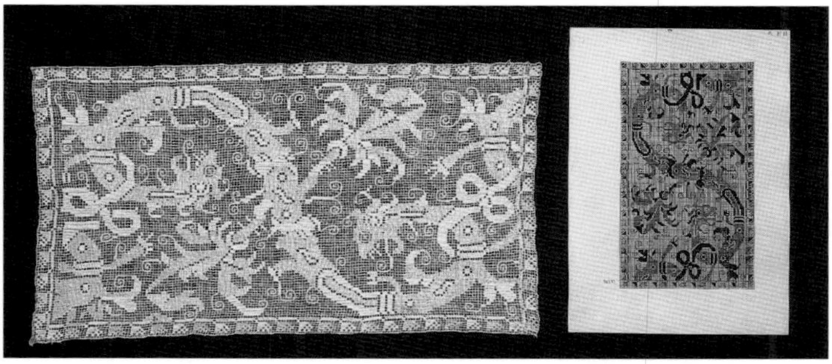

253

Die Sammlung war nach den verschiedenen Techniken der Spitze eingeteilt. Neben der Klöppelspitze gab es Abteilungen der Nadelspitzen, Filetspitzen, Tüllspitzen, gestrickte und gehäkelte Spitzen sowie schließlich Maschinenspitzen. I.A.J.

253 Filetspitze
Deutschland, 16. Jahrhundert.
Leinen, weiß. Filetstickerei.
39,0 x 70,0 cm.
1878 Ankauf von Kanonikus Franz Bock für 30 Mark.
Inv.-Nr. 7 789.

Musterpatrone
Patronenpapier, rote Farbe.
35,0 x 18,2 cm.
Schülerarbeit der Kunstgewerbeschule.
Inv.-Nr. 7 789 a.

Die Filetstickerei wird in zwei Arbeitsschritten hergestellt. Zunächst knotet man mit Hilfe eines Filetstabes und einer Filetnadel ein in den Ausmaßen genau abgepaßtes Netz, das in einem zweiten Vorgang teilweise ausgefüllt wird. Dabei werden verschiedene Sticharten verwendet, die im Grunde alle auf den Stopfstich und den Schlingstich zurückgehen. Im vorliegenden Fall ist eine zugehörige Patrone erhalten, die die Verwendung der Stoffmuster im Kunstgewerbemuseum zur Ausbildung in der Kunstgewerbeschule belegt. Der spätere Professor Emil Kumsch wurde ursprünglich als Musterzeichner angestellt und war neben der Leitung der Bibliothek in der Abteilung A: Fachschule für Musterzeichner, die von Professor Rade geleitet wurde, für das Fach Patronieren zuständig. Das Patronenzeichnen ist die Umsetzung eines Musterentwurfs in eine technische Zeichnung, die zur Einrichtung einer Maschine notwendig ist. Die vorliegende Filetspitze war sicher nicht zur Vervielfältigung gedacht, sondern diente wegen ihrer deutlichen Lesbarkeit zu Übungszwecken. I.A.J.

254 Nadelspitze
Wohl Spanien, 17. Jahrhundert.
Leinen, weiß.
12,0 x 115,0 cm.
1876 Ankauf vom Münchener Antiquar und Hoflieferanten A. S. Drey im Konvolut.
Inv.-Nr. 2 807.

Nadelspitzen sind Arbeiten, die mit einer Nadel und einem fortlaufenden Faden hergestellt werden. Zunächst wird das Netz der Hauptlinien gelegt, wobei ein stärkeres Papier oder ein Pergament den zunächst notwendigen, später entfernten Grund bietet. In der zweiten Phase werden dann die Flächen zwischen den Konturlinien über dem Papier mit verschiedensten Mustern gefüllt. Zwischen den Motiven genügen zur Stabilisierung wenige Stege oder ein feines Gitternetz, die in der Gesamtwirkung kaum auffallen. Sind die Motive nach allen

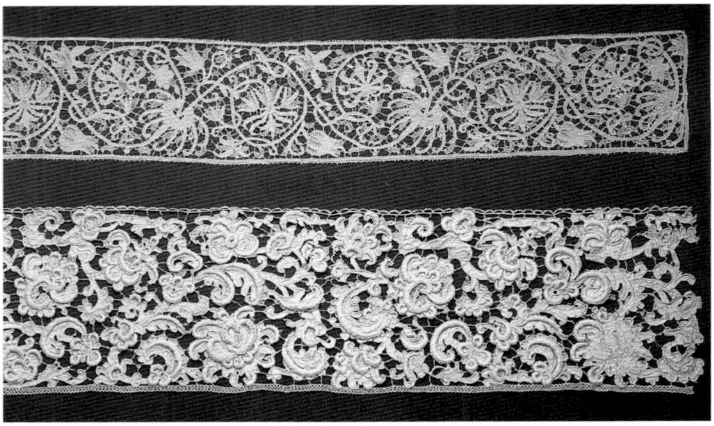

254, 255

Seiten gesichert, kann das Papier entfernt werden. Die technischen Variationen auf diesem Grundprinzip sind beträchtlich. Sie folgen lokalen und regionalen Traditionen und werden entsprechend unterschieden und benannt.
Der Besatzstreifen mit dem regelmäßigen Rankenwerk, dem verschiedene Blüten entwachsen, wird im Inventarbuch »Guipüre« genannt. Das Wort ist mit der Bezeichnung für metallumsponnene Schnüre »Gimpen« verwandt und bezeichnete ursprünglich besonders kräftige, metallumsponnene Geflechte, die für Kleiderbesätze verwendet wurden. Der Begriff ging dann im 16. Jahrhundert auf die Kleiderbesätze nach spanischer Mode und später, als diese meist aus Spitze gefertigt wurden, auf die Spitze über. Um 1900 verstand man darunter den barocken Typus der Besatzspitze (Heiden 1904, S. 240). Technisch gesehen kann es sich sowohl um Nadelspitzen als auch um Klöppelspitzen handeln.
I.A.J.

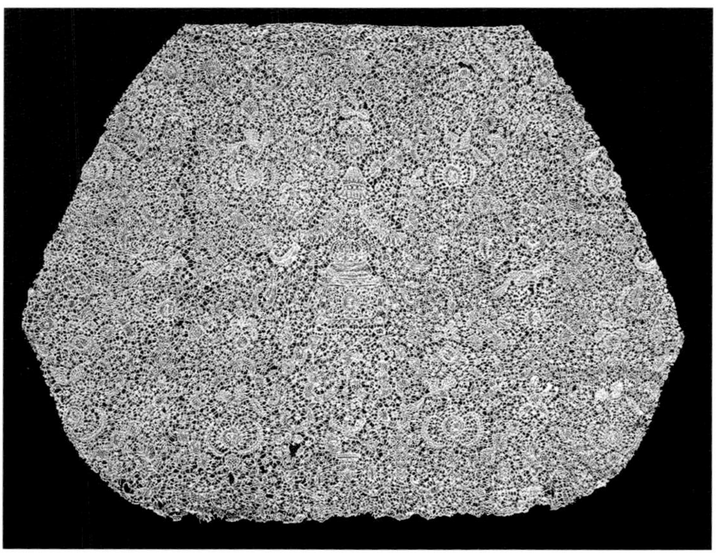

256

255 Nadelspitze
Venedig, um 1700.
Leinen, weiß.
17,0 x 111,0 cm.
1880 Ankauf von S. Helbing, München, für 300 Mark.
Inv.-Nr. 11 999.

Die Reliefspitze aus Venedig oder Point de Venice ist eine Nadelspitze, deren Hauptcharakteristikum darin besteht, besonders plastisch zu wirken. Bestimmte Hauptlinien werden so oft umnäht, daß sie ein Vielfaches der Stärke von Nebenlinien erhalten. Die Hauptlinien des gezeigten Exemplars sind zusätzlich dynamisiert, indem ihre Stärken dem Verlauf und dem Schwung der Zeichnung angepaßt sind. I.A.J.

256 Klöppelspitze
Fragment eines Taufkleides.
Brüssel, um 1720.
61,5 x 83,5 cm.
1876 Ankauf vom Dresdener Antiquar C. E. Weise für 360 Mark.
Inv.-Nr. 3 541.

Das Taufkleid besaß beim Ankauf noch einen Besatzstreifen. Teile von diesem wurden später an die Textilsammlungen von Chemnitz und Magdeburg weitergegeben.
Brüssel, die Hauptstadt von Brabant und Residenz der Statthalter der spanischen, später österreichischen Niederlande, entwickelte sich im 16. Jahrhundert zu einem der wichtigsten Produktionsorte für Spitzen. Hier wurde die Technik der Klöppelspitze gepflegt, die gleichermaßen anspruchsvoll wie effektiv ist. Der zu klöppelnde Gegenstand wird in seiner gesamten Breite oder in Abschnitten mit vielen Fäden gleichzeitig vom Anfang bis zum Ende in einer Richtung hergestellt. Jeder Faden ist an seinem Ende auf eine längliche Spule, dem Klöppel, aufgewickelt. Das Geflecht entsteht, indem die nebeneinander liegenden Fäden durch

Vertauschen der Klöppel miteinander verschlungen und gekreuzt werden. Benötigt werden dazu neben den Klöppeln ein Klöppelkissen als Unterlage, eine Zeichnung, der Klöppelbrief, auf der Unterlage und viele Nadeln, die an den Kreuzungspunkten eingesteckt werden, um die Maßhaltigkeit zu gewährleisten. Im Vergleich zur Nadelspitze ist der Vorgang des Klöppelns schneller, aber auch komplizierter.

Außer in Frankreich, wo der Staatsminister Jean Baptiste Colbert (1619–1683) schon 1665 Spitzenmanufakturen privilegierte, war die Produktion der Klöppelspitzen meist im Verlagssystem der Hausindustrie organisiert. Das gilt auch für Brüssel und Umgebung. Ein Verleger lieferte das Material und die Vorlagen, sogenannte Klöppelbriefe, und übernahm die fertigen Spitzen für den Weiterverkauf. Dieses verhältnismäßig offene Verfahren ermöglichte ein breites Spektrum der Berufsausübung. So konnten Frauen ohne festgelegte Arbeitszeit neben ihrer Hausarbeit der Erwerbsklöppelei nachgehen, während andere diese Tätigkeit hauptberuflich ausübten. Daneben gab es weitere Produktionsformen. Die Beginen, eine Laienklostergemeinschaft nicht nur in Brüssel, übten die Klöppelei professionell aus und verdienten auf diese Weise ihren Klöstern den neben den Schenkungen und Pfründen notwendigen Unterhalt. I.A.J.

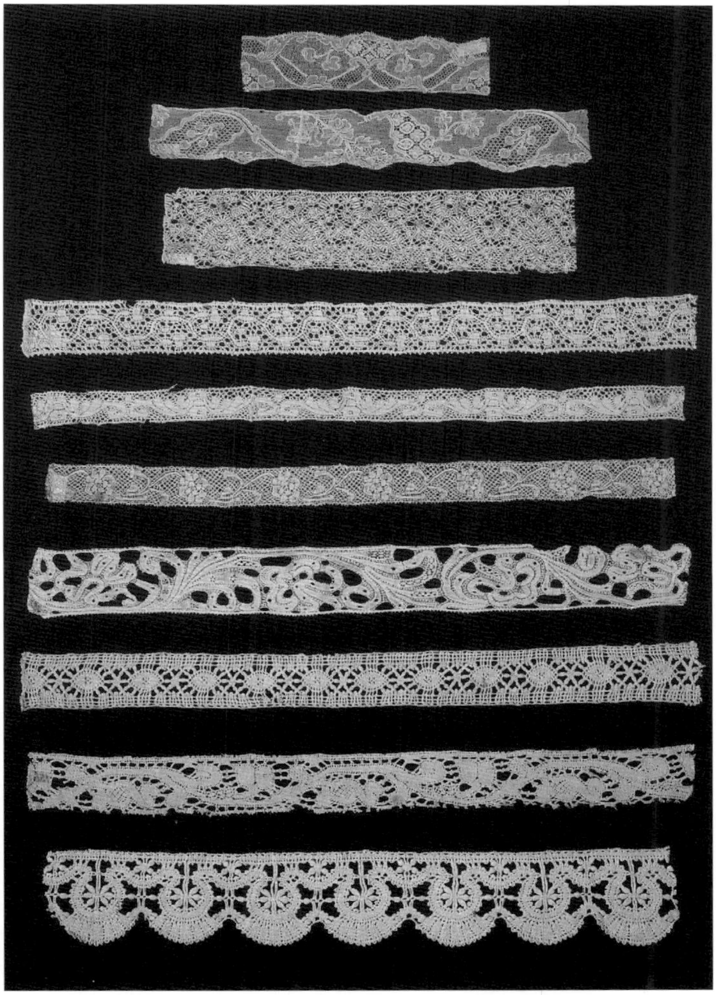

257

257 Zehn Muster von Klöppelspitzen

17. und 18. Jahrhundert
Leinen, weiß.
Von oben:
Inv.-Nr. 154 b: 4,5 x 18,0 cm, Frankreich oder Deutschland, Mitte 18. Jahrhundert.
Inv.-Nr. 154 a: 4,5 x 31,5 cm, Frankreich oder Deutschland, 2. Hälfte 18. Jahrhundert.
Inv.-Nr. 150: 6,0 x 29,5 cm, südliche Niederlande, Ende 17. Jahrhundert.
Inv.-Nr. 139 b: 4,0 x 48,5 cm, südliche Niederlande, Ende 17. Jahrhundert.
Inv.-Nr. 148: 2,6 x 47,0 cm, Frankreich oder Deutschland, 18. Jahrhundert.
Inv.-Nr. 155: 3,0 x 45,0 cm, Frankreich, 2. Hälfte 18. Jahrhundert.
Inv.-Nr. 152: 5,0 x 47,0 cm, südliche Niederlande, 17. Jahrhundert.
Inv.-Nr. 141: 4,0 x 48,5 cm, Italien, 16. Jahrhundert.
Inv.-Nr. 156: 4,0 x 47,0 cm, südliche Niederlande 17. Jahrhundert.
Inv.-Nr. 135: 7,0 x 45,0 cm, südliche Niederlande, 17 Jahrhundert.
1874 Ankauf vom Nürnberger Antiquar Neumann im Konvolut von 25 Stück für 50 Mark.

Zu den allerersten Ankäufen gehört eine Auswahl von 25 Spitzenborten, die nach verschiedenen Zeiten und Orten sortiert waren. Auf diese Weise erhielt das Museum für wenig Geld einen ersten Überblick auf dem Gebiet der Spitzen. Offensichtlich wurden die Spitzen für diesen Zweck von größeren Stücken in etwa gleichen Längen abgeschnitten. I.A.J.

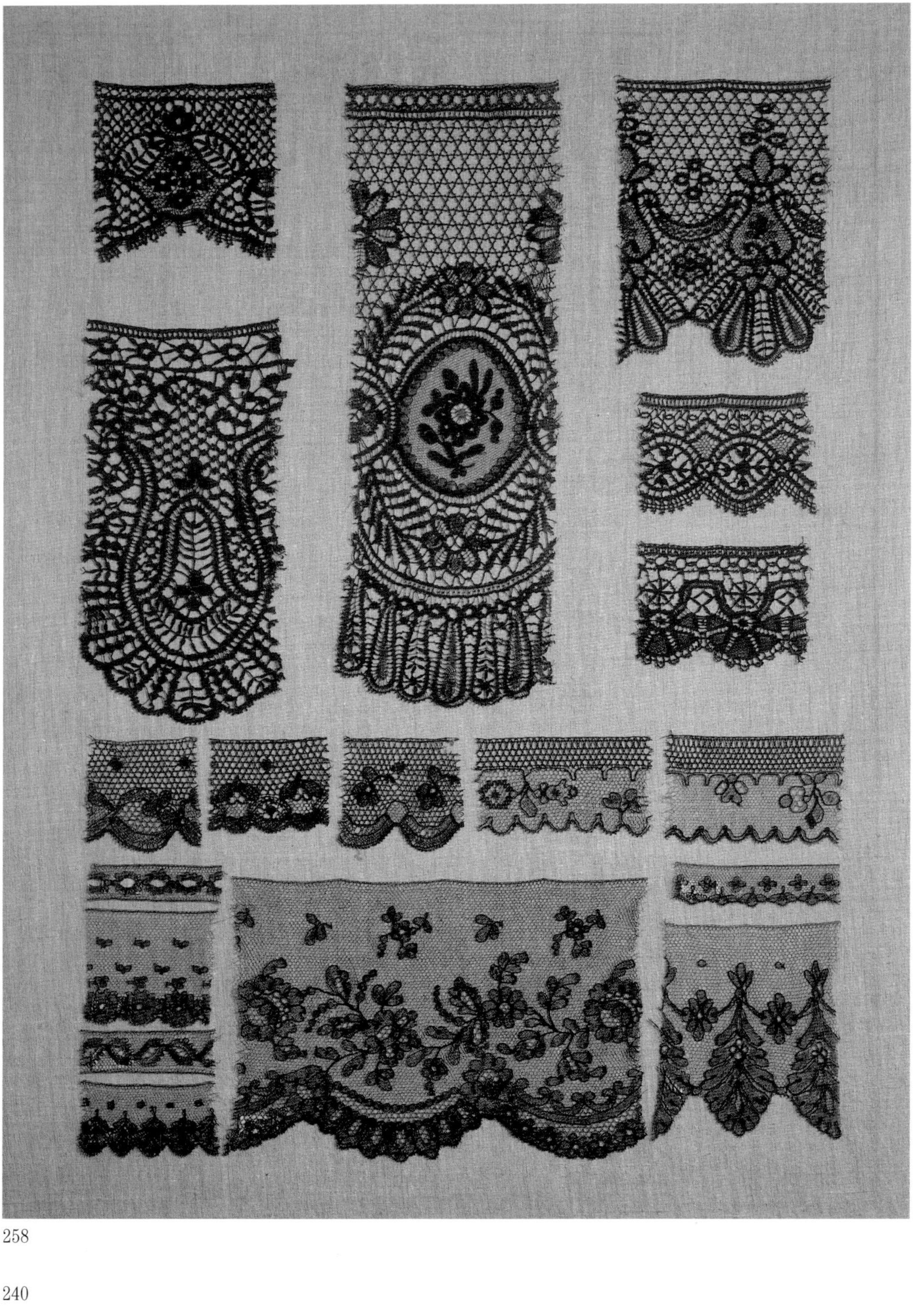
258

258 Achtzehn Spitzenmuster
Schneeberg, Spitzenverlag Dankwardt, Mitte 19. Jahrhundert.
Baumwolle, schwarz, Klöppelspitze.
Verschiedene Größen.
1877 Geschenk vom Schneeberger Spitzenverleger Dankwardt.
Inv.-Nr. obere Hälfte:
links 5 097, 5 096, Mitte 5 092,
rechts 5 101, 5 098, 5 099;
untere Hälfte: Reihe 5 136, 5 137,
5 135, 5 163, 5 160, links 5 112, 5 110,
5 113, 5 116, Mitte 5 103, rechts
5 164, 5 117.

Von der Erwerbungsreise in das Vogtland und in das Erzgebirge im Jahre 1877 stammt auch ein Konvolut von 153 Spitzenmustern. Es handelt sich ausschließlich um Klöppelspitzen, die in der Umgebung von Schneeberg hergestellt und durch Dankwardt vertrieben wurden. Die genaue Bezeichnung der Muster im Inventarbuch mit der Angabe ihrer Produktionszeit erlaubt eine Zuordnung der damals gebräuchlichen Begrifflichkeiten. Die sechs Spitzen der oberen Hälfte wurden als »Guipüre« bezeichnet und ab etwa 1845 von Dankwardt geführt. Der Name Guipüre leitet sich von Gimpe, einem festen, mit Metallfaden oder gar Draht gefertigten Geflecht ab. Die ersten drei Muster der mittleren Reihe wurden seit 1830 als »Schnürlespitze«, die nächsten beiden zwischen 1825 und 1850 als »Schweizer Spitze« verkauft. Alle Muster der unteren Hälfte wurden seit 1840 als »Chantilly Spitze« produziert. Das Konvolut beinhaltete weiterhin »Kirchenspitzen«, »Van Dyck Spitzen«, »Valencienne Spitzen«, »Zackenspitzen«, »Blonde«, »Malines«, »Duchesse« und »Brabanter Spitzen« (Inventarbuch). Ob damit das Repertoire des Verlegers Dankwardt und das der erzgebirgischen Spitzenklöppelei zur Mitte des 19. Jahrhunderts erschöpft war, mag bezweifelt werden. I.A.J.

TEXTILIEN DES HISTORISMUS UND DES JUGENDSTILS

259 Zwei Spitzenmanschetten
Wohl Schneeberg, vor 1877.
Batist, weiß. Maschinenstickerei.
6,0 x 19,5 cm.
1877 Geschenk von Frau Stadtrat Bretschneider, Schneeberg.
Inv.-Nr. 4896 a und b

Ein Vertreter des Kunstgewerbemuseums machte 1877 eine Erwerbungsreise in das Vogtland und in das Erzgebirge, um die dortige Spitzenindustrie zu besuchen, vielleicht Formen der Zusammenarbeit zu eruieren, jedenfalls aber, um dortige Produkte zu erwerben. Die obigen zwei Spitzenmanschetten wurden dem Museum von der Ehefrau eines Stadtrates geschenkt. Kurz darauf konnte der Vertreter des Museums weitere Geschenke von Firmeninhabern entgegennehmen. Das läßt den Schluß zu, daß er den Zugang zu den Industriellenkreisen auf gesellschaftlicher Ebene über die Honoratioren gesucht und gefunden hat.
I.A.J.

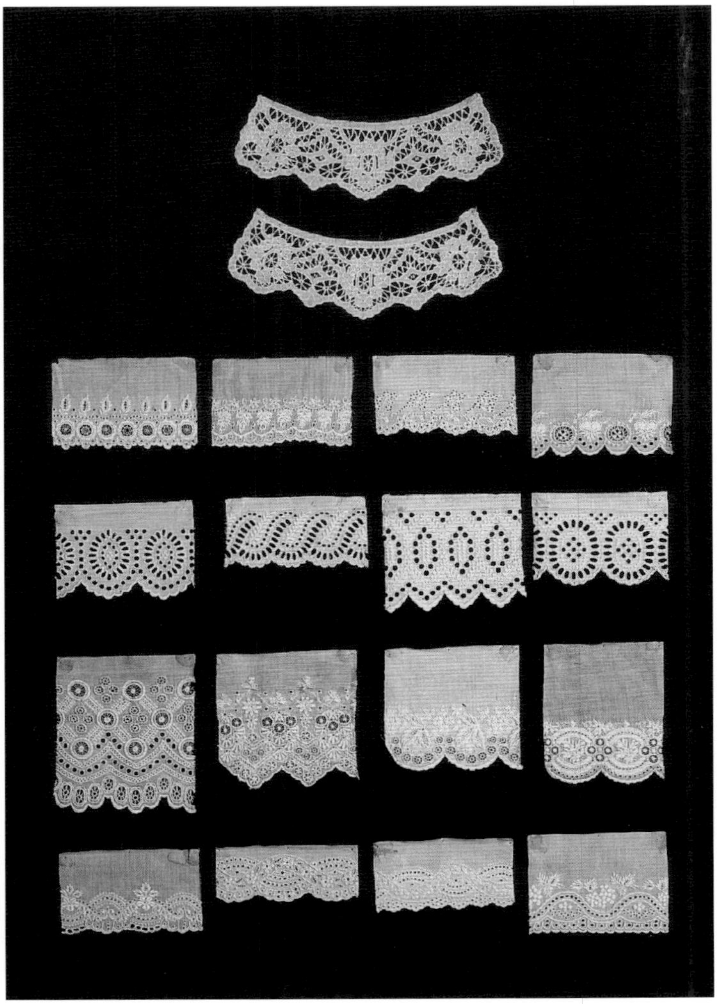

259, 260

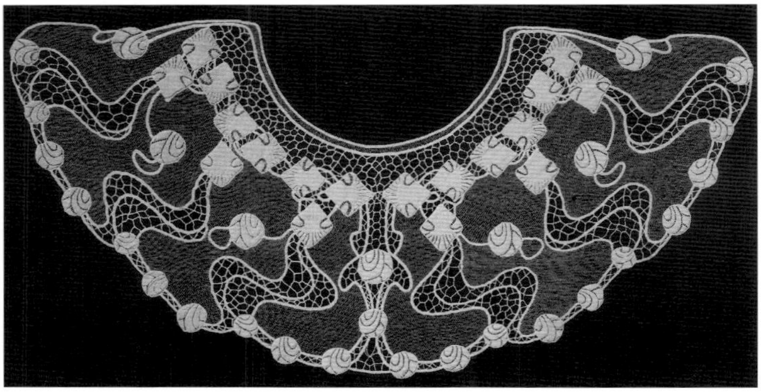

261

260 Sechzehn Spitzenmuster
Plauen, 2. Hälfte 19. Jahrhundert.
Batist, weiß. Maschinenstickerei
und Handstickerei.
Maße ca. 10,0 x 7,0 cm.
1877 Geschenk von F. L. Böhler
und Sohn.
Inv.-Nr.
1. Reihe: 6 089, 6 093, 6 094, 6 112,
2. Reihe: 6 086, 6 088, 6 085, 6 084,
3. Reihe: 6 104, 6 106, 6 109, 6 108,
4. Reihe: 6 115, 6 122, 6 121, 6 114.

Die funktionierende Stickmaschine konstruierte Josua Heilmann in Mühlhausen im Elsaß bereits 1828. Doch erst die Bobinetmaschine, die spitzenähnliche Tüllstickereien nach der dem Jacquardwebstuhl entsprechenden Lochkartenprogrammierung ausführte, hatte gegen 1840 spürbare Auswirkungen auf die Spitzenherstellung. Es sollte jedoch noch bis zur zweiten Hälfte des 19. Jahrhunderts dauern, bis aus dem hausindustriellen Gewerbe des Erzgebirges eine regelrechte Industrie wurde, die sich allerdings eher im Vogtland ansiedelte, da die Maschinenspitze eigentlich eine Lochstickerei ist und die Stickerei im Vogtland beheimatet war. Die billigeren Maschinenspitzen, die nun auch für weitere Käuferschichten erschwinglich waren, lösten um 1900 eine regelrechte Spitzenmode aus. In ihrem Sog hatten auch die handgearbeiteten Spitzen ihren Markt. Teurer, aber auch erkennbar feiner galten sie bald als »echte« Spitze und waren entsprechend prestigeträchtig. Da die Spitzenfabrikbesitzer sich aus den früheren Verlegern rekrutierten, spaltete sich der Markt nicht auf. Die Fabriken betreuten gleichzeitig den Spitzenverlag und konnten dementsprechend sowohl handgearbeitete als auch maschinell hergestellte Spitzen liefern. In dem Musterkonvolut, das die Firma F. L. Böhler dem Museum schenkte, sind beide Qualitäten vertreten. Die Abbildung zeigt folgende handgearbeitete Lochstickerei-Spitzen: in der ersten Reihe die vierte Spitze, in der dritten Reihe die zweite, dritte und vierte Spitze und in der letzten Reihe alle. I.A.J.

261 Fächerblatt
Nadelspitze, Tüllgrund.
Entwurf: Johann Hrdlicka, Wien.
Ausführung: Böhmisches
Erzgebirge (?), vor 1907.
46,0 x 16,5 cm.
1907 Ankauf aus der Dresdener
Hofkunsthandlung Emil Richter für
133 Mark.
Inv.-Nr. 28 326

Im Jugendstil versuchten verschiedene Künstler durch ihre Entwürfe alte traditionelle Handwerkskünste neu zu beleben. Johann Hrdlicka (1857–1907), Schüler der Wiener Kunstgewerbeschule, beschäftigte sich vor allem mit der Herstellung kunstvoller textiler Spitzen. Besondere Aufmerksamkeit errangen die österreichischen Spitzen auf der Pariser Weltausstellung im Jahre 1900. Hrdlicka, seit 1902 Nachfolger von Professor Joseph Ritter von Storck (1830–1902) an der Wiener Kunstgewerbeschule, publizierte noch im Jahre seines Dienstantritts in Stuttgart eine Mappe mit 120 Entwurfzeichnungen für Spitzen. Seine Frau Mathilde und seine Mitarbeiterin Franziska Hofmanninger lieferten ebenfalls textile Entwürfe. Größtenteils wurde nach diesen Vorlagen in Tiroler und in böhmischen Werkstätten produziert. Pflanzliche Elemente, Blüten, Zweige und deren Stilisierung gehörten zum Motivschatz Hrdlickas. Solche Ornamentik ist auch auf dem hier abgebildeten Fächerblatt im linearen Spitzengeflecht bestimmendes Element. Das 1907 für einen relativ hohen Preis angekaufte Stück wurde laut Inventareintragung im Böhmischen Erzgebirge gefertigt.
G.H.

Lit.: Kunsthandwerk und Industrieform 1976, Kat.-Nr. und Abb. 245, Haase 1995a, S. 96

262 Drei Muster aktueller Möbelstoffe
Firma Dürrfeld, Chemnitz vor 1878.
Jacquardgewebe, Jute und Baumwolle.
Von oben:
Inv.-Nr. 6 370: 11,0 x 30,0 cm.
Inv.-Nr. 6 371: 22,0 x 30,5 cm.
Inv.-Nr. 6 381: 28,0 x 51,0 cm.
1878 Geschenk der Firma Dürrfeld,
Chemnitz.

Von Anfang an bemühte sich das Kunstgewerbemuseum, nicht nur Vorbilder aus der Vergangenheit, sondern auch aktuelle Textilien zu sammeln. Die Industrie, der ja letztlich die Bemühungen um die Verbesserung der Ausbildungsqualität zugute kamen, zeigte sich kooperativ, wenn es um Beispiele für aktuelle Produktionen ging. Der Fabrikant Dürrfeld schenkte dem Museum gleich 30 Proben seiner aktuellen Produktion. Unverkennbar ist der Bezug seiner Muster auf die sogenannte deutsche Renaissance. Warme, aber gedeckte Töne entsprechen der Ernsthaftigkeit des Neostils. I.A.J.

POSAMENTE

Die Kunst der Posamentierer, die in der Repräsentationskunst des Absolutismus in höchster Blüte stand, war in dem zwar bürgerlichen, aber dennoch höchst pompösen Dekorationsstil der Gründerjahre wieder sehr in Mode gekommen. Auf diesem Gebiet sammelte das Kunstgewerbemuseum vor allem zeitgenössische Produkte heimischer Firmen. I.A.J.

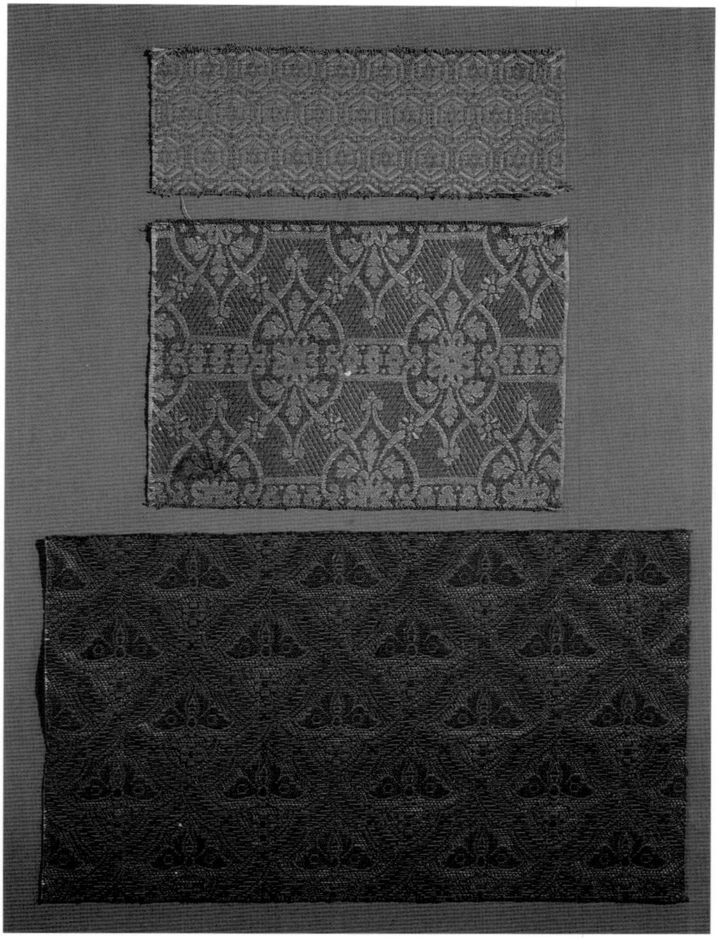

262

263 Quasten und Fransen

Gebrüder Ludwig, Dresden, vor 1899.
Seide, in der Substruktion auch Baumwolle und Leinen, gedreht, geflochten und geschnürt. Zeilweise auf Werg, Draht und Holzkernen.
Fransen: 26,5 x 49,2 cm (Inv.-Nr. 25 540);
22,6 x 49,6 cm (Inv.-Nr. 25 542).
Rosette: Durchmesser 12,5 cm (Inv.-Nr. 25 555).
Quasten: Länge 76,5 cm (Inv.-Nr. 25 546);
48,5 cm (Inv.-Nr. 25 566);
72,6 cm (Inv.-Nr. 25 549).
Portierenhalter: Länge ca. 100 cm (Inv.-Nr. 25 561).
1899 Schenkung der Gebrüder Ludwig, Posamentierer in Dresden.

Eine Fülle dunkler Textilien dekorierte das großbürgerliche Heim der siebziger, achtziger und neunziger Jahre des 19. Jahrhunderts. Der Reichtum an schweren Stoffen wurde mit Fransen, Quasten und Ziergehängen zusätzlich geschmückt. Es zeigt sich darin die Orientierung an der barocken Kunst des Adels. Auf den zweiten Blick wird jedoch erkennbar, daß in der Musterung und in der Farbigkeit eine kleinteiligere Strukturierung gesucht wurde, um eine Angleichung an die Formenwelt der Renaissance zu finden.
Die Posamentierkunst bezog sich jedoch nicht nur auf den Bereich der privaten Raumdekoration. Auch die öffentliche bürgerliche Festkultur benötigte für Fahnen, Vereinszeichen und Instrumente entsprechende Ziergehänge. Und schließlich ist neben der Kirche auch das Militär als sicherer Kunde für die Posamentierer zu nennen.
Die Gebrüder Ludwig, die ihre Werkstatt an der Pillnitzer Straße 46 führten, schenkten dem Kunstgewerbemuseum 35 Musterstücke für Raumdekorationen im Taxwert von 529 Mark. I.A.J.

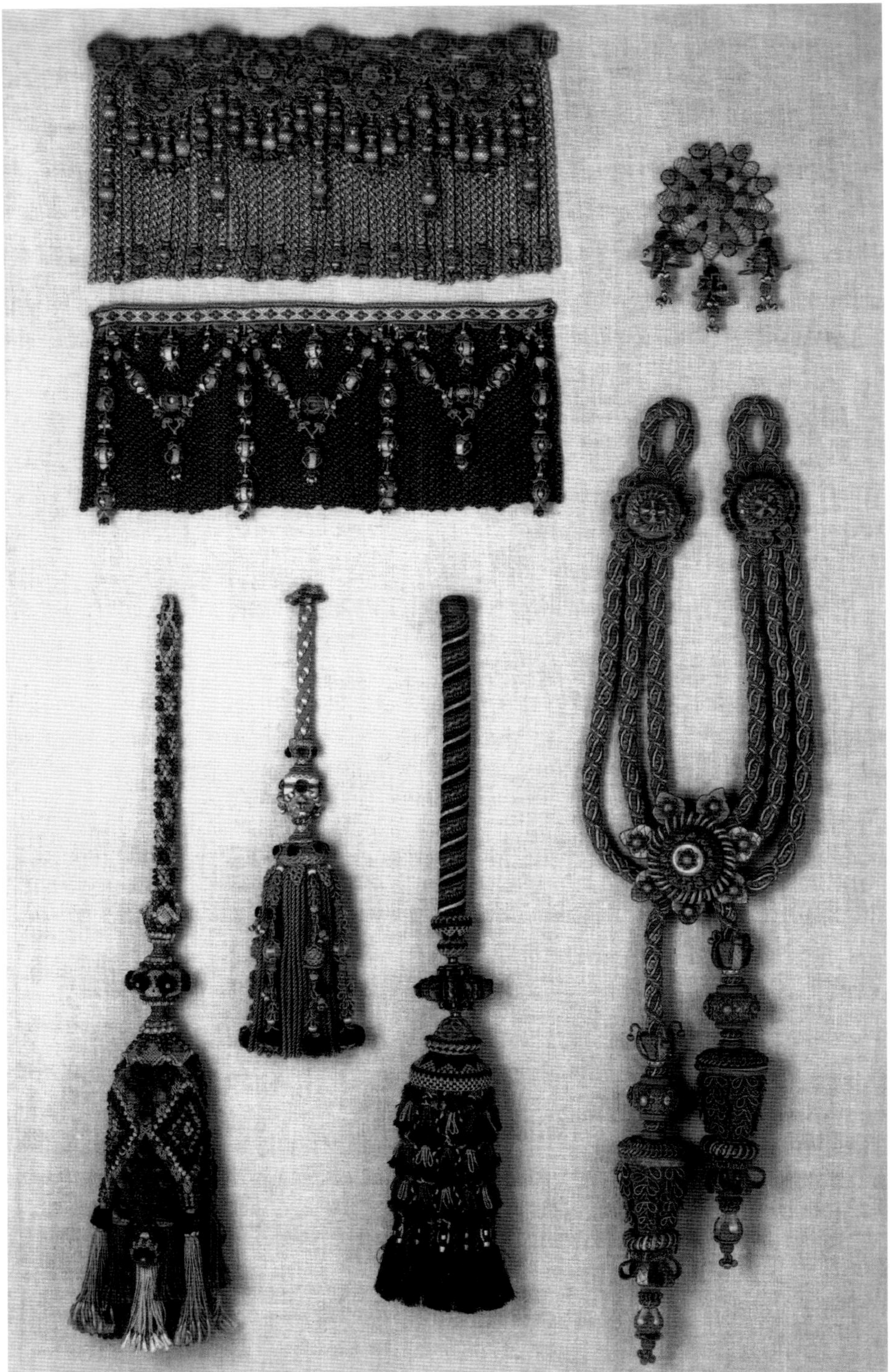

263

Orient und Ostasien

In den drei Führern durch das Kunstgewerbemuseum Dresden, die Karl Berling zwischen 1895 und 1897 herausgab, ist der Kunst des Orients und Ostasiens breiter Raum eingeräumt worden. Die Begeisterung in Europa für orientalische Teppichornamente, kufische Schriftzeichen, stilisierte vegetabilische Formen, Arabesken, chinesische Symbole und japanische Kalligraphie hat seit der ersten Weltausstellung 1851 in London stetig zugenommen. Viele tausend Aussteller auf diesen Weltmessen in London, Paris und Wien aus aller Herren Länder präsentierten ihre Angebote einem Millionen zählenden Publikum. Das hatte es vorher in dieser Weise noch nie gegeben. Neben originalen Werken aus China, Indien, Persien, der Türkei und Japan wurden auf den Weltausstellungen auch nachgeahmte oder von europäischen Herstellern nachempfundene Werke gezeigt. Auf der Wiener Weltausstellung 1873 hatten sich unter den orientalischen und ostasiatischen Formen und Dekoren besonders die islamischen aus Persien und der Türkei durchgesetzt, und auf der Pariser Weltausstellung 1889 machten die Porzellane der Königlichen Porzellanmanufaktur Kopenhagen mit ihren von japanischen Holzschnitten beeinflußten Dekoren Furore. Genau in dieser Zeit entstanden in Europa eine Reihe von Kunstgewerbemuseen (London 1851, Wien 1864, Berlin 1867, Dresden 1876), die sich natürlich den alten und neuen Werken aus dem Orient, aus Ostasien sowie den neuen Schöpfungen aus europäischen Manufakturen und Fabriken nicht entziehen konnten. Dem Kunstgewerbemuseum war 1889 mit dem Erwerb von mehreren tausend japanischen Färbeschablonen ein spektakulärer Erfolg in der Ankaufspolitik gelungen. Das war auch der Grund, daß im neuen Haus an der Güntzstraße ebenfalls ein großer Ausstellungsraum für »Orientalische Gegenstände« eingerichtet wurde. Bereits im alten Haus am Antonsplatz hatte es ein Zimmer mit der »Abtheilung für orientalisches, vorzugsweise japanisches Kunstgewerbe« gegeben. Dem orientalischen und ostasiatischen Kunsthandwerk verdankt die europäische angewandte Kunst nicht nur im 18., sondern auch im 19. Jahrhundert besonders schöne Formen, Farben und mannigfaltige Ornamente. R.R.

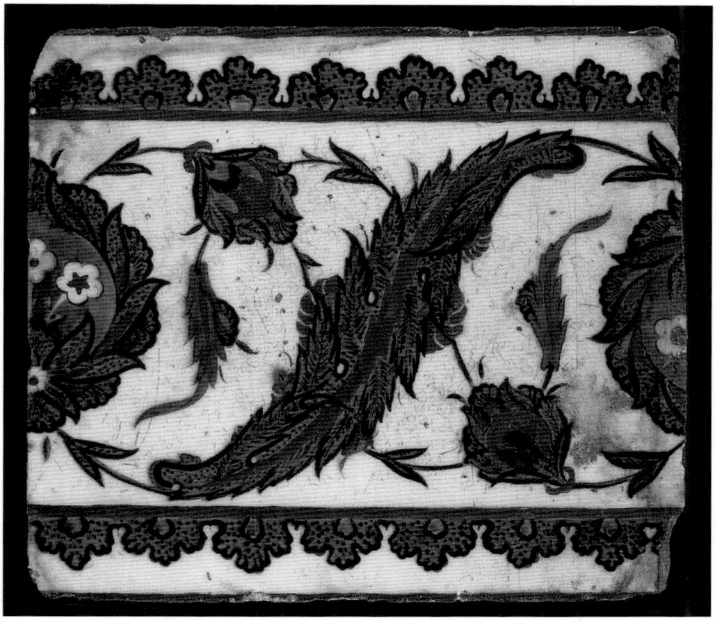

264a

264 Zwei Fliesen
Iznik, 2. Hälfte 16. Jahrhundert.
Quarzfritte-Keramik, mit Unterglasurmalerei und transparenter Blei-Alkali-Glasur.
Bemalung in Blau, Türkis, Schwarz, Dunkel- und Hellblau bzw. Blau, Hellblau, Grün und Rotbraun.
34,0 x 11,0 cm (Inv.-Nr. 14 029 b);
26,6 x 24,0 cm (Inv.-Nr. 14 077).
1882 Ankauf von dem Dresdener Architekten A. Hauschild für 30 und 70 Mark.
Inv.-Nr. 14 029 b, 14 077.

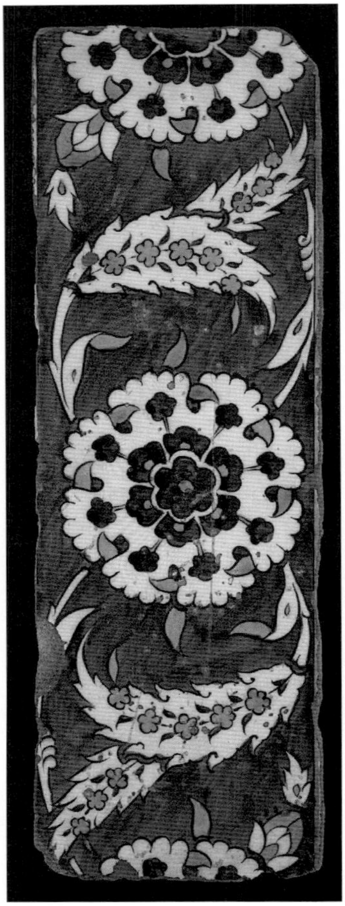

264b

Die schmale Fliese ist Teil einer Bordüre, die als Umrandung eines größeren Fliesenfeldes zur Ausschmükkung einer Moschee, eines Palastes oder eines markanten Innenraumes, wie zum Beispiel in einem Harem, diente. Gefiederte, ineinander verschlungene Saz-Blätter alternieren mit rosettenähnlichen stilisierten runden Blüten. Die breite Fliese könnte zu einem längeren Fries gehört haben, der eine größere Wandfläche mit einzelnen Fliesentableaus horizontal gliederte. Ein alternierend geführtes S-förmiges Fiederblatt mit Blüten und Rosetten wird gerahmt von einer Borte aus halbierten blauen symmetrisch aufgereihten Blüten. Der große Bedarf an Fliesen für die Gestaltung von Wänden bewirkte, daß die keramischen Werkstätten, vor allem in Iznik und Kütahya, vorzugsweise mit der Produktion von Fliesen beschäftigt waren. Geschirre wurden eher als Nebenprodukt hergestellt. Die Materialien, die zur Fliesenherstellung für Scherben, Engobe, Glasur und Farben verwendet wurden, glichen denen der Geschirrherstellung. Ebenso ähnelten sich die Dekorationsmotive. Nur die optische Erscheinung war ungleich größer. Ein Fliesenfeld, eine Fliesenwand oder ein ganzer, mit farbigen Fliesen ausgestatteter Raum erzielte einen ungleich stärkeren Reiz, als es Teller, Krüge, Schüsseln oder einzelne Fliesen trotz schönster Bemalung je vermocht hätten. R.R.

Lit.: Richter 1995a, S. 153, Kat.-Nr. 164 und 165.

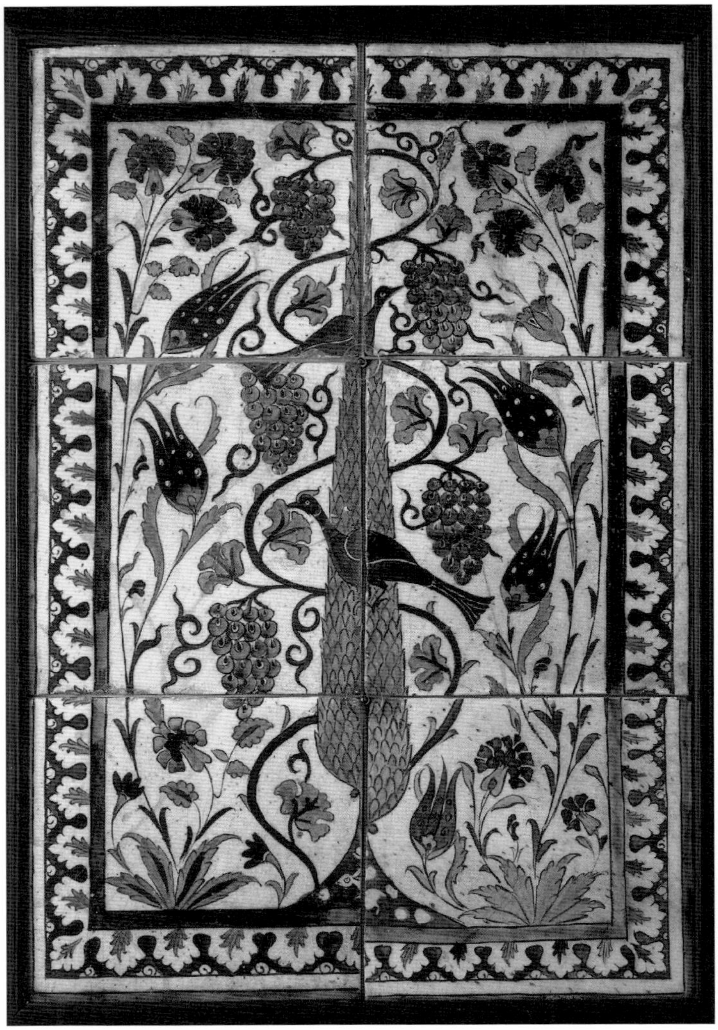

265

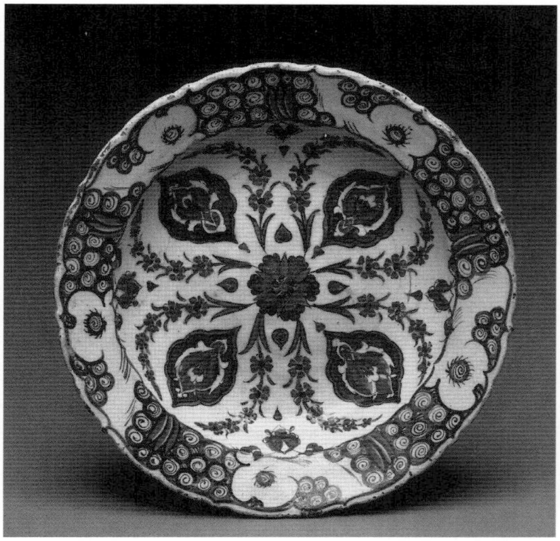

266

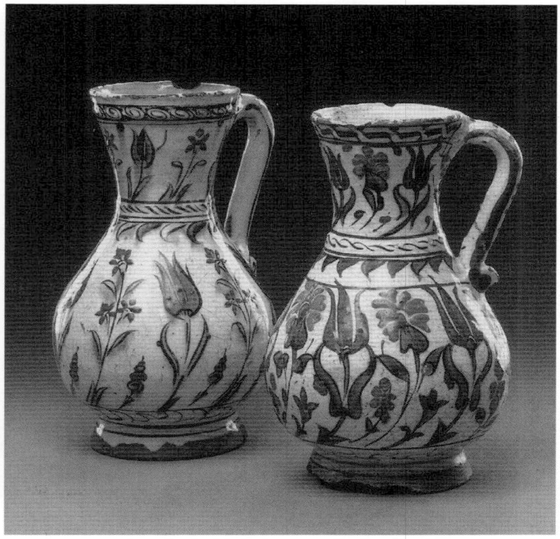

267

265 Fliesentableau
Iznik, Anfang 17. Jahrhundert.
Quarzfritte-Keramik. Transparente Blei-Alkali-Glasur. Bemalung in Blau, Hellblau, Grün und Mangan.
An vielen Stellen zersprungen und restauriert.
79,5 x 54,5 cm.
1882 Ankauf vom Dresdener Architekten A. Hauschild für 300 Mark.
Inv.-Nr. 14 097.

Ein aus sechs großen Fliesen bestehendes Fliesenbild mit breiter, aufgemalter Borte. In der Mitte eine schuppenförmig gemalte Zypresse von Weinreben umrankt. An den Trauben picken zwei Vögel nach den reifen Früchten. Die verbleibende Fläche wird von Nelken und Tulpen ausgefüllt. Ähnliche weinumrankte Zypressenbäume auf Fliesenbildern sind aus der Galerie der Sultan-Ahmed-Moschee von Istanbul und aus Räumen im Serail bekannt, darunter einige zwischen 1608 und 1620 mit »resim-i Kemankes« signierte Fliesen. Karl Berling ordnete noch um 1900 die türkischen Fliesen allgemein dem orientalisch-persischen Kulturkreis zu. Sie waren auch zusammen mit persischen Fliesen in der Nähe der türkischen Gefäßkeramik ausgestellt, wie aus Berlings Führer von 1895 zu entnehmen ist: »In der Hauptsache wird die nördliche Wand von Persischen Fliesen eingenommen, die, mehrere zusammen in einzelnen Holzrahmen gefasst, wohl geeignet erscheinen, einen Begriff von der Farbenfreude des Orientalen zu geben« (Berling 1895, S. 15f.). R.R.

266 Teller
Iznik, Ende 16. Jahrhunderts.
Quarzfritte-Keramik. Unterglasurmalerei mit transparenter Blei-Alkali-Glasur.
Bemalung in Blau, Türkis, Rot und Schwarz.
Durchmesser 30,2 cm.
1881 Geschenk von dem Dresdener Architekten A. Hauschild.
Inv.-Nr. 13 247.

Auf breit geschweiftem Rand ist das stilisierte »Felsen und Wasser«-Dekor aufgemalt. Im Spiegel befindet sich eine zentrale Rosette, um die sich symmetrisch vier Blütenmotive ordnen, die von zarten Rispen umgeben sind. Auf der Unterseite des Steigbords um den Standring herum sind im Wechsel Tulpenblüten und Rosetten aufgemalt. Die zum Braun hin tendierende rote Farbe der Blüten weist auf das späte 16. oder schon das 17. Jahrhundert hin. Auch bei den Erzeugnissen der bislang wenig erforschten türkischen Provinzialkeramiken ist das ins Braun gehende Rot zu beobachten. In Berlings Museumsführer von 1895 und noch nach 1900, wird das Izniker Keramikgeschirr nach dem früheren Fundort auf der griechischen Insel Rhodos als »Rhodosware« bezeichnet: »Diese Stücke haben eine besonders glänzende Glasur. Zwei von ihnen sind ausser mit Blau noch mit Grün und Gelb oder Braun bemalt. Zu dieser Periode müssen auch die nach ihrem Fundorte genannten ›Rhodosgefässe‹ gerechnet werden, welche sich sowohl durch die Technik als auch durch die reiche Farbwirkung – Blau, Rot und Grün auf weissem Grunde – in der sie die mehr oder weniger naturalistisch aufgefasste pflanzliche Ornamentik zur Anschauung bringen, hervorthun« (Berling 1895, S. 14f.). R.R.

Lit.: Richter 1995a, S. 154, Kat.-Nr. 167.

267 Zwei Enghalskrüge
(Abb. S. 247)
Iznik, um 1600.
Quarzfritte-Keramik. Unterglasurmalerei mit transparenter Blei-Alkali-Glasur.
Bemalung in Schwarz, Blau, Grün und Braunrot. Am Lippenrand stark bestoßen.
Höhe 22,3 cm (Inv.-Nr. 8 852);
21,6 cm (Inv.-Nr. 9 150).
1879 von Larrie Hülse aus Dresden für 50 und 60 Mark angekauft.
Inv.-Nr. 8 852, 9 150.

Auf kräftigen konischen Standringen erheben sich zwei birnförmige Körper mit eingezogenem Hals, ausgestellter Lippe sowie Wulsthenkel. Der erste Krug zeigt auf der Wandung alternierend blaue Tulpen und rote Rispenblüten. Der gleiche Dekor in verkleinerter Form befindet sich am konischen Hals. Drei horizontale Dekorbänder befinden sich unterhalb des Lippenrandes, am Hals gewellte Schrägstriche mit gegenläufigen Blütenblättern und am Ablauf nach links geknicktes Wellenband. Das zweite Gefäß, ähnlich dekoriert, zeigt auf der Wandung ebenfalls alternierend blaue Tulpen, aber rote Blumen mit palmettenartigen Blüten. In der Halszone der gleiche Dekor in verkleinerter Form. Drei horizontale Streifen unter dem Lippenrand, am Hals und in der Ablaufzone. Diese Krüge gehören stilistisch in die Spätzeit des 16. oder schon in die erste Hälfte des 17. Jahrhunderts. Der graue Scherben und die wenig leuchtend rote Farbe sowie die grünen Ausblühungen lassen eher an Arbeiten einer provinzialtürkischen Töpferei denken als an Erzeugnisse aus Iznik. Dabei darf nicht verkannt werden, daß es sicher auch in Iznik eine Produktion für den Massenbedarf gegeben hat, bei der weniger sorgfältig gearbeitet wurde. R.R.

Lit.: Richter 1995a, S. 153, Kat.-Nr. 164 und 165.

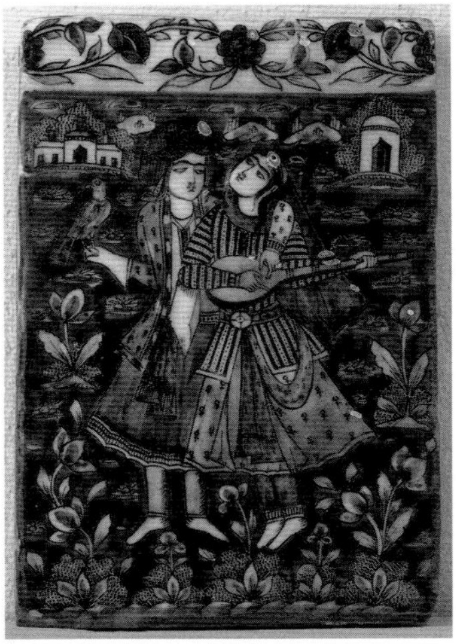
268

268 Fliese
Persien, 2. Hälfte 19. Jahrhundert.
Quarzfritte-Keramik. Transparente Blei-Alkali-Glasur. Bemalung in Blau, Hellblau, Grün, Schwarz und Mangan.
24,8 x 16,8 cm.
1906 Geschenk aus dem Nachlaß von Professor Carl Graff, Dresden.
Inv.-Nr. 27 989.

Seit Jahrhunderten hatte die persische Keramik eine wichtige Rolle bei der Entwicklung von glasierter Keramik gespielt. Bereits seit dem 8. Jahrhundert entwickelten iranische und irakische Töpfer Keramik mit weißem Anguß und farbigen, meist blauen und lüstrierenden Glasuren. Chinesische Porzellane und eingewanderte Töpfer aus China beeinflußten die persische Keramik in zunehmendem Maße. Im 16. und 17. Jahrhundert lösten figürliche Darstellungen die kufischen Schriftzeichen sowie die rein ornamentalen und pflanzlichen Motive ab. Auf Fliesen wurden gern Tiere, Landschaften, Drachen und andere Fabeltiere sowie Figuren in mongolischer Kleidung auf dunkelblauem, glänzendem Untergrund gemalt. An diese Art der Darstellung knüpften Töpfer im 19. Jahrhundert wieder an. Die Fliese zeigt ein junges Paar zwischen Blumen auf blauem Grund. Der Jüngling trägt auf seiner Rechten einen edlen Jagdfalken, das Mädchen spielt auf einem mandolinenähnlichen Musikinstrument. Im Hintergrund befinden sich orientalische Gebäude einer Ansiedlung. Den oberen Abschluß bildet stellvertretend für den Horizont ein Blumenfries. Das Dresdener Kunstgewerbemuseum hatte 1882 unter anderem drei alte persische Fliesen in Berlin für 48, 32 und 28 Mark angekauft (Inv.-Nr.14 362–14 364). Alle drei Fliesen sind Kriegsverlust. R.R.

269 Kleine Aufsatztruhe
Persien, Ende 19. Jahrhundert in der Art des Safawiden-Stils des späten 16. Jahrhunderts.
Platane, farbige Temperamalerei mit Gold und Silber, überzogen von Schellack. Pigmente aus Cochenille und Alkermes für Rot, außerdem Indigo, Grünspan und Bleiweiß. 1995 verschiedene Lackergänzungen.
Holzabsplitterungen an den Kanten.
61,5 x 35,0 x 23,0 cm.
1882 Ankauf von der Berliner Kunsthandlung R. Wagner für 48 Mark.
Inv.-Nr. 14 356.

Von Anbeginn gehörte zum Dresdener Kunstgewerbemuseum eine Abteilung für Kunstgewerbe des Orients. Darunter wurden sowohl ostasiatische als auch türkisch-indische Erzeugnisse gerechnet. Im alten Gebäude am Antonsplatz und auch im neuen Haus an der Güntzstraße war dieser Abteilung ein großer Ausstellungssaal gewidmet. An arabisch-indischem Kunsthandwerk konnten Studenten und Besucher hier vor allem Teppiche, Stoffe, Keramikgefäße und Fliesen (Kat.-Nr. 264ff.) bewundern. Die hier auffallende Konzentration auf das rein Ornamentale, verbunden mit abstrahierten Pflanzen- und Blütenformen, mag für die dekorationsfreudige Zeit des Historismus

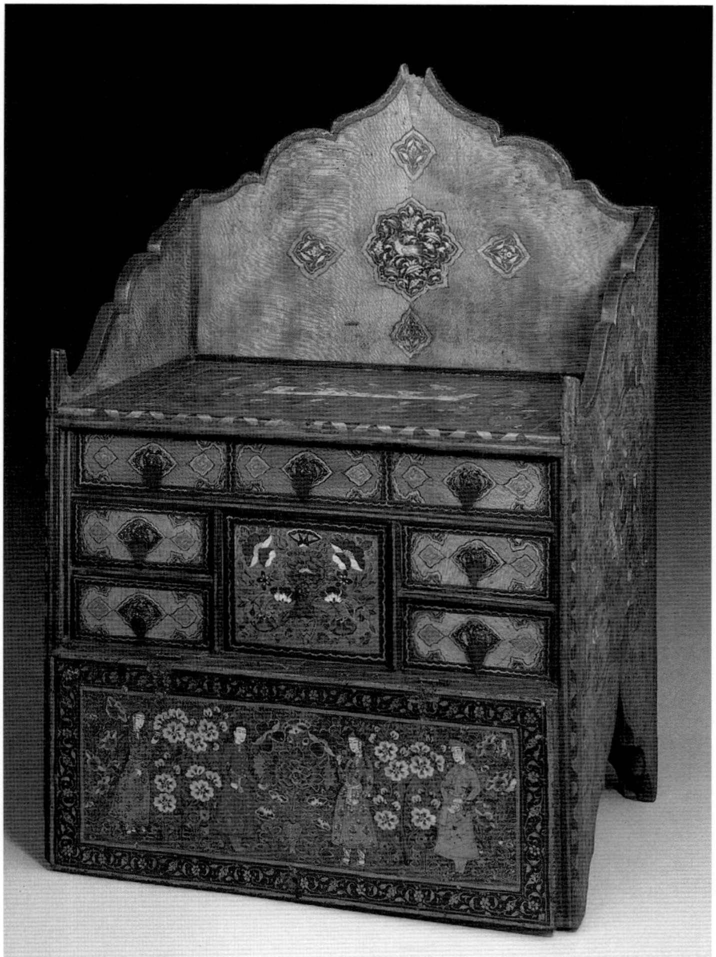

269

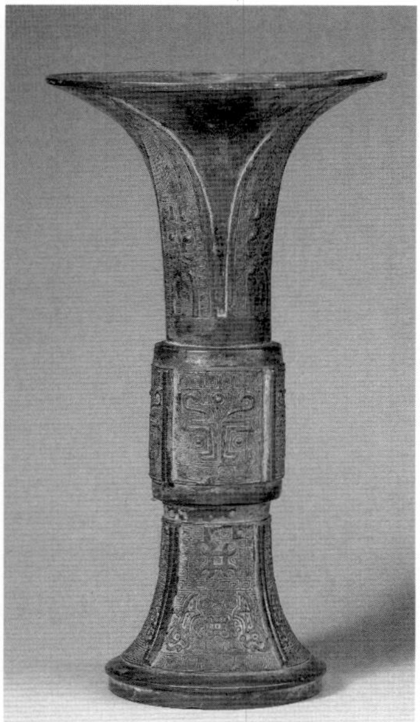

270

von besonderer Faszination gewesen sein. Auf vielen Gebieten entstanden nachempfundene orientalisierende Kunstwerke (z.B. Kat.-Nr. 159, 203) bis hin zu mächtigen Architekturen (z.B. Dresden, Tabakkontor »Yenidze«, 1909 von Martin Hammitzsch). Einen Höhepunkt feierte die Verehrung der orientalischen Kunst in Europa auf der Weltausstellung 1873 in Wien.
Zusammen mit einem Konvolut von persischen Fliesen und Keramikgefäßen wurde die kleine persische Truhe 1882 aus dem Berliner Kunsthandel angekauft (Inv.-Nr. 14 355 bis 14 365). Mit seiner feinen und kleinteiligen Lackmalerei war es in dieser Spezialabteilung des Museums ein ausgefallen seltenes Stück. Gestaltet wie eine Sitzbank, mit kurvig begrenzten Rücken- und Seitenlehnen und ebenso geformtem Fußgestell, enthält das Möbel hinter der abklappbaren Vorderwand mehrere kleine Schübe, die um ein mittleres Kabinettfach mit Klapptür angeordnet sind. Sitzfläche und beide Seiten der Klappe sind mit weiblich-figürlichen, die Seiten mit Jagdszenen, umgeben von Blüten, Blättern und vielfältiger Natur, bemalt. Blüten befinden sich auch auf der Kabinettfachtür und dem Fußgestell. Die Lehne, die Rückseite und die Schubkastenvorderseiten zieren vereinzelte rhombenförmige Dekore. Als Vorbild für dieses Möbel, in dem wohl Schriftstücke, Schmuck oder ähnliches aufbewahrt wurden, dienten die mit zierlicher Malerei – figürlichen Szenen und Blumen – überzogenen iranischen Lackgegenstände aus dem Zeitalter der Safawiden-Dynastie vom Ende des 16. Jahrhunderts.

G.H.

270 Kultgefäß »Gu«
China, Tang-Zeit (618-906).
Bronzeguß. Graugrüne Patina.
Höhe 29,0 cm.
1884 Ankauf von Herrn B. Zacharias, Berlin, für 75 Mark.
Inv.-Nr. 15 442.

Der Vasenkörper steht auf einem leicht ausladenden Fuß, erweitert sich in der Mitte zu einer zylindrischen Form und geht dann in einen weit ausladenden Mündungsrand über. Senkrechte, stabförmige Auflagen teilen die Gefäßoberfläche in vier Zonen, die reich mit Ornamenten wie Donner- und Wolkenmuster, Zikadenornament und einem Maskaron verziert sind. Donner, das Lachen des Himmels, Wolken, die Symbole der Freude, und die Zikade als Symbol der Unsterblichkeit gelten in der chinesischen Kultur als allgemeine Glückssymbole. Das Gefäß ist wohl in einer verlorenen Form gegossen und sehr sauber nachgearbeitet worden. Die graugrüne Patina ist altersbedingt durch natürliche Oxydation entstanden. R.R.

271 Kultgefäß »Fanghu«
China, Ming-Zeit (1368–1644).
Emaillierte Bronze in Cloisonné-(Zellenschmelz-)Technik. Matter Zellenschmelz in den Farben Hellblau, Dunkelblau, Gelb, Hellgrün, Dunkelgrün, Braunrot und Grauweiß. Auf einer Seite ist im Zentralornament die Wand durchstoßen, auf der zweiten Seite das Ornament beschädigt.
Höhe 30,0 cm.
1878 Ankauf vom Buchhändler R. von Zalins (Ort unbekannt) für 450 Mark.
Inv.-Nr. 6 403.

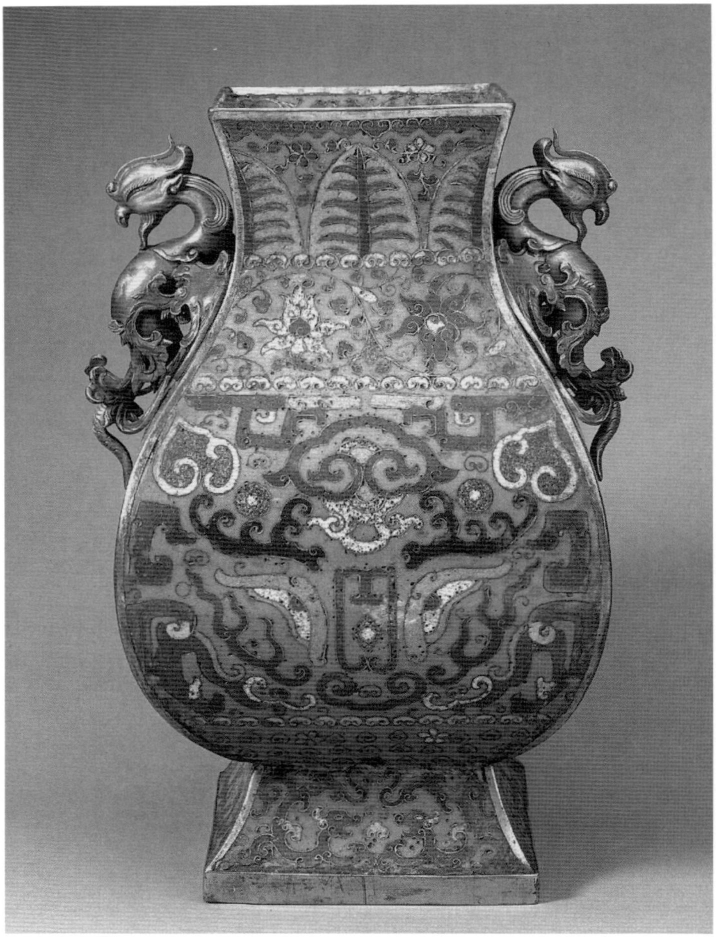

271

Im Metall-Führer von 1896 erwähnt Karl Berling nicht nur die verschiedensten Email-Techniken, auch die fernöstlichen Emailarbeiten finden neben den europäischen seine volle Aufmerksamkeit. Unter anderem schreibt er folgendes über das Zellenemail: »Hierbei wird die gewünschte Musterung in Blechstreifen zurecht gebogen, diese mit der schmalen Kante auf dem Grund befestigt und so gleichsam Zellen (‚Lamellen') gebildet, welche mit der pulverisierten und zu einem Brei angerührten Masse gefüllt werden. Dann wird die Glasmasse in leichtem Feuer eingeschmolzen … und endlich die Oberfläche glatt geschliffen. … Ganz Vorzügliches in der Kunst des Emaillierens ist von den Chinesen und Japanern geleistet worden. Weit später, als man anzunehmen geneigt ist, müssen wir die Emailkunst bei diesen Völkern datieren und zwar bei den Chinesen nicht vor Mitte des 14. Jahrhunderts.« (Berling 1896, S. 84ff.) Das sakrale Kultgefäß erhebt sich über einem leicht eingezogenen quadratischen Fuß. Der die quadratische Grundform beibehaltende Körper baucht weit aus, um in der Halszone einzuschwingen. Auf zwei gegenüberliegenden Seitenflächen sind je ein Messinggriff in Form eines Drachens montiert. Die Wandung und auch das Innere des Halses sind mit reichen geometrischen Dekoren aus farbigem Zellenschmelz dekoriert. Die Ornamente werden aus stilisierten Blüten, Blättern, regelmäßigen Schnörkeln und Rankenwerk gebildet. In das Innere des Halses wurde eine gravierte glänzende Messingplatte, mit chinesischen Schriftzeichen überzogen, als Deckel eingelassen. Das Gefäß paßt in die Beschreibung, die Karl Berling von frühen chinesischen Emailarbeiten gibt: »Die älteren Arbeiten zeigen auf dünnem Kupfergrunde matte düstere Farben, meist zweierlei Blau, Grün und ein schmutziges Weiss« (Berling 1896, S. 84ff.). R.R.

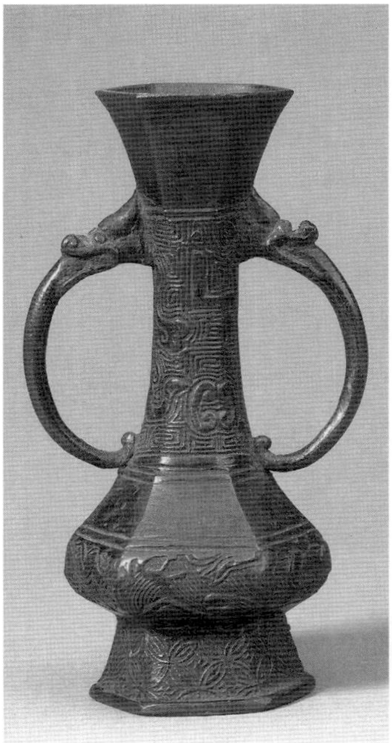

272

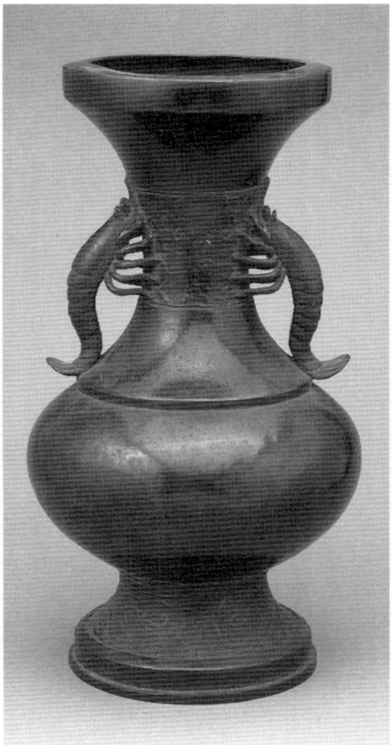

273

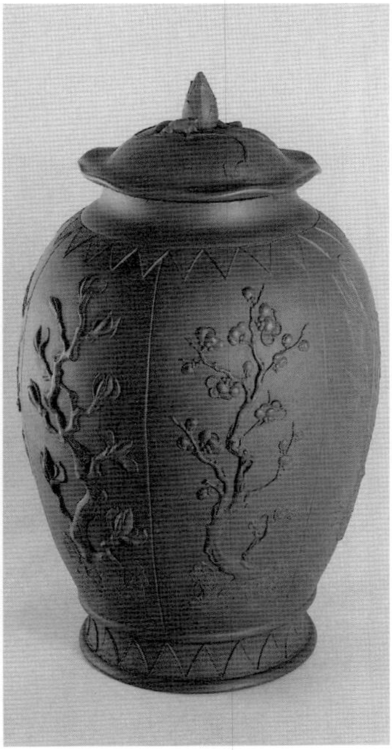

274

272 Vase
China, Ming-Zeit (1368–1644) oder 19. Jahrhundert.
Bronzeguß.
Höhe 15,0 cm.
1887 Ankauf vom Hamburger Antiquar Mühlenpferdt für 15 Mark.
Inv.-Nr. 20 707.

Die sechskantige Vase steht auf einem sich nach obenhin verjüngenden Fuß, der mit Svastika-(Unendlichkeits-)Mustern überzogen ist. Über dem Fuß baucht der Körper stark aus, verjüngt sich, um dann in einen weiten trichterförmigen Hals überzugehen. Die bogenförmigen Henkel entspringen Drachenköpfen. Die gesamte Wandung ist mit Wellen- und Mäandermustern überzogen. Wellen symbolisieren Wasser und Meeresflut, das Mäander (hui-wen) und der Drache (lung) gehören zu den vielschichtigsten Symbolen Chinas. Sie stehen unter anderem für Naturkraft, Wiedergeburt und vieles mehr. Das Fehlen von Gußnähten läßt vermuten, daß das Gefäß nicht während der Ming-Dynastie gegossen wurde, sondern erst im 19. Jahrhundert nach einer traditionell überlieferten Form. R.R.

273 Vase
China, 19. Jahrhundert (?).
Bronzeguß.
Höhe 28,0 cm.
1888 Ankauf vom Hamburger Antiquar Mühlenpferdt für 30 Mark.
Inv.-Nr. 20 968.

Der Vasenkörper steht auf einem breiten ausladenden Fuß, der mit einem stilisierten Drachenornamentband ausgeziert ist. Darüber wölbt sich der weite Bauch. Der schlanke Hals, der in eine ausladende trompetenförmige Mündung übergeht, wird flankiert von zwei naturalistisch gestalteten Langusten. R.R.

274 Deckelvase
China, 1. Viertel 18. Jahrhundert.
Rotes Steinzeug mit Reliefdekor. Am Deckel und Hals kleine Brandrisse und leicht bestoßen.
Höhe 37,1 cm.
1892 Ankauf von Herrn Bertling, Dresden, für 500 Mark.
Inv.-Nr. 24 081.

Auf einem konischen Standring mit Zackenborte erhebt sich ein bauchiger Körper mit hoher Schulter, die wiederum mit einer Zackenborte geziert ist. Der kurze Hals ist eingezogen. Die Wandung teilt sich in sechs einzelne Felder auf, die mit jeweils einem zarten Reliefdekor überzogen sind: Lotospflanze mit einem Vogel, Weinstock mit einem Eichhörnchen, Magnolie mit Blütenknospen, Strauch einer blühenden Kirsche, Bambus sowie einer Schirmtanne. Den überstehenden, gewellten (»gekniffenen«) Deckel krönen eine Lotosknospe, ein Lotosblatt, eine Lotosblüte sowie ein kleiner

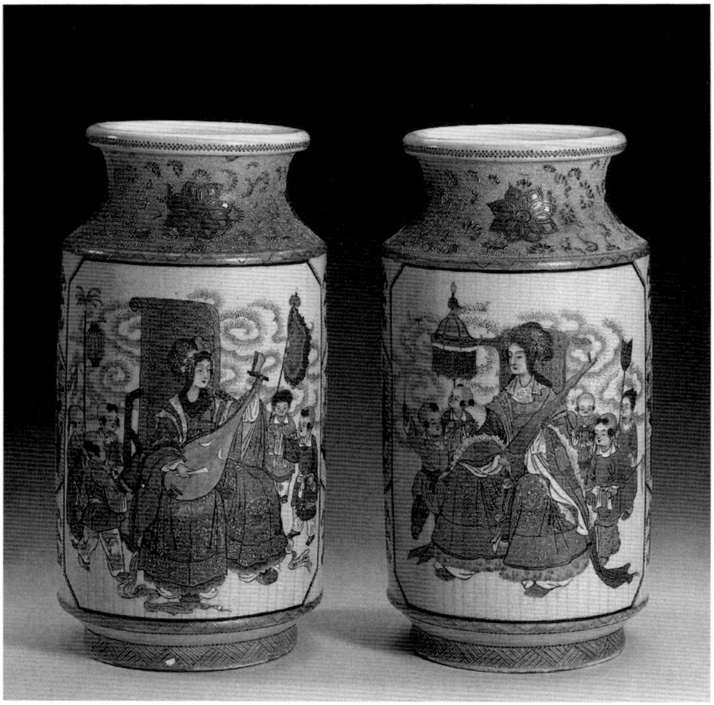

275

Frosch. Bisher wurde die Vase für ein frühes Deckelgefäß aus Meißener Böttgersteinzeug gehalten. Als ein solches ist es auch 1892 angekauft worden. Im Inventarbuch des Dresdener Kunstgewerbemuseums steht, eingetragen am 12. Januar 1892, »Urnenvase in rotbraunem Böttger-Steingut ... japanisierend, Anfang des 18. Jahrhunderts ...« Es ist durchaus denkbar, daß Karl Berling diese Vase mit im Auge hatte, als er zum Schluß seiner Ausführungen über deutsches Steinzeug dem Böttgersteinzeug Priorität einräumte und darüber folgendes in seinem Museumsführer schrieb: »Die höchste Bedeutung haben indessen die von Joh. Friedr. Böttger (1682–1719) in Dresden erfundenen und gefertigten Steinzeugarbeiten, da sie die Vorläufer für das sächsische Porzellan gewesen sind. Hierbei haben die roten chinesischen Arbeiten in Masse und Formen zu Vorbildern gedient« (Berling 1895, S. 52). Berling teilte das Böttgersteinzeug in fünf Gruppen ein, denen zufolge die Deckelvase in »Gruppe II« gehört, die er so charakterisiert: »Das Äussere ist rotbraun, meist mit chines. Figuren in Relief verziert ...« (Berling 1895, S. 52). Der Vergleich in der Dresdener Porzellansammlung mit chinesischen Vasen aus rotem Steinzeug, die bereits zur Regierungszeit Augusts des Starken (1697–1733) angekauft worden sind, ergab indes, daß es sich bei dieser Vase wohl ebenfalls um eine chinesische Arbeit aus der Zeit des Kaisers K-ang-Hsi (1662–1722) handelt. R.R.

275 Drei Vasen
Satsuma, Japan,
Mitte 19. Jahrhundert.
Steinzeug. Weißgrauer Scherben, bemalt mit Emailfarben in Schwarz, Grün, Rot, Blau und Weiß. Vergoldung. Teilweise krakeliert.
Höhe 36,5 cm (Inv.-Nr. 15 435);
24,5 cm (Inv.-Nr. 17 349 und 17 350).
1884 (Inv.-Nr. 15 435) Ankauf von Herrn B. Zacharias, Berlin, für 200 Mark.
1885 Geschenk des Herrn Dr. Paul Riebeck, Berlin.
Inv.-Nr. 15 435, 17 349 und 17 350.

Karl Berling war einer der ersten, der das Steinzeug aus Satsuma als Gruppe erkannte und in seinem Führer von 1895 beschrieb: »Das Satsuma-Steingut (Es handelt sich dabei in Wirklichkeit um Steinzeug mit gesintertem Scherben, der sich mit Stahl nicht ritzen läßt. R.R.) ist besonders reich im Museum vertreten, ein Umstand, der, ... wesentlich der hochherzigen Schenkung des verstorbenen Orientreisenden Dr. Paul Riebeck zu danken ist« (Berling 1895, S. 65). In Berlings Museumsführer findet man weiter eine Schilderung der Satsuma-Keramik. Berlings Beschreibung dieser eigentümlichen keramischen Gattung gehört mit zu der ersten, die es darüber in Europa überhaupt gibt. »In der ältesten Zeit hat man hier eine kunstlose schwarzglasierte Ware angefertigt. Mit der Zeit ist die Masse verbessert worden, die Arbeiten erscheinen dann in weissgelber oder grauer Farbe, bis etwa vom Beginn unseres Jahrhunderts an (des 19. Jahrhunderts, R.R.) das eigentlich charakteristische Satsuma-Steingut zu herrschen begann. Es ist dies ein Erzeugnis, welches eine gelbliche, sehr fein haarrissige Glasur und eine überaus reiche Malerei in harmonisch gestimmten Farben und zwar meist in einem gefärbten Lack zeigt. Gefertigt werden meist kleinere und grössere

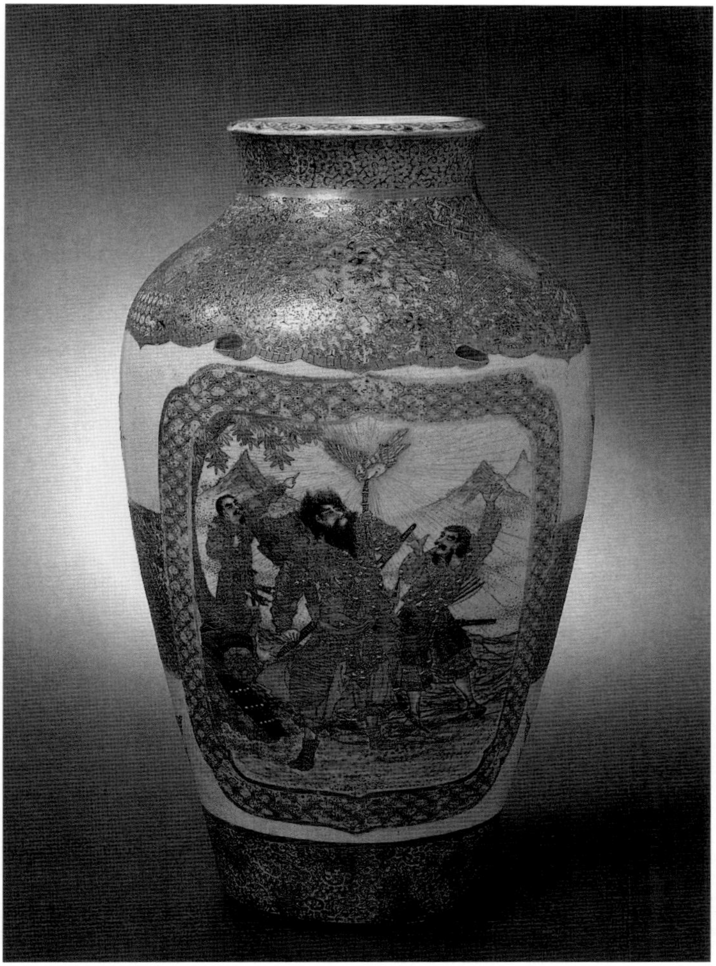

275

Dekorationsstücke, bei denen indessen, unserem Geschmack nach, in der Verzierung häufig des Guten zuviel gethan ist. Satsuma-Steingut wird heute auch an anderen Orten, wie Awata, Ota und Awaji nachgeahmt ...« (Berling 1895, S. 65).

Die größere balusterförmige Vase ohne Standfuß weitet sich langsam zur Schulter, die in einen geringfügig ausladenden Hals ohne Mündungsrand übergeht. Auf zwei Schauseiten der Wandung sind, von breiten Borten umgeben, bildliche Darstellungen aufgemalt, zum Teil flach reliefiert und vergoldet. Die eine zeigt eine Sagen- oder Märchenszene. Vier reich gekleidete, mit Schwert sowie Pfeil und Bogen Bewaffnete (Samurai) schauen auf einen strahlenden goldenen Vogel, der am Himmel zwischen zwei spitzen Bergen erscheint. Das zweite Bild stellt einen Granatapfelbaum dar, an dessen reifen, zum Teil aufgeplatzten Früchten sich Vögel laben. Die beiden gleichgroßen zylindrischen Vasen mit kurzem eingezogenem Standfuß und ebenfalls eingezogenem Hals mit ausladendem Randwulst sind in gleicher Weise dekoriert. Auch hier zeigen zwei Schauseiten eingerahmte bildliche Darstellungen: zum einen (Inv.-Nr. 17 349) eine musizierende vornehm gekleidete Dame, von Kindern mit Spielsachen in den Händen flankiert, zum anderen eine Gruppe von neun vornehmen Herren in einer Felslandschaft mit Tempeln. Auf der Vase (Inv.-Nr. 17 350) sind ganz ähnliche Motive mit einer musizierenden Dame und Kindern und eine Herrengruppe in bergiger Tempellandschaft zu sehen. Zwischen den Feldern sind die Flächen, die, wie Berling definiert, die »Farbe zwischen der alten Elfenbeins und der des Rahmes« besitzen, aller drei Vasen mit üppigen und zum Teil leicht reliefierten Dekoren aus Symbolen, Blumen und Blüten ausgeziert. Die reliefierten Dekore, aufgemalt in Emailfarben, ähneln der Cloisonné-Technik auf Metallarbeiten. R.R.

276 Vier Schwertstichblätter (tsuba)

(Abb. S. 249)

Japan, 18. Jahrhundert.

Kirschblütenmotiv
Signiert Kitsugi aus Hagi, Provinz Chosho.
Eisen, gegossen. Goldtauschierung.
Durchmesser 8,3 cm.
1886 Ankauf vom Berliner Kunsthändler R. Wagner zusammen mit weiteren 37 Exemplaren.
Inv.-Nr. 17 800.

Drachenmotiv
Eisen, gegossen.
Signiert Kinai.
7,4 x 7,2 cm.
1886 Ankauf vom Berliner Kunsthändler R. Wagner zusammen mit weiteren 37 Exemplaren.
Inv.-Nr. 17 799.

Bambusmotiv
Eisen, gegossen. Höhungen durch Feuervergoldung.
7,0 x 6,7 cm.
1888 Ankauf vom Hamburger Antiquar Mühlenpferdt für 15 Mark.
Inv.-Nr. 20 807.

Pferdemotiv
Eisen, gegossen. Höhungen durch Feuervergoldung.
7,2 x 6,7 cm.
1888 Ankauf vom Hamburger Antiquar Mühlenpferdt für 10 Mark.
Inv.-Nr. 20 809.

»Der Fensterkasten 7 zeigt eine reiche und vielseitige Sammlung von Stichblättern, also jener Teile, die an den Schwertern zwischen Klinge und Griff angebracht sind. ... Sie zeigen vielfach einen gesunden kräftigen Naturalismus und vor allen Dingen eine staunenswerte Technik beim Zusammenfügen verschiedener Metalle« (Berling 1896, S. 54).
Dem europäischen Rittertum vergleichbar war die Kultur der Samurai in Japan. Eine der Parallelen besteht in der besonderen Bedeutung des persönlichen Schwertes. Während seine Klinge gleichermaßen scharf und elastisch sein mußte, was die Technik des Verbindens verschiedener Stahlsorten verlangte, war der Handschutz, das Stichblatt, zentraler Träger der künstlerischen Gestaltung. In der außerordentlich differenzierten Arbeitsteilung der japanischen Waffenschmiede war die Herstellung der »tsuba« besonderen Schmieden vorbehalten, Künstlern von hohem Rang, die ihre Werke selbstbewußt und auffällig signierten. Sie kombinierten alle bekannten Techniken der Metallverarbeitung. Der meist gegossene Rohling wurde ziseliert, graviert, aber auch mit anderen Metallen, vor allem Gold tauschiert. Dabei wird ein Golddraht in eine ausgehobene Vertiefung des Trägermaterials eingelegt und festgeschlagen.
Die Schwertstichblätter, bei denen sich die Kunst in großem Variantenreichtum auf die immer ähnliche Grundform bezieht, sind ein traditionelles Sammelgebiet. Das Kunstgewerbemuseum Dresden besitzt 72 Exemplare, die vor allem in den achtziger und neunziger Jahren des letzten Jahrhunderts im Zuge der Japanbegeisterung zusammengetragen wurden. I.A.J.

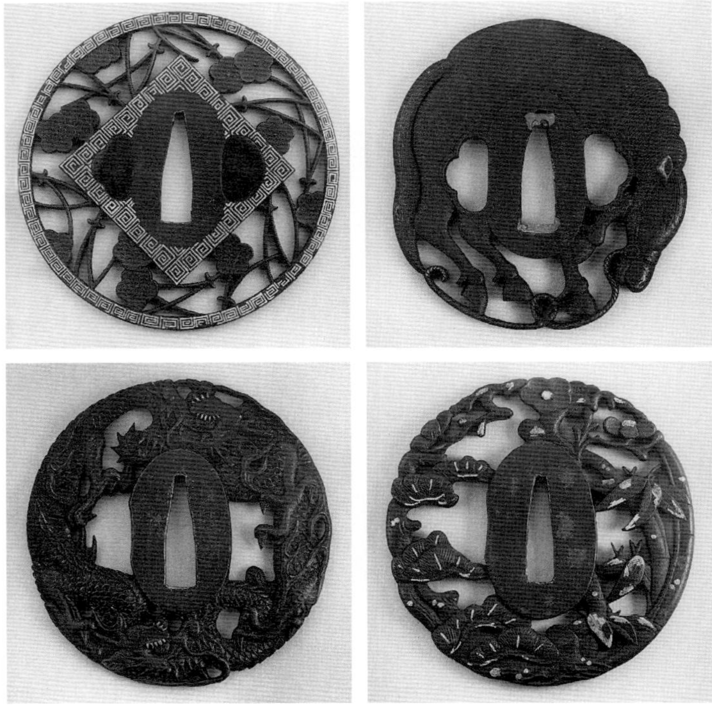

276a – d

Lit.: Schätze Japans 1983, Kat.-Nr. 123 (Inv.-Nr. 20 809), 124 (Inv.-Nr. 20 807), 134 (Inv.-Nr. 17 799), 140 (Inv.-Nr. 17 800); Meisterwerke 1996, Kat.-Nr. 22 (Inv.-Nr. 17 800).

Die Direktoren des Kunstgewerbemuseums Dresden 1876–1998 einschließlich der leitenden Wissenschaftler des Museums 1876–1914

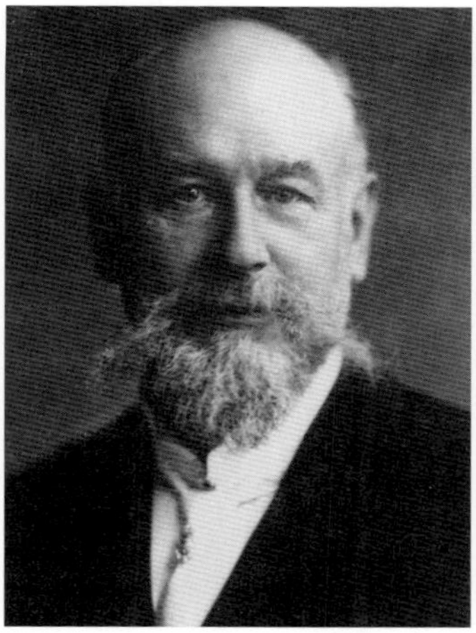

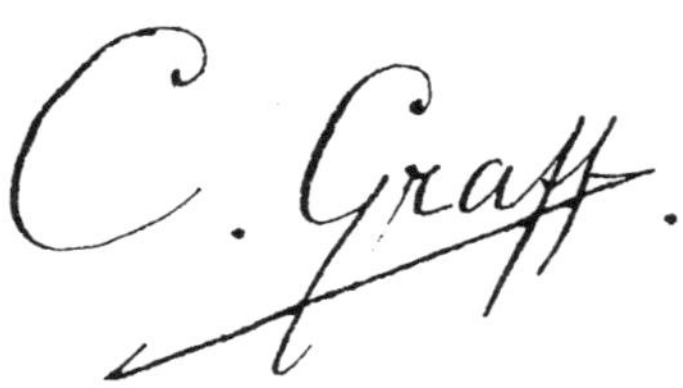

Carl Ludwig Theodor Graff (1844–1906)
1874–1905 Direktor des Kunstgewerbemuseums, gleichzeitig Direktor der Kunstgewerbeschule

Carl Graff wurde in Grabow (Mecklenburg) geboren, studierte Architektur in Hannover und an der Bauakademie Berlin. In Wien profilierte er sich mit Bauten der Neorenaissance, arbeitete am Opernhausneubau und an den Hofmuseen unter Semper. 1870 bis 1873 entstanden Entwürfe für die Wiener Weltausstellung. 1874 wurde er zum Direktor der neugegründeten Kunstgewerbeschule in Dresden ernannt. Gleichzeitig war er seit der Gründung im Jahre 1876 auch Direktor des Kunstgewerbemuseums.

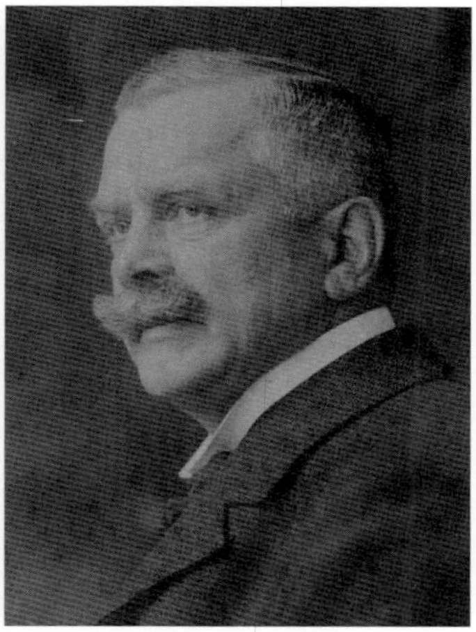

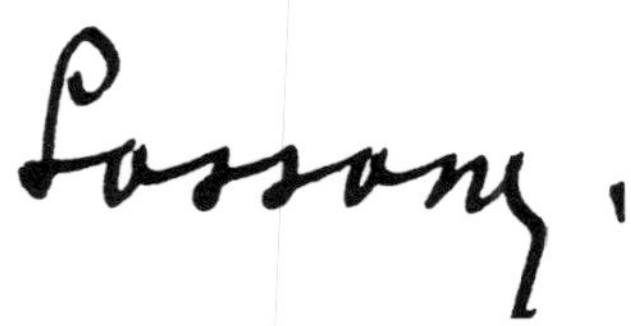

William Lossow (1852–1914)
1906–1914 Direktor des Kunstgewerbemuseums, gleichzeitig Direktor der Kunstgewerbeschule

William Lossow wurde in Glauchau geboren, studierte am Polytechnikum Dresden. Ab 1880 war er Architekt in Dresden, seine wichtigsten Bauten hier sind die Garnisons-Kirche (1900), das Gebäude für Kunstgewerbeschule und Kunstgewerbemuseum (1903/07) und das Schauspielhaus (1913), ferner der Leipziger Hauptbahnhof (1908/14, vollendet 1916). Sein Engagement als Vorsitzender der sächsischen Landesstelle für Kunstgewerbe und des Dresdener Kunstgewerbevereins führten zur Berufung als Direktor der Kunstgewerbeschule im Jahre 1906. In dieser Funktion übernahm er auch den Vorsitz der großen Kunstgewerbeausstellung Dresden 1906.

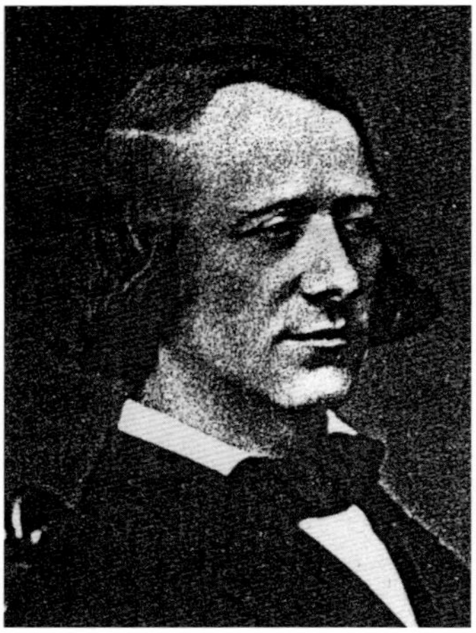

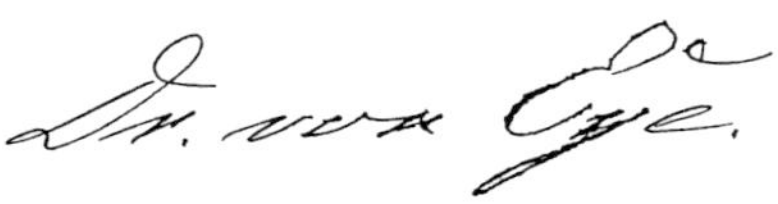

Johann Ludolph August von Eye (1825–1896)
1874–1878 zuständig für die Allgemeine Abteilung

Johann Ludolph August von Eye wurde in Fürstenau, Niedersachsen, geboren. Er studierte in Göttingen und Berlin Rechtswissenschaft und Geschichte. Bei der Gründung des Germanischen Nationalmuseums Nürnberg 1852 übernahm er die wissenschaftliche Leitung der Kunstsammlung, später der kunst- und kulturgeschichtlichen Sammlungen. 1874 erhielt er den Ruf an das zu gründende Kunstgewerbemuseum, wo er für die Allgemeine Abteilung zuständig war. Nach seiner Tätigkeit in Dresden wurde er Mitbegründer von »Schorer's Deutsches Familienblatt« und schließlich Prediger der Freireligiösen Gemeinde in Nordhausen. Er besuchte des öfteren in Brasilien die Gemeinde Zionville, Provinz Santa Catharina, deren Besiedlung er in Deutschland empfahl. Dr. August von Eye starb 1896.

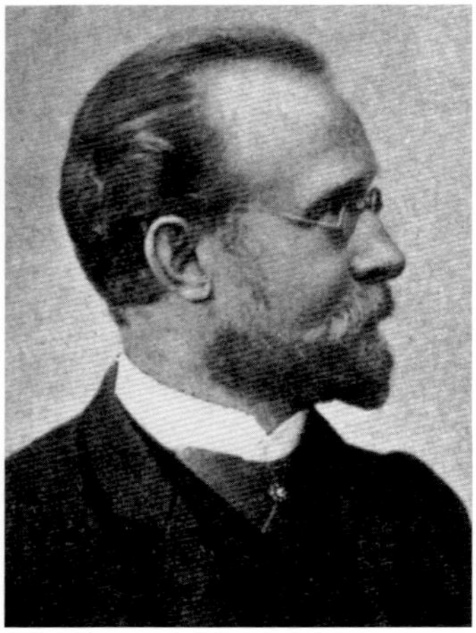

A. Emil Kumsch (Lebensdaten unbekannt)
1876 Bibliothekar, 1885/86 Assistent, seit 1889/90–1902 Direktorial-Assistent des Kunstgewerbemuseums, 1903–1914 Leiter der Königl. Kunstgewerbe-Bibliothek.

Emil Kumsch war seit Gründung des Kunstgewerbemuseums angestellt, zunächst als Bibliothekar der Königlichen Bibliothek und darüber hinaus zuständig in der Textilabteilung für Zerlegen der Gewebe und Patronieren. Er war auch als Professor und Kunstschriftsteller tätig. Seit 1885/86 leitete er als Assistent die Textilabteilung und die Bibliothek des Kunstgewerbemuseums. Ab 1889/90 wurde er Direktorial-Assistent für diese Abteilung. 1903 erfolgte die Ernennung zum Vorstand der Bibliothek, da die Leitung der Abteilung für Textilkunst des Kunstgewerbemuseums in die Hände Karl Berlings überging. Ende 1903 wurde die bisherige Bezeichnung »Bibliothek der Kgl. Kunstgewerbeschule« in »Königl. Kunstgewerbe-Bibliothek« abgeändert. 1914 trat Emil Kumsch in den Ruhestand.

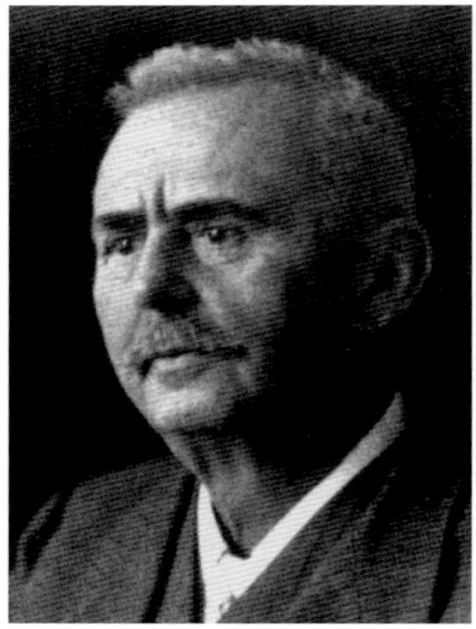

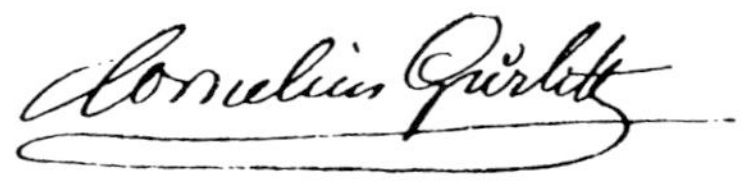

Cornelius Gurlitt (1850–1938)
1878–1887 Assistent des Kunstgewerbemuseums

Cornelius Gurlitt wurde in Nischwitz (bei Wurzen) geboren, studierte Architektur in Berlin, Stuttgart und Dresden. 1878 bis 1887 war er am Kunstgewerbemuseum als dessen erster Assistent Beamter im Staatsdienst, danach wechselte er als Privatdozent an die Technische Hochschule Berlin. 1889 promovierte er in Leipzig mit der Arbeit »Geschichte des Barockstils, des Rokoko und des Klassizismus in Belgien, Holland, Frankreich, England«. 1893 wurde er als Professor an die Technische Hochschule Dresden berufen. Hier führte er die von Richard Steche begonnene »Beschreibende Darstellung der Bau- und Kunstdenkmäler des Königreiches Sachsen« fort. Seit 1894 war er als Gründungsmitglied in der von der sächsischen Regierung geschaffenen »Kommission zur Erhaltung der Kunstdenkmäler« tätig.

Die Direktoren des Kunstgewerbemuseums seit Trennung von der Kunstgewerbeschule im Jahre 1914

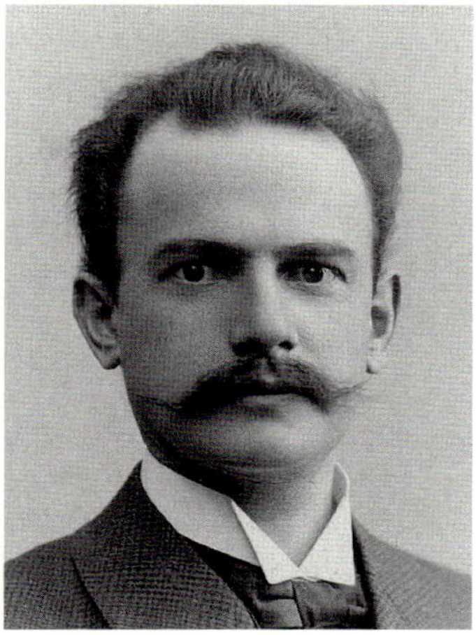

Karl Ludwig Berling (1857–1940)
1887–1890 Assistent,
1890–1901 Direktorial-Assistent,
1901–1914 Museumsvorstand

Karl Berling wurde in Schwarzenbeck (Lauenburg) geboren, studierte am Polytechnikum Dresden Architektur und an der Universität Leipzig Archäologie und neuere Kunstgeschichte. Im Jahre 1885 promovierte er in Tübingen zum Dr. phil. mit einer Arbeit über »Die Entwicklung der Säulenordnungen Vitruvs bei den französischen und deutschen Theoretikern des 16., 17. und 18. Jahrhunderts«. 1887 wurde er als Assistent des Kunstgewerbemuseums Dresden angestellt. 1890 erfolgte die Beförderung zum Direktorial-Assistent. 1890 erhielt er einen Lehrauftrag an der Technischen Hochschule Dresden und wurde 1898 zum Professor berufen. 1901 erfolgte seine Beförderung zum Museumsvorstand. Berlings Spezialgebiete waren insbesondere Porzellan und Zinn.

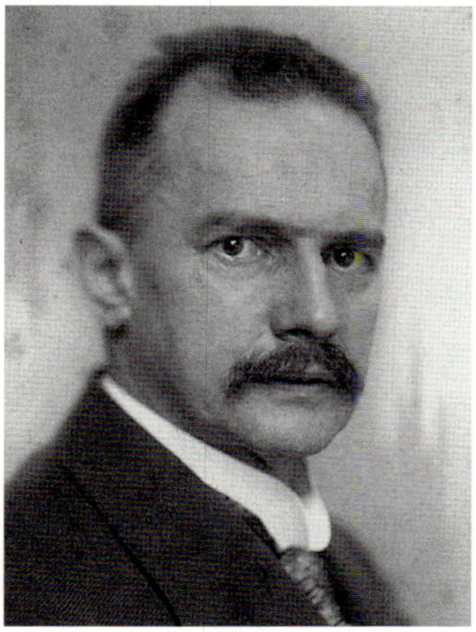

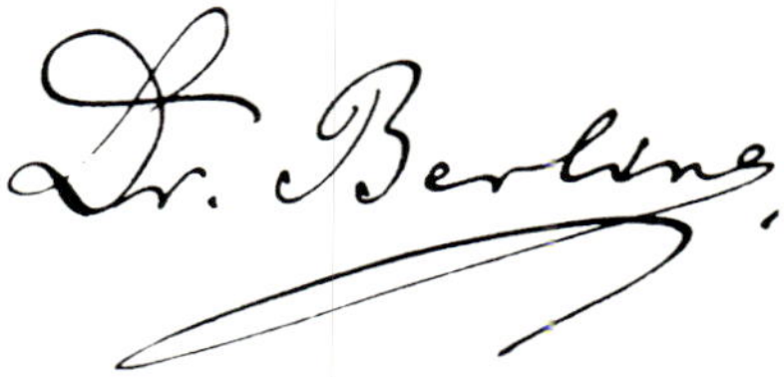

Karl Ludwig Berling (1857–1940)
1914–1923 Direktor des Kunstgewerbemuseums

Im Zuge der Abtrennung von der Kunstgewerbeschule wurde Karl Berling 1914 zum ersten Direktor des Kunstgewerbemuseums ernannt. Er war Direktor bis zu seiner Emeritierung 1923.

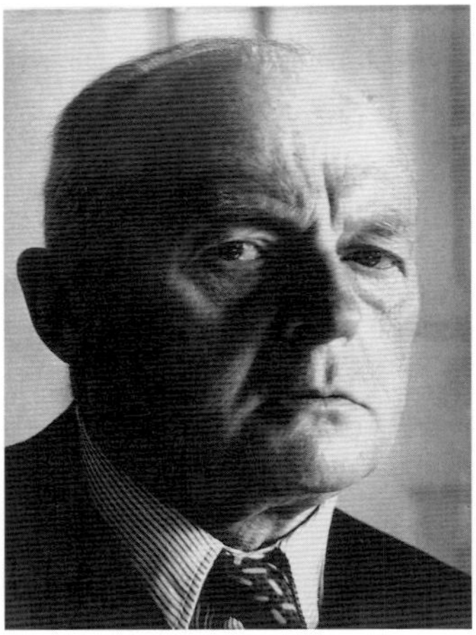

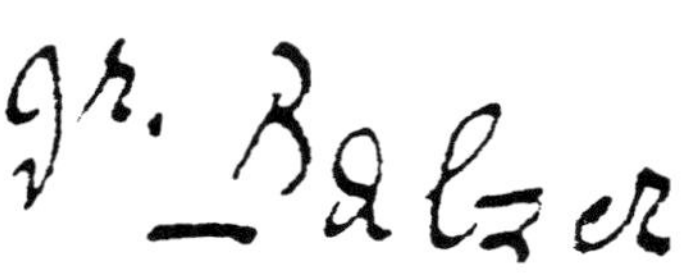

Wolfgang Balzer
(1884–1968)
1923–1933 Direktor des Kunstgewerbemuseums,
1945–1951 Direktor des Kunstgewerbemuseums

Wolfgang Balzer wurde in Dresden geboren, studierte in Tübingen, München und Leipzig Kunstgeschichte, Neuere Sprachen und Philosophie. Seine Promotion erfolgte in Leipzig über den französischen Kunstkritiker Gustave Planché. 1910 bis 1923, unterbrochen vom Kriegsdienst, war er als Kunstreferent und Redakteur tätig. 1923 wurde er zum Direktor des Kunstgewerbemuseums berufen, 1933 nach mehrtägiger Haft zwangsweise in den Ruhestand versetzt. Ab 1945 war er erneut Direktor des Kunstgewerbemuseums sowie der jetzt angeschlossenen Porzellansammlung. 1946 übernahm Wolfgang Balzer zusätzlich die Direktion der Staatlichen Kunstsammlungen Dresden und wurde zum Professor ernannt. Er wurde 1951 in den Ruhestand verabschiedet.

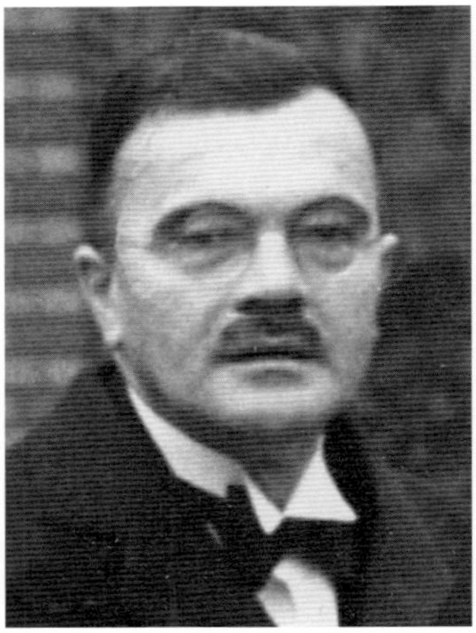

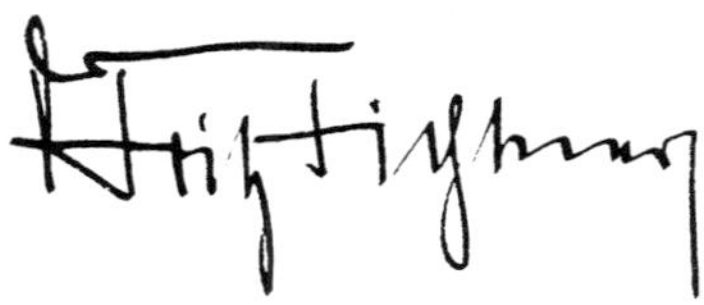

Fritz Fichtner
(1890–1969)
1933–1945 Direktor des Kunstgewerbemuseums

Fritz Fichtner wurde in Dresden geboren. Nach der Ausbildung zum Lehrer an der Dresdener Akademie studierte er in Leipzig, München und Wien Kunstgeschichte, in Dresden Architektur. 1921 promovierte er mit der Arbeit über »Die Dresdener Bildhauerschule des 16. und beginnenden 17. Jahrhunderts (Die Walther)«. Parallel zu seinem Lehrauftrag als Professor an der Technischen Hochschule Dresden war er seit 1925 Assistent an der Staatlichen Porzellangalerie und seit 1931 deren Direktor. 1933 übernahm er zudem die Stelle des Direktors am Kunstgewerbemuseum. Seit 1936 war er Referatsleiter am Ministerium für Volksbildung, verantwortlich für die Museen. Er siedelte 1945 nach Bayern über. Hier nahm er Lehraufträge in Bamberg und Erlangen wahr.

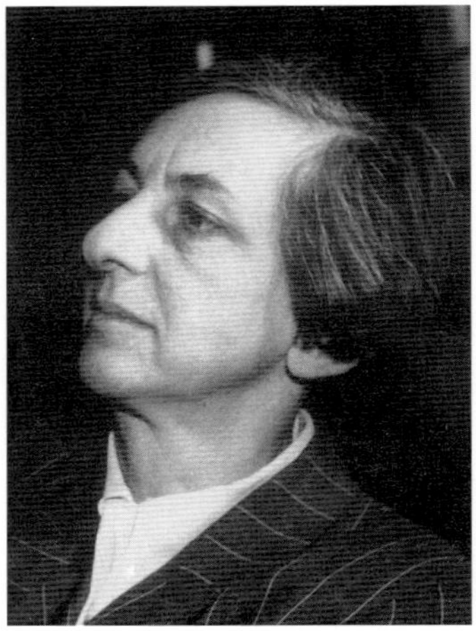

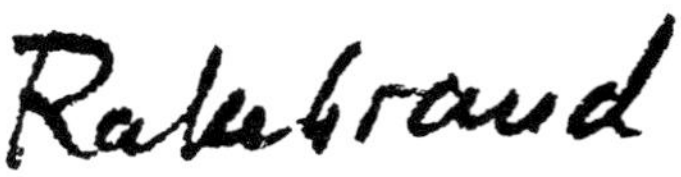

Hilde Rakebrand
(1901–1991)
1951–1958 Leiterin und
1958–1964 Direktorin des Museums für Kunsthandwerk

Hilde Rakebrand wurde in Walkenried/Harz geboren und studierte an der Akademie für Kunstgewerbe bei Carl Rade Malerei und Zeichnen. Parallel dazu absolvierte sie eine Ausbildung zur Keramikerin in Bischofswerda und legte 1930 das Staatsexamen als Gewerbelehrerin für Keramische Plastik ab. 1928 bis 1933 arbeitete sie freischaffend in Dresden, danach erhielt sie Malverbot. Nach Lehrtätigkeiten an der Frauenfachschule Dresden und der Hochschule für Werkkunst Dresden wurde sie 1949 Assistentin am Museum für Kunsthandwerk, dessen Leitung sie von 1951 bis 1964 innehatte.

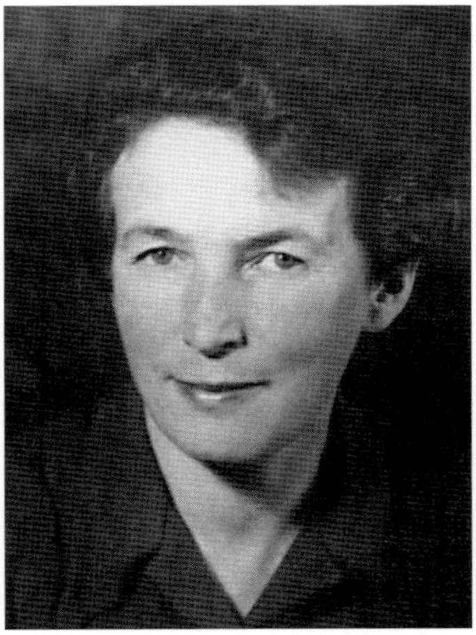

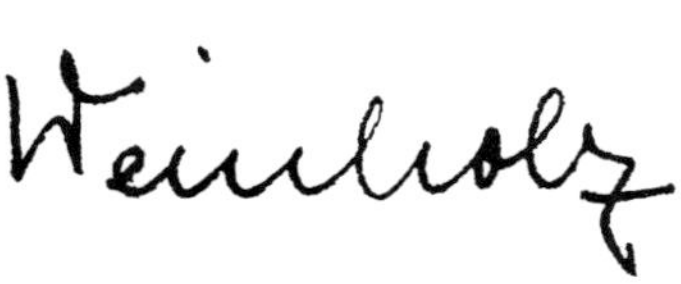

Gerda Weinholz
(1902–1989)
1964–1968 Leiterin,
1968–1970 Direktorin des Museums für Kunsthandwerk

Gerda Weinholz wurde in Dresden geboren und studierte in Wien und Breslau einige Semester Germanistik, Kunstgeschichte und Literatur. 1946 bis 1950 arbeitete sie im sächsischen Ministerium für Volksbildung. Ab 1951 war sie als wissenschaftliche Mitarbeiterin bei den Staatlichen Kunstsammlungen tätig, zunächst in der Gemäldegalerie Alte Meister, später im Grünen Gewölbe und im Kupferstich-Kabinett. 1964 übernahm sie die Leitung des Museums für Kunsthandwerk. Zwischen 1968 und 1970 war sie Direktorin des Museums für Kunsthandwerk.

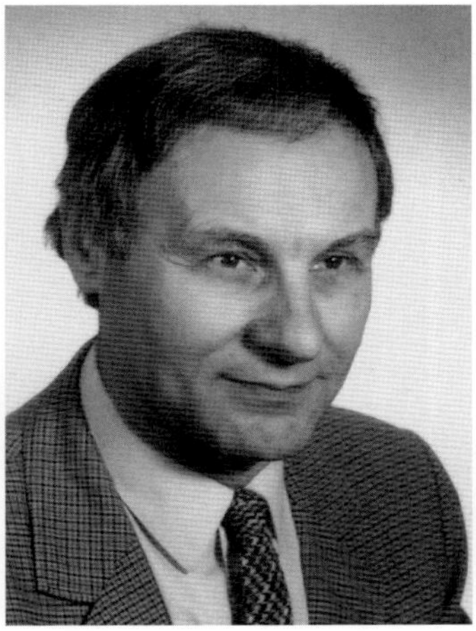

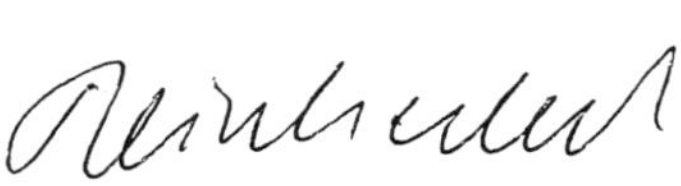

Günter Reinheckel
(geb. 1933)
1970–1991 Direktor des Museums für Kunsthandwerk

Günter Reinheckel wurde in Glauchau geboren, studierte an der pädagogischen Fakultät der Karl-Marx-Universität Leipzig und legte 1955 das Staatsexamen Oberstufenlehrer/Kunsterziehung ab. Ab 1956 war er Leiter des Betriebsarchivs und der Schauhalle der Staatlichen Porzellanmanufaktur Meißen. 1965 promovierte er an der Martin-Luther-Universität Halle-Wittenberg mit dem Thema »Plastische Dekorationsformen im Meißner Porzellan des 18. Jahrhunderts«. Im selben Jahr wurde er als wissenschaftlicher Mitarbeiter am Museum für Kunsthandwerk angestellt. Zwischen 1970 und 1991 war er Direktor des Museums für Kunsthandwerk.

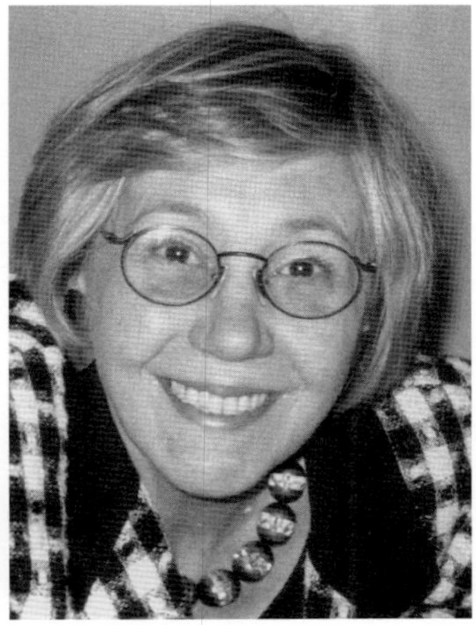

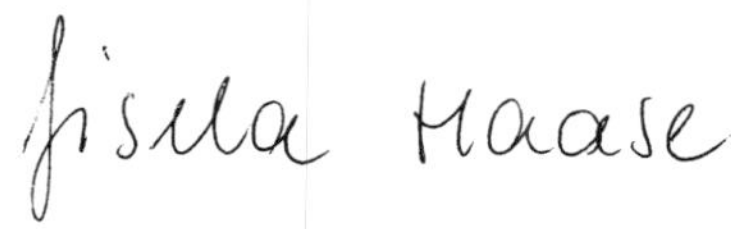

Gisela Haase
(geb. 1935)
Seit 1991 Direktorin des Kunstgewerbemuseums, im ersten Jahr kommissarisch

Gisela Haase wurde in Dresden geboren, studierte in Rostock und an der Humboldt-Universität Berlin christliche Archäologie und Kunstgeschichte und schloß ihr Studium 1957 als Diplom-Kunsthistorikerin mit der Arbeit »Pavillonbauten am sächsischen Hof des 18. Jahrhunderts« ab. 1976 promovierte sie an der Martin-Luther-Universität Halle-Wittenberg über »Das Dresdener Möbel im 18. Jahrhundert«. Seit 1958 ist sie bei den Staatlichen Kunstsammlungen Dresden, seit 1961 am Kunstgewerbemuseum als wissenschaftliche Mitarbeiterin tätig, hier verantwortlich für die Abteilungen Möbel und Glas. Seit 1976 ist sie Kustos des Museums und wurde 1991 zu dessen Direktorin berufen.

Karl Berling – Schriftenverzeichnis

Entwicklung der Säulen-Ordnungen Vitruvs bei den französischen u. deutschen Theoretikern des XVI, XVII u. XVIII. Jahrhunderts, Inaugural-Dissertation, Tübingen 1885. Handschriftliches Original erhalten in der Familie Heckrott-Berling, Bremen.

Sächsische Zinnmarken, in: Kunstgewerbeblatt 3, 1887, S. 133-136 mit Abb.

Der Kursächsische Hofmaler und Kupferstecher Heinrich Göding, in: NAfSG 8, 1887, S. 290-346.

Dresdener Goldschmiede unter Christian I. (1586 bis 1591), mit Cornelius Gurlitt, in: Kunstgewerbeblatt 4, 1888, S. 203-207 mit Abb.

Daniel Bretschneider (d.Ä.). Inventiones, Malereien auf der Moritzburg, mit Cornelius Gurlitt, in: ZfbK, Kunstchronik 23, 1888, S. 239-241.

Zacharias Wehme und Cyriacus Roder, in: NAfSG 11, 1890, S. 275-281.

Die Dresdner Malerinnung. 1574, mit Nachrichten über die beteiligten Maler und Bildhauer, in: NAfSG 11, 1890, S. 263-281.

Die Fayence- und Steingutfabrik Hubertusburg. Ein Beitrag zur Geschichte der sächsischen Keramik, Dresden 1891, 30 S. mit Abb.

Die Elfenbein-Ausstellung in Dresden, Vortrag, gehalten am 23. November 1892, Resümee, in: Bericht über die Tätigkeit des Dresdener Kunstgewerbevereins, Dresden 1891/92, S. 28f.

Von der Dresdner Elfenbeinausstellung, in: Vom Fels zum Meer, 1892/93, S. 485-494.

Führer durch das Königliche Kunstgewerbemuseum zu Dresden, Abt. III: Arbeiten in Thon, Porzellan und Glas, Dresden 1895, Bd. I-III, 290 S. mit Abb.

Stadtmarken der Zinngießer von Dresden, Leipzig und Chemnitz, in: NAfSG 16, 1895, S. 123-128.

Führer durch das Königliche Kunstgewerbemuseum zu Dresden, Abt. II: Metall-Arbeiten, Dresden 1896.

Führer durch das Königliche Kunstgewerbemuseum zu Dresden, Abt. I: Arbeiten in Holz, Elfenbein, Bein, Schildpatt, Horn etc., Dresden 1897.

Der Kursächsische Hofbuchbinder Jakob Krause, Dresden 1897.

Kunstgewerbliche Stilproben, Ein Leitfaden zur Untersuchung der Kunststile für Schulen und zum Selbstunterrichte, Leipzig 1898 und 1902.

Alt-Meissner Porzellan, in: Deutsche Kunst-Ausstellung Dresden 1899.

Die sächsischen Hofkellereigläser, in: Festschrift zum 75jährigen Jubiläum des Königl. Sächs. Altertumsvereins, Beiheft zum NAfSG 21, Dresden 1900, S. 188-209.

Das Meißner Porzellan und seine Geschichte (1709–1814), Leipzig 1900.

Das Meißner Porzellan und seine Geschichte, Leipzig 1900.

Neues über altmeißner Porzellan, in: Kunstgewerbeblatt, N.F. 11, 1900, S. 133-137.

Die Meister des Meißner Porzellans, in: Deutsche Revue 27, 1902 (3), S. 77-82.

Altertümer – Ausstellungen im Königreiche Sachsen, Deutsche Geschichtsblätter IV, 1902/03, S. 281-287.

Die Königl. Kommission zur Erhaltung der Kunstdenkmäler im Königreich Sachsen. Bericht über die Tätigkeit 1898–1903, in: NAfSG 25, Dresden 1904, S. 200-201.

Die sechs Wandteppiche aus dem Kurländer Palais in Dresden, in: Dresdner Jahrbuch 1905, S. 64-70, 1 Abb.

Wegweiser durch das Königliche Kunstgewerbemuseum Dresden, Dresden 1907 und 1909.

Ein Muffelofen des 16. Jahrhunderts im Kunstgewerbemuseum zu Dresden, in: Mitteilungen der Sächsischen Kunstsammlungen 1, Dresden 1910 (6), S. 73-77.

Zum 200jährigen Bestehen der Königl. Sächs. Porzellanfabrik zu Meißen, Salonblatt V, 1910, S. 665-678 mit Abb.

Königlich Sächsische Porzellanmanufaktur Meissen 1710–1910, in: Festschrift zur 200jähr. Jubelfeier der ältesten europäischen Porzellanfabrik, Meißen 1910, S. 1-111. Desgl. Leipzig 1910.

Eine bisher unbekannte Meißner Kaendler-Gruppe (Königin Maria Josepha, im Kunstgewerbemuseum Dresden), in: Kunst und Kunsthandwerk 13, 1910, S. 162-168.

Die Zinnsammlung Demiani, in: Mitteilungen aus den sächsischen Kunstsammlungen 3, 1912, S. 42-48.

Stadtmarken sächsischer Zinngießer, Dresden 1913 und 1914.

Joseph Deibel, in: Thieme/Becker 8 (1913), S. 556-557.

Altertumsmuseum in Sachsen, in: NAfSG 34, 1913, S. 258-271.

Altarschmuck aus Meißner Porzellan, ein Geschenk an die verwitwete Kaiserin Amalia, in: Kunst und Kunsthandwerk 16, 1913, S. 125-135.

Ein Klagenfurter Empire-Schrank, in: Mitteilungen aus den Sächs. Kunstsammlungen, Bd. 4, Dresden 1913, 4 S.

Die Meißner Porzellangruppen der Kaiserin Katharina II. in Oranienbaum, ... unter Mitwirkung von A. von Kaull, Dresden 1914.

Meißner Porzellan in der Eremitage zu St. Petersburg, in: Kunst und Kunsthandwerk 17, 1914 (3), S. 149-158 mit Abb.

Dürr (Dirr, Dür), Hans d.J., in: Thieme/Becker 10 (1914), S. 77.

Zwei Hauptwerke des Nürnberger Gewichtemachers Albrecht Weinman, in: Mitteilungen aus den sächsischen Kunstsammlungen 6, 1915, S 44-52, Tafel 3.

Der Meißner Porzellanobelisk in Lemberg, in: Kunst und Kunsthandwerk 18, 1915, S. 548-555.

Altes Zinn, Ein Handbuch für Sammler und Liebhaber, Berlin, 1919 und 1920.

Schutz und Pflege der beweglichen Kunstdenkmäler, in: MSH 8, 1919 (10/12), S. 224-232.

Der zinnerne Apostelkrug im Kunstgewerbemuseum, in: Kunstwanderer 1922, März, S. 291.

Der Erfurter Ofen im Dresdener Kunstgewerbemuseum, in: Belvedere III/12, Wien 1922, o.O. 1923.

Der Erfurter Ofen im Dresdener Kunstgewerbemuseum, Vortrag, gehalten am 23. Juli 1923, in: Waldenburger Schriften 3, 1924 (Leipzig), S. 45-53.

Das Brühlsche Schwanenservice, in: Das Neue Forum, o.O.u.J. (Darmstadt 1925).

Altes Kunstgewerbe in span. Sammlungen, Vortrag, Privatdruck o.O.u.J., in: Waldenburger Schriften 4, 1925 (Leipzig).

Einiges über Zinnfälschungen, in: Jahrburch für Kunstsammler IV, o.O.u.J., (1925).

Ein Meißner Watteau-Service in Spanien, in: Kunstwanderer, 1925 (Juni), S. 340-344.

Einiges über »mein« Museum, Vortrag, gehalten am 19. Juli 1926, in: Waldenburger Schriften 6, 1926 (Leipzig), S. 5-15.

Das Waldenburger Relief, Vortrag mit Lichtbildern, gehalten am 6. Juli 1927, in: Waldenburger Schriften 7, 1927 (Leipzig), S. 45-57.
Waldenburger Steinzeug aus alter Zeit, Vortrag mit Lichtbildern, gehalten am 3. Juli 1928, in: Waldenburger Schriften 8, 1928 (Leipzig), S. 4-21.
Die Kurfürstin Anna und das Waldenburger Steinzeug, in: Meißnisch-Sächsische Forschungen, hrsg. von Waldemar Lippert, Dresden 1929, S. 142-151.
Ein Prachtkrug des Waldenburger Töpfermeisters J. S., Vortrag, gehalten am 23. Juli 1929, in: Waldenburger Schriften 9, 1930 (Leipzig), S. 122-126.
Einiges über Kunstsammlungen, Vortrag mit Lichtbildern, gehalten am 20. Juli 1930, in: Waldenburger Schriften 10, 1930 (Leipzig), S. 38-47.
Ein Prachtkrug des Waldenburger Töpfermeisters J. S., Vortrag mit 1 Taf., 1930, Privatdruck o.O.u.J.
Die einst im Besitz des Kurfürsten August befindliche Frohburger Zinnkanne von Christoph Geriswalt in Annaberg, um 1570, in: NAfSG 55, 1934, S. 73-85.
Sächsisches Steinzeug aus Waldenburg und Zeitz, Berlin 1934. Desgl. in: Jahrbuch für historische Volkskunde, 3/4, 1934, S. 53-77. Desgl. in: Die Mark Zeitz, 1935 (174).

Sonderausstellungen des Kunstgewerbemuseums

1878

Sommer 1878 Ornamentstiche, das gesamte vorhandene Material.

1879

Sommer 1879 Ornamentstiche, geordnet nach Gewerben.

04.09.–18.09.1879 Konkurrenzausstellung des Dresdner Kunstgewerbevereins.

1880

Sommer 1880 Ornamentstiche, die das Gebiet der Bearbeitung von Edelmetallen, der Schlosserei, Tischlerei und Dekorationsmalerei umfaßten.

05.09.–22.09.1880 Konkurrenzausstellung des Dresdner Kunstgewerbevereins.

01.12.–24.12.1880 1. Weihnachtsmesse des Dresdner Kunstgewerbevereins.

1881

20.02.–07.03.1881 Persische Teppiche unter Heranziehung der Bestände, Hauptstock bildete die Sammlung von wertvollen Knüpf- und Webarbeiten aus Kurdistan etc., die sich im Besitz der Firma Schütz & Juel Teppichfabrik in Wurzen befand.

1882

02.04.–10.04.1882 Konkurrenzausstellung des Dresdner Kunstgewerbevereins.

1883

17.02.–07.03.1883 Konkurrenzausstellung des Dresdner Kunstgewerbevereins.

Sommer 1883 Ausgewählte Objekte aus dem städtischen Museum Bautzen.

1883(?) Buntpapiere des 15. – 19. Jh., Vorführung der seit längerer Zeit gesammelten, bisher wenig beachteten kunstgewerblichen Erzeugnisse.

1883/85(?) Japanische Metallwaren und Gefäße aus dem Besitz des Herrn Berthold Zacharias aus Berlin.

1883/85 (?) Japanische Korbwaren, durch Vermittlung des Museums für Kunst und Gewerbe Hamburg.

1884

04.03.–20.03.1884 Konkurrenzausstellung des Dresdner Kunstgewerbevereins.

1885

1885/87 (?) Neuankäufe von Textilien, vorwiegend Stoffe des 17. und 18. Jh., sowie der gesamte Bestand an orientalischen Stoffen und Stickereien, unter denen die Stücke japanischer und chinesischer Herkunft den Hauptbestand bilden, vorübergehend noch erweitert durch eine größere Anzahl japanischer Decken und Gewänder, die zum Ankauf an das Museum eingesandt waren.

1886

Oktober 1886 Ausstellung des Hochzeitsgeschenks der Stadt Dresden an Ihre K.K. Hoheit Erzherzogin Maria Josepha.

1887

17.01.–31.01.1887 Neuzugänge an Stoffen etc., über 500 Stück, chronologisch geordnet.

17.02.–17.04.1887 Sammlung von Erzeugnissen des Buntdrucks, ca. 5.000 Bogen, nach Fabrikationsorten und Firmen geordnet.

1889

06.10.–13.10.1889 Studienblätter des Herrn Architekten R. Rohde, Berlin.

22.10.–03.11.1889 Eisengitter für eine Kanzel von Herrn Schlossermeister Kellermann, Dresden.

20.10.–30.11.1889 Zinnarbeiten aus sächsischem Privatbesitz.

24.12.89–07.01.90 Lüsterweibchen von Herrn Züller, Dresden.

1890

05.02.–09.02.1890 Konkurrenzarbeiten der Gehe-Stiftung.

30.11.–28.12.1890 Stilisierte Pflanzenformen der historischen Stile. Inhalt: Abbildungen kunstgewerblicher Gegenstände, Malereien etc. von der ägyptischen Kunstperiode bis zum Anfang des 19. Jahrhunderts.

1891

01.01.–25.01.1891 Die Bestrebungen im Stilisieren von Pflanzenformen seit ca. 1840. Inhalt: Methodische Vorlagenwerke und Abbildungen eigenartig verzierter Gegenstände, unter Ausschluß von Nachbildungen früherer Stile.

27.01.–01.03.1891 Menschliche und tierische Körperformen. Inhalt: Abbildungen von Gegenständen aus den verschiedenen Stilperioden bis zur Gegenwart; darunter Karyatiden, Masken, heraldische Tiere, Phantasiegebilde (Sphingen, Drachen), niedere Tiere und Pflanzen (Seetiere, Algen), mikroskopische Gebilde.

24.03.–08.04.1891 Konkurrenzarbeiten für die Firma Dürrstein & Co., Dresden (Entwürfe für Taschenuhr-Dekorationen).

19.09.–10.10.1891 Kanzel für die Kirche Wiederau bei Wechselburg, entworfen von Beck, Herrnhut, ausgeführt von Weitz, Dresden.

17.10.–29.11.1891 La Collection Spitzer, ein Prachtwerk mit Abbildungen kunstgewerblicher Gegenstände aller Art in vorzüglichster Ausstattung (Heliogravüren, Lichtdrucke, Farbendrucke etc.).

29.11.– Ende Dezember 1891 Eine Sammlung von Seidengeweben aus der früheren Fabrik von Fr. Ferd. Thilo und Aug. Heinr. Röhling in Annaberg, sowie eine Anzahl neuerworbener farbiger Tafelwerke über Dekorationsmalerei und Tapezierer-Arbeiten.

1892

21.01.1892 Konkurrenzen von plastischen Rosetten, Verteilung der Stipendien der Gehe-Stiftung.

13.05.–05.06.1892 Künstlerischer Nachlaß des verstorbenen Malers Prof. L. Burger, früher Berlin, der – ein Vorläufer der heutigen Bestrebungen in der Stilisierung natürlicher Vorbilder – vielfach pflanzliche u. tierische Motive zur Dekoration von Innenräumen in Holz- und Glasmalerei sowie für Buchausstattung u.s.w. zur Anwendung brachte.

01.–14.09.1892	Fahne für den Dresdner Lehrer-Gesangs-Verein, entworfen von Graff, ausgeführt von Fräulein Hedwig Fitzau.
09.10.–04.12.1892	Elfenbeinausstellung.
23.12.92–15.01.93	Für die Weltausstellung in Chicago bestimmte sächsische Fächer.
02.12.1892–Februar 1893	Arbeiten des Musterzeichners Georg Bötticher aus Leipzig, dessen künstlerische Tätigkeit sich hauptsächlich auf das Gebiet der Tapete erstreckt. Außerdem hat er Entwürfe für Buchdeckel, Vorsatzpapiere und dgl. ausgestellt.

1893

10.02.–17.02.1893	Für Chicago bestimmte Tonmodelle in Bronze, modelliert vom Bildhauer Julius Hähnel, Schmiedeberg, ehem. Lehrer an der Kunstgewerbeschule.
Ende Februar – März 1893	Moderne Gewebe aus der Seiden-Kunstweberei München, die in Technik, Farbe und Material alten Originalgeweben möglichst getreu nachgebildet sind.
13.05.–22.05.1893	Adresse der Mitglieder an der Turnfahrt für den Sultan der Türkei, entworfen und gefertigt von Prof. Naumann, Lehrer an der Kunstgewerbeschule Dresden.
12.05.–28.09.1893	Fahne für die Freiberger Bergschule, entworfen vom Maler Mebert, Lehrer an der Kunstgewerbeschule Dresden, ausgeführt unter Leitung des Fräulein Barth im Frauenerwerbsverein.
10.07.–24.08.1893	Arbeiten des englischen Malers Walter Crane (Gemälde, Tapetenmuster, Buch-Ausstattung).
17.07.–13.08.1893	(in den Räumen der Kunstgewerbeschule) Muster für die Textil-Industrie, Tapeten und Vorsatzpapiere in Buntdruck.

1894

09.01.–20.02.1894	Fahne von Fräulein Hedwig Fitzau, Dresden.
01.02.–04.02.1894	Konkurrenzen zur Vertheilung der Stipendien der Gehe-Stiftung.
02.06.–17.07.1894	Zwei moderne Rahmen in goldgepreßtem Pergament (Italien).
15.09.–25.09.1894	Moderne Kunststickereien auf Original Singer-Nähmaschinen.

1895

26.01.–02.02.1895	Konkurrenz zur Verteilung der Stipendien der Gehe-Stiftung (Schlüsselschilder).
10.03.–02.04.1895	Moderne Stickereien.
22.03.–03.04.1895	Banner von Fräulein Hedwig Fitzau, Dresden.
09.05.–12.05.1895	2 Diplome des Allgemeinen Turnvereins, Dresden, für Ehrenfechtmeister, ausgeführt in Prag.
22.06.–06.08.1895	Moderne amerikanische Holzschnitte.
28.06.–12.07.1895	Ausstellung des Ehrenbürgerbriefes der kleineren Städte Sachsens für den Fürsten Bismarck.
26.09.–10.10.1895	Moderne Eisenschnittarbeiten aus Thüringen und aus Meißen.
25.10.–04.11.1895	Moderne Bucheinbände.
23.11.–06.12.1895	Plaketten und Medaillen von A. Scharff in Wien.

1896

01.01.–14.01.1896	Skizzen zu Plaketten, Preisausschreiben des Vereins zur Hebung Dresdens und des Fremdenverkehrs.
08.01.–17.02.1896	Gläser und Fabrikation derselben durch H. Zitzmann, Wiesbaden.
12.02.–23.02.1896	Modelle der Klotzschen Lehrmethode für Holzbildhauer aus der k.k. Kunstgewerbeschule zu Wien.
07.05.–07.06.1896	Kunststickereien des badischen Frauenvereins.
24.05.–30.09.1896	Kunstgewerbliche Innungsgegenstände.
18.07.–21.12.1896	Rüstung Heinrichs II., galvanoplastische Nachbildung von Christofle & Co. in Karlsruhe.
17.09.96–18.02.97	Sächsische Renaissance-Bucheinbände von J. Krause, C. Meuser etc.
23.09.–21.12.1896	Vielfarbige Glasgemälde nach dem Ätzverfahren von Thorndicke, Berlin.
01.10.1896– (?)	Sammlung Hauschild.
30.10.–05.11.1896	Teppich aus der Kunststickschule des Frauenerwerbsvereins zu Dresden.

1897

29.01.–28.02.1897	Kirchliche Althertümer aus den Amtshauptmannschaften Leipzig und Grimma.
12.02.–08.03.1897	Skizzen zu einem vom Verein zur Hebung Dresdens und des Fremdenverkehrs ausgeschriebenen Wettbewerb.
18.02.–26.02.1897	Wettbewerb für Ofenschirme etc. (aus den Mitteln der Gehe-Stiftung).
23.02.–08.07.1897	Glasgemälde aus dem Besitz der Herren Salomon in Dresden.
26.03.–14.04.1897	Aquarelle des Herrn Lehrer Hoyer in Hildesheim, Ansichten von Hildesheim darstellend.
23.11.97–20.04.98	Tschirnhaus- und Böttgerarbeiten und deren Nachbildungen.
10.12.97–09.01.98	Postkarten (Wettbewerb).

1898

16.01.–28.02.1898	Moderne Gläser von F. Heckert, Petersdorf, mit »Radedekor«.
25.02.–05.03.1898	Wettbewerb aus der Gehe-Stiftung (»Narzisse«).
04.03.–23.06.1898	Porzellane aus dem Besitz des Grafen Brühl aus Seifersdorf.
22.03.–31.03.1898	Umschläge für ein Werk über das Bad Elster (Wettbewerb).
09.05.–31.08.1898	Kupferarbeiten von Grohe, Berlin, nach Entwurf des Herrn Prof. Rade, Dresden.
24.08.–01.11.1898	Gipsmodelle, naturalistische Pflanzenornamente von Prof. Harald Richter, Dresden.
16.06.–27.06.1898	Fahne des Gesangvereins Liedergruß. Entwurf von Starcke, Dresden.
27.06.–30.09.1898	Porzellane des Herrn Oberstleutnant von Haugk, Dresden.
07.10.–31.10.1898	Moderne Plakate.
20.11.–04.12.1898	Ansichtspostkarten (Wettbewerb).

1899

01.02.–11.03.1899	Entwürfe von Rösl, München.
05.02.–01.05.1899	Gläser von Schappel in Haida, Böhmen, mit »Radedekor«.
11.02.–15.04.1899	Porzellangruppe, Tod des heiligen Xaver, Meißen, von Gebr. Salomon, Dresden.

16.02.–11.03.1899 Moderne Beschläge aus München.
18.02.–16.03.1899 Moderne Glasscheibe von Godeschweg, Dresden.
01.04.–27.04.1899 Stickereien aus Schweden.
27.04.–01.05.1899 Moderner Rahmen, entworfen von Architekt Anger, ausgeführt von Winde, Dresden.
13.06.–30.06.1899 Elf Heiligenfiguren aus der Kirche Oberwiera bei Glauchau.
20.09.–29.10.1899 Aquarelle von F. Heinecke, Bunzlau.
23.09.–29.10.1899 Moderne Tapeten von M. Langhammer, Chemnitz, und von der Anhalter Tapetenfabrik von Schütz in Dessau.
12.11.–12.12.1899 Diplom vom Fabrikanten Max Langhammer in Chemnitz.
23.11.–08.12.1899 Wettbewerb von Plänen zum Neubau der Kgl. Kunstgewerbeschule mit Museum Dresden.
27.11.–10.12.1899 Kollektion moderner Gläser von Schappel in Haida.
01.12.–22.12.1899 Moderne Bucheinbände von Paul Adam in Düsseldorf.

1900

01.01.–20.02.1900 Studien und Entwürfe des Dekorationsmalers Albert Männchen.
06.01.–28.01.1900 Arbeiten der deutschen Schlosserschule zu Roßwein.
12.01.–14.01.1900 Preisausschreiben zu Füllungen eines Musikschrankes, ausgeschrieben vom ehemaligen Schüler W. Sputh.
18.01.–04.02.1900 Schülerwettbewerb.
01.02.–09.02.1900 Wettbewerb der Gehe-Stiftung (Gedächtnistafel).
23.06.–01.07.1900 Wettbewerb für einen Bronzeleuchter, ausgeschrieben von Schilling und Gräbner.
24.09.–12.10.1900 Moderne Tapeten von Langhammer in Chemnitz.
24.11.00–09.02.01 Moderne Bücher und Bucheinbände von Schürmann, Dresden.

1901

04.01.–11.02.01 Wappen aus der Kirche Syhra bei Geithain.
10.01.–15.01.1901 Schülerwettbewerb.
16.01.–27.01.1901 Spitzenentwurf von Prof. Eckert, ausgeführt in der Kgl. Spitzenklöppelschule zu Schneeberg.
13.02.–15.02.1901 Wettbewerb für Wandvertäfelungen.
12.03.–21.03.1901 Wettbewerb der Schüler der Kgl. Vorschule (Wandfries).
21.03.–24.03.1901 Zeichnungen des Vereins für sächsische Volkskunde.
13.06.–02.07.1901 Moderne Bücher und Originalzeichnungen von Eugen Diederichs, Leipzig.
17.09.–26.09.1901 Wettbewerb der Schüler der Kgl. Vorschule (Anerkennungsurkunde).
29.10.–10.11.1901 Zeichnerische Aufnahmen bayerischer Bauernhäuser und Möbel von Architekt Frz. Zell, München.
30.10.–10.11.1901 Fahne des Männergesangvereins zu Dresden. Entwurf von Kämpfe & Schulz, gestickt von verschiedenen Firmen, hier.

1902

24.01.–29.01.1902 Schülerarbeiten des von der Gehe-Stiftung ausgeschriebenen Wettbewerbs (Skizzieren eines jungen Jagdhundes).
01.02.–09.02.1902 Schülerarbeiten, ein vom Königl. Ministerium des Innern ausgeschriebener Wettbewerb (Plakat für Bad Elster).
28.02.–16.03.1902 Vorausstellung derjenigen sächsischen kunstgewerblichen Arbeiten, die für die I. Internationale Ausstellung moderner dekorativer Kunst in Turin geplant waren.
05.04.–10.04.1902 Arbeiten eines vom Verein "Ornament" in Berlin ausgeschriebenen Wettbewerbs (Entwurf zu Decken und Wanddekorationen) (Wanderausstellung).
25.05.–24.10.1902 Galvanoplastische Nachbildungen mykenischer Funde von der Württembergischen Metallwarenfabrik zu Geislingen.
02.06.–08.06.1902 Vorführung der Webpulte von Witte in Berlin (Wanderausstellung).
17.06.–15.09.1902 Keramische Erzeugnisse aus der Fabrik »Amphora« in Turn-Teplitz.
14.09.–05.10.1902 Arbeiten eines von der Wurzener Teppich- und Velourfabrik ausgeschriebenen Wettbewerbs (Entwürfe zu Teppichen).

24.10.–30.10.1902 Wettbewerbsarbeiten der Kgl. Vorschule (Zeichnungen einer Buchdecke).
18.11.–30.11.1902 Teppiche, die nach den prämiierten Entwürfen obigen Wettbewerbes in Wurzen ausgeführt worden waren.

1903

14.01.–25.01.1903 Wettbewerbs-Arbeiten sämtlicher Abteilungen der Hauptschule: Architektur, Dekoration, Musterzeichnen, Buntdruck, Modellieren.
21.02.–25.02.1903 Schülerarbeiten des von der Gehe-Stiftung ausgeschriebenen Wettbewerbs (Bucheinband für die Reklameschrift eines Sanatoriums).
26.02.–01.03.1903 Zeichnerische Aufnahmen im Sinn der Volkskunde, Wettbewerb unter den Kunstgewerbe- und Baugewerkenschulen Sachsens.
03.03.–23.03.1903 Zeichnungen u. Entwürfe des Dekorationsmalers Hetzel, Dresden.
04.03.–03.04.1903 »Keramische Feuerkunst« von Villeroy & Boch in Dresden.
08.03.–15.03.1903 Wettbewerbsarbeiten der Kgl. Vorschule (Zimmerdecke und Bucheinband).
19.03.–27.03.1903 Schmuckkassette der Majestät der Königin-Witwe, angefertigt von E. Pachtmann in Dresden, Prager Straße.
28.03.–05.04.1903 Arbeiten eines von 9 deutschen Firmen ausgeschriebenen Wettbewerbs (Plakate für diese Firmen) (Wanderausstellung).
30.03.–05.04.1903 Fahne der städtischen Realschule in Dresden-Seevorstadt, Entwurf von L. Preißler, gefertigt von Fräulein Fitzau, Dresden.
22.04.–03.05.1903 Kunststickereien, die auf deutschen Nähmaschinen hergestellt waren (Wanderausstellung).
05.06.–28.06.1903 Gläser von Christian & Sohn, Meisenthal in Lothringen.
13.10.–25.10.1903 Bucheinbände, Wettbewerb für eine Umschlagszeichnung, ausgeschrieben vom Verlag der »Dekorativen Kunst« in München.

1904

19.01.–24.01.1904 Wettbewerbsarbeiten der Kunstgewerbeschule: Architekten – Herrenschreibtisch mit Stehlampe, Musterzeichner – Tapete, Dekorationsmaler – Fries, Modelleure – Briefbeschwerer.

08.04.1904 Die von Lange & Söhne in Glashütte zur Ausstellung in St. Louis bestimmten Uhren.

04.05.–16.07.1904 Keramische Hohl- und Flachgefäße aus der Werkstätte des Herrn Bildhauers Ludwig Tschiesche in Weiskirchlitz bei Teplitz.

10.05.–31.05.1904 Arbeiten von Schülern des Herrn Erich Kleinhempel in Dresden.

27.05.–05.06.1904 Zweiter Wettbewerb für Graphisches Kunstgewerbe in Berlin.

22.09.–25.10.1904 Halbfigur des Pfarrers Klein aus Böhmen, modelliert von Herrn Bildhauer Otto in Turn-Teplitz.

12.10.–16.10.1904 Studienarbeiten der Herren Klinger und Guhr in Berlin.

24.10.–30.10.1904 Durch den Ausschuß zur Pflege heimatlicher Kunst und Bauweise in Sachsen und Thüringen in Grünhainichen hergestellte Spielwaren (Sächsische Bauernhäuser, Puppenstuben).

26.10.–30.10.1904 Scharffeuerfliesen von Herrn Scharvogel in München.

10.11.–20.11.1904 Entwürfe zu einem Beamtenwohnhaus der Friedrichstädter Matthäus-Kirche in Dresden.

25.11.–28.12.1904 Hohl- und Flachgefäße von Herrn Scharvogel in München.

02.12.04–16.03.05 Kassetten und Proben ausländischer Hölzer von Herrn Kanzler in Dresden.

1905

12.01.–17.01.1905 Aufnahmen von Bauernhäusern u.s.w. (Wettbewerb der Sächs. Kunstgewerbe- und Baugewerkenschulen), veranstaltet durch den Verein für sächsische Volkskunde.

13.01.–30.04.1905 Elfenbeingruppen und Figuren vom Elfenbeinbildhauer Herrn Weisenfels in Dresden.

21.02.–31.03.1905 Porzellane und Bronzen des 18. Jh. von Herrn Oberstleutnant von Haugk, Dresden.

26.02.–05.03.1905 Wettbewerbsarbeiten der Kunstgewerbeschule. Architekten: Erkerbau, Kaminerker oder Nische, Treppengitter, Sofa mit Spiegelumbau; Musterzeichner: Kissen; Buntdrucker: Speiseteller, Einladungskarte; Dekorationsmaler: Fries; Modelleure: Gedenktafel, Standuhr, Andenken an Dresden.

03.03.–14.03.1905 Wettbewerbsarbeiten der Kunstgewerbeschule (Gehe-Stiftung): Eisernes Einfahrtstor für eine Villenumfriedigung.

Sommer 1905 Neue Ankäufe von Stoffen und Textilien.

15.06.–18.06.1905 Vereinsfahne und Paramenten von Fräul. Jenny Barth in Dresden.

10.07.–20.08.1905 Ein für das Treppenhaus des neuen Rathauses in Charlottenburg bestimmtes Glasfenster; entworfen von Herrn Guhr, gemalt von Herrn Goller in Dresden.

21.10.05–15.01.06 Gruppen, Figuren und Gefäße in Porzellan und sogenanntem Pentelikon aus Altwiener Formen, gefertigt in der Fabrik von Ernst Wahliss in Turn-Teplitz und Wien.

1906

03.03.–25.04.1906 Neuzeitliche Bronzen vom Bildhauer Hugo Elmquist, Schweden.

28.07.06–19.01.07 Emaillearbeiten vom Kunstmaler Milon Andréewitch, Athen.

13.12.–23.12.1906 Altarflügel aus der Kirche zu Ebersdorf bei Chemnitz und ein Flügelaltar aus der Kirche zu Fördergersdorf b. Tharandt.

1907

03.11.–26.11.1907 Modelle und Zeichnungen für Sommer- und Ferienhäuser aus dem Wettbewerb der »Woche«.

08.12.07–09.01.08 Photographien und Zeichnungen zu dem von Herrn Geh. Hofrat Professor Dr. Cornelius Gurlitt herausgegebenen Werke »Die Baukunst Konstantinopels« und Unterlagen für »Die Polychromie der mittelalterlichen Plastik in Sachsen«.

15.12.–23.12–1907 Neuzeitliche Spielwaren, nach künstlerischen Entwürfen von der Spielwarenschule zu Grünhainichen gefertigt.

1908

03.01.–26.01.1908 Farbige Originalentwürfe von William Krause für den Schmuck des von den Mitgliedern des Dresdner Jugendschriftenausschusses herausgegebenen Buches »Wunderbare Reisen und Abenteuer des Freiherrn Münchhausen«.

03.02.–20.02.1908 Fahne des König Georg-Gymnasiums, Dresden.

15.02.–10.03.1908 Aufnahmen mittelalterlicher Wandmalereien aus Kirchen Schleswig-Holsteins und Lauenburgs von August Wilkens.

29.02.–17.05.1908 Koptische Gewebe aus dem Besitze des Herrn Wilhelm Graf in Rodaun bei Wien.

15.03.–05.04.1908 Erste Fachausstellung des Kunstgewerbevereins Dresden.

12.04.–31.05.1908 Zweite Fachausstellung des Kunstgewerbevereins Dresden.

10.05.–31.05.1908 Dritte Fachausstellung des Kunstgewerbevereins Dresden.

11.06.–19.06.1908 Erzgebirgisches Dorf nach Naturaufnahmen von Herrn Direktor Paul von Wagner, Olbernhau.

30.06.–26.07.1908 Französische Original-Empire-Tapeten aus dem Besitz des Herrn F. Matz, Lübeck.

10.07.–29.08.1908 Chinesische Porzellane aus dem Besitz des Herrn Oberstleutnant von Haugk.

15.11.–23.11.1908 Ergebnisse des Preisausschreibens für ein Dienstgebäude der Handelskammer zu Dresden.

25.11.–13.12.1908 Arbeiten für Raumkunst usw. von Oberbaurat Professor Gustav Halmhuber, Köln.

06.12.–22.12.1908 Weihnachtsausstellung des Dresdner Kunstgewerbevereins.

07.12.–28.02.1909 Erste Fachausstellung des Dresdner Kunstgewerbevereins.

1909

Japanische Farbholzschnitte

20.02.–21.02.1909 Konkurrenzarbeiten der Klasse Professor Karl Groß.
02.03.–07.04.1909 Erzeugnisse des Nordschleswigschen Vereins für Hausweberei in Flensburg.
07.03.–28.03.1909 Zweite Fachausstellung des Dresdner Kunstgewerbevereins.
04.04.–25.04.1909 Dritte Fachausstellung des Dresdner Kunstgewerbevereins.
09.05.–09.06.1909 Graphische und buchgewerbliche Arbeiten von Richard Grimm-Sachsenburg, Leipzig.
16.05.–06.06.1909 Erzeugnisse der Schwarzburger Werkstätten für Porzellankunst zu Unterweißbach.
16.05.–31.05.1909 Gobelinwebereien von Fräulein Vollbehr aus Kiel.
05.06.–04.07.1909 Nürnberger Meisterkursarbeiten.
13.06.–11.07.1909 Zeichnungen von Schriften, Buchdruckornamenten und Zierbildern nach künstlerischen Entwürfen von der Schriftgießerei Gebr. Klingspor, Offenbach a.M., hergestellt.
15.07.–15.08.1909 Hubertusburger Steingutarbeiten aus dem Besitze des Herrn Oberstleutnants z.D. Freiherr von Mansberg und des Museums.
26.10.–28.10.1909 Wettbewerbsarbeiten zur Erlangung eines Klischees für die Handelsschule von R. Rackow in Dresden.
27.11.–03.12.1909 Drei Jubiläumsadressen für die Universität Leipzig.
27.11.–12.12.1909 Wandfliesen von Professor Josef Goller, Dresden.
15.11.09–02.01.10 Schmuckgegenstände von den Goldschmieden Braune und Pauschinger in Schwäbisch-Gmünd.

1910

18.01.–31.01.1910 Fahne für die Universität Leipzig, zum 500jährigen Jubiläum, gestiftet vom Professoren-Kollegium.
08.02.–21.03.1910 Fahne des Korps »Teutonia« in Dresden.
06.04.–24.04.1910 Fahnenentwürfe (Ergebnisse eines vom Verein »Heimatschutz« ausgeschriebenen Wettbewerbes).
10.04.–14.11.1910 Alte Meissner Porzellane aus dem Besitz des Grafen v. Breßler auf Lauske.
14.04.–22.05.1910 Textilien aus dem Atelier Lycium in Stockholm.
24.04.–21.05.1910 Moderne Stoffe. Erzeugnisse der Webwarenfabriken Höfel und Vogel in Chemnitz.
09.05.–05.07.1910 Chinesische Porzellane aus dem Besitz des Herrn Oberstleutnant von Haugk in Dresden.
22.05.–29.05.1910 Wettbewerbsarbeiten zur Erlangung geeigneter Entwürfe für die Wiederherstellung der Altäre von Höckendorf und Dippoldiswalde.
10.07.–07.08.1910 Buchschmuck, Keramiken, Bronze- und Korbarbeiten, Stickereien usw. aus dem Atelier F. H. Ehmcke und seiner Frau in Düsseldorf.
05.10.–19.10.1910 Erzeugnisse der Schmucksteinindustrie in Idar.
09.11.–27.11.1910 Ergebnisse des Wettbewerbs zur Erlangung eines Plakates für den Bauernball der Kgl. Kunstgewerbeschule 1911.
06.12.–15.12.1910 Ergebnisse des Wettbewerbes zur Erlangung geeigneter Entwürfe für ein Innenplakat der Trockenplattenfabrik von Süß & Funger in Mügeln-Dresden.
16.12.–30.01.1911 Neuzeitliche Maschinenspitzen nach Entwürfen von Schülern der Kgl. Kunstschule für Textilindustrie zu Plauen i.V.

1911

01.02.–05.03.1911 Altaraufsatz der Kirche zu Höckendorf bei Edle Krone nach seiner Wiederherstellung.
18.03.–02.04.1911 Korbflechtarbeiten aus holländischen Kolonien.
31.03.–09.04.1911 Fahne des König-Georg-Gymnasiums in Dresden.
11.04.–14.05.1911 Medaillen, Plaketten und Zeichnungen des Pariser Bildhauers Jules-Clémont Chaplain.
23.09.–01.10.1911 Antike Uhren aus dem Besitze des Herrn Hofopernsängers L. Löpschke in Dresden.
23.10.–07.11.1911 Wettbewerbsarbeiten für ein Plakat zum Bauernball 1912.
07.11.–19.11. 1911 Wettbewerbsarbeiten für die Ausschmückung der Bauernball-Festräume 1912.

1912

13.01.–17.01.1912 Gegenstände für die Tombola des Bauernballs 1912.
22.02.–17.03.1912 Buchschmuck, Stoffe usw. nach Entwürfen Professor Johann Vincenz Cissarz, Stuttgart.
19.03.–21.04.1912 Tapetenausstellung der Tapetenfabrik zu Coswig i.S.
18.07.12–07.02.13 Griechische und römische Gefäße, Figuren usw. aus der Sammlung Seiner Exzellenz des Herrn Geheimen Rates Professors Dr. A. Fiedler, Dresden.
22.10.–01.12.1912 Serapis-Fayencen von Ernst Wahliß, Wien.
17.11.12–06.01.13 Ausstellung von Kunst- und kunstgewerblichen Gegenständen aus Siam.

1913

25.01.–16.03.1913 Feinkeramiken und Kunstglasuren von Ingenieur Theodor Keerl, Landshut i.B.
05.02.–23.03.1913 Töpferwaren der Töpfervereinigung zu Bürgel i.Thür.
25.02.–30.03.1913 Eßbestecke und Kämme aus dem Besitze des Herrn Postdirektor a.D. Eßlinger, Schloß Reichelsdorf bei Nürnberg.
15.03.–30.03.1913 Ergebnisse des Wettbewerbs für holzgeschnitzte und bemalte Krippen- u. Weihnachtsfiguren.28.03. – 18.05.1913 Jagdtafelaufsatz in unbemaltem Porzellan aus dem Besitze des Fürsten von Schwarzburg-Rudolfstadt.16.03. – 01.06.1913 Keramiken vom Töpferfachschullehrer a.D. Reichmann, Dresden.
15.05.–08.06.1913 Sonderausstellung alter und neuzeitlicher kirchlicher Kleinkunst, auf Veranlassung und auf Kosten des evang.-luth. Landeskonsistoriums im Königreiche Sachsen.
22.06.–20.07.1913 Vier Gobelins aus dem Besitze des regierenden Fürsten Reuß j.L.

1920

02.10.1920– (?) I. Folge Englischer Aquarelle.
Herbst 1920 Kunstausstellung von Lackarbeiten.

1921
März 1921 II. Folge Englischer Aquarelle, Arbeiten von Henry Williams.
März 1921 Neueste Künstlertapetendrucke.
1922
Februar 1922 Künstlertapeten.
19.03.–23.04.1922 Englische Aquarelle von Duffield Harding.
bis 23. April 1922 Holzschnitzereien des Dresdner Bildhauers Theodor Arthur Winde und Töpfereien von Kurt Feuerriegel aus Frohburg.
17.10.1922– (?) Meissener Porzellangruppen und -figuren von einem sächsischen Privatsammler.
28.10.–26.11.1922 Sammlung chinesischer Ahnenbilder aus dem Besitz des Herrn Stötzner, Ölsengruna.
13.11.1922– (?) Frühe japanische Farbholzschnitte aus dem Besitz des Herrn Meusel, Dresden.
14.12.22–28.01.23 Neuzeitliche Papiertapeten.
1923
bis 5. März Batikarbeiten von Frau Erica Hauptmann.
29.03.–15.04.1923 Schablonierte Wände der Firma Theodor … Kunstgewerbliche Werkstätten, Gabelsbergerstr. 17, und Raumstudien von Paul Mayenfisch.
Oktober 1923 Neue Muster der Sächsischen Tapetenfabrik, Dresden.
Oktober 1923 Entwürfe von Dagobert Peche.
09.12.–23.12.1923 Weihnachtsverkaufsausstellung jetziger und ehemaliger Schüler der Akademie für Kunstgewerbe in Verbindung mit dem Wirtschaftsbund sächsischer Kunsthandwerker (Keramik, Glas, Holz- u. Metallarbeiten, Stickereien, Web- und Näharbeiten, handgeschriebene Bücher, Graphik).
1924
Mitte Mai – Mitte Juni 1924 Leipziger Buchkunst (geplant).
bis Juli 1924 Ausstellung alter Stickereien mit weltlichen und kirchlichen Arbeiten des 16. und 19. Jahrhunderts.
Ende Juli 1924 Sonderausstellung von vierundvierzig Otto Dix-Originalen vom Graphischen Kabinett J. B. Neumann, Berlin Kurfürstendamm.
September – Oktober 1924 Ausstellung der Arbeitsgemeinschaft für Deutsche Handwerkskultur Hannover.
bis 19. Oktober 1924 Arbeiten der Werkstätten für Emailarbeiten Pforzheim, Firma Warnecken.
November – Dezember 1924 Ausstellung russischer Bauernkunst (geplant).
1925
Januar –15.02.25 Moderne sächsische Bühnenkunst.
1926
15.01.–07.02.1926 Nie wieder Krieg (Werbematerial in Schrift und Bild), Liga für Menschenrechte.
14.02.–07.03.1926 Lettische Bühnenkunst (Modell), Künstlertheater Riga.
18.03.–11.04.1926 Miniaturbildnisse von Max Dieke, Leipzig.
14.04.–29.04.1926 Entwürfe für Holzgegenstände mit Intarsie-, Korb- und Flachschnittschmuck, Rößler & Weißenberger, Cannstatt.
02.06.–11.07.1926 Mosaiken (Nachbildungen altchristlicher Meisterwerke), Puhl & Wagner, Gottfried Heinersdorff, Berlin.
16.07.–13.09.1926 Edelmetallarbeiten, Gerät und Schmuck neuerer Zeit von Hermann Ehrenlechner, Dresden.
21.08.–03.10.1926 Neues Kopenhagen-Porzellan von Bing & Gröndahl, Kopenhagen.
20.09.–03.10.1926 Finnische Ryen (Knüpfteppiche) aus Museums- und Privatbesitz, Arbeitsgemeinschaft für deutsche Handwerkskultur, Hannover.
16.10.–09.11.1926 Miniaturbildnisse von Elise Neidthardt-Scholle, N.-lößnitz.
28.10.–31.10.1926 Niederdeutsche Handwebereien, O.C. Pielenz, Eidelstedt in Holstein.
14.11.–12.12.1926 Neue Gefäß-Keramik der Töpferei Grootenburg, Paul Drechsler, Krefeld.
1927
26.01.–13.02.1927 Holzarbeiten von Professor Theodor Arthur Winde, Dresden.
19.02.–20.03.1927 Neue christliche Kunst (Gemälde, Plastik, dekorative Entwürfe, Devotionalien u.a.), Deutsche Gesellschaft für christliche Kunst, München.
22.04.–14.07.1927 Meißner Porzellan 1919–1926 der Staatl. Porzellanmanufaktur Meißen.
16.10.–09.11.1927 Goldschmiedearbeiten von Johannes Eckert, Dresden.
16.10.–09.11.1927 Bernsteinschnitte, Martin Seitz, München.
13.11.27–01.01.28 Zier- und Gebrauchsgläser der Glasfabrik Leerdam, Holland.
1928
15.01.–04.03.1928 Bühnenkunstausstellung (Bühnenmodelle und Szenenbilder), Generalintendanz des Sächsischen Staatstheaters und Professor Alexander Baranowsky, Dresden.
20.04.–14.05.1928 Zeichnungen und Aquarelle von Ewald Max Karl Enderlein, Dresden.
10.03.–15.04.1928 Schrift- und Buchkunst; kirchliche Gebrauchsgegenstände, Professor Rudolf Koch, Offenbach u.a.
18.05.–20.06.1928 Grabzeichen und kirchliche Geräte von Professor Theodor Arthur Winde, Dresden.
18.05.–20.06.1928 Ausstellung von zeitgenössischen Paramenten (Beteiligung von Werkstätten und Einzelkünstlern aus ganz Deutschland), Tagung christliche Kunst.
18.05.–20.06.1928 Bildwerke und Zeichnungen von Ruth Schaumann, München.
18.05.–20.06.1928 Religiöse Druckwerke von Professor Heinrich Wieynck, Dresden.
18.05.–20.06.1928 Wachszeichnungen von Else Jaskolla, München.
28.08.–11.10.1928 Kroatische Bauernstickereien der Privatsammlung von Frau Poljak, Zagreb.
20.09.–18.10.1928 Sachlichkeit im Hausrat (Drei-Zimmer-Wohnung) von Architekt Schuchardt, Dresden.
03.11.–11.11.1928 Jubiläumsausstellung zur Vierzigjahrfeier: Schülerzeichnungen Dresdner Volks- und Mittelschulen und Ausbildung der Zeichenlehrer, Dresdner Zeichenlehrerverein.
14.11.–30.11.1928 Kinderzeichnungen, Internationales Archiv für Jugendzeichnungen der Städtischen Kunsthalle, Mannheim.

1929	
	Ausstellung für christliche Kunst.
13.02.–10.03.1929	Emailarbeiten von Kurt Hermann Rosenberg, Berlin.
13.02.–10.03.1929	Bildteppiche und Entwürfe von Noémi Ferenczy, Budapest.
13.02.–10.03.1929	Szenenentwürfe zur Zauberflöte von Professor Alexander Baranowsky, Dresden.
16.03.–04.04.1929	Gebrauchs- und Illustrationsgraphik, Ehmcke-Kreis, München.
07.04.–05.05.1929	Steinzeuge der Keramischen Werkstätten Douglas-Hill, Berlin.
11.05.–15.09.1929	China-Sammlung (Gürtelschnallen in Stein, Bronze u.a.; Rollbilder; Textilien), Frau Professor Wegener, Berlin.
28.09.–31.10.1929	Werkkunst und Kirche. Lithurgisches Gerät und Kleinkunst (katholischer Kultus); »Tagung für christliche Kunst« und Sächsische Landesstelle für Kunstgewerbe.
10.11.–01.12.1929	Auf Wegen künstlerischen Lebens (Arbeiten des Volkshochschulkurses Thieme und der Landesschule), Ernst Thieme, Dresden.
1930	
04.02.–22.02.1930	»Technik im Bau« (moderene Fensterkonstruktionen), Fenestra-Crittal-A.G. Düsseldorf-Derendorf.
09.05.–02.06.1930	Steinarbeiten (Groß- und Kleinplastik) von Professor Johann Ernst Born, Dresden und Werkstatt.
19.06.–20.07.1930	Theodor Arthur Winde, Dresden, Sonderausstellung der Werkstatt für Holzbearbeitung.
27.07.–24.08.1930	Professor Erich Zschiesche, Dresden, Möbel und Zeichnungen.
14.11.–15.12.1930	Geschirre und moderne Plastiken, klassizistische Arbeiten, Porzellan für technische und chemische Zwecke der Staatl. Porzellanmanufaktur, Berlin.
14.11.–15.12.1930	Zeichnungen und Aquarelle von Ewald Max Karl Enderlein, Dresden.
21.12.30–01.02.31	Lederarbeiten von E. Michahelles, Hamburg.
07.09.–17.10.1930	Neue japanische Gerätekunst, Felix Tikotin, Berlin.
1931	
	Zeitgenössische Medaille und Plakette, Reichsverband für Deutsche Werkkunst.
	Neue Gefäße und Plastik der Staatlichen Majolikamanufaktur, Karlsruhe.
21.12.30–01.02.31	Moderne Wandbehänge aus fünf verschiedenen Werkstätten.
	Felix Tikotin, Berlin, »Japanische Farbholzschnitte«.
	Lithographien von Honoré Daumier, Jean Ignace Isidore Gérard, gen. Grandville, Joseph Traviès aus Dresdner Privatbesitz.
	Wettbewerb: Goetheplakette der Ilgen-Stiftung, Dresden.
1932	
	Neues rheinisches Steinzeug der Nassauischen Werkstätten.
	Altes Gebrauchszinn der Sammlung Melzer, Dresden.
	Altes volkstümliches Steingut der Privatsammlung Hiehle, Dresden.
	Sächsische Öfen der Sammlung Kühnscherf.
	Alte Stickmuster aus Museumsbeständen.
	Japanarbeiten aus Dresdner Privatbesitz.
	R. Lippmann, Dresden, Studien und Unterrichtsergebnisse.
	Dresdner Prominente von Georg Erler, Dresden.
	»Dresden und die Volkskunde«, Ausstellung des Sächsischen Verbandes für Volkskunde und des Volkskundlichen Seminars der Technischen Hochschule.
	Dresdner Kunstgewerbeverein, Arbeiten der Mitglieder.
	Grabmalwettbewerb der Sächsischen Landesstelle für Kunstgewerbe.
1933	
	Georg Mendelssohn, Hellerau, »Metallarbeiten aus den Jahren 1908 bis 1933«.
	Webereien und Stickereien im Zeitalter Augusts des Starken aus Museumsbeständen.
1934	
12.06.– (?)	Professor Weidanz, Halle, »Medaillen«.
13.10.– (?)	Altes und Neues Zinn der Privatsammlungen von Spitzer, Bertram, Bösenberg, Böttger, Schumann, Weck; Zwitterstocks A.G., Altenberg; Heimatmuseum Schmiedeberg; Werke von Mackowsky, Heinmann, Buchwald- Zinnwald, Hertzing.
	Alte und neue sächsische Spitzen der Vogtländischen Fabrikantenschutzgemeinschaft E.V., Plauen; Staatl. Spitzenklöppelmusterschule Schneeberg; Dresdner Gardinen- und Spitzenmanufaktur A.G., Dresden-Dobritz; L. Matthaei, Hannover; Sophie Rade, Dresden; Professor Alexander Baranowsky, Dresden.
1935	
April 1935– (?)	Wettkampf und Siegeszeichen.
	Brettchenwebereien von Gertrud Staudigl-Scharlau.
August 1935– (?)	Chinesische Malerei der Ming- und Tsing-Periode aus der Sammlung Hartl, Foutchow/Provinz Fukien.
10.09.–11.10.1935	Jubiläums-Sonderschau »Goldschmiedekunst von Johannes Eckert, Dresden-Gruna«.
Nov. 1935– (?)	Chinesische Ahnenbilder.
13.10.35–31.01.36	Neue kirchliche Werkkunst mit der Sonderabteilung »Rudolf Koch und sein Kreis«.
1936	
21.04.–15.09.1936	Die Vase.
3.10.– Ende Nov. 1936	Die sächsische Schule als schöne Arbeitsstätte.
1937	
06.01.–14.03.1937	Biedermeier.
März 1937– (?)	Ausstellung christlicher Kunst.
10.07.– Ende August 1937	Licht und Leuchter.
	»Sächsische Soldaten und Jäger zur Zeit der sächsisch-polnischen Könige« im Rahmen der Dresdner Museumswoche.
	Sächsische Klöppel- und Vogtländische Maschinenspitze.

Dezember 1937	Usedom-Wolliner Fischerteppiche.
1938	
Februar 1938	Kunsthandwerk aus Sachsen.
Sommer 1938	Deutsche Meisterwerke aus Zinn.
1939	
10.02.–12.02.1939	Reichsberufs-Wettkampf-Arbeiten von Studierenden der Akademie für Kunstgewerbe.
20.05.– (?)	Japanische Kleinkunst des 18. und 19. Jahrhunderts im Dresdner Museum.
1949	
10.07.–27.08.1949	Leistungsschau Dresdner Buchbindermeister.
1951	
02.12.51–02.02.52	Altes und Neues Kunsthandwerk.
1953	
05.07.–06.11.1953	Zur Stilgeschichte der Möbel.
1956	
20.12.55–15.03.56	Aquarelle, Applikationen und Stickereien von Elisabeth Ahnert, Dresden.
1957	
22.09.–24.11.1957	Ostasiatische Kunst und Chinoiserie.
24.03.–22.04.1957	Tüllstickereien von Sophie Rade, Dresden.
1958	
	Jugendstil.
	Stickereien und Applikationen von Elisabeth Ahnert, Dresden.
1963	
13.07.63–30.11.64	Delfter und Deutsche Fayencen.
1965	
April – Nov. 1965	Moderne Keramik und Glas aus Polen.
01.11.1965– Februar 1966	Trinkgefäße aus vier Jahrhunderten (Haus der Nationalen Volksarmee, Kamenz).
1966	
02.03.– Juli 1966	Glas und Keramik von 1900 bis zur Gegenwart (Haus der Nationalen Volksarmee, Kamenz).
03.07.– Nov. 1966	Kunsthandwerk des Nahen Ostens (Haus der Nationalen Volksarmee, Kamenz).
1967	
April – Okt. 1967	Handwerkliche Gestaltung in Holz und Keramik mit Arbeiten von Paulus Kleemann und Hans Meyer.
Mai – Okt. 1967	Industrieform und Kunsthandwerk der Gegenwart.
Juni – Okt.1967	Lampen und Leuchter von gestern und heute (Haus der Nationalen Volksarmee, Kamenz).
1969	
April – Sept. 1969	Deutsche, holländische und französische Fayencen (Haus der Nationalen Volksarmee, Kamenz).
24.05–15.10.1969	Friedrich Bundtzen, Weißwasser. 20 Jahre Glasgestaltung in der DDR.
Aug. – Okt. 1969	Deutsche und holländische Fayencen (Institut für Kernphysik, Rossendorf).
1970	
30.04.–07.06.1970	"Tausend Jahre Kairo am Nil" (Arabische Keramik).
01.07.–15.10.1970	Kunsthandwerk des Bezirkes Dresden.
30.09.1970– Januar 1971	Nürnberger Zinn.
1971	
Juli – Okt. 1971	Deutsche Keramik 1500–1700.
September 1971	Slowakische Tapisserie und Keramik (Dresdner Schloß).
März – Juni 1971	Italienische Majolika (Haus der Nationalen Volksarmee, Kamenz).
1972	
Juli – Okt. 1972	Herbert Naumann, Dresden – Keramik.
Mai – Okt. 1972	Bezirkskunstausstellung Dresden.
1973	
02.06.–31.10.1973	Gestaltete Form in Vergangenheit und Gegenwart. Möbel aus Hellerau.
04.04.–09.09.1973	Das schwedische Zimmer.
1974	
31.05.–31.10.1974	Sächsisches Glas vom 17. bis zum Anfang des 19. Jahrhunderts.
1975	
17.05.–31.10.1975	Sowjetische Angewandte Kunst.
1976	
06.06.–27.07.1976	Italienische Majolika (Haus der Nationalen Volksarmee, Kamenz).
1978	
02.06.–30.10.1978	Vergoldete Bronzen aus dem Katharinenpalais in Puschkin (Ausstellung der Schlösser und Parkanlagen der Stadt Puschkin bei Leningrad).
1979	
05.09.–31.10.1979	Neuerwerbungen 1949–1979.
20.06.–16.10.1979	Deutsches Zinn vom 16. Jahrhundert bis zur Gegenwart. (Puschkin bei Leningrad)
15.06.–20.10.1979	Schlösser und Parkanlagen der Stadt Puschkin bei Leningrad.
1980	
16.05.–31.10.1980	Lüder Baier. Holzgestaltung.
15.06.–30.09.1980	Deutsches Zinn aus dem Museum für Kunsthandwerk Dresden (Schloß Moritzburg).
1981	
11.07.–04.10.1981	Jugendstilglas – Sammlung Hilde Rakebrand, Dresden.
25.06.–15.10.1981	Zinnkunst aus fünf Jahrhunderten (Festung Königstein, Schatzhaus).
1982	
26.06.–08.08.1982	Moderne Japanische Lackkunst.
21.08.–24.10.1982	Schloß- und Parkansichten der Stadt Puschkin bei Leningrad. (Ausstellung der Schlösser und Parkanlagen der Stadt Puschkin bei Leningrad)
25.05.–15.10.1982	Zinnkunst aus fünf Jahrhunderten (Festung Königstein, Schatzhaus).
1983	
17.06.–23.10.1983	Sächsisches Zinn. 16. Jahrhundert bis zur Gegenwart.
06.05.–16.10.1983	Textilien bis zur Gegenwart (Festung Königstein).
1984	
01.06.–30.10.1984	Deutsche Keramik aus dem Museum für Kunsthandwerk Dresden (Puschkin bei Leningrad).
1985	
16.05.–15.09.1985	Deutsche Keramik aus dem Museum für Kunsthandwerk (Schloß Moritzburg).

18.06.–01.09.1985 Moderne Tapisserie und Keramik aus Mazedonien (Albertinum).
24.10.85–08.01.86 Kostbarkeiten indischer Handwerkskunst (Albertinum).

1986
02.05.–26.10.1986 Deutsche Keramik aus fünf Jahrhunderten.

1987
02.05.–25.10.1987 Lausitzer Glas. Geschichte und Gegenwart.
22.06.–25.10.1987 Uniformen und Hofkleidung in Rußland um 1900. (Ausstellung der Schlösser und Parkanlagen der Stadt Puschkin bei Leningrad)

1989
18.05.–31.10.1989 Neuerwerbungen der letzten fünf Jahre.

1990
12.05.–31.07.1990 Sächsisches Kunsthandwerk.
04.08.–28.10.1990 »Vor dem Ausverkauf gerettet«.

1991
02.05.–16.06.1991 Schenkung Irmgard Kotte-Weidauer.
01.06.–11.08.1991 Rainer Schumann, Dresden – Schmuckgestaltung.
01.06.–11.08.1991 Zeitgenössische Keramik in Sachsen.
21.06.–20.10.1991 Vermächtnis Jugendstilsammlung Hilde Rakebrand.
24.08.–20.10.1991 Kunst der Gegenwart aus Rheinland-Pfalz und Sachsen.
31.08.–11.10.1991 500 Jahre Fliesenkultur in Portugal.

1992
16.05.–06.09.1992 Wolfgang von Wersin (1882–1976) – Vom Kunstgewerbe zur Industrieform.
06.06.–31.10.1992 Kurt Feuerriegel 1880–1961.

1993
01.05.–31.10.1993 Thonet. Geschichte und Gegenwart – Möbel aus Holz und Stahl.
18.05.–01.10.1993 Theodor Arthur Winde – Umgang mit Holz.

1994
27.04.–09.05.1994 Der Kurfürst ist tot – es lebe der Kurfürst. Inszenierung im Gedenken an den Regierungswechsel in Sachsen von 1694.
10.05.–24.08.1994 Aktuelle Keramik von Johannes Makolies, Dresden.
17.06.–31.10.1994 Historismus. Jugendstil. Art Deco – Europäische Keramik. Die Sammlung Giorgio Silzer.
25.08.–31.10.1994 Aktuelle Keramik von Ingolf Hermann, Dresden.
25.11.–27.11.1994 Sammeln und Bewahren – Möbel von Richard Riemerschmid im Kunstgewerbemuseum Dresden. Sonderausstellung im Rahmen der Antiquitätenmesse »Antik Dresden 1994«.

1995
03.05.–30.07.1995 Lüder Baier – Dem Dresdner Holzgestalter zum 75. Geburtstag.
31.05.–31.10.1995 Geschmackvoll – Bestecke des Jugendstils aus der Sammlung Giorgio Silzer.
01.08.–03.09.1995 Majolika aus Castelli.
24.08.95–24.06.96 Historische Verschlußsachen. (Dresdener Filiale der Weberbank Berlin).
09.09.–31.10.1995 Designimpressionen in Dresden – Bořek Šipek Art Design.
24.11.–26.11.1995 Sammeln und Bewahren – Japanische Lackarbeiten im Kunstgewerbemuseum Dresden (Ausstellungshalle am Straßburger Platz).

1996
01.05.–21.06.1996 Art Design – Design Art C. und P. Wörfel.
13.05.–17.07.1996 Wolfgang Grahl – Arbeiten in Zinn.
05.06.–26.08.1996 Wandteppiche heute – Ursula Benker-Schirmer.
24.06.96–11.12.97 Italienische Majolika aus Siena. (Dresdener Filiale der Weberbank Berlin).
03.08.–08.09.1996 Beate von Appen – Schmuck und Malgorzata Chodakowska – Skulpturen in Holz.
07.08.–31.10.1996 HB – Hedwig Bollhagen. Altmeisterin der Keramik.
21.08.–06.10.1996 Bewegt – fließend. Die Kunst der Izabel Lam.
11.09.–03.11.1996 Aus dem Depot des Kunstgewerbemuseums – Schlüssel und Schlösser.
16.09.–03.11.1996 Hans-Volker Mixsa – Metallgestaltungen.

1997
17.01.–02.03.1997 Tradition und Moderne – Quilts 1996.
06.05.–06.07.1997 Ernst Riegel. Goldschmied zwischen Historismus und Werkbund.
28.05.–20.07.1997 Katrin Baumann – Textilgestaltung, Grafik und Design.
22.07.–24.08.1997 Anke Augsburg – Keramikinstallationen
23.07.–31.10.1997 Made in England. Design zwischen Individualität und Globalisierung.
26.08.–03.11.1997 Mathias Heck – Silberschmied.
03.09.–31.10.1997 Zeitgenössische Keramik in Australien und Facetten des Brillantschliffs – Ringe der australischen Goldschmiedin Donna Brennan.
12.09.–02.11.1997 Die Königlich polnischen und kurfürstlich sächsischen Hofämter.

1998
08.05.–01.11.1998 Porzellan in Dänemark. Unikate und Serie 1890–1930 aus der Sammlung Dietze & Bergmann.
26.05.–26.07.1998 Karin Korn – Dresden. Glasgestaltung.
17.06.–25.10.1998 Designimpressionen in Dresden. Yves Boucard: fantastische Möbel.
04.08.–13.09.1998 Ulrike Andersch – Nerchau. Mode-Design.
22.09.–01.11.1998 Inge Thies-Böttner – Dresden. Bemalte Keramik.
13.12.98–14.03.99 Das Kunstgewerbemuseum Dresden. Von der Vorbildersammlung zum Museum. 1876 bis 1907 (Albertinum).

Die Angaben zu den Jahren 1878 bis 1913 sind Zitate aus den Jahresberichten der Königlich Sächsischen Kunstgewerbeschule und des Kunstgewerbemuseums Dresden (1880–1885) bzw. aus den Berichten über die Königlich Sächsische Kunstgewerbeschule und das Kunstgewerbemuseum zu Dresden.
Die Erfassung der Ausstellungen ab 1914 wurde größtenteils anhand der offiziellen Berichte des Kunstgewerbemuseums, ab 1954 in den Jahrbüchern der Staatlichen Kunstsammlungen, sowie aufgrund von Akten des Archivs der Staatlichen Kunstsammlungen Dresden erstellt. Dort wo genaue Ausstellungsdaten und Vornamen fehlen, konnten sie leider nicht ermittelt werden.

Veröffentlichungen des Kunstgewerbemuseums

Berichte und Jahrbücher

Jahresberichte der Königlich Sächsischen Kunstgewerbeschule und des Kunstgewerbemuseums zu Dresden, Schuljahre 1880/81–1884/85.

Berichte über die Königlich Sächsische Kunstgewerbeschule und das Kunstgewerbemuseum zu Dresden auf die Schuljahre 1885/86–1912/13.

Berichte der Staatlichen Akademie für Kunstgewerbe und des Staatlichen Kunstgewerbemuseums Dresden 1914–1934.

Kunstgewerbemuseum, in: Berichte über die Verwaltung der Staatlichen Sammlungen für Kunst und Wissenschaft zu Dresden 1929–1937, S. 26f.

Aus der Arbeit der Staatlichen Kunstsammlungen Dresden von 1951 bis 1954, Dresden 1954: Museum für Kunsthandwerk, erwähnt im Zusammenhang mit Barockmuseum Schloß Moritzburg, S. 11; Zinnsammlung im Zwinger, S. 40-43 mit 2 Abb.; Tischler- und Tapeziererwerkstatt, S. 55-57; Möbel- und Kunsthandwerkausstellung im Gebäude an der Güntzstraße, S. 62, 64, 65.

Museum für Kunsthandwerk bzw. Kunstgewerbemuseum, Jahresberichtte, in: Jahrbücher der Staatlichen Kunstsammlungen Dresden, Dresden seit 1959ff.

Führer, Sammlungs- und Ausstellungskataloge

Soweit nicht anders angegeben hrsg. vom Kunstgewerbemuseum bzw. Museum für Kunsthandwerk (1951-91) Dresden.

Führer durch das Königliche Kunstgewerbemuseum zu Dresden, Abt. III: Arbeiten in Thon, Porzellan und Glas, bearb. von Karl Berling, Dresden 1895.

Führer durch das Königliche Kunstgewerbemuseum zu Dresden, Abt. II: Metall-Arbeiten, bearb. von Karl Berling, Dresden 1896.

Führer durch das Königliche Kunstgewerbemuseum zu Dresden, Abt. I: Arbeiten in Holz, Elfenbein, Bein, Schildpatt, Horn etc., bearb. von Karl Berling, Dresden 1897.

Wegweiser durch das Königliche Kunstgewerbemuseum Dresden, bearb. von Karl Berling, Dresden 1907 und 1909.

Kleiner Wegweiser durch die Ausstellung Kunsthandwerk des 18. Jahrhunderts, Dresden 1963, mit 1 Abb.

Kunsthandwerk des 18. Jahrhunderts – Möbel, bearb. von Eleonore Pichelkastner, Gisela Messner und Dieter Gräf, Dresden 1964.

Zinnsammlung im Zwinger, Ausstellungskatalog, bearb. von Günter Reinheckel, Dresden 1966.

Kunsthandwerk des 18. Jahrhunderts, bearb. von Gerda Weinholz, Gisela Messner, Günter Reinheckel und Dieter Gräf, Dresden 1967.

Nürnberger Zinn, Ausstellungskatalog, bearb. von Günter Reinheckel, Dresden 1971.

Kunsthandwerk des 18. und 19. Jahrhunderts, bearb. von Gisela Haase-Messner und Günter Reinheckel, Dresden 1973 und 1978.

Sächsisches Glas vom 17. bis zum Anfang des 19. Jahrhunderts, Ausstellungskatalog, bearb. von Gisela Haase, Dresden 1974 und 1975.

Kunsthandwerk und Industrieform des 19. und 20. Jahrhunderts. Hundert Jahre Museum für Kunsthandwerk Dresden 1876–1976, bearb. von Gisela Haase, Ursula Hennig, Klaus-Peter Arnold und Günter Reinheckel, Dresden 1976.

Deutsches Zinn, Ausstellungskatalog, bearb. von Günter Reinheckel, Puschkin 1979.

Deutsches Zinn aus dem Museum für Kunsthandwerk Dresden, Ausstellungskatalog, bearb. von Günter Reinheckel, Moritzburg 1980.

Kunsthandwerk der Gotik und Renaissance 13.–17. Jahrhundert, bearb. von Gisela Haase, Ursula Hennig, Klaus-Peter Arnold und Günter Reinheckel, Dresden 1981.

Sächsisches Zinn im Museum für Kunsthandwerk Dresden, Ausstellungskatalog, bearb. von Günter Reinheckel, Dresden 1983.

Glas – um 1700 bis um 1800 aus den Beständen des Museums für Kunsthandwerk Dresden, Ausstellungskatalog, bearb. von Gisela Haase, Dresden 1984.

Deutsche Keramik, Ausstellungskatalog, bearb. von Klaus-Peter Arnold, Leningrad/Puschkin 1984.

Deutsche Keramik aus fünf Jahrhunderten, Ausstellungskatalog, bearb. von Klaus-Peter Arnold, Dresden 1985.

Kunsthandwerk vom Mittelalter bis zur Gegenwart, bearb. von Gisela Haase, Ursula Hennig, Günter Reinheckel und Rainer Richter, Dresden 1988.

Kunstgewerbemuseum Dresden – Schloß Pillnitz, bearb. von Gisela Haase, München 1995.

Meisterwerke des 18. und 19. Jahrhunderts, bearb. von Gisela Haase, Igor A. Jenzen und Rainer Richter, Dresden 1996.

Sonderausstellungen

Kunstvolle antike Uhren, gesammelt von Leopold Löschcke, Hofopernsänger Dresden, Marschallstraße Nr. 33, II, Zur Zeit ausgestellt im Kunstgewerbe-Museum zu Dresden, Eliasstrasse, Ausstellungskatalog, Dresden o.J. (1911).

Katalog der Sonderausstellung Kunst und Kunstgewerbe in Siam im Königl. Kunstgewerbemuseum zu Dresden, Eliasstrasse Nr. 34, Ausstellungskatalog, Dresden 1912.

Sophie Rade – Tüllstickereien, Faltblatt, bearb. von Hilde Rakebrand, Dresden 1957.

Moderne Keramik – Modernes Glas aus Polen, Faltblatt, bearb. von Anna Chrzanowska, Dresden 1965.

Industrieform und Kunsthandwerk der Gegenwart, Faltblatt, Dresden 1967.

Handwerkliche Gestaltung in Holz und Keramik, Faltblatt, Dresden 1967.

Friedrich Bundtzen – 20 Jahre Glasgestaltung in der DDR, Ausstellungskatalog, bearb. von Gisela Messner, Dresden 1969.

Kunsthandwerk des Bezirkes Dresden, Faltblatt, Dresden 1970.

Herbert Naumann – Keramik, Ausstellungskatalog, bearb. von Günter Reinheckel, Dresden 1972

Gestaltete Form in Vergangenheit und Gegenwart – Möbel aus Hellerau, Ausstellungskatalog, bearb. von Klaus-Peter Arnold, Dresden 1973.

Das schwedische Zimmer, Ausstellungskatalog, bearb. von Helena Luttemann, Dresden 1973.

Vergoldete Bronzen aus dem Katharinenpalais, Ausstellungskatalog, bearb. von N. S. Grigorowitsch, Dresden 1978.

Lüder Baier – Holzgestaltung, Ausstellungskatalog, bearb. von Klaus-Peter Arnold, Dresden 1980.

Jugendstilglas – Sammlung Hilde Rakebrand, Ausstellungskatalog, bearb. von Gisela Haase, Dresden 1981.

Moderne japanische Lackkunst, Ausstellungskatalog, bearb. von Kazumi Shiraishi, Berlin/ Dresden 1982.
Schloß- und Parkansichten der Stadt Puschkin bei Leningrad vom 18. bis 20. Jahrhundert, Ausstellungskatalog, bearb. von Larissa Walentinowna Bardowskaja und Nina Aleksandrowna Schawrina, Dresden 1982.
Kostbarkeiten indischer Handwerkskunst, Ausstellungskatalog, bearb. von Krishna Lal, Ursula Hennig und Günter Reinheckel, Dresden 1985.
Moderne Tapisserie und Keramik aus Mazedonien, Ausstellungskatalog, bearb. von Ljubica Damjanovska und Günter Reinheckel, Dresden 1985.
Uniformen und Hofkleidung in Rußland um 1900, Ausstellungskatalog, bearb. von E. N. Birjukowa und N. M. Werschinina, Dresden 1986.
Lausitzer Glas – Geschichte und Gegenwart, Ausstellungskatalog, bearb. von Gisela Haase, Weißwasser 1987.
Carl Christian Vogel von Vogelstein 1788–1868, Ausstellungskatalog, bearb. von Rainer Richter, Dresden 1988.
Zeitgenössische Keramik in Sachsen, Ausstellungskatalog, bearb. von Rainer Richter, Dresden 1991.
Villeroy & Boch Dresden – Zur Geschichte der Steingutfabrik von 1856 bis 1945, Ausstellungskatalog, bearb. von Ester Schneider und Jörg Knorr, Mettlach 1992.
Kurt Feuerriegel 1880–1961, Ausstellungskatalog, bearb. von Rainer Richter, Dresden 1992.
Geschmackvoll – Bestecke des Jugendstils aus der Sammlung Giorgio Silzer, Ausstellungskatalog, bearb. von Igor A. Jenzen, Dresden 1995.
Designimpressionen in Dresden. Bŏrek Šipek – Art Design, Faltblatt mit Abb., bearb. von Barbara Wucherer, Dresden 1995.
Hedwig Bollhagen – Altmeisterin der Keramik, Faltblatt mit Abb., bearb. von Rainer Richter, Dresden 1996.
Izabel Lam (Designimpressionen in Dresden), Faltblatt mit Abb., bearb. von Kerstin Stöver, Dresden 1996.
Zeitgenössische Keramik in Australien, Faltblatt mit Abb., bearb. von Rainer Richter, Dresden 1997.
Made in England – Design zwischen Individualität und Globalisierung (Designimpressionen in Dresden), Faltblatt mit Abb., bearb. von Kerstin Stöver, Dresden 1997.
Porzellan in Dänemark. Unikate und Serie 1890–1930 aus der Sammlung Dietze & Bergmann, Faltblatt, Bearb. von Rainer Richter, Dresden 1998.
Designimpressionen in Dresden. Yves Boucard – fantastische Möbel, Faltblatt, bearb. von Kerstin Stöver, Dresden 1998.

Die Mitarbeiter des Kunstgewerbemuseums Dresden – Dezember 1998

Direktion
Dr. phil. Gisela Haase, Direktorin
Dr. phil. Igor A. Jenzen, Konservator
Dipl. phil. Rainer Richter, Konservator
Dr. phil. des. Petra Hölscher, wiss. Volontärin
Dipl. phil. Kerstin Stöver, Direktionsassistentin, seit 1. Juli 1998 vertreten durch
Dipl. museol. (FH) Thomas Böhme
Dipl. museol. (FH) Jörg Knorr, Depotverwalter, seit 28. September 1998 vertreten durch Brita Böhme
Dipl. museol. (FH) Torsten-Pieter Rösler, Mitarbeiter Depot und Bibliothek
Karin Graf, Sekretärin
Steffen Strauß, Telefonist
Christa Neschke, Oberaufsicht

Restaurierungswerkstätten
Dipl.-Restaurator (FH) Gottfried Wachs, Chef- und Holzrestaurator und Vertreter der Direktorin
Dipl.-Restaurator (FH) Bernhard Finkbein, Sitz- und Liegemöbelrestaurator
Dipl.-Formgestalterin Gisela Bruseberg, Textilrestauratorin
Dipl.-Restauratorin (FH) Kathrin Barbara Franeck, Textilrestauratorin
Dipl.-Restauratorin (FH) Regina Vollheim, Metallrestauratorin
Miriam Göthel, Mitarbeiterin Textilrestaurierung
Frohmut Zscheckel, Mitarbeiter Holzrestaurierung

Allgemeine Bibliographie - Verzeichnis der abgekürzt zitierten Literatur

Agricola 1958
Georgius Agricola, De natura fossilium. Libri X, Basel 1546, Neuauflage Berlin 1958.
Albiker 1935
Carl Albiker, Die Meissner Porzellantiere, Berlin 1935.
Anonym 1897/98
Anonym, Dresdener Kunstverhältnisse, in: Dresdener Kunst, 2. Jg., 1897/98, Heft 30, S. 502-504.
Arnold 1965/66
Ulli Arnold, Schildpattarbeiten im Grünen Gewölbe, in: Jahrbuch der Staatlichen Kunstsammlungen Dresden, 1965/66, S. 101–114.
Arnold 1973
Klaus-Peter Arnold, Gestaltete Form in Vergangenheit und Gegenwart – Möbel aus Hellerau, Ausstellungskatalog Museum für Kunsthandwerk Dresden 1973.
Arnold 1983
Klaus-Peter Arnold, Die Kunst- und Luxusmöbelfabrik O. B. Friedrich in Dresden, in: Jahrbuch der Staatlichen Kunstsammlungen Dresden, Bd. 15, 1983, S. 129–142.
Arnold 1985
Klaus-Peter Arnold, Deutsche Keramik aus fünf Jahrhunderten, Ausstellungskatalog Museum für Kunsthandwerk Dresden 1985.
Balsinger 1970
Barbara Jeanne Balsinger, The Kunst- und Wunderkammern. A Catalog Resonné of Collecting in Germany, France and England 1565–1750, 2 Bände, Pittsburgh 1970.
Bauten 1878
Die Bauten, Technischen und Industriellen Anlagen von Dresden. Hrsg. vom Sächsischen Ingenieur- und Architektenverein und vom Dresdner Architektenverein. Dresden 1878.
Behrends 1990
Rainer Behrends, Die tönerne Kanzel des Töpfers und Bildschnitzers Melchior Tatzen in der Kirche zu Strehla, In: Neue Keramik, Berlin 1990, Heft 2, S. 94 und 95.
Benjamin 1955
Walter Benjamin, Das Kunstwerk im Zeitalter seiner technischen Reproduzierbarkeit, in: Schriften, Frankfurt am Main 1955, zuerst veröffentlicht in französischer Sprache 1936.
Bericht Kunstgewerbeverein 1893
Bericht über die Thätigkeit des Dresdner Kunstgewerbevereins. Verwaltungsperiode 1890, 1891, 1892, Dresden 1893.
Berichte mit Jahresangabe
Berichte über die Königlich Sächsische Kunstgewerbeschule und das Kunstgewerbemuseum zu Dresden auf die Schuljahre 1885/86–1912/13.
Berling 1891
Karl Berling, Die Fayence- und Steingutfabrik Hubertusburg. Ein Beitrag zur Geschichte der sächsischen Keramik, Dresden 1891.
Berling 1895
Karl Berling, Führer durch das Königliche Kunstgewerbemuseum zu Dresden, Abt. III: Arbeiten in Thon, Porzellan und Glas, Dresden 1895.
Berling 1896
Karl Berling, Führer durch das Königliche Kunstgewerbemuseum zu Dresden, Abt. II: Metall-Arbeiten, Dresden 1896.
Berling 1897a
Karl Berling, Führer durch das Königliche Kunstgewerbemuseum zu Dresden, Abt. I: Arbeiten in Holz, Elfenbein, Bein, Schildpatt, Horn etc., Dresden 1897.
Berling 1897b
Karl Berling, Der kursächsische Hofbuchbinder Jakob Krause, Dresden 1897.
Berling 1898
Karl Berling, Kunstgewerbliche Stilproben, Ein Leitfaden zur Untersuchung der Kunststile für Schulen und zum Selbstunterrichte, Leipzig 1898 und 1902.
Berling 1900a
Karl Berling, Die sächsischen Hofkellereigläser, in: Festschrift zum 75jährigen Jubiläum des Königl. Sächs. Altertumsvereins, Beiheft zum Neuen Archiv für sächsische Geschichte und Altertumskunde, Bd. XXI, Dresden 1900, S. 188-209.
Berling 1900b
Karl Berling, Das Meißner Porzellan und seine Geschichte (1709–1814), Leipzig 1900.
Berling 1907
Karl Berling, Wegweiser durch das Königliche Kunstgewerbemuseum Dresden, Dresden 1907 und 1909.
Berling 1910
Karl Berling, Königlich Sächsische Porzellanmanufaktur Meissen 1710–1910, in: Festschrift zur 200jähr. Jubelfeier der ältesten europäischen Porzellanfabrik, Meißen 1910, S. 1-111.
Berling 1913
Karl Berling, Stadtmarken sächsischer Zinngießer, Dresden 1913.
Berling 1915
Karl Berling, Zwei Hauptwerke des Nürnberger Gewichtemachers Albrecht Weinmann, in: Mitteilungen aus den sächsischen Kunstsammlungen, Jg VI, 1915, S 44 – 52, Tafel 3.
Berling 1919
Karl Berling, Altes Zinn, Berlin 1919.
Berling 1926
Karl Berling, Einiges über "mein" Museum, in: Waldenburger Schriften, Heft 6, 1926, S. 5-15.
Berling 1929
Karl Berling, Die Kurfürstin Anna und das Waldenburger Steinzeug, in: Meißnisch-Sächsische Forschungen, hrsg. von Waldemar Lippert, Dresden 1929.
Blätter für Kunstgewerbe 1874 Blätter für Kunstgewerbe, Wien 1874
Blätter für Architektur 1890
Blätter für Architektur und Kunsthandwerk, 1890.
Bock o.J.
Franz Bock, Beschreibender Katalog einer Sammlung von Spitzen und Kanten, darstellend den geschichtlichen Entwickelungsgang der gesammten Spitzen-Industrie vom XVI. bis zum XIX. Jahrhundert, Aachen o. J.
Bock 1970
Franz Bock, Geschichte der liturgischen Gewänder im Mittelalter, 3 Bände, Bonn 1859–1871, Reprint Graz 1970.
Bode 1896
Wilhelm Bode, Aufgaben der Kunstgewerbemuseen, in: Pan, 2. Jg., Bd. 1, 1896, S. 121-127.
Bode 1901
Wilhelm Bode, Kunst und Kunstgewerbe am Ende des 19. Jahrhundert, Berlin 1901.
Borkopp 1993
Birgitt Borkopp, An die verlorenen Fäden wieder anzuknüpfen ... Zur Reform der Paramentenkunst im 19. Jahrhundert, in: Alexander Schnütgen. Colligite fragmenta ne pereant. Gedenkschrift des Kölner Schnütgen-Museums zum 150. Geburtstag seines Gründers, Köln 1993, S. 207-221.
Bröhan 1993
Porzellan – Kunst und Design 1889 bis 1939, Vom Jugendstil zum Funktionalismus, Bestandskatalog Bd. V.I, Bröhan-Museum, Berlin 1993.
Brozová 1973
Jarmila Brozová, Ceskédvojstenné sklo a jeho autori (Böhmische Doppelwand-

gläser und ihre Autoren), in: Acta UPM (Kunstgewerbemuseum Prag) VIII, C. Comentationes 1, Prag 1973, S. 60-84, 167-168.
Brozová 1981
Jarmila Brozová, Jagdmotive auf böhmischem Doppelwandglas, in: Tschechoslowakische Glasrevue 36, 1981, S. 15-19.
Bucher 1884
Bruno Bucher, Real-Lexikon der Kunstgewerbe, Wien 1884.
Bucher 1886
Bruno Bucher, Die Sammlungen an Kunstgewerbemuseen und ihre Aufgaben, in: Kunstgewerbeblatt 3, Leipzig 1886/87, S. 160-163.
Calov 1969
Gudrun Calov, Museen und Sammler des 19. Jahrhunderts in Deutschland, in: Museumskunde 38, 1969
Deck 1887
Joseph Théodore Deck, La Fayence, Paris 1887.
Dekorative Kunst 1901
Dekorative Kunst. Illustrierte Zeitschrift für angewandte Kunst, Bd. VII, München 1901.
Demiani 1897
Hans Demiani, Francois Briot, Caspar Enderlein und das Edelzinn, Leipzig 1897.
Demiani 1904
Hans Demiani, Sächsisches Edelzinn, in: Neues Archiv für Sächsische Geschichte und Altertumskunde, XXV, Dresden 1897, S. 1–30.
Deutsches Kunstgewerbe 1906
Das deutsche Kunstgewerbe 1906. III. Deutsche Kunstgewerbe-Ausstellung Dresden 1906, München 1906.
Doenges o.J.
Willy Doenges, Stätten der Kultur, Bd. 14, Dresden, Leipzig o.J.
Doenges 1907
Willy Doenges, Das neue Dresdner Kunstgewerbe-Museum, in: Illustrierte Zeitung, Nr. 3365, vom 26.12.1907, S. 1143–1145.
Domanig 1907
K. Domanig, Die deutsche Medaille, Wien 1907.
Drahotova 1972
Olga Drahotova, Medaillen und Münzen als Vorlage für geschnittenes Barockglas im Prager Kunstgewerbemuseum, in: Tschechoslowakische Glasrevue 27, 1972, S. 216-221.
Dreier 1985
Franz Adrian Dreier, Zur Geschichte des Kunstgewerbemuseums, in: Kunstgewerbemuseum Berlin, Bildführer, Kataloge des Kunstgewerbemuseums Band X, Staatliche Museen Preußischer Kulturbesitz, Berlin 1985.
Dresdener Kunstverhältnisse 1897/98
Dresdener Kunstverhältnisse, in: Dresdener Kunst, 2. Jg., Heft 30, Dresden 1897/98, S. 502-504.
Dresdner Kunstgewerbe 1911
Dresdner Kunstgewerbe, hrsg. vom Dresdner Kunstgewerbeverein, Dresden 1911.
Dresdner Kunstgewerbeverein 1894
Dresdner Kunstgewerbeverein, Mitteilungen 1881–1894, Dresden 1894.
Dresdner Kunstverhältnisse 1897
Dresdner Kunstverhältnisse, in: Dresdner Kunst, 2. Jg., Heft 30, Dresden 1897/98, S. 502-504.
Dresslers Kunstjahrbuch 1913
Dresslers Kunstjahrbuch, hrsg. v. Willy Oskar Dressler, 7. Jg., Rostock 1913.
Erbstein 1888
Julius und Albert Erbstein, Erörterungen auf den Gebieten der Sächsischen Münz- und Medaillen-Geschichte, Dresden 1888.
Falke 1878
Jakob von Falke, Die moderne Kunstindustrie und die Renaissance. in: Mittheilungendes österreichischen Museums für Kunst und Industrie, Bd. 13, 1878, S. 158-161.
Festschrift 1876
Festschrift zur Feier des fünfundzwanzigjährigen Bestehens des Münchner Kunstgewerbevereins auf Veranlassung des Directoriums und unter Mitwirkung der Liter. Commission des Comité's, München 1876.
Feulner 1931
Adolf Feulner, Eine Kommode nach Entwurf von Cuvilliés, in: Festschrift zum 60. Geburtsgag von E.W. Braun, Augsburg 1931, S. 167ff., Abb. 1-5.
Fichtner 1941
Fritz Fichtner, Karl Heinrich Ludwig Berling zum Gedächtnis, in: Neues Archiv für Sächsische Geschichte 62. Bd., 1941, S. 80-82.
Ficker 1963
Friedbert Ficker, Das Museum für Kunsthandwerk. Schloss Pillnitz, in: Weltkunst, Nr. 22, Jg. 63, 1963, S. 3178.
Fliesen 1964
Anne Berendsen, Marcel B. Keezer, Sigurd Schoubye, Joao Miguel dos Santos Simoes, Jan Tichelaar, Fliesen, Eine Geschichte der Wand- und Bodenfliesen, München 1964.
Forrer 1902–30
Leonard Forrer, Biographical dictionary of medallists, coin, gem, and seal engravers, mint masters, & c. ancient and modern with references to their works B. C. 500 – A. D., 8 Bde., London 1902–1930.
Franeck 1993
Kathrin Barbara Franeck, Restaurierung einer italienischen Krippenfigur aus dem Bestand des Kunstgewerbemuseums Dresden, Studienabschlußarbeit an der Fachhochschule für Technik und Wirtschaft i.G. Berlin 1993
Franz 1981
Rosemarie Franz, Der Kachelofen. Entstehung und kunstgeschichtliche Entwicklung vom Mittelalter bis zum Ausgang des Klassizismus. 2. Aufl., Graz, 1981.
Frauberger 1878
Heinrich Frauberger, Ueber Beschläge und Verschlüsse, in: Kunst und Gewerbe, Wochenschrift zur Förderung deutscher Kunst-Industrie, 12. Jg., No. 7, Nürnberg 1878, S. 49-51.
Freiberg 1902
Mitteilungen des Freiberger Altertumsverein, Heft 38, Freiberg 1902.
Führer München 1903
Führer durch das Bayerische Nationalmuseum in München, Neue offizielle Ausgabe, 5. Aufl. München 1903.
Geijer 1951
A. Geijer, Oriental Textiles in Sweden, Kopenhagen 1951.
Gewerbehalle 1874
Gewerbehalle. Organ für den Fortschritt in allen Zweigen der Kunstindustrie, Stuttgart 1874.
Goldschmiedt 1914–26
A. Goldschmiedt, Die Elfenbeinfiguren aus der Zeit der karolingischen und sächsischen Kaiser, Berlin 1914 – 1926 (4 Bde.), Bd. 2, S. 50, Nr. 168.
Graul 1919
Richard Graul, Aufgaben der Kunstgewerbemuseen, in: Die Kunstmuseen und das deutsche Volk, München 1919, S. 106-121.
Gross 1906
Karl Gross, Kunsthandwerk, in: Das deutsche Kunstgewerbe 1906. III. Deutsche Kunstgewerbe-Ausstellung Dresden 1906, Dresden 1906, S. 29-31.
Gurlitt 1890
Cornelius Gurlitt, Die Dresdner Ausstellung alter Zinnarbeiten, in: Kunstgewerbeblatt, N.F. 1., Jg. 1890, S. 29-32.
Gurlitt 1903
Cornelius Gurlitt, Beschreibende Darstellung der älteren Bau- und Kunstdenkmäler des Königreiches Sachsen, 22. Heft, Dresden 1903.

Gurlitt 1906
Cornelius Gurlitt, Karl Graff gestorben, in: Ausstellungszeitung der 3. deutschen Kunstgewerbeausstellung, Dresden 1906, S. 54.
Gurlitt 1908
Cornelius Gurlitt, Die Technische Hochschule und die Museen in Dresden. Vortrag gehalten im Anschluss an die Professoren-Konferenz der Technischen Hochschule am Mittwoch, den 8. Juli 1908, Dresden 1908.
Gurlitt 1910
Cornelius Gurlitt, Stadtbild und Bauten, in: Dresdens Entwicklung in den Jahren 1903–1909. Festschrift des Rates der Königlichen Haupt- und Residenzstadt Dresden zur Einweihung des neuen Rathauses am 1. Oktober 1910, Dresden 1910, S. 1-22.
Haase-Messner/Reinheckel 1973
Gisela Haase-Messner und Günter Reinheckel, Kunsthandwerk des 18. und 19. Jahrhunderts, Museum für Kunsthandwerk Dresden, 1973 und 1978.
Haase 1975
Gisela Haase, Sächsisches Glas vom 17. bis zum Anfang des 19. Jahrhunderts, Ausstellungskatalog Museum für Kunsthandwerk Dresden 1975.
Haase 1978
Gisela Haase, Bildtapeten, Leipzig 1978.
Haase 1983a
Gisela Haase, Dresdener Möbel des 18. Jahrhunderts, Leipzig 1983 und 1993.
Haase 1983b
Gisela Haase, Möbel und Glas – ihre Beziehungen zur Stillebenmalerei, in: Das Stilleben und sein Gegenstand, Ausstellungskatalog Staatliche Kunstsammlungen Dresden 1983, S. 173-177.
Haase 1984
Gisela Haase, Glas – um 1700 bis um 1800 aus den Beständen des Museums für Kunsthandwerk Dresden, Ausstellungskatalog Museum für Kunsthandwerk, Dresden 1984.
Haase 1988
Gisela Haase, Sächsisches Glas, Leipzig 1988.
Haase 1990a
Zur Bedeutung der Glashütten Heidelbach im Erzgebirge, in: Annales du 11e Congrès de l'AIHV Basel 1988, Amsterdam 1990.
Haase 1990b
Gisela Haase, Het Museum voor Kunstnijverheid te Dresden, in: Antiek, 25. Jg., Lochem 1990, No. 5, S. 250-255.
Haase 1995a
Gisela Haase, Kunstgewerbemuseum Dresden – Schloß Pillnitz, München 1995.
Haase 1995b
Gisela Haase, Zur europäischen Orientrezeption im 19. Jahrhundert, in: Im Lichte des Halbmonds. Das Abendland und der türkische Orient, Ausstellungskatalog Staatliche Kunstsammlungen Dresden und Kunst- und Ausstellungshalle der Bundesrepublik Deutschland, Bonn, Leipzig 1995, S. 349-354.
Haase 1998
Gisela Haase, Der Glasbestand im Kloster St. Marienstern, in: Zeit und Ewigkeit, 128 Tage in St. Marienstern, Ausstellungskatalog der Ersten Sächsischen Landesausstellung, Halle 1998, S. 301-313.
Haedeke 1963
Hanns-Ulrich Haedeke, Zinn, Braunschweig 1963.
Hartmann 1998
Angela Hartmann, Lossow & Kühne. Architekten, in: Architekten Lossow & Kühne Dresden, Berlin, Leipzig, Wien 1930, Reprint Berlin 1998.
Hausmann 1972
Tjark Hausmann, Majolika, Spanische und italienische Keramik vom 14. bis zum 18. Jahrhundert, Berlin 1972.
Heiden 1904
Max Heiden, Handwörterbuch der Textilkunde aller Zeiten und Völker, Stuttgart 1904.
Hentschel 1951
Walter Hentschel, Peter Breuer. Eine spätgotische Bildschnitzerwerkstatt, Berlin 1951 und 1952.
Hentschel 1960
Walter Hentschel, Bibliographie zur sächsischen Kunstgeschichte, Berlin 1960.
Himmelheber 1977
Georg Himmelheber, Kabinettschränke, Bildheft Bayerisches Nationalmuseum München, München 1977.
Hintze 1924
Erwin Hintze, Formengeschichte des Schlesischen Zinnes, in: Schlesiens Vorzeit, N.F. VIII, Breslau 1924.
Hintze 1921
Erwin Hintze, Die Deutschen Zinngießer und ihre Marken, Bd. I, Sächsische Zinngießer, Leipzig 1921.
Hintze 1926
Erwin Hintze, Die Deutschen Zinngießer und ihre Marken, Bd. IV, Schlesische Zinngießer, Leipzig 1926.
Hirth 1878
Georg Hirth, Das deutsche Zimmer, München 1878.
Horschik 1978
Josef Horschik, Steinzeug 15. bis 19. Jahrhundert von Bürgel bis Muskau, Dresden 1978.
Horschik 1979
Josef Horschik, Beiträge zur Geschichte der Kobaltfarbe und ihrer Verwendung in der Keramik. In: Keramos, Zeitschrift der Gesellschaft der Keramikfreunde Düsseldorf e.V., Heft 85, 1979, S. 119-142.
Horschik/Hausmann 1993
Josef Horschik und Tjark Hausmann, Creussener Steinzeug, in: Keramos, Zeitschrift der Gesellschaft der Keramikfreunde Düsseldorf e.V., Heft 139/140, 1993, S. 3-282.
Hoyer/Ottomeyer 1995
Gerhard von Hoyer und Hans Ottomeyer (Hrsg). Die Möbel der Residenz München, Bd. 1, München 1995.
Hubbrich 1981
Hans Joachim Hubbrich, Hermann Muthesius. Die Schriften zu Architektur, Kunstgewerbe, Industrie in der ‚Neuen Bewegung', Berlin 1981.
Impey/Macgregor 1985
Oliver Impey und Arthur Macgregor (Hrsg.) The Origins of Museums, New York 1985.
Irwin/Hall 1973
J. Irwin und M. Hall, Indian Embroideries, Vol. II, Historic Textiles of India at the Calico Museum, Ahmedabad 1973.
Jacqué 1994
Bernard Jacqué, Les papiers peints en arabesques de la fin du XVIIIe siècle, Paris 1994.
Jahresberichte mit Jahresangabe
Jahresberichte der Königlich Sächsischen Kunstgewerbeschule und des Kunstgewerbe-Museums zu Dresden, Schuljahre 1880/81-1884/85.
Jahrbücher mit Jahresangabe
Jahrbücher der Staatlichen Kunstsammlungen Dresden, Dresden seit 1959.
Jenzen 1996
Igor A. Jenzen, Vom zünftigen Trinken. Brauchgeschichtliche Anmerkungen zum Trinkgerät der Zünfte, in: Ein bierseliges Land. Aus der Geschichte des Brauwesens von Dresden und Umgebung, Ausstellungskatalog Stadtmuseum Dresden und Sächsischer Brauerbund e.V., Halle 1996, S. 134-143.
Journal 1786
Journal des Luxus und der Moden, Weimar 1786

Kalteich 1997
Ulrike Kalteich, Die Anfänge des Kunstgewerbemuseums Dresden, Magisterarbeit am Institut für Kunstgeschichte der Universität Leipzig, Leipzig 1997
Kaufmann 1973
Gerhard Kaufmann, Bemalte Wandfliesen, Bunte Welt auf kleinen Platten, München 1973.
Kirsche 1995
Albrecht Kirsche, Vom Glasmacher zum Reifendreher. Erzgebirgische Glashütten und Seifffener Holzspielzeug, Liestal 1995
Kirsner 1987
Gary Kirsner, The MettlachBook, Second Edition, Coral Springs 1987.
Klesse 1965
Brigitte Klesse, Glassammlung Helfried Krug, München 1965.
Klesse 1966
Brigitte Klesse, Majolika, Kataloge des Kunstgewerbemuseums Köln, Bd. II, Köln 1966.
Klesse/Saldern 1978
Brigitte Klesse und Axel von Saldern, 500 Jahre Glaskunst, Sammlung Biemann, Zürich 1978.
Klesse/Mayr 1987
Brigitte Klesse und Hans Mayr, Veredelte Gläser aus Renaissance und Barock, Sammlung Ernesto Wolf, Wien 1987.
Klopfer 1906
Paul Klopfer, Weinlig und seine Zeit, Berlin 1906.
Kossatz 1954
Gert Kossatz, Die Kunst der Intarsie, Dresden 1954.
Kreisel 1968
Heinrich Kreisel, Die Kunst des deutschen Möbels, Bd. 1, München 1968.
Krull
Kornelia Krull, Friedrich Gottlob Hoffmann – ein Leipziger Tischler des ausgehenden 18. Jahrhunderts, in: Furniture History, Vol. XXV, S.221-226.
Krutisch 1992
Petra Krutisch, Weltausstellungen und Neorenaissance. Foren für die Wiederentdeckung der Renaissance im Kunstgewerbe des 19. Jahrhunderts, in: Renaissance der Renaissance, ein bürgerlicher Kunststil im 19. Jahrhundert, Schriften des Weserrenaissance-Museums Schloß Brake Band 6, München 1992, S. 51-60.
Krutisch/Lessmann 1995
Petra Krutisch und Johanna Lessmann, Im Sinne der Alten ..., Italienische Majolika des Historismus, Ostfildern-Ruit 1995.
Kumsch 1887
Emil Kumsch, Die königliche Kunstgewerbeschule, die kunstgewerbliche Bibliothek und das Kunstgewerbe-Museum in Dresden, Separat-Abdruck aus dem Zentralblatt für das gewerbliche Unterrichtswesen in Österreich, Band V, Wien 1887.
Kumsch 1888
Emil Kumsch, Königliches Kunstgewerbe-Museum zu Dresden, Stoffmuster des XVI.-XVIII. Jahrhunderts, Serie I, Dresden 1888.
Kumsch 1889
Emil Kumsch, Königliches Kunstgewerbe-Museum zu Dresden, Spitzen und Weiss-Stickereien des XVI.-XVIII. Jahrhunderts, Dresden 1889.
Kumsch 1890
Emil Kumsch, Königliches Kunstgewerbe-Museum zu Dresden, Stoffmuster des XVI.-XVIII. Jahrhunderts, Serie II, Dresden 1890.
Kumsch 1891
Emil Kumsch, Königliches Kunstgewerbe-Museum zu Dresden, Stoffmuster des XVI.-XVIII. Jahrhunderts, Serie III, Dresden 1891.
Kumsch 1893
Emil Kumsch, Königliches Kunstgewerbe-Museum zu Dresden, Muster orientalischer Gewebe und Druckstoffe, Dresden 1893.
Kumsch 1895
Emil Kumsch, Königliches Kunstgewerbe-Museum zu Dresden, Stoffmuster des XVI.-XVIII. Jahrhunderts, Serie IV, Dresden 1895.
Kumsch 1908
Emil Kumsch, Königliches Kunstgewerbe-Museum zu Dresden und Kunstgewerbemuseum zu Leipzig, Posamenten des XVI.-XIX. Jahrhunderts, Dresden 1908.
Kunckel 1689
Johannis Kunckel, Ars Vitraria experimentalis, oder vollkommene Glasmacher-Kunst ..., Erstauflage 1679, Frankfurt und Leipzig 1689
Kundmann o.J.
Johann Christian Kundmann, Die Heimsuchung Gottes in Zorn und Gnade über das Herzogthum Schlesien in Münthzen, Leipzig o.J. (um 1742).
Kunstgewerbeblatt mit Jahreszahl
Kunstgewerbeblatt. Monatsschrift für Geschichte und Literatur der Kleinkunst. Organ für die Bestrebungen der Kunstgewerbe-Vereine, Leipzig 1863ff.
Internationaler Kongress 1912
4. Internationaler Kongress für Kunstunterricht Dresden 1912, Führer durch die Ausstellung, Dresden 1912.
Langer 1988
Hermann Langer, Österreichische Fayencen, München 1988.
Lessing 1877
Julius Lessing, Die Renaissance im heutigen Kunstgewerbe, Berlin 1877.
Lessmann 1979
Johanna Lessmann, Italienische Majolika, Katalog der Sammlung des Herzog Anton Ulrich-Museums Braunschweig 1979.
Lexikon der Christlichen Ikonographie1968
Lexikon der Christlichen Ikonographie, 8 Bde., Freiburg 1968 und 1994.
Lexikon der Renaissance 1989
Lexikon der Renaissance, hrsg. v. Günter Grust, Siegfried Hoyer, Ernst Ullmann, Christa Zimmermann, Leipzig 1989.
Lexikon der Schweiz mit Jahresangabe
Historisch-biographisches Lexikon der Schweiz, Neuenburg 1921ff.
Liverani 1960
Giuseppe Liverani, Italienische Majolika, Köln 1960.
Löffler1965
Fritz Löffler, Das alte Dresden, 5. Aufl. Leipzig 1965.
Lützow 1875
Carl von Lützow (Hrsg.), Kunst und Kunstgewerbe auf der Wiener Weltausstellung 1873, Leipzig 1875.
Makus 1981
Horst Makus, Keramik aus Historismus und Jugendstil in Frankreich mit Beispielen aus anderen europäischen Ländern, Ausstellungskatalog der Staatlichen Kunstsammlungen Kassel 1981.
Mariaux 1995
Pierre-Alain Mariaux, La Majolique. La Faience italienne et son décor dans les collections suisses, XVe-XVIIIe siècle, Lausanne/Luzern 1995.
Medallic illustrations 1885
Medallic illustrations of british history, Vol. II, London 1885.
Meister/Jedding 1958
Peter Wilhelm Meister und Hermann Jedding, Das schöne Möbel im Laufe der Jahrhunderte, Heidelberg 1958 und 1966.
Messner 1965
Gisela Messner, Museum für Kunsthandwerk, in: Weltstädte der Kunst – Dresden, Staatliche Kunstsammlungen, Leipzig 1965.

Messner 1965/66
Gisela Messner, Geschnittenes Glas aus Böhmen und Schlesien im Museum für Kunsthandwerk, in: Jahrbuch der Staatlichen Kunstsammlungen Dresden 1965/66.
Meyer-Heisig 1963
Erich Meyer-Heisig, Der Nürnberger Glasschnitt des 17. Jahrhunderts, Nürnberg 1963.
Miedtank 1991
Lutz Miedtank, Zwiebelmuster. Zur 300jährigen Geschichte des Dekors auf Porzellan, Fayence und Steingut, Leipzig 1991.
Miller 1982
Albrecht Miller, Münchner Schränke des 17. und 18. Jahrhunderts, in: Die Weltkunst, 52. Jg., Heft 23, München 1982, S. 3486-3493.
Mundt 1974
Barbara Mundt, Die deutschen Kunstgewerbemuseen im 19. Jahrhundert, München 1974.
Neubauten 1910
Die Neubauten der Kgl. Kunstgewerbeschule mit Kunstgewerbemuseum, in: Deutsche Bauzeitung, Jg. XLIV, Nr. 13, S. 81-85 und Nr. 15, S. 93-94, Berlin 1910.
Neuwirth 1973
Waltraud Neuwirth, Das Glas des Jugendstils, Sammlung des Österreichischen Museums für angewandte Kunst Wien, Wien 1973.
Neuwirth 1981
Waltraud Neuwirth, Orientalisierende Gläser J. & L. Lobmeyr, Bd. 1, Wien 1981.
Ottomeyer/Pröschel 1986
Hans Ottomeyer, Peter Pröschel, Vergoldete Bronzen, 2 Bde, München 1986.
Pape 1887
Jean Pape, Musterzimmer, Dresden 1887.
Pazaurek 1902
Gustav E. Pazaurek, Die Gläsersammlung des Nordböhmischen Gewerbemuseums in Reichenberg, Leipzig 1902.
Pazaurek 1921
Gustav E. Pazaurek, Steingut. Formgebung und Geschichte, Stuttgart o. J. (1921).
Pazaurek 1923
Gustav E. Pazaurek, Gläser der Empire- und Biedermeierzeit, Leipzig 1923.
Pazaurek/Spiegl 1983
Gustav E. Pazaurek und Walter Spiegl, Glas des 20. Jahrhunderts. Jugendstil, Art Deco, München 1983.
Pechstein 1968
Klaus Pechstein, Bronzen und Plaketten vom ausgehenden 15. Jahrhundert bis zur Mitte des 17. Jahrhunderts, Katalog Staatliche Museen Preußischer Kulturbesitz, Kunstgewerbemuseum Berlin 1968.
Pichelkastner 1964a
Eleonore Pichelkastner, Schmiedeeisen, Dresdener Kunstblätter, Heft 2, 1964, S. 24.
Pichelkastner 1964b
Eleonore Pichelkastner, Zur Formengeschichte der Schleifkannen, in: Dresdener Kunstblätter Jg. 8, Heft 6, Dresden 1964, S. 82-85.
Planiscig 1925
Leo Planiscig, Die italienische Bronzestatuette der Renaissance, Sammlungen des Kunsthistorischen Museums in Wien, Heft 1, Wien 1925.
Raczykskiego 1841
Edward H. Raczykskiego, Gabinet medalow polskich, Poznan 1841.
Rasmussen 1984
Jörg Rasmussen, Italienische Majolika, Kataloge des Museums für Kunst und Gewerbe Hamburg, Bd. VI, Hamburg 1984.
Reineking von Bock 1986
Gisela Reineking von Bock, Steinzeug, 3. Aufl., Köln 1986.
Reinheckel 1983
Günter Reinheckel, Sächsisches Zinn im Museum für Kunsthandwerk Dresden, Ausstellungskatalog Staatliche Kunstsammlungen Dresden, Museum für Kunsthandwerk, Dresden 1983
Richter 1987a
Rainer Richter, Frühe Siderolith- und Terralithwaren in Sachsen, in: Keramos, Zeitschrift der Gesellschaft der Keramikfreunde Düsseldorf e.V., Heft 116, 1987, S. 31-42.
Richter 1987b
Rainer Richter, Die Keramik im Bergpalais des Schlosses Pillnitz, in: Silikattechnik, Jg. 38, 1987, Heft 2
Richter 1988
Rainer Richter, Carl Christian Vogel von Vogelstein 1788–1868, Ausstellungskatalog Staatliche Kunstsammlungen Dresden 1988.
Richter 1989
Rainer Richter, Die Keramik in Sachsen im Verhältnis zu Bergbau und Kunst, in: Dresdener Kunstblätter, Jg. 33, Heft 6, Dresden 1989, S. 167-174.
Richter 1990
Rainer Richter, Bergbau und Keramik, in: Der silberne Boden – Kunst und Bergbau in Sachsen, Stuttgart / Leipzig 1990.
Richter 1992a
Rainer Richter, Die Steinzeugsammlung Horschik im Dresdener Kunstgewerbemuseum, in: Dresdener Kunstblätter, Jg. 36, Heft 2, Dresden 1992, S. 55-62.
Richter 1992b
Rainer Richter, Zinn des Kunstgewerbemuseums Dresden im Bergpalais des Schlosses Pillnitz, in: Dresdener Kunstblätter, Jg. 36, Heft 3, Dresden 1992, S. 88-97.
Richter 1994
Rainer Richter, Tonerde und Kunstform – Agricola und die Keramik, in: Georgius Agricola – Bergwelten 1494 · 1994, Ausstellungskatalog Schloßbergmuseum Chemnitz, Deutsches Bergbau-Museum Bochum und Städtische Kunstsammlungen Chemnitz, Chemnitz 1994.
Richter 1995a
Rainer Richter, Orient und Okzident. Türkischer Einfluß auf die europäische Keramik des Historismus, in: Im Lichte des Halbmonds. Das Abendland und der türkische Orient, Ausstellungskatalog Staatliche Kunstsammlungen Dresden und Kunst- und Ausstellungshalle der Bundesrepublik Deutschland, Bonn, Leipzig 1995.
Richter 1995b
Rainer Richter, Englische Keramik im Dresdner Kunstgewerbemuseum, in: Wedgwood 1795 · 1995. Englische Keramik in Wörlitz, Ausstellungskatalog der Staatlichen Schlösser und Gärten Wörlitz, Oranienbaum, Luisium, Wörlitz 1995.
Richter 1996
Rainer Richter, Bierkrüge und Steinzeugflaschen in Sachsen, in: Ein bierseliges Land. Aus der Geschichte des Brauwesens von Dresden und Umgebung, Ausstellungskatalog Stadtmuseum Dresden und Sächsischer Brauerbund e.V., Halle 1996, S. 116-133.
Ricke 1978
Helmut Ricke, Lampengeblasenes Glas des Historismus – die Hamburger Werkstatt C. H. F. Müller, in: Journal of Glass Studies, Bd. 20, Corning 1978, S. 45-99.
Ricke 1995
Helmut Ricke, Glaskunst – Reflex der Jahrhunderte, München 1995.
Rosenberg 1889
Marc Rosenberg, Der Goldschmiede Merkzeichen, Frankfurt am Main 1889, Dritte, erweiterte und illustrierte Auflage, 4 Bde., Berlin 1922-28.

Rösler 1996
Torsten-Pieter Rösler, Die Sammlung der Schlösser und Schlüssel des Kunstgewerbemuseums Dresden, Diplomarbeit an der Hochschule für Technik, Wirtschaft und Kultur Leipzig (FH), 3 Bde., Leipzig 1996
Rückert 1982
Rainer Rückert, Die Glassammlung des Bayerischen Nationalmuseums München, 2 Bde., München 1982.
Sachs/Badstübner/Neumann 1973
Hannelore Sachs, Ernst Badstübner und Helga Neumann, Christliche Ikonographie in Stichworten, Leipzig 1973.
Saldern 1965
Axel von Saldern, German Enameled Glass – The Edwin J Beinecke Collection and Related Pieces, Corning 1965.
Schäfke 1979
Werner Schäfke, Ehrenfelder Glas des Historismus, Köln 1979.
Schmerenbeck 1996
Peter Schmerenbeck (Hrsg.), Barocker Traum. Fayencen aus Zerbst und Jever, Kataloge und Schriften des Schloßmuseums Jever, Oldenburg 1996.
Schmidt 1909
L. F. Karl Schmidt (Hrsg.), Königliche Kunstgewerbeschule mit Museum zu Dresden, erbaut 1903–1907 nach Plänen der Königlichen Bauleitung u. der Architekten Lossow & Viehweger, 12 Tafeln mit Text, Dresden 1909.
Schnütgen 1899
Alexander Schnütgen, Neue Leinendamaste für den Altargebrauch, in: Zeitschrift für christliche Kunst, Jg. XII, 1899, Sp. 97-110.
Schulz-Berlekamp 1991
Gesine Schulz-Berlekamp, Stralsunder Fayencen 1755–1792, Ausstellungskatalog Staatliche Museen zu Berlin, Kunstgewerbemuseum, Berlin 1991.
Schumann 1901
Paul Schumann, Das Kunstgewerbe auf der Internationalen Kunst-Ausstellung zu Dresden Mai – Oktober 1901, in: Deutsche Kunst und Dekoration, IV. Jg., Heft IX, Darmstadt 1901, S. 405-427.
Seifert 1997
Christa Seifert, Zur Geschichte der Dresdener Kunstgewerbeschule 1871–1914 (Ein Abriß), in: Sächs. Heimatblätter, 21/1997, S. 99-102.
Semper 1852
Gottfried Semper, Wissenschaft, Industrie und Kunst, Braunschweig 1852.
Seling 1980/1994
Helmut Seling, Die Kunst der Augsburger Goldschmiede 1529–1868, 3 Bde., München 1980 und Supplement zu Bd. III, München 1994.
Servaes 1921
Franz Servaes, Das Brühlsche Schwanenservice, in: Die Woche, Nr. 7, 1921, S. 166-168.
Siebmacher 1989
Johann Siebmachers Wappenbuch von 1605, hrsg. von Horst Appuhn, 2 Bde., Reprint, 2. Aufl., Dortmund 1989.
Sievernich/Budde 1989
Gereon Sievernich und Hendrik Budde (Hrsg.), Europa und der Orient 800 – 1900, Berlin 1989.
Simmang 1913
Karl Simmang, Alte Bürger- und Bauernmöbel, Dresden 1913.
Slomann 1953
Vilhelm Slomann, Bizarre Designs in Silks, Kopenhagen 1953.
Späth 1980
Christine Späth, Die Tonkanzel von Strehla a.d. Elbe, in: Keramos, Zeitschrift der Gesellschaft der Keramikfreunde Düsseldorf e.V., Heft 90, 1980, S. 3-8.
Spiegl 1980
Walter Spiegl, Glas des Historismus – Kunst- und Gebrauchsgläser des 19. Jahrhunderts, Braunschweig 1980.
Stahl 1977
Siegfried Stahl, Deutsche Fliesen, Braunschweig 1977.
Steche 1878
Richard Steche, Zur Geschichte des Bucheinbandes, Leipzig 1878.
Stauffacher 1897
J. Staffacher, Studienreisen. Freimütige Aeusserungen über Kunst und Leben und speziell über das künstlerische Bildungswesen, St. Gallen 1897.
Steche 1886
Richard Steche, Beschreibende Darstellung der älteren Bau- und Kunstdenkmäler des Königreichs Sachsen, 6. Heft, Dresden 1886.
Stempelschneidekunst 1910
Die Erzeugnisse der Stempelschneidekunst in Augsburg und Ph. H. Müller, Leipzig 1910.
Stengel o. J.
Walter Stengel, Die Werkstatt des Monogrammisten LS, in: Studien zur Geschichte der deutschen Renaissance-Fayencen, o.O., o.J.
Stockbauer1887
Jakob Stockbauer, Die Holzbildkästchen im Bayrischen Gewerbemuseum, in: Kunst und Gewerbe, Zeitschrift zur Förderung Deutscher Kunstindustrie, Bd. 21, Nürnberg 1887, S. 324-334.
Stöhr 1920
A. Stöhr, Deutsche Fayencen und deutsches Steingut, Berlin 1920.
Strasser/Spiegl 1989
Rudolf von Strasser und Walter Spiegl, Dekoriertes Glas, Renaissance bis Biedermeier, Meister und Werkstätten, Sammlung Rudolf von Strasser, München 1989.
Thieme/Becker 1968
Ulrich Thieme und Felix Becker, Allgemeines Lexikon der bildenden Künstler von der Antike bis zur Gegenwart, 37 Bde., Leipzig 1907ff., Nachdruck Leipzig 1968.
Thomas 1978
Thérèse Thomas, Die Künstler, in: Keramik 6, Publication für Töpfer, Sammler und Museen, hrsg. von Artur Sudau, Diessen am Ammersee 1978.
Tietzel 1984
Brigitte Tietzel, Italienische Seidengewebe des 13., 14. und 15. Jahrhunderts, Katalog Deutsches Textilmuseum Krefeld, Band 1, Köln 1984.
Tietzel 1988
Brigitte Tietzel, Geschichte der Webkunst, technische Grundlagen und künstlerische Traditionen, Köln 1988.
Unger 1997
Helmut Unger, Töpferkunst in Annaberg, in: Annaberger Altstadtbote Heft 2, 1997.
Wasilewski 1991
Andreas Wasilewski, Heilkunst im Spiegel von Apothekenstandgefäßen und ihren Signaturen, Blaustein 1991.
Westermann-Angerhausen 1993
Hiltrud Westermann-Angerhausen (Hrsg.), Alexander Schnütgen. Colligite fragmenta ne pereant. Gedenkschrift des Kölner Schnütgen-Museums zum 150. Geburtstag seines Gründers, Köln 1993.
Wietek 1964
Gerhard Wietek, Altes Gerät für Feuer und Licht, Oldenburg/Hamburg 1964.
Wustrack 1982
Michael K. Wustrack, Die Mechelner Alabaster-Manufaktur des 16. und frühen 17. Jahrhunderts, Europäische Hochschulschriften, Reihe XXVIII Kunstgeschichte, Bd./Vol. 20, Frankfurt a.M. 1982.
Ziegenhorn und Jucker 1908
Ziegenhorn und Jucker (Hrsg.), Rückblick auf die historischen Möbelformen im Zusammenhang mit der modernen Raumkunst, Erfurt 1908 und 1910.
Ziegenhorn und Jucker 1910

Ziegenhorn und Jucker (Hrsg.), Abhandlungen über die Verwendung historischer Möbelstile in modernen Wohnräumen, Erfurt 1910 und 1912
Ziesemer 1992
John Ziesemer, Gottfried Semper und die Neorenaissance im Kunstgewerbe, in: Renaissance der Renaissance, ein bürgerlicher Kunststil im 19. Jahrhundert, Schriften des Weserrenaissance-Museums Schloß Brake Band 6, München 1992, S. 51-60.
Zimmermann 1926
Ernst Zimmermann, Meissner Porzellan. Leipzig 1926.
Zumpe 1991
Manfred Zumpe, Die Brühlsche Terrasse in Dresden, Berlin 1991.

Ausstellungskataloge

Ausstellung kunstgewerblicher Arbeiten 1875
Führer durch die Ausstellung kunstgewerblicher Arbeiten vom Mittelalter bis zur Mitte des 18. Jahrh., Dresden Kurländer Palais (Zeughausplatz), Dresden 1875.
Kunstgewerbeausstellung 1906
Dritte Deutsche Kunstgewerbe-Ausstellung, Offizieller Katalog, Dresden 1906.
Möbel 18. Jahrhundert 1964
Kunsthandwerk des 18. Jahrhunderts – Möbel, Staatliche Kunstsammlungen Dresden, Museum für Kunsthandwerk, Dresden 1964.
Ars vitraria 1965
Ars vitraria – 3000 Jahre Glas, Staatliche Museen zu Berlin, Kunstgewerbemuseum, Berlin 1965.
Zinnsammlung Zwinger 1966
Zinnsammlung im Zwinger, Staatliche Kunstsammlungen Dresden, Museum für Kunsthandwerk, Dresden 1966.
Kunsthandwerk 18. Jahrhundert 1967
Kunsthandwerk des 18. Jahrhunderts, Ausstellungskatalog Staatliche Kunstsammlungen Dresden, Museum für Kunsthandwerk, Dresden 1967.
Nürnberger Zinn 1971
Nürnberger Zinn, Staatliche Kunstsammlungen Dresden, Museum für Kunsthandwerk, Dresden 1971.
Europäische Landschaftsmalerei 1972
Europäische Landschaftsmalerei 1550–1650, Staatliche Kunstsammlungen Dresden 1972.
Kunsthandwerk und Industrieform 1976
Kunsthandwerk und Industrieform des 19. und 20. Jahrhunderts, Hundert Jahre Museum für Kunsthandwerk Dresden 1876–1976, Staatliche Kunstsammlungen Dresden, Museum für Kunsthandwerk, Dresden 1976.

Byzantinische Kostbarkeiten 1977
Byzantinische Kostbarkeiten aus Museen, Kirchenschätzen und Bibliotheken der DDR, Staatliche Museen zu Berlin, Bode-Museum, Berlin 1977.
Glas 1977
Glas – Historismus und die Historismen um 1900, Staatliche Museen zu Berlin, Kunstgewerbemuseum, Berlin 1977.
Deutsches Zinn 1980
Deutsches Zinn aus dem Museum für Kunsthandwerk Dresden, Museum Schloß Moritzburg 1980.
Gotik und Renaissance 1981
Kunsthandwerk der Gotik und Renaissance 13.-17. Jahrhundert, Staatliche Kunstsammlungen Dresden, Museum für Kunsthandwerk, Dresden 1981.
Kunst der Reformationszeit 1983
Kunst der Reformationszeit, Staatliche Museen zu Berlin 1983.
Stilleben 1983
Das Stilleben und sein Gegenstand, Staatliche Kunstsammlungen Dresden 1983.
Schätze Japans 1983
Schätze Japans aus Dresdner Museen, Staatliches Museum für Völkerkunde Dresden und Staatliche Kunstsammlungen Dresden 1983.
Barock und Klassik 1984
Barock und Klassik, Kunstzentren des 18. Jahrhunderts in der Deutschen Demokratischen Republik, Schallaburg 1984.
European Pottery 1986
Plagiarism Personified? European Pottery and Porcelain Figures, Fitzwilliam Museum, Cambridge 1986.
Kunsthandwerk Mittelalter bis Gegenwart 1988
Kunsthandwerk vom Mittelalter bis zur Gegenwart, Staatliche Kunstsammlungen Dresden, Museum für Kunsthandwerk, Dresden 1988.
Val Saint-Lambert 1990
Val Saint-Lambert. Art & Design 1880–1990, Brüssel 1990.
Thomas Müntzer 1990
Thomas Müntzer (vor 1491–1525). Prediger – Prophet – Bauernkriegsführer, Böblinger Bauernkriegsmuseum, Böblingen 1990.
Möbel aus Franken 1991
Möbel aus Franken. Oberflächen und Hintergründe, Bayerisches Nationalmuseum München und Germanisches Nationalmuseum Nürnberg, München 1991.
Künstlerleben 1992
Künstlerleben in Rom. Bertel Thorvaldsen (1770–1844). Der dänische Bildhauer und seine deutschen Freunde, Germanisches Nationalmuseum, Nürnberg, Schleswig-Holsteinisches Landesmuseum Schloß Gottorf, Schleswig, und Thorvaldsen Museum, Kopenhagen, Nürnberg 1992.
Agricola 1994
Georgius Agricola – Bergwelten 1494-1994, Schloßbergmuseum Chemnitz, Deutsches Bergbau-Museum Bochum und Städtische Kunstsammlungen Chemnitz, Chemnitz 1994.
Silber und Gold 1994
Silber und Gold. Augsburger Goldschmiedekunst für die Höfe Europas, Bayerisches Nationalmuseum München, 2 Bde., München 1994.
Licht des Halbmondes 1995
Im Lichte des Halbmondes. Das Abendland und der türkische Orient, Staatliche Kunstsammlungen Dresden und Kunst- und Ausstellungshalle der Bundesrepublik Deutschland, Bonn, Leipzig 1995.
Böhmisches Glas 1995
Das Böhmische Glas 1700–1950, Passauer Glasmuseum, 7 Bde., Passau 1995.
Meisterwerke 1996
Meisterwerke des 18. und 19. Jahrhunderts, Staatliche Kunstsammlungen Dresden, Kunstgewerbemuseum, Dresden 1996.
Unter einer Krone 1997
Unter einer Krone: Kunst und Kultur der sächsisch-polnischen Union, Staatliche Kunstsammlungen Dresden, Leipzig 1997.
Arnstädter Fayencen 1997
Arnstädter Fayencen des 17. Jahrhunderts, Thüringer Museum Eisenach und Schloßmuseum Arnstadt, Eisenach 1997.
Zeit und Ewigkeit 1998
Zeit und Ewigkeit, 128 Tage in St. Marienstern, Ausstellungskatalog der Ersten Sächsischen Landesausstellung, Halle 1998.

Abkürzungsverzeichnis

Abb.	Abbildung
Abt.	Abteilung
Anm.	Anmerkung
Aufl.	Auflage
Bd.	Band
Bl.	Blatt
bzw.	beziehungsweise
ca.	circa
d.Ä.	der Ältere
dgl.	desgleichen
d.J.	der Jüngere
ebd.	ebenda
ehem.	ehemals
etc.	et cetera
f.	folgende (Seite)
ff.	folgende (Seiten)
Fig.	Figur (Abbildung)
geb.	geboren
Gebr.	Gebrüder
hrsg.	herausgegeben
Inv.-Nr.	Inventarnummer
Jg.	Jahrgang
Kat.-Nr.	Katalognummer
kgl.	königlich
Lit.	Literatur
Min. f. Volksbildung	Aktenbestand Ministerium für Volksbildung
NAfSG	Neues Archiv für Sächsische Geschichte
o.J.	ohne Jahresangabe
o.O.	ohne Ortsangabe
reg.	regiert
Sächs.HStA	Sächsisches Hauptstaatsarchiv Dresden
span.	spanisch
s.o.	siehe oben
St.	Sankt
sog.	sogenannt
Tab.	Tabelle
Taf.	Tafel
vgl.	vergleiche
z.B.	zum Beispiel
ZfbK	Zeitschrift für bildende Künste

Fotonachweis

Staatliche Kunstsammlungen Dresden, E. Estel/H.-P. Klut
S. 4, 42 (Kat.-Nr. 2), 43, 44, 45, 46 (Kat.-Nr. 6), 47 (2x), 48, 51, 52, 54, 57 (Kat.-Nr. 19), 59, 60, 61 (3x), 62, 63, 64, 66, 67, 68, 69, 70, 71, 72 (3x), 73, 74, 76, 77, 78, 79, 80, 81, 82, 83, 87 (Kat.-Nr. 60), 88, 90 (2x), 98, 100 (2x), 101, 102 (Kat.-Nr. 83), 103 (2x), 105 (2x), 107, 108 (Kat.-Nr. 94), 109 (2x), 110 (2x), 112 (Kat.-Nr. 100), 113, 114 (2x), 115 (2x), 116 (2x), 117, 122, 123 (2x), 124 (2x), 125, 127, 137, 138, 139 (2x), 140 (2x), 141, 142, 144, 145, 146 (2x), 147, 148, 149, 150 (3x), 151 (2x), 152, 154, 157 (2x), 158 (2x), 159 (2x), 160 (2x), 161 (3x), 162 (Kat.-Nr. 151),165 (2x), 166 (3x), 167 (2x), 169 (Kat.-Nr 161), 170 (2x),171 (3x), 172 (2x), 173 (2x), 174 (2x), 175 (2x), 176 (2x), 179 (Kat.-Nr. 177), 181 (Kat-Nr. 179), 182 (Kat.-Nr. 182), 183 (2x), 188, 190, 195 (Kat.-Nr. 201), 198 (2x), 199, 200, 201 (2x), 205 (Kat.-Nr. 171 u. 177), 206 (Kat.-Nr. 182 u. 201), 208 (3x), 209 (5x), 210 (2x), 211, 212 (Kat.-Nr. 271), 212 (2x), 214, 215, (2x), 216, 217 (2x), 218 (2x), 219, 220 (2x), 221 (2x), 222, 223, 224, 225 (2x), 226 (2x), 227 (2x), 228 (2x), 229, 230, 231 (2x), 232, 234 (2x), 235 (2x) 236, 237, 238 (2x), 239, 240, 241, 242, 243, 244 245, 246 (2x), 247 (2x), 248

Staatliche Kunstsammlungen Dresden, Pfauder
S. 85, 86, 91 (2x), 93, 95 (2x), 97 (2x), 104, 114 (2x), 118,155 (2x), 156, 164 (4x), 177, 181 (Kat.-Nr. 180), 182 (Kat.-Nr. 181), 184 (Kat.-Nr. 186), 185 (2x), 189 (Kat.-Nr. 192), 203 (2x), 204

J. Karpinski, Dresden
S. 46 (Kat.-Nr. 5), 49 (Kat.-Nr. 10), 53, 55, 57 (Kat.-Nr. 18), 58, 99, 108 (Kat.-Nr. 93), 112 (Kat.-Nr. 99), 126, 143, 153, 169 (Kat.-Nr. 159, 160 u. 162), 179 (Kat.-Nr. 178), 192 (Kat.-Nr. 198), 193 (Kat.-Nr. 200), 195 (Kat.-Nr. 202), 196 (2x), 205 (Kat.-Nr. 178), 206 (Kat.-Nr. 200), 202

K. G. Beyer, Dresden
S. 89, 92, 191 (Kat.-Nr. 196)

G. Doering, Dresden
S. 191 (Kat.-Nr. 195), 192 (Kat.-Nr.197), 193 (Kat.-Nr.200)

Kunstgewerbemuseum Dresden
S. 28, 29, 32 (2x), 33 (2x), S. 42 (Kat.-Nr.1), 89, 92

Stadtmuseum Dresden, F. Zadnicek
S. 27

Staatliche Kunstsammlungen Dresden, Porzellansammlung
S. 162 (Kat.-Nr. 152), 163, 164

Deutsche Fotothek
S.49 (Detail), 50 (2x), 56, 65, 87 (Kat.-Nr. 58 u. 59), 94 (2x), 106, 119 (2x), 120, 184 (Kat.-Nr.185), 186, 187, 189 (Kat.-Nr.193), 197

Archiv der Hochschule der bildenden Künste, Dresden
S. 255 (links)

Handschriftensammlung der Sächsischen Landesbibliothek
S. 255 (rechts)

Stadtarchiv Nordhausen
S. 256 (links)

Archiv der Technischen Hochschule Dresden
S. 256 (rechts)

Privatbesitz
S. 9, 13, 257, 258, 259

Register